博学而笃志,切问而近思。
(《论语·子张》)

博晓古今,可立一家之说;
学贯中西,或成经国之才。

复旦博学·复旦博学·复旦博学·复旦博学·复旦博学·复旦博学

博学·临床医学系列

PSYCHIATRY

精神医学

（第三版）

主　编　季建林　刘登堂

复旦大学出版社

编 委 会

主　　编：季建林　刘登堂
副 主 编：王　振　姚志剑　胡少华
学术秘书：翟兆琳
编　　委（按姓氏笔画排序）

王　振（上海市精神卫生中心）

王惠玲（武汉大学人民医院）

刘志芬（山西医科大学第一医院）

刘登堂（上海市精神卫生中心/复旦大学附属华山医院）

孙锦华（复旦大学附属儿科医院）

李冠军（上海市精神卫生中心）

李清伟（上海市精神卫生中心）

张　晨（上海市精神卫生中心）

邵　阳（上海市精神卫生中心）

邵春红（复旦大学附属华山医院）

范　青（上海市精神卫生中心）

易正辉（上海市精神卫生中心/复旦大学附属华山医院）

季建林（复旦大学附属中山医院）

胡少华（浙江大学医学院附属第一医院）

柯晓燕（南京医科大学附属脑科医院）

姚志剑（南京医科大学附属脑科医院）

程宇琪（浙江大学医学院附属精神卫生中心）

蔡　军（上海市精神卫生中心）

廖艳辉（浙江大学医学院附属邵逸夫医院）

前言 Foreword

《精神医学》第2版使用已10余年,在此期间,精神医学与脑科学领域取得了显著进展。特别是"健康中国2030"发展规划中,心理健康已被明确列为15项重点工作任务之一。该规划重视全生命周期的心理及精神健康服务,提倡早发现、早识别、早治疗,旨在遏制和降低心理及精神疾病的发生。为顺应领域内的发展与进步,我们修订了新版教材。

第3版教材的特色如下。

(1) 本教材基于世界卫生组织(World Health Organization,WHO)第11版《疾病和有关健康问题的国际统计分类》(ICD-11)的精神、行为与神经发育障碍临床描述与诊断指南(2023年)对精神/行为障碍的定义重新编排新教材,侧重常见精神障碍的临床特征、诊断与鉴别诊断要点及治疗原则。

(2) 介绍新世纪神经科学在常见精神障碍的病因学、治疗学等方面的研究与应用进展,开拓和提高医学生的学习思路和兴趣。同时将中国的研究与实践经验归纳整合在各相关章节之中,提高医学生的民族自尊和自豪感。

(3) 将"生物-心理-社会"整体医学观贯穿于教材的编写之中,培养医学生的人文与科学素养,以及理论与实践的结合,综合评估和治疗患者,而非治病。

(4) 主要内容有:①精神医学基础,包括绪论、症状学、疾病诊断与分类、病史与检查、病因学;②常见疾病,如精神分裂症、心境障碍、焦虑障碍、人格与性心理障碍、神经发育障碍、认知障碍等;③治疗与服务,如治疗学、会诊联络精神医学、社区与康复精神医学、司法精神医学等。

本次教材的修订得到了复旦大学出版社的大力支持,以及国内部分高校专家的积极响应,尤其是长三角地区许多专家的鼎力相助,在此深表谢意。回首半个多世纪以来上医精神医学教学的发展历程,筚路蓝缕,谨以此新版教材纪念和告慰前辈夏镇夷和徐韬园等教授,他们的严谨、求实、团结、创新精神仍在赓续传承,希望新世纪更多的医学生了解和掌握精神健康的相关知识与技能。感谢参与本教材编写的所有编者和秘书的辛勤付出。当然,也衷心希望各位读者今后在教学使用过程中发现问题,指出不足,以利改正。

值此复旦大学建校120周年和上海医学院建院98周年之际,谨以此教材致敬母校和前辈,传承"博学笃志,切问近思"和"正谊明道",为人群服务的精神。

季建林　刘登堂

2025年4月

目 录

第一章 绪 论　001
- 第一节　精神医学的基本概念　001
- 第二节　精神医学的发展概况　003
- 第三节　精神医学的分支及相关学科　006
- 第四节　精神医学的研究进展与展望　008

第二章 精神症状学　014
- 第一节　感知觉障碍　015
- 第二节　思维障碍　019
- 第三节　情感障碍　028
- 第四节　意志与行为障碍　031
- 第五节　认知障碍　034
- 第六节　意识障碍　037
- 第七节　自知力障碍　040
- 第八节　精神疾病综合征　040

第三章 精神障碍的检查、评估与诊断分类　044
- 第一节　访谈　044
- 第二节　病史采集　048
- 第三节　精神检查　052
- 第四节　精神障碍的量化评估　055
- 第五节　实验室和特殊检查　059
- 第六节　诊断原则和分类学　060

第四章 病因学　064
- 第一节　遗传因素　066
- 第二节　神经递质学说　070
- 第三节　其他生物学因素　076
- 第四节　神经发育因素　078
- 第五节　社会心理因素　079

　　　　第六节　精神疾病的神经科学研究　　082

第五章　**精神分裂症和其他原发性精神病性障碍**　**085**
　　　　第一节　精神分裂症　　085
　　　　第二节　分裂情感性障碍　　100
　　　　第三节　急性短暂性精神病性障碍　　102
　　　　第四节　妄想性障碍　　105
　　　　第五节　其他精神病性障碍　　108

第六章　**心境障碍**　**110**
　　　　第一节　双相及相关障碍　　111
　　　　第二节　抑郁障碍　　125
　　　　第三节　其他心境障碍　　137

第七章　**焦虑及恐惧相关障碍**　**141**
　　　　第一节　广泛性焦虑障碍　　142
　　　　第二节　惊恐障碍　　146
　　　　第三节　场所恐惧症　　150
　　　　第四节　特定恐惧症　　155
　　　　第五节　社交焦虑障碍　　158
　　　　第六节　分离焦虑障碍　　162
　　　　第七节　选择性缄默症　　165
　　　　第八节　其他特定焦虑及恐惧相关障碍　　167

第八章　**强迫及相关障碍**　**169**
　　　　第一节　强迫症　　170
　　　　第二节　疑病症　　179
　　　　第三节　其他强迫相关障碍　　183

第九章　**应激相关障碍**　**188**
　　　　第一节　概述　　188
　　　　第二节　创伤后应激障碍　　189
　　　　第三节　适应障碍　　193
　　　　第四节　延长哀伤障碍　　195
　　　　第五节　其他应激相关障碍　　198

第十章　躯体痛苦障碍与分离障碍　201
第一节　躯体痛苦障碍　201
第二节　分离障碍　208

第十一章　喂养及进食障碍　226
第一节　神经性厌食症　227
第二节　神经性贪食症　232
第三节　其他喂养及进食障碍　236

第十二章　物质使用和成瘾行为所致障碍　244
第一节　基本概念　245
第二节　酒精使用所致障碍　246
第三节　阿片类物质所致精神障碍　256
第四节　尼古丁使用所致障碍　260
第五节　兴奋剂、其他物质使用所致障碍　262
第六节　赌博障碍　266
第七节　游戏障碍　271

第十三章　人格障碍、冲动控制障碍及性心理障碍　276
第一节　人格障碍　277
第二节　冲动控制障碍　299
第三节　性心理障碍　303
第四节　常见性心理障碍　307

第十四章　神经发育障碍　312
第一节　智力发育障碍　314
第二节　孤独症谱系障碍　320
第三节　注意缺陷多动障碍　326
第四节　抽动障碍　333
第五节　其他神经发育障碍　337

第十五章　神经认知障碍　343
第一节　谵妄　344
第二节　轻度神经认知障碍　347
第三节　阿尔茨海默病　351
第四节　脑血管病所致痴呆　359
第五节　其他老年期痴呆　362

第十六章　治疗学　369

- 第一节　抗精神病药物　370
- 第二节　抗抑郁药物　380
- 第三节　心境稳定剂　390
- 第四节　抗焦虑药物及镇静催眠药物　395
- 第五节　促智药及其他相关精神药物　406
- 第六节　神经调控治疗　414
- 第七节　工娱治疗与精神康复　424

第十七章　会诊联络精神医学　434

- 第一节　概述　434
- 第二节　会诊联络精神医学与心身医学的关系　438
- 第三节　会诊联络精神医学的历史、现状及未来　438
- 第四节　会诊联络精神医学的工作内容　443
- 第五节　会诊联络精神医学的工作程序　446
- 第六节　精神科急诊　447

第十八章　社区精神卫生服务　453

- 第一节　概述　454
- 第二节　社区精神卫生服务的发展　456
- 第三节　社区精神卫生服务的特点及基本内容　463
- 第四节　我国社区精神卫生服务的特色实践　466

第十九章　精神医学的伦理与法律问题　469

- 第一节　精神医学与伦理　469
- 第二节　精神卫生立法　475
- 第三节　精神障碍的司法鉴定　478
- 第四节　精神障碍与刑事案件　481

第一章 绪 论

> 本章重要知识点：
> (1) 精神医学是现代医学的重要分支，主要内容包括精神障碍的病因、发病机制、临床表现、诊断与鉴别诊断、治疗和预防。
> (2) 随着经济快速增长和城市化进程，人们的行为、生活方式及思想观念都发生了巨大变化，各种精神障碍、疾病所致负担显著增加，精神卫生问题是关系经济社会发展和人民健康的重大公共卫生问题。

世界卫生组织（WHO）在本世纪初提出了"没有精神健康，就没有健康"的口号，旨在强调精神健康在 21 世纪的重要性。关注精神健康、积极防治精神障碍是本世纪医疗工作的重点之一。近年来，随着我国《中华人民共和国精神卫生法》及《全国精神卫生工作规划（2015—2020）》的实施，以及国家财政的大力支持，我国精神卫生事业得到迅速发展。

第一节 精神医学的基本概念

精神医学又称精神病学（psychiatry），源自希腊语。psyche 意为精神、灵魂，iatria 意为治疗，二者合一有"心灵治疗"之意，此词在 20 世纪初被引入我国。

一、精神病与精神障碍

精神病（psychosis）是指在各种致病因素（包括生物、心理、社会环境）作用下出现的以感知觉、思维及情感等多种精神活动异常为主的一类程度严重的精神疾病（mental illness），常伴有明显的痛苦体验和/或功能损害。历史上，将精神分裂症、双相情感障碍等称为重性精神病（major psychosis）；焦虑障碍、应激所致精神障碍（mental disorder）等称为轻性精神病（minor psychosis）。而考虑到所谓的"重性和轻性"易引起歧义和误解，目前则更多采纳精神病性障碍和非精神病性障碍来区分两者。再者，医学上的疾病（disease）一般需具备肯定的病理基础，即包括症状、体征及实验室检查阳性，但精神疾病至今绝大多数仍缺乏确切的病理学与生物学证据，因此倾向于使用障碍（disorder）一词。

自 20 世纪 50 年代以来，精神疾病日益受到社会关注，传统的"精神病"一词因其本身具有一定的贬义和社会偏见,因此大众媒体和专业人员更愿意接受"精神卫生"这一术语,而精神病则被局限用于重性精神障碍。因此,许多学者认为以"精神医学"一词来代替"精神病学"更为贴切。正常的精神活动和病态的精神活动之间有时缺乏明确的分界线,应该具体情况具体分析。轻重之间,有时界线更难以划分。因此,目前倾向于把精神医学应当处理的对象统称为精神障碍或精神疾病。

随着20世纪70年代WHO宪章中健康新概念的提出,即"健康不仅仅是指没有疾病或残缺,而应包括躯体、心理和社会功能的完好状态","精神卫生"(mental health)这一术语得以推广,此词又被译为心理健康或心理卫生,尚无严格的定义。狭义地说,可以作为"精神医学"的同义词;广义地说,包含提高人群心理素质、预防心理障碍,更多的是需要全社会的参与和把工作侧重点转为预防。

二、精神医学

精神医学是现代医学的重要分支,主要研究内容包括精神障碍的病因、发病机制、临床表现、病程转归和预后、诊断与鉴别诊断,以及治疗和预防。医学生在临床内、外、妇、儿等科室的实习中,惯用"病史-症状-体征-实验室检查"这样的诊断思路。由于精神疾病本身的特点和复杂性,目前对精神障碍的诊断及分类仍停留在对临床现象的描述,即描述性精神病理学或现象精神病理学。精神障碍的诊断遵循"症状-综合征-诊断"的过程式思维方式,要求能够引出、识别和解释精神症状,再根据症状组合确定综合征,最后结合文化背景、病前性格等资料综合分析得出诊断假设。全面、详细的精神检查是精神科临床实践的关键内容,它被认为是精神科医生的基本职业技能。

随着生物学领域科学技术的迅猛发展,精神医学的一大主要分支——生物精神病学(biological psychiatry)将有重大突破。或许在21世纪的今天,人类可用自然科学的方法探索出脑活动的多数"秘密",而精神障碍的诊断和治疗也可以有一个"跃进式"的提高。

三、疾病模式和精神疾病

在古代,人们无法从生理、解剖等方面解释疾病。直至两三百年前,解剖学、生理学、微生物学等现代基础医学的发展,人们才开始用生物医学的观点来认识和解释疾病。所谓的"生物学模式"引起了医学较大的进步,特别是传染病防治和急性病处理方面的进步最为显著。当这一模式发展到高峰时,却忽视了心理和社会因素对疾病的影响。尽管当时的学者强调了病因的多重性,但许多临床医生仍狭隘地只关注遗传与病理研究结果,这一偏向一定程度上阻碍了疾病诊疗的发展。在20世纪70年代后期,美国学者提出了新的疾病模式,即"生物-心理-社会医学模式",并得到了广泛认可。随着疾病模式从单一的生物医学模式向"生物-心理-社会医学模式"转变,精神病学的研究范畴有了明显拓展。不仅要研究与解决传统精神病学所包括的精神疾病,即偏离了正常状态的量变而非质变的精神障碍(如轻度抑郁和焦虑障碍),更要关注那些以品行和社会行为异常为主的精神障碍(如反社会行为和物资滥用)。

早在20世纪初,美国精神病学家阿道夫·梅耶(Adolf Meyer,1866—1950)就提出了心理生物学,强调心理社会因素在精神障碍病因学中的作用,认为"精神疾病的研究不能局限在显微镜下或试管里找病因",更应该关注患者周围的社会环境与生活应激。梅耶承认遗传等生物学因素在精神障碍发病中的重要性,但他更强调患者生活经历对这些因素的修饰作用。正是他的言传身教,使得后来的综合医院会诊联络精神医学与社区精神卫生服务得以发展与推广,从根本上改变了精神障碍患者被关押、封闭、长期住精神病医院的专科治疗模式。

第二节 精神医学的发展概况

精神医学史是人类认识精神疾病,并与精神疾病作斗争的历史。在古代,精神医学作为医学的一部分发展,直至近百年,它才成为医学中独立的一门分支学科。它的发展历史如同整个医学的发展,受到当时的生产力水平、社会政治经济状况、基础科学水平、哲学思潮及宗教的影响。

一、古代精神医学

(一) 西方

古代精神医学是作为医学的一部分而发展起来的。古希腊最伟大的医学家希波克拉底(Hippocrates,公元前460—前377)将各种病态的精神兴奋归于一类,称为躁狂症,而将相反的情况称为忧郁症,这是精神病理现象最早的概括和分类。这两个词一直沿用至今,虽然其内涵早已改变。希波克拉底不主张过多地干预疾病,而主张等候疾病的自然痊愈,"自然是吾人疾病的医生"。尤为重要的是,他在当时就认为精神现象是人脑的产物而非鬼神作祟。其同时代的著名哲学家柏拉图(Plato,公元前427年—前347年)也主张,精神障碍患者应当在家里受到亲属很好的照顾,而不应让他们在外游荡,否则应处以罚金。这一时期(即公元5世纪前),古希腊与古罗马等国处于繁荣时期,精神医学已积累了相当多的资料,对某些精神障碍的原因有了初步了解,广泛开展各种措施治疗精神障碍,尤其认为应人道地对待精神障碍患者。当时这些与现代精神医学不谋而合的思想,比起后来中世纪宗教把精神障碍患者看作魔鬼附体或灵魂出窍的迷信观念,显示出欧洲古老文明思想的不朽魅力与光辉。

中世纪(5—17世纪)是指欧洲封建社会从开始到衰亡的这段时期,进入宗教与封建统治时代。8世纪,阿拉伯帝国曾有治疗精神障碍患者的机构。欧洲著名医学家如亚历山大(Alexander,525—604)、拉齐滋(Rhazes,869—930)、韦耶(Weyer,1515—1588)等,在精神疾病病因、分类、治疗方面做出了积极的贡献,极力反对鬼神与巫术,力图使精神医学摆脱神学与巫术的桎梏。但在中世纪的欧洲,宗教神权是真正的统治者。放眼整个文化领域,神学、迷信、巫术和占星术等反科学势力占压倒性优势,医学完全由教会及巫师所把持,精神医学陷入一种可悲的境地。特别不幸的是,中世纪后期,精神障碍患者遭到残酷的迫害。当时流行着这样的观点：躯体疾病可能是自然因素引起，而灵魂的疾病必然是罪恶和魔鬼所致。无数精神病患者被认为是"魔鬼附身"而受到严刑拷打，甚至被活活烧死。因此，这一时期精神医学的发展尤为艰难，几乎没有什么重大的发展。

（二）中国

在我国，最早有关精神疾病的文字记载见于《尚书·微子》："我其发出狂"，表明在殷末（约公元前11世纪）已有"狂"这一病名。春秋战国时期，学术昌盛、名医辈出，通过长期、大量的医学实践，我国医学逐渐形成了较系统的理论。在我国最古老的医典《黄帝内经》中，就把人的精神活动归之于"心神"的功能，还论述在剧烈的情感变化下能引起躯体异常，如"怒伤肝，喜伤心，思伤脾，忧伤肺，恐伤肾"等。到了秦汉，历代医学家又先后编纂了几部辉煌的古典医学著作，流传至今的有《伤寒论》和《金匮要略》等。在这些著作中，对诸多精神症状作了详细的描述，归类为"狂""躁""谵妄""癫""痴""痫"等名称，并概括地论述了这类疾病的病因、发病原理与症状。如"邪入于阳则狂"，其发病机制是阴阳不平衡所致；"重阳者狂，重阴者癫"，两者的鉴别在于临床表现不一。此后1500余年，我国精神医学基本上是沿着这条思路缓慢地向前发展。至金元时期，精神医学有所发展，临床观察进一步深入，精神疾病的分类更为细致，治疗方面也做了大量的尝试。但是，由于我国医学的理论是建立在古代阴阳、五行等学说基础上的经验医学，所以在精神医学理论上几千年来并没有更多的发展。

二、现代精神医学

（一）西方

精神医学的真正发展是从19世纪逐渐开始的。18世纪末，在资产阶级革命浪潮的影响下，欧美精神医学领域内爆发了普遍而深刻的革新运动。精神障碍患者的锁链解除，开始进入医院接受照料与治疗。法国精神医学家菲利普·皮奈尔（Philippe Pinel，1745—1826）去掉精神障碍患者身上的铁链，主张人道地对待患者，被认为是精神医学的首次革新运动。

到了1814年，希区（Hitch）开始在疗养院使用受过训练的女护士，从此收容精神障碍患者的疗养院拥有了医院的初级形式。这段时期，精神医学的临床与理论研究也逐渐繁荣起来，尤其是19世纪末20世纪初，一大批卓越的精神医学家脱颖而出，如国际著名的神经精神医学家埃米尔·克雷佩林（Emil Kraepelin，1856—1926）充分利用前人积累的经验，通过自己大量的临床实践，分析成千的病例，将内外科疾病的研究方法运用于精神疾病的分类，创立了"描述性精神医学"。他的精神医学教科书最后一版（第9版）对精神医学各方面都有详尽的描述，尤其是明确地区分了两种精神病，即躁狂忧郁性精神病（现称心境障碍）与早发性痴呆（现称精神分裂症）。由此，他被人们称为"现代精神医学之父"。

在20世纪，进入现代医学领域的精神医学，各种学说得以蓬勃发展。如1913年，野口英世（Hideyo Noguchi，1876—1928）在脑麻痹患者脑中发现梅毒螺旋体，而提出精神病的"器质性病因论"；朱利叶斯·瓦格纳-尧雷格（Julius Wagner-Jauregg，1857—1940）

创造高热疗法,打破了精神病不可治疗的观念;沙克尔(Manfred Sakel,1900—1957)的胰岛素昏迷疗法和梅德纳(Ladislas Von Moduna,1896—1964)的药物痉挛疗法等。其中最重要的是,犹太裔奥地利人西格蒙德·弗洛伊德(Sigmund Freud,1856—1939)创立的心理分析学派,利用自由联想和梦的解析去了解人类精神世界的心理症结,并奠定了动力精神医学的基础。弗洛伊德的成就突破了器质性病因论研究的瓶颈,将精神医学带入心因性病因论的研究范畴,被认为是精神医学的第二次革新运动。

精神医学的第三次革新在社区精神卫生运动中展开。由于生物化学、心理学、社会学和人类学领域的进步,加之流行病学调查的深入,一般大众逐渐认识到社区精神卫生的重要性,要求改变对精神障碍患者的治疗方式。在英国,仲斯(Maxwell Jones,1907—1990)推行了治疗性社区以缩短患者和社区之间的距离;西欧及英美国家也先后订立精神卫生法,维护患者的权益。

精神障碍的治疗经历了漫长的发展,直至20世纪才有较大突破。20世纪30年代先后出现了电休克及胰岛素休克治疗。20世纪50年代涌现了一批治疗药物,开创了精神疾病药物治疗的新局面,同时也促进了精神疾病的实验室研究。通过研究这些抗精神病药物的药理机制进而揭示精神分裂症的生物学基础及病理假说,促进了生物精神医学的发展。

(二) 中国

19世纪末国外精神医学开始传入我国,国外教会在我国相继成立了精神病院与收容所,如广州(1898)、北京(1906)等地。其后大连(1932)、上海(1935)、长沙(1934)、成都(1944)、南京(1947)等地相继建立了精神病医疗或教学机构。直至1920年,培养出我国第一批神经精神科医生。但在20世纪上半期,由于战乱频繁,全国精神科住院床位仅1 000余张,精神科医生屈指可数。

中华人民共和国成立以后,我国精神医学进入了一个新的历史时期。建国初期,精神卫生的防治工作主要致力于建立新的精神病院、部队复员精神病康复医院、收容和治疗无家可归或影响社会治安的精神障碍患者。在师资力量较好的城市和医院开展精神病专科医生培训班。20世纪60—70年代,全国各地开展了一些城乡精神病防治工作,开始注重精神医学的高级人才培养,出版了我国学者组织和编撰的专业书籍和杂志。21世纪以来,我国社会经济和医药卫生事业有较迅速的发展,精神医学的临床、教学、研究工作开始繁荣起来,与国际精神医学界也有了较多的交流,逐步走向世界。在北京、南京、上海、成都、长沙等地形成了几个著名的临床及学术中心并成立了全国性的学术团体。1994年,中华医学会精神病学分会正式从神经精神病学分会中独立,《中华精神科杂志》也正式单独发行。国家在精神病学基础建设、临床研究及人才培养方面的投入实现了跨越式增长,尤其是2013年5月1日《中华人民共和国精神卫生法》的正式实施,标志着我国精神医学迈入依法发展的新阶段。该法对精神卫生工作的方针原则和权益责任、心理健康促进和精神障碍预防、精神障碍的诊断和治疗、精神障碍的康复、精神卫生工作的保障措施、精神障碍患者合法权益的维护等作了规定。

目前国家分别在北京、上海和湖南成立了国家精神疾病医学中心,为全民、全生命周期的心理健康和精神障碍的基础和临床研究,以及社区防治和严重精神障碍残疾的社会功能康复等提供了发展基础和平台。

三、21世纪精神医学的特点和任务

许多精神疾病的病因与发病机制仍未明了,一级预防尚缺乏有效的治疗手段。据2010年WHO报告,神经精神障碍疾病负担占疾病总负担的10.4%,而精神障碍占总负担的7.4%,可见精神卫生问题俨然成为全球疾病负担的突出问题。我国作为世界第二人口大国,人口超14亿。我国改革开放后经济的快速增长和城市化进程使人们的个人行为、生活方式及思想观念等发生了巨变,新的心理压力也随之出现,这些因素导致焦虑障碍和心境障碍的患病率呈上升趋势。2019年,北京大学第六医院黄悦勤教授及其同事在《柳叶刀·精神病学》(Lancet Psychiatry)杂志发表了首个中国精神卫生调查(China Mental Health Survey,CMHS)结果。该调查于2012年启动,由全国共44家单位通力合作完成。CMHS在全国31个省157个县18岁以上的调查对象中,共完成调查32 552人,结果发现我国总的精神障碍(不含阿尔茨海默病)的终身患病率为16.57%,12个月患病率为9.32%。各类精神障碍中,焦虑障碍患病率最高(终身患病率7.57%)、心境障碍次之(终身患病率7.37%)。精神分裂症的终身患病率为0.75%;在老年人群中,阿尔茨海默病的终身患病率为5.56%。CMHS结果与国内既往精神障碍调查结果相比,所报道的各类精神障碍时点及终身患病率均高于1982年和1993年的调查结果,阿尔茨海默病的患病率也呈现明显的上升趋势,这些变化与我国社会心理因素及人口老龄化因素等是密不可分的。

随着精神障碍疾病的负担增加,精神卫生问题是关系经济社会发展和人民健康的重大公共卫生问题已然成为社会共识。然而,精神障碍污名化、低就诊率和高未治率、精神卫生专科人才队伍不健全,以及高质量精神卫生研究不足等问题,都是我国精神卫生事业发展的巨大挑战。作为截至目前我国最具代表性的全国性精神障碍流行病学数据集,CMHS不仅为国家有效、公平地分配卫生资源提供了科学依据,也体现了我国对精神卫生工作的重视。因此,提高精神障碍治疗可及性、关注特殊人群(老年人及儿童、青少年群体)、推动与脑科学等领域相结合的跨学科精神卫生临床研究任重而道远。

第三节 精神医学的分支及相关学科

一、分支学科

精神医学牵涉范围很广,在理论上和实践上,又分出了许多流派和分支。例如,以生物学疾病模式为指导思想的称为生物精神医学,其内容包括精神药理学(psychopharmacology)、精神遗传学(psychogenetics)、精神生化学(psychobiochemistry)等;以心理学理论,特别是精神分析理论作为指导思想的称为动力精神医

学(dynamic psychiatry)，这一学派20世纪中期在美国风行一时。

因服务对象或研究目的不同，精神医学又分出了司法精神医学（forensic psychiatry）、老年精神医学（geriatric psychiatry）、儿童精神医学（pediatric psychiatry）、军事精神医学（military psychiatry）、职业精神医学（occupation psychiatry）、成瘾精神医学（addiction psychiatry）、社会精神医学（social psychiatry）、跨文化精神医学（cross-cultural psychiatry）等。

精神科的服务方式过去是患者来医院看门诊或住院，处理的大多是较严重的患者，这种服务方式称为医院精神医学。近50年来，又兴起了社区精神医学（community psychiatry）和会诊联络精神医学（consultation-liaison psychiatry）两种方式。前者是医生深入社区和家庭，为患者解决问题；后者则是精神科医生与综合医院其他科医生合作，共同解决伴有其他内外科疾病时患者所出现的精神科问题。

二、相关学科

（一）医学心理学

在传统医疗过程中，人们常常只看到服务对象的生理、病理活动或生物性的一面，而忽视了其心理活动和社会性的一面，以致有"见病不见人"的现象。由此，医学心理学应运而生。

医学心理学（medical psychology）是以心理学的理论和方法来研究心理因素在人体健康和疾病及其转化过程中所起作用的规律，是以医学为对象形成的应用心理学的分支，也是精神医学的基础学科之一。它尤其强调整体医学模式，即生物-心理-社会医学模式。其主要任务是研究心理因素在各类疾病的发生、发展和变化过程中的作用。在精神障碍的诊断、治疗过程中，应用医学心理学的知识和技能（如各种心理评估工具）来分析患者的心理状况和影响个体的各种心理因素、了解和关注患者的心理需求、对患者开展各种心理治疗等，这些与精神医学密切相关。

（二）行为医学

行为医学（behavioral medicine）是研究人类与健康、疾病有关的行为，以及应用行为科学的技术来治疗和预防与人类自身行为有关的疾病和健康问题，如各类适应不良行为（成瘾行为、自杀行为等）。所整合的内容包括人类学、社会学、流行病学、心理学、临床医学和预防医学、健康教育学、精神医学、神经生物学等学科的知识。由此可见，行为医学是一门多学科综合而形成的新学科，在精神医学领域可用在行为治疗或危机干预中来矫正某些行为障碍。

（三）心身疾病与心身医学

心身疾病又称心理生理疾病，是指心理、社会因素在疾病发生、发展、治疗和预后中起重要作用的躯体器质性疾病（如原发性高血压、溃疡病等）和躯体功能性障碍（如偏头痛、心脏神经官能症等）。其共同特征有：①发病与心理社会因素、情绪相关；②大多有一定人格基础；③发病率有明显的性别差异和家族聚集；④病程往往有缓解和复发的倾向。

心身医学（psychosomatic medicine）是一门研究心身相互关系的科学，以及研究这种关系在疾病发生、发展和转归中的作用。其主要研究范围为：①研究特殊的社会、心理因素与正常或异常生理功能之间的关系；②研究社会、心理因素与生物因素在疾病的病原学、症状学、病程和预后中的相互作用；③提倡医疗照顾的整体观念，即生物-心理-社会医学模式；④把精神医学与行为医学的方法运用于躯体疾病的预防、治疗和康复之中。

(四) 医学社会学和医学人类学

医学社会学(medical sociology)是用社会学的理论方法，从群体的角度去研究社会结构和与社会过程有关的健康问题，在精神医学领域主要研究与精神障碍相关的心理社会因素。医学人类学(medical anthropology)是以文化人类学的理论方法来研究医学问题的学科，在精神医学领域主要研究特定的文化背景与人类精神活动和行为的关系。

如果神经科学是研究人类精神活动的微观基础，医学心理学和行为医学是研究心理社会因素与个体心理行为的关系，那么医学社会学和医学人类学这两门学科则是从社会宏观角度出发，研究文化、社会环境对人类精神活动的影响。

第四节　精神医学的研究进展与展望

一、疾病负担

传统的疾病负担研究多采用死亡率和发病率来衡量疾病的重要性，它忽视和低估了非致死性疾病和慢性疾病的影响，同时未考虑到疾病严重程度和持续时间对劳动、生活能力丧失的影响。因此，WHO、世界银行和美国哈佛大学公共卫生学院在1993年开展了一项全球疾病负担(the global burden of disease, GBD)的合作研究，将伤残调整生命年(disability-adjusted life year, DALY)减少作为疾病负担的衡量指标。所谓DALY减少是指生命年的丧失或有能力的生命年减少。通过计算DALY可以估计疾病的相对重要性、疾病对社会的整体负担，以及评估干预措施的成本-效益和考虑合理分配健康资源；另外，可根据有关数据和人口模型来估计某地区的疾病负担。这一重要评估指标已得到全球大多数国家卫生决策部门的认可。

2022年，《柳叶刀·精神病学》刊登了2019年全球疾病负担研究(GBD 2019)最新结果，估计了1990—2019年204个国家/地区的精神障碍发病率和疾病负担。据GBD 2019，精神障碍仍是全球十大负担原因之一。1990—2019年，全球精神障碍DALY从8 000万增长至1.253亿，归因于精神障碍的DALY比例从3.1%增长至4.9%。残疾年限(years lived with disability, YLD)是疾病负担增加的主要来源。WHO所估计的全球疾病负担旨在使人们意识到精神障碍本身或与其他疾病共病(comorbidity)的巨大影响。

目前，我国精神病性障碍患者已超过1 600万，抑郁障碍患者更是有3 000万以上。精神障碍在我国的疾病负担排名已居于首位，约占总疾病负担的20%，已超过心脑血管疾病、呼吸系统疾病及肿瘤。此外，受到情绪障碍和行为问题困扰的儿童和青少年约

300万,妇女、老年人、受灾群体等人群特有的各类精神和行为问题也不容小觑。令人遗憾的是,我国仍面临精神障碍低就诊率和高未治率的严峻挑战。如谢斌等(2024)开展一项针对上海市共1291名处于社区康复期的精神分裂症患者开展的职业康复现状调查显示,能通过个体劳动自食其力的患者仅占23.5%,大部分患者则需依赖家庭与社会的援助。

二、循证医学与循证精神卫生

循证医学(evidence-based medicine,EBM)是一种系统获得疾病病因、诊断、预后及治疗等重要临床信息的方法,也是一门寻求、应用证据的医学,临床医生自觉、明确、审慎地将现有的最佳证据应用于处理患者的决策之中。证据是循证医学的核心问题。临床研究者和应用者应尽可能提供和使用当前最可靠的、高质量的临床研究证据,这是循证医学的关键。通常分为以下步骤:①构建可回答的临床问题;②选择当前最好的证据;③客观评价证据的真实性与可靠性;④资料分析;⑤结果解释。

循证医学可应用到医学研究的各个领域。对于精神医学而言,现阶段循证医学更多用于评价治疗干预措施。以治疗性研究为例,循证医学发展缓慢但历史悠久。早在1747年,一名海军外科医生对6名罹患坏血病的水手进行了研究。发现服用柠檬的水手在几周内康复,但居住条件类似而普通饮食的水手则相反。该研究并未实施"盲法",但在1784年一项催眠术的研究中对受试者使用了盲法,使得受试者们不知道自己是否真正获得了治疗,从而验证了催眠的治疗效果来源于想象。现代随机对照试验(randomized controlled trial,RCT)在医学中的应用要归功于Austin Bradford Hill爵士(1897—1991)。他设计了链霉素治疗肺结核的试验,并随后将随机对照试验引入了精神科治疗方法的评价上。1955年,莫斯里医院开展了精神科第一个随机对照试验,研究表明利舍平治疗焦虑抑郁症状的疗效优于安慰剂。随后1965年,英国医学研究委员会(Medical Research Council,MRC)报告了精神科首个大型、多中心、随机对照试验,研究发现丙米嗪和电休克疗法治疗抑郁障碍疗效优于安慰剂。

近年来,为循证医学做出突出贡献的当属流行病学家Archibald Cocharne(1909—1988),他在1972年出版的《效果与效率:健康服务中的随机反应》一书极具影响力。Cocharne在书中强调的"应当利用RCT的证据来制订治疗方案,因为RCT比其他研究更可信"这一观点被广泛接受。1993年,Cochrane协作网成立,它作为目前全球范围内最大的制作、保存系统综述的组织(http://www.cochrane.org),主要任务是在全世界范围内收集和整理临床疗效研究的数据(包括发表和未发表的有关疗效研究的试验),建立资料库,进行高质量的系统评价(systematic review,SR),为临床实践和卫生决策提供依据,使循证医学成为现实。国际公认RCT及基于RCT的系统综述的证据被视为回答临床问题的最可靠的依据("金标准")。在没有这些"金标准"的情况下,可依次使用其他等级的证据作为参考依据,但其可靠性逐级递减。当出现了更高级别的证据时,应尽快使用并取代过去的证据。

三、分子遗传学研究与精神疾病

精神分裂症是由多因素共同作用而产生的一类至今病因不清、治疗棘手、预后较差的复杂精神疾病。流行病学证据表明,遗传因素是该病发生的重要因素之一,可遗传性约达80%。近年来,随着人类基因组信息的不断完善和实验技术的快速发展,精神分裂症的遗传基因学研究取得了显著进展,多个重要的精神分裂症候选基因初步被定位克隆。而且,这些基因在功能上密切相关,呈现出该疾病相关信号通路的大致轮廓。

早在1988年,Sherrington等就提出精神分裂症易感基因位于第5号染色体,但此后的一系列独立研究均未获得与此一致的结果,该观点最终被否定。不过,近年来随着人类基因组计划的顺利进展、新研究技术的陆续应用和统计分析方法的日趋完善,针对精神分裂症的分子遗传学研究逐渐让人看到了微露的曙光。

(一)研究策略的改变

精神分裂症与其他遗传相关疾病一样,遗传学研究策略主要是基因组扫描和候选基因关联的策略。基因组扫描研究范围广,可遍及全基因组和发现遗传疾病的所有可能相关染色体和基因,目前已发展到可用自动装置进行基因分型。候选基因研究具有较特定范围,只有当已有证据说明某基因可能与疾病相关时,才会被选择为候选基因进行研究。若所研究的疾病基因是未知基因,则寻找时易发生遗漏。

(二)研究方法的变化

遗传学研究的基本方法——连锁分析和关联分析仍是当前精神分裂症分子遗传学研究的主要方法。

1. 连锁分析 经典的参数法连锁分析是较早应用于精神分裂症的遗传学研究方法,属于基因定位研究,条件是家族中必须有几个患者,并假设家族内部遗传同源,遗传模式能被近似推断及患者能被确诊。这些条件和假设对于精神分裂症来说不可能存在,这种分析法最适合于检测单基因或寡基因,不完全适合于研究多基因疾病。目前采用了一种改良方法——受累同胞对分析法(affected sib pair, ASP),若受累同胞在特定标志座位上等位基因频率显著高于或低于随机分布率,则提示该标志附近可能存在致病基因。这是一种非参数分析法,优点在于不需要事先知道疾病的遗传方式、基因频率及外显率,能敏感检测出作用适度基因或微效基因,比较适用于研究复杂、疾病参数未知的精神分裂症。不足之处是统计效能低和需要大样本。

2. 关联分析 关联分析法实际上是一种比较新的、更有活力的连锁分析方法,比经典连锁分析容易,只要疾病的遗传作用存在,不需要其他假设,更适用于研究多基因疾病,包括病例对照研究和家系研究。前者是在群体水平上研究疾病与遗传标志或候选基因的关系;后者主要指传递不平衡试验(transmission disequilibrium test, TDT),在无血缘关系核心家系中比较传递给受累子女的等位基因频率,实验和对照的等位基因均来自同样基因池,较好解决了样本选取和配对问题,检验距离非常短(通常小于1cm)。对于遗传效应较小的复杂性状分析,TDT比ASP效能更高。

(三) 研究方法的选定

由此可见,基因组扫描策略主要利用连锁分析法,候选基因策略主要利用关联分析法。我们在实际工作中往往是两种策略、两种方法结合应用。利用连锁分析法获得多基因疾病的致病基因可能包含着成千上万基因,需要在连锁分析之前获得一个比较精确的基因定位,关联分析法正好解决了这个问题。反过来在连锁分析研究基础上进行关联分析,可以解决寻找特殊遗传标志难题,当然现在也可通过遗传标志改进解决。近来 ASP 法和 TDT 比较受青睐,特别是 TDT 既可检验连锁也可检验关联,它最初是用于候选基因关联检验,现在被广泛应用于基因组扫描。虽然尚存一定问题,但是在复杂遗传性状的更加精细空间定位方面,TDT 是非常简单而有效的方法。

(四) 遗传标志的确定

在研究方法不断改进的同时,遗传标志也在不断更新。在精神分裂症分子遗传学研究中最早应用的经典标志物如 ABO 血型、HLA 系统相关标志,由于定位欠精确,所获得结果多数不一致,已被弃用。20 世纪 70 年代后期建立起来的限制性片段长度多态性(restriction fragment length polymorphism,RFLP),因为位点太少也逐渐被淘汰。20 世纪 80 年后期,短串联重复变异(vairiable number of tandem repeats,VNTR)开始被用作遗传标志,主要是小卫星 DNA 和微卫星 DNA 遗传标志,它们都是由一些短长度的核苷酸串联重复序列组成,在人类基因组中分布较广泛和均匀,等位片段数目多,因而可以为连锁分析提供足够多的遗传信息,又加之利用聚合酶链反应(polymerase chain reaction,PCR)及电泳检测手段相对容易,在疾病基因定位研究中成为应用最多的遗传标志系统。以后发展起来的标志单核苷酸多态性(single nucleotide polymorphism,SNP),主要指基因组核苷酸水平上的变异引起的 DNA 序列多样性,包括单个碱基的转换、颠换、插入或缺失等,几乎遍及整个基因组,是目前受到高度关注的全新一代遗传标志。还有一种解决遗传标志难题的新实验技术——DNA 基因池,可进行多个样品一次 PCR,并对标志的等位片段频率进行定量,使在关联研究中应用更高密度基因扫描和进行全基因组连锁不平衡分析成为可能。

四、社区康复精神医学

将基层医疗卫生服务与精神卫生服务相结合,是改善精神障碍患者综合服务的可行选择之一。发展社区精神卫生服务是应对全球精神卫生挑战的迫切需求,全球范围内对于社区精神卫生服务的重视也在逐步增强。2013 年,世界卫生大会批准了《2013—2020 年精神卫生综合行动计划》,提出"在以社区为基础的环境中提供全面、综合并符合需求的精神卫生与社会关护服务"是加强与促进精神卫生的四大目标之一,这一计划凸显了以社区为基础的保健所具有的核心地位。

20 世纪 50 年代末,我国开始了社区精神卫生服务的初步尝试。2001 年,第三次全国精神卫生工作会议的召开加速了我国精神卫生工作的进展。2003 年 3 月,卫生部组织考察了英国和德国的社区精神卫生工作。同年 10 月,在北京召开了中澳老年社区精神卫生会议。同时,开始了公共卫生体系建设,精神卫生开始积极争取进入公共卫生行列。2004年5月,中国疾病预防控制中心(Chinese Center for Disease Control and Prevention,CDC)和北京大学组织考察了墨尔本社区精神卫生工作,决定借鉴维多利亚模式开展我国的新型社区精神卫生服务。2004年12月,"中央补助地方重性精神疾病管理治疗项目"(因第一年获得中央财政专款项目经费686万元被简称为"686项目")的启动,标志着我国精神卫生服务开始由精神专科医院迈向社区。

2009年,严重精神障碍患者服务管理纳入国家基本公共卫生服务项目。我国"医院-社区"一体化的精神卫生服务体系框架已初步形成。近年来,我国基于《2013—2020年精神卫生综合行动计划》,大力加强精神卫生服务体系建设,在政策层面对社区精神卫生服务有了明确规划和部署,精神卫生多部门协作格局基本形成,实践层面为世界范围内的社区精神卫生服务提供了有益的经验与启示,同时也面临着进一步完善和提升社区精神卫生服务质量的挑战。

五、网络精神医学

21世纪是信息技术飞跃发展的时代,国际互联网独特的信息交流方式已经极大地影响和改变了传统的工作、学习和生活方式。随着互联网在精神卫生领域应用的不断增多,网络精神医学的发展愈来愈引起人们的重视。网络精神医学的发展应用简单归纳起来有下述三个方面。

1. *网络医学教育与学术交流*　远程教学和学术交流是一种新型的方式,其特点是受益面广,节省人力、物力和时间,形式多样,资料更新迅速等。国内外已开展了网络大学教育和举办各种学术研讨会议,精神医学的继续教育等临床技能培训也已逐步开展。

2. *远程医疗服务*　精神科检查和诊断更多的是依赖于"察言观色",对音视频技术传输要求较高,但对操作和其他技术要求相对简单,因此网络远程诊断和会诊更适合于精神科。通过远程医疗,偏远地区的患者可在当地医生的帮助下便捷地得到中心城市三甲医院医学专家的诊断和治疗指导。目前多个城市、多家医院已经开展互联网医院服务等。

3. *精神专科医院日常医疗的信息化管理*　医院日常业务行为网络自动化是一种新型的工作运行模式,建立在局域网基础上的医院信息系统(hospital information system,HIS)已在国内相当多的精神专科医院实现日常医疗的电脑化管理。HIS包含的常规模块(门诊管理、住院管理、电子处方等)以患者为中心,全面支持医院各部门、各科室的日常业务工作和信息共享,为医院管理提供了强有力的保障。HIS是现代化医院运营的重要技术支撑和基础设施,可做到更加科学、规范地加强医院管理,提高医院工作效率并改进医疗质量。

六、精神卫生立法

精神卫生立法是享有国家立法权的国家机关依法制定有关精神卫生的法律、法规和其他规范性文件的活动。依法管理国家的精神卫生事业是法治社会的客观需要,也是社会文明进步的标志之一。与其他全球其他国家相比,我国精神卫生法的出台相对滞后。

1985年起酝酿起草,由卫生部委托四川和湖南两地的卫生部门草拟,诸多法律学者、医学专家、医疗机构及有关政府部门和社会组织也参与了立法过程。2001年12月28日,上海市正式颁布了内地首部精神卫生服务工作的地方性法规——《上海市精神卫生条例》,2002年4月7日开始施行。该条例体现了"以人为本"的精神,尊重和保护精神疾病患者的合法权益;体现了精神卫生工作"预防为主、防治结合"的原则,对提高市民心理健康水平、重视心理卫生问题、做好预防和治疗精神疾病,以及康复回归社会工作均用法律的形式加以规定;强调了"政府领导,社会参与"的原则,共同做好精神卫生工作。2012年10月26日,十一届全国人大常委会第29次会议审议并通过了《中华人民共和国精神卫生法》,并于2013年5月1日正式实施。该法对精神卫生工作的方针原则和权益责任、心理健康促进和精神障碍预防、精神障碍的诊断和治疗、精神障碍的康复、精神卫生工作的保障措施、精神障碍患者合法权益的维护等作了规定。

(刘登堂　季建林)

主要参考文献

[1] 方贻儒,洪武. 精神病学[M]. 2版. 上海:上海交通大学出版社,2023.

[2] 陆林,李涛,王高华. 牛津精神病学[M]. 7版. 北京:北京大学医学出版社,2022.

[3] 季建林. 没有精神健康就没有健康[J]. 心理与健康,2016,(11):6-7.

[4] 郭其辉,朱有为,张晨,等. 上海市社区精神分裂症患者就业情况与职业康复需求调查[J]. 中国康复医学杂志,2024,39(04):543-549.

[5] GBD 2019 Mental Disorders Collaborators. Global, regional, and national burden of 12 mental disorders in 204 countries and territories, 1990-2019: a systematic analysis for the Global Burden of Disease Study 2019 [J]. Lancet Psychiatry, 2022,9(2):137-150.

[6] HUANG Y, WANG Y, WANG H, et al. Prevalence of mental disorders in China: a cross-sectional epidemiological study [J]. Lancet Psychiatry, 2019, 6 (3): 211-224.

[7] THE LANCET PSYCHIATRY. Mental health research in China [J]. Lancet Psychiatry, 2023,10(9):653.

第二章 精神症状学

> 本章重要知识点：
> (1) 精神症状学又称精神病理学，是研究精神活动的异常表现及其发展规律的学科，是学习精神科的基础。
> (2) 精神症状主要包括感知觉障碍、思维障碍、情感障碍、意志行为障碍、认知障碍、意识障碍及自知力受损等。
> (3) 临床上仅表现为单一精神症状的患者较少见，不同的精神疾病往往表现为特定症状组合，精神科临床诊断过程中的一个重要步骤就是确定临床综合征或症状群，如幻觉妄想综合征、躁狂综合征、抑郁综合征等，然后作出诊断假设并进行验证。

精神症状学（symptomatology）又称精神病理学（psychopathology），是研究精神活动异常表现及其发展规律的学科。一般医学中，症状和体征有着明确定义，差别显著；但精神病学中很少有一般医学意义上的"体征"，其内涵并不明确，大多指观察者注意到的症状表现（如抑郁症患者的面部表情悲伤、思维迟缓及言语活动减少等），因此在临床实践中，精神疾病的"症状与体征"往往与"症状"交替使用。

不同精神障碍会表现出各种各样异常的精神活动，而异常精神活动既可使患者产生异常的内在体验（如思维、情感等），也可通过外显行为（语言、表情、动作及行为）展示出来，两者均属于精神症状。首先需要判断精神活动是否异常：①纵向比较。相对于既往的一贯表现，其精神活动是否有明显改变，时间或程度是否超出一定限度。②横向比较。相对于大多数正常人，其精神状态是否明显不同，存在哪些差别。其次需要判断异常的精神活动是否属于精神症状、具有临床意义，这个过程比较复杂，往往需要详细采集病史，充分精神检查，并结合性格特征、文化水平、民族宗教信仰及所处环境综合分析。

一般来说，精神症状可能具有下述特点：①不自主性。即症状的出现不受主观意识控制，症状出现后难以通过主观控制令其改变或消失。②脱离现实性。症状内容与周围客观环境不符或不相称，也不能从患者自身的文化背景去理解。③功能损害性。症状往往会给患者带来不同程度的功能损害或痛苦感，严重时会出现消极或冲动言行，导致不良后果。最后需要明确精神症状的内容及严重程度，常见精神症状包括：感知觉障碍、思维障碍、情感障碍、意志与行为障碍、认知障碍、意识障碍及自知力障碍等；具体精神症状的特征包括出现频率、症状的强度及持续时间，还需要了解症状对患者情绪、行为及社会功能的影响,现实检验能力是否受损等。

第一节　感知觉障碍

对客观事物的感知过程包括感觉(sensation)和知觉(perception)。感觉是人脑对直接作用于感觉器官的客观事物的个别属性的反映,如通过眼睛(视觉)观察到客观对象的颜色、体积,通过耳朵(听觉)听到客观对象发出的声音响度及音调高低,通过用手触摸(触觉)了解客观对象的冷热及光滑程度等。知觉是人脑将多种感觉器官获得的个别属性整合起来,并结合既往经验形成的一种整体印象,如眼前呈现的"奔驰汽车",耳边听到的"贝多芬的交响乐"。感觉是知觉的基础,知觉是在感觉基础上产生的。表象(imagery)是对产生于内心的知觉的觉察,可以通过意志唤起或终止,相对于知觉,表象缺乏知觉所特有的现实感,健康人很容易识别并区分表象与知觉。

一、感觉障碍

外界刺激作用于感觉器官或感受器后上传到大脑的感觉中枢,该过程的任何异常均可产生感觉障碍(sensation disorder),感觉障碍通常见于神经系统疾病。

(一) 感觉过敏

感觉过敏(hyperesthesia)指个体对外界刺激的感受性增强,感觉阈值降低,即使一般或轻微刺激也会引起强烈的感觉体验,如感觉阳光特别刺眼、感觉温水也特别烫并无法忍受。可见于分离转换障碍、焦虑障碍及创伤后应激障碍等。

(二) 感觉减退

感觉减退(hypoesthesia)指个体对外界刺激的感受性减弱,感觉阈值升高,即使强烈刺激也仅能引起较弱的感觉体验,甚至完全不能感知外界的客观刺激,即感觉缺失(anesthesia),如耳聋患者的听力减退、盲人的视力减退。可见于木僵状态、意识障碍和分离转换障碍等。

(三) 感觉倒错

感觉倒错(paraesthesia)指个体出现与外界客观刺激性质相反或不一致的异常感觉体验,如甜味刺激出现苦感、触觉刺激出现热感。可见于分离转换障碍。

(四) 内感性不适

内感性不适(senestopathia)又称体感异常,指躯体内部产生的性质不明确、部位不具体或难以局部定位的不舒适和难以忍受的异样感觉,如感觉腹部不适、有挤压感及蚁行感等。患者常常难以忍受,反复到医院不同科室就诊并检查。可见于躯体形式障碍、焦虑障碍及抑郁障碍等。

二、知觉障碍

知觉障碍(perception deficit)主要包括错觉及幻觉,某些知觉障碍(如言语性幻听)

是重性精神病的核心症状之一,需要认真鉴别。

(一) 错觉

错觉(illusion)是对外界刺激的错误知觉。正常人也可出现错觉。错觉容易出现的4种情况:①物理条件较差,如光线较暗或声音嘈杂时,出现错看或错听;②疲劳、注意力不集中等导致感觉清晰度下降;③意识障碍,如谵妄状态下会出现错觉,将输液管误认为是一条蛇,此时错觉往往与幻觉联系在一起,带有恐怖色彩;④强烈情绪状态,如恐惧、紧张或期待情绪。错觉通常不具有诊断意义,可以通过解释、理性认识等予以纠正。

(二) 幻觉

幻觉(hallucination)是没有外界刺激作用于感觉器官而出现的知觉体验,是一种虚幻的知觉。幻觉往往不受意识控制地出现或终止,具有较为真实的知觉体验。幻觉偶尔也见于健康人,如入睡时或觉醒过程中,但通常是短暂的、单纯的。清醒状态下出现幻觉往往提示某种精神疾病。

1. 根据幻觉涉及的感觉器官分类(目前临床最常用的分类)

(1) 幻听(auditory hallucination):最常见的幻觉形式,指没有声音刺激时出现对声音的知觉体验。幻听可表现为非言语性幻听,如听到机器的轰鸣声、流水声及鸟叫声等。言语性幻听更为常见,若听到的声音是命令患者做某件事时,称作命令性幻听(command hallucination);若听到的声音是对患者的道德品行或言行举止进行批判,甚至斥责、嘲讽,称作评论性幻听(comment hallucination);若听到几个人说话,彼此之间意见不一,站在不同角度谈论患者,甚至相互争吵,称作争论性/议论性幻听(argument hallucination)。幻听的出现及终止不受意识控制,全天均可出现,但通常夜间较为明显。幻听对患者的思维、情绪及行为均会产生不同程度的影响,患者可出现情绪失控、易激惹或情绪低落,出现侧耳倾听、用棉花球塞住耳朵、隔空对话或自语自笑,严重时会出现消极自杀、自伤或冲动攻击行为。

幻听可见于各种重性精神疾病,但持续的言语性幻听常见于精神分裂症。

> **症状举例**
>
> 患者,女性,28岁。多次到楼上邻居家理论并发生肢体冲突。警察询问时回答说:"我平时也没有得罪他们,但最近几个月,他们夫妻俩老是说我,搞得我整晚睡不着,甚至还说我偷了东西,有鼻子有眼的,实在受不了。你们警察帮我管管。"

(2) 幻视(visual hallucination):指没有视觉刺激时出现视觉形象体验。幻视内容可为简单的闪光及颜色,也可为复杂的图像及情境;幻视形象既可以单调而没有生气,也可以丰富而生动、患者本人有参与和身临其境的感觉。幻视形象有可能比正常对象大,即视物显大性幻视(macroptic hallucination),或比正常对象小,即视物显小性幻视(microptic hallucination)。幻视出现后,患者既可以置之不理,也可以深陷其中而深感恐惧,甚至出现冲动攻击行为,如患者看到床底下有条巨大蟒蛇扭动,极度恐惧故夺门而逃。多见于脑器质性疾病(如谵妄状态)、精神活性物质滥用,也可见于精神分裂症。

(3) 幻嗅(olfactory hallucination)和幻味(gustatory hallucination):指患者闻到或尝到缺乏客观刺激的气味或味道,如闻到腐败的尸体味或尝到血腥味及农药味等。幻嗅和幻味往往引起不愉快体验及恐惧感,出现拒食、拒药等行为,该症状有可能与被害妄想相联系,互为因果。可见于颞叶癫痫、颞叶器质性损伤及精神分裂症等。

(4) 幻触(tactile hallucination):指患者感到皮肤、黏膜表面或底下有某种异样感觉,如针刺、虫爬或通电感。有的患者感觉到阴道内异物感,甚至性器官接触感觉,称为性幻触。可见于中毒、精神活性物质滥用、精神分裂症及分离转换障碍患者。

(5) 内脏性幻觉(visceral hallucination):指患者躯体内部某部位或某脏器体验到异常知觉,如胃肠扭转、心脏穿孔等,患者能够准确定位,并清楚地描述其性质,这些特点有别于内感性不适。内脏性幻觉常伴有不愉快体验,与疑病妄想、虚无妄想或被害妄想伴随出现。可见于精神分裂症及抑郁症患者。

2. 根据幻觉结构及性质分类

(1) 原始性幻觉(elementary hallucination):又称为要素性幻觉,是指没有固定形态和结构,性质上属于感觉成分的幻觉,如闪光、单一颜色幻视等。可见于脑器质性疾病,精神疾病少见。

(2) 真性幻觉(genuine hallucination):指幻觉存在于外部客观空间,通过感觉器官获得。幻觉内容生动、鲜明、完整,犹如亲耳听到或亲眼看到。患者对幻觉内容深信不疑,明显影响其情绪和行为。真性幻觉是精神分裂症患者最为常见的幻觉类型。

(3) 不完全性幻觉(parital hallucination):又称类幻觉,这类幻觉并不完全符合幻觉的特征,其构成及体验可能介于知觉与思维之间,不同于表象,不能通过意志努力而消失,主要见于精神分裂症。不完全性幻觉包括下述三种类型。①假性幻觉(pseudo hallucination):指幻觉存在于主观空间(如躯体内某个脏器),不通过感觉器官获得,幻觉内容不鲜明、不完整,有时残缺不全,患者常用体内或脑内等字眼描述。②思维化声(audible thought):指患者听到脑内自己的声音把自己的想法说出来,且声音内容与思维内容相一致,可以理解为"思维是听得见的"。如果声音与思维同步出现,称为思维鸣响;如果声音出现在思维之后,则称为思维回响。③读心症(mind-reading):指患者听到脑内有别人的声音说出自己的想法,因此患者会觉得别人事先知道自己的想法,有可能继发内心被洞悉感。

> **症状举例**
>
> 患者,女性,47岁。自称怀孕了,但检查结果阴性。自称自己的子宫会说话,怀孕就是子宫告诉自己的。医生问:"除了怀孕,子宫还说了其他内容吗?"患者回答:"听不清楚,好像是有几种声音。"

3. 根据幻觉产生条件分类

（1）功能性幻觉（functional hallucination）：指客观刺激引起知觉体验的同时，相同感觉器官伴随出现的幻觉体验。幻觉与真实存在的知觉体验往往同时存在，但又彼此独立。如患者听到洒水车的音乐声时，听见有人骂自己是笨蛋，洒水车音乐是真实存在的听觉刺激，而听见有人骂自己是笨蛋是相同感觉器官出现的虚幻知觉（幻听）。

（2）反射性幻觉（reflex hallucination）：指客观刺激引起一种知觉体验的同时，不同感觉器官伴随出现的幻觉体验。如患者看到洒水车路过时闻到尸体腐烂的味道，看到洒水车是真实存在的视觉刺激，而闻到尸体腐烂味道是不同感觉器官出现的虚幻知觉（幻嗅）。

（3）心因性幻觉（psychogenic hallucination）：指在强烈的情感体验中，伴随想象、回忆或期待出现的幻觉，幻觉内容往往具有浓厚的情感色彩及幻想性，并且与患者当前情境密切相关，如行走在沙漠中，饥寒交迫，突然看到了绿洲及灯火。某些情境下（如宗教徒集会时），内容相似的幻觉可群体出现，称为集体性幻觉，通常产生于暗示、自我暗示及相互感应基础上。

（4）入睡前幻觉（hypnagogic hallucination）：指个体在觉醒和睡眠过程中出现幻觉体验，如听到有人叫自己名字、感到有人压在自己身上。清醒后对幻觉内容能完全回忆。正常人也可出现，一般没有病理性意义。

三、感知综合障碍

感知综合障碍（psychosensory disturbance）指患者对事物的本质属性或整体能够正确认识，但对部分属性（如大小、形状、颜色、距离及空间等）或某些部分产生歪曲知觉。错觉歪曲的是事物的整体和本质，而感知综合障碍歪曲的是部分而不是整体。

（一）时间感知综合障碍

指患者对时间快慢出现不正确的知觉体验，如感觉时间飞逝，犹如在时光隧道中快速穿越；或觉得时间凝固了，恍如一切都停滞不前。

（二）空间感知综合障碍

指患者感到周围客观事物（如人或物）的大小、形状、距离或位置等方面发生了变化，如患者觉得桌子就在身边，并伸手放水杯，结果杯子砸在地上，实际上桌子在1m之外。

（三）运动感知综合障碍

指对外界事物的运动与静止状态出现了歪曲知觉体验，同时有空间及时间知觉的障碍，如感到运动的物体静止不动，或静止的物体在运动。

（四）体型感知综合障碍

指个体感到躯体或某些部位的大小、形状等发生了变化，如觉得自己的鼻子变长了，双侧面部不对称。

（五）非真实感

非真实感（derealization）又称现实解体，指个体对周围环境的感知清晰程度降低，觉得周围的人或物显得毫无生气、模糊、不鲜明不生动，宛如舞台，隔着帷幔，感觉不真实。

可见于抑郁症、分离转换障碍及精神分裂症。

表2-1列出了错觉、幻觉及感知综合障碍的主要区别。

表2-1 错觉、幻觉与感知综合障碍的区别

项目	客观事物	错误感知	主要特点	举例
错觉	存在	整体属性	错误的知觉	把输液管看成一条毒蛇
幻觉	不存在	整体属性	虚幻的知觉	听见已故亲人不停在耳边说话
感知综合障碍	存在	个别属性	对部分属性的歪曲知觉	感觉小的水杯有水桶那样大

第二节 思维障碍

思维(thinking)是指人脑对事物发生、发展规律及内在联系的主观反映,是人类认识活动的最高形式。由感觉和知觉获取信息,大脑通过抽象、概括、分析、比较和综合形成概念,结合既往知识和经验进行判断和推理,最后借助语言和文字表达,构成了完整的思维过程。思维的基本形式包括概念、判断和推理,三者相互联系,其中概念是人脑对客观事物本质属性的概括,判断是确定概念之间的相互联系,而推理是由一个或一组判断推出另一个判断的思维形式。

正常思维具有下述特征:①自主性。指个体对思维的占有感,能够意识到思维是属于自己的,是个人的体验。②目的性。指思维是围绕某一目的展开、有意识进行的。③连贯性。指思维包含的概念之间前后衔接、相互联系。④逻辑性。指思维过程符合逻辑规律。

思维障碍的表现形式复杂多样,存在不同分类方法。传统上,思维障碍被分为思维形式障碍和思维内容障碍,其中思维形式障碍可以进一步区分为思维联想障碍和思维逻辑障碍。

一、思维联想障碍

思维联想障碍是指思维过程异常,包括联想的速度、数量、连贯性、途径及联想的自主性等。思维奔逸(flight of thought)、思维迟缓(retardation of thought)及思维贫乏(poverty of thought)属于联想速度和数量异常;思维散漫(looseness of association)、思维破裂(splitting of thought)、词语杂拌及思维不连贯(incoherence of thought)属于联想连贯性异常;病理性赘述(circumstantiality)及思维中断(thought blocking)属于联想途径异常,持续言语、重复言语、模仿言语及刻板言语也属于联想途径异常,但通常放在意志行为章节介绍。思维自主性异常较为复杂,既有思维过程也有思维内容异常,通常是指个体对思维的自我占有感(思维是属于自己的,是个人的体验)或自我控制能力的丧

失,如思维插入(thought insertion)、思维被夺(thought withdrawal)、思维云集(pressure of thought)及强迫思维(obsessional thought)等。

(一) 思维奔逸

指联想速度加快,数量增多,联想活跃。患者主观感觉脑子反应快、想法多,说话有一种紧迫感,似乎言语速度跟不上思维速度,称为言语迫促(pressure of speech)。客观表现为言语增多、语速加快、声音洪亮、内容丰富诙谐、滔滔不绝而难以打断,常常伴有随境转移,言行举止或谈话内容易随周围环境而发生变化。轻症患者可以仅有思维活跃、用词丰富等;重症患者由于思维速度异常增快,言语常会省去一些连接或修饰成分,表现为概念堆积、句子不完整等,临床上需要与思维散漫相鉴别,此时患者可以出现音联或意联,前者即音韵联想,指概念之间存在音韵上的联系,而后者指概念之间存在意义上的联系。多见于躁狂发作。

> **症状举例**
>
> 患者,男性,25岁。住院患者。早晨查房时,医生询问其姓名,他回答说:"我姓龙,飞龙在天,今天天气真好,好事成双,两只老虎、两只老虎跑得快(唱)……虎虎生威,(忽然用手指着医生)你们跟在后面都狐假虎威……"

(二) 思维迟缓

指联想速度减慢,数量减少,联想困难。患者主观感觉脑子变笨、反应慢、记忆力差、思考问题困难。客观表现为言语减少、语速较慢、声音低沉、回答问题简单,或者拖延较长时间才获得简单回应。多见于抑郁发作。

> **症状举例**
>
> 患者,女性,28岁。因情绪低落、兴趣减退住院治疗,入院后常常独自坐在一边,不与其他病友交流。医生问:"你最近到底怎么不舒服,能告诉我吗?"患者抬头看看医生,低头不语。医生问:"好像最近家里有点事情,对吗?"患者长叹一口气,几分钟后缓慢答道:"是的,外婆去世了。"医生继续追问:"你现在这种状态,跟以前有哪些不一样吗?"患者皱着眉头想了想,回答:"我也不知道该说些什么,就是感觉脑子转不动了,想不动了,有一种想说说不出来的感觉。"

(三) 思维贫乏

指联想数量明显减少,概念与词汇贫乏。患者主观感觉脑子内空洞无物,没有什么可想的。客观表现为言语减少、声音低沉,内容贫乏而单调,回答问题困难或简单地以"不知道"来回应,给人感觉淡漠或明显地格格不入。不同于思维迟缓,思维贫乏患者的主观体验贫乏,态度表现无所谓,通常缺乏意志要求;而思维迟缓患者往往有明确的情绪低落体验，是一种想表达而表达不出来的状态，即思维抑制状态，通常有求治欲望。

（四）思维散漫

又称联想松弛，指联想内容松散，缺乏明确主题。表现为思维脱轨，说话东拉西扯，上下文或前后句之间联系不够紧密，表达意思不够精准，总体内容缺乏中心思想。对问题的回答不切题或偏离主题，让人感觉交流困难。可见于精神分裂症。

> **症状举例**
>
> 患者，男性，35岁。因言行异常住院治疗。医生问："你能告诉我最近的情况吗，为什么来我们医院了？"患者回答："是他们送我进来的。早晨起床时，天空非常蓝，就像小时候一样，跟父亲一起去钓鱼。"医生问："是的，天空蓝确实令人愉快，最近有什么问题困扰你吗？"患者回答："是的，我去了湖边，湖水非常清澈，看到自己的倒影，就好像看到内心深处的我。"

（五）思维破裂

指概念之间的联想断裂，建立联想的各种概念内容之间缺乏内在联系。患者的言语结构可以是完整的，但上下文之间缺乏联系，整段话内容令人费解，变成词句的堆积，无法进行有效交流。严重时，语句变得支离破碎，只有片断、凌乱且缺乏内在联系的词语堆积，称为语词杂拌（word salad）。可见于精神分裂症。

> **症状举例**
>
> 患者，男性，42岁。因言行紊乱住院治疗，入院后因行为紊乱而被保护性约束，但患者仍不停自言自语："昨天我吃了一个苹果，然后那个男人走了，他们总是这样，你看，天空中有无数颗星星，有人告诉我该去看医生，但是我已经去过了，你明白吗？"

（六）思维不连贯

与思维破裂或语词杂拌相类似，多在意识障碍基础上出现，如谵妄状态。联想的断裂程度较思维破裂更为严重，概念之间缺乏联系。

（七）病理性赘述

指联想枝节过多，迂回曲折，但通常不会离开主题。表现为表达啰嗦，拘泥于不重要的细节，描述过分详尽。交流时，患者虽然最终能够回答问题，但无法做到简明扼要，有时听众难以忍受，感觉交流费力。可见于癫痫及其他脑器质性精神障碍患者。

（八）思维中断

又称思维阻滞，指思维联想过程突然中断，脑子内一片空白。表现为患者说话时突然停顿，片刻以后再说话时，内容不是原来的话题。思维中断往往是查房过程中医生觉察到的，患者本人可能对此浑然不知。思维中断与思维被夺可能伴随出现。可见于精神分裂症。

（九）思维插入和思维被夺

均属于自主性障碍，不受个人意志控制，前者是指患者感到某种不属于自己的思维被强行插入自己脑内，甚至觉得有人借用自己的大脑进行思维活动；后者是指患者感觉到自己思维被抽走。多见于精神分裂症。

（十）思维云集

又称强制性思维(forced thought)，指脑内突然涌入大量不属于自己的（异己的）思维内容，联想内容多、变化大，但内容可能杂乱无章、前后内容互不关联，甚至患者自己也觉得莫名其妙。思维云集相对于思维插入内容更丰富。该症状不同于思维奔逸，后者大脑内联想内容往往属于自己，而思维云集的联想内容是异己的，有一种被强加、被塞入的感觉。多见于精神分裂症。

（十一）强迫思维

又称强迫观念(obsessive idea)，指脑内反复、不自主地出现同一内容的想法或冲动，明知没必要并有摆脱愿望，但又无法控制和摆脱，因而感觉焦虑和痛苦。

强迫思维的内容及形式可以多样。①强迫性怀疑是指反复怀疑自己的思想及言行的正确性，如反复怀疑门没有关好，反复检查核对是否出错。②强迫性穷思竭虑是指对一些问题反复思索，进行刨根问底式探索，如牛为什么吃草？为什么地球围着太阳转而不是太阳围着地球转？③强迫性联想是指脑子内出现某一概念或某句话时，立即会联想到另一概念或另一句话，如读到和平马上就联想到战争。④强迫性意向是指担心自己冲动或失控做出一些引起严重后果的行为，如外婆怀抱婴儿在阳台上晒太阳，突然担心自己会不会把孩子扔出窗外，内心极度恐惧，不敢抱孩子。

强迫思维常伴有强迫行为，是强迫症的典型表现，也可见于精神分裂症。强迫思维与强制性思维不同，前者是指患者明确知道是自己的思想，只是无法控制其反复出现；后者是指患者感受到异己的思维大量涌入，突然出现、突然消失。

二、思维逻辑障碍

思维逻辑障碍是指概念的形成和运用、判断与推理障碍，思维内容缺乏逻辑性，理解困难。

（一）象征性思维

象征性思维(symbolic thinking)属于典型的概念转换，以无关的具体概念代替某一抽象概念，具体概念与抽象概念之间可能存在某种字面上的联系，但不经患者解释，旁人无法理解。正常人基于传统和习俗也可以有象征性思维，如鸽子象征着和平，但大家彼此都能理解。多见于精神分裂症。

> **症状举例**
>
> 患者,男性,29岁。因为脱光衣服裸奔而被警察强制住院治疗。医生问:"你为什么在公共场合脱光衣服?"患者答:"因为我坦荡,不虚伪。"医生进一步追问:"为什么脱光衣服跟你的坦荡有联系?"患者答:"很简单啊!我脱了衣服,大家都看得见,更真实了,就知道我是不是表里如一了。"

(二)逻辑倒错性思维

逻辑倒错性思维(paralogic thinking)指推理缺乏依据或充分的理由,不合常理,或因果倒错,或缺乏前提,内容难以理解。如患者说"因为电脑中了病毒,所以我要死了"。多见于精神分裂症。

(三)语词新作

语词新作(neologism)指概念的融合、浓缩及无关概念的拼凑。患者自创一些新的符号、图形、文字或语言,并赋予特殊概念,其含义只有患者自己知道,不经解释他人难以理解。如"犭市"代表狼心狗肺、"％"代表离婚等。多见于精神分裂症。

(四)矛盾思维

矛盾思维(thought ambivalence)又称矛盾观念,是指脑子内同时出现两种相反的、对立的概念,相互抗衡而僵持不下,多数患者并不为此感到苦恼。

三、思维内容障碍

思维内容障碍是指思维产物的异常,主要包括妄想和超价观念。

妄想(delusion)是指在病态推理和判断基础上形成的病理性信念。具有以下特征:①妄想内容与事实不符,缺乏客观现实基础,甚至有相反的证据,但患者仍坚信不疑;②妄想内容是个体的心理现象,并非集体信念,但文化背景和个人经历可对妄想内容表达有所影响;③妄想内容往往以患者为中心展开,如有人监视我,有人要害我,涉及患者本人,因此会明显影响患者的情绪和行为。

超价观念(overvalued idea)是指一段时间内在心理活动中占主导地位的观念,具有强烈的情感色彩,片面而偏激,显著影响其心理活动和行为,不受来自反面意见的干扰。超价观念的内容和来源通常具有一定可理解性,它的形成有一定的性格与现实基础,没有明显的逻辑推理错误,解释能使部分患者症状减轻。多见于人格障碍和心因性精神障碍患者。

妄想的表现形式及内容多样,目前临床上有不同的分类方法。

(一)按妄想起源分类

1. **原发性妄想**(primary delusion) 是指突然发生、并立即形成的病理性信念,不能用其他心理活动、既往经历或当前处境加以解释。Schneider将原发性妄想分为3种类型:①妄想知觉,即毫无理由地给某种知觉体验赋予妄想性含义,如早晨出门时看到邻居倒垃圾,随即感到邻居要陷害自己;②妄想心境,即毫无理由地预感到某种邪恶事件即将发生,如感到地球即将爆炸,所以极度恐惧和崩溃;③突发妄想,是指妄想在患者内心突然形成。原发性妄想对诊断精神分裂症具有重要价值,通常出现于精神分裂症的早期及急性期,慢性患者少见。

2. **继发性妄想**(secondary delusion)　是指在某种病理状态(如其他精神症状或脑器质性疾病)或某些经历、情境基础上发展起来的妄想。如言语性幻听基础上产生的被害妄想,情绪低落基础上产生的自罪妄想。可见于多种精神疾病。

(二) 按妄想结构分类

1. **系统性妄想**(systematized delusion)　是指内容上相互联系、结构严密的一类妄想。这类妄想常围绕某一病理信念逐步发展,将周围一些无关事件附会上去,不断增添新的内容,使原有的妄想内容更为复杂,成为一个比较固定的、具有一定逻辑性的妄想系统。多见于妄想性障碍。

2. **非系统性妄想**(non-systematized delusion)　是指一些内容零碎、结构松散、逻辑性不强的妄想。这类妄想往往产生较快、变化较多,缺乏逻辑性,甚至自相矛盾,有些妄想的内容离奇荒谬,极容易识别。多见于精神分裂症。

(三) 按妄想内容分类

是目前临床上最常用分类,包含如下常见类型。

1. **关系妄想**(delusion of reference)　患者认为周围环境中一些与自己无关的事情或现象与自己有关。表现形式多种多样,如感觉周围人聊天似乎是议论自己,迎面走来的男士随意吐痰似乎是针对自己,甚至觉得网络上一些内容也是含沙射影地说自己。关系妄想内容多数不友好,往往与被害妄想伴随出现。多见于精神分裂症,也可见于抑郁症。

> **症状举例**
>
> 患者,男性,35岁。因在地铁站与人发生冲突,动手打人而被警察带走。警察问:"你为什么打人,认识他吗?"患者生气地说:"是他先惹我的,我本来排队进站,突然那个男的跑到前面,还跟同伴窃窃私语,看不起我乡下人。"警察问:"你听清楚他们的谈话内容了吗?"患者回答:"听不清楚,但感觉是说我的。他们还不停地用眼睛瞥我,眼神也瞧不起我。上车后,我实在忍不住,所以动手了。"

2. **被害妄想**(delusion of persecution)　患者毫无根据地坚信别人迫害自己及家人,认为自己和家人的人身安全受到威胁。迫害方式可以多种多样,如背后议论、诽谤或造谣中伤自己,偷窃自己财物,在饭菜或饮水中下毒,监视、窃听及跟踪自己等。迫害的人可以是个别人或者一群人,可以是陌生人、熟人、亲友,甚至父母。患者可能会采取一些措施保护自己,如逃离认为危险的场所、拒食拒水、报警,严重时可以出现冲动、攻击、自伤自杀行为。多见于精神分裂症及妄想性障碍。

症状举例

患者,男性,30岁。2年前复习备考研究生,临考前2周突然不见了。患者自述:当时夜间感觉对面楼里有人监视自己,起初拉上窗帘会好些,但后来觉得拉上窗帘也不行,同时发现楼下有可疑人员来回走动,所以决定去广州。在去广州的高铁上,患者也感觉不踏实,觉得警察好像是故意查自己的票,上厕所也有人跟踪自己,于是提前下车了。后来陆续去过很多地方,但每个地方待的时间都不长。大约1年前,他来到金华,租了一间平房住下,平时很少出门,也不敢跟任何人联系。最后家属通过警察找到患者并强送入院治疗。

3. 被控制妄想(delusion of control)　又称被控制感、物理影响妄想或影响妄想,患者感到自己的思想、情感及行为受到外界某种力量的控制,如电磁波、气功或特殊仪器,有些患者虽有强烈的被控制体验,但说不清究竟被谁控制。这些体验并非患者本人意愿,有强烈的被动性及不自主性,身不由己,可能与其他被动体验共同出现,构成精神自动症。被控制妄想是精神分裂症的特征性症状之一。

症状举例

患者,女性,40岁。感觉身上有股"气"存在,而这股"气"受外星人电波控制。这股"气"跑到喉咙会让自己不能说话、不能张口吃东西,跑到心脏会让自己心脏"停跳",跑到左脚会让自己不能行走。

4. 释义妄想(interpretation delusion)　又称特殊意义妄想,指患者在带有一定情感和倾向情况下,对遇到的情境或现象(如周围人的言行举止)进行病态的考究和揣度,尤其是这些境遇或现象实际含义之外的意义,如看到窗外电闪雷鸣,预示着战争即将发生。释义妄想与关系妄想有时候容易混淆,但释义妄想不仅相关,而且赋予特殊意义。释义妄想也不同于象征性思维,境遇或现象与赋予的特殊意义之间通常并无直接联系。多见于精神分裂症。

症状举例

患者,男性,45岁。曾因为工作关系跟领导吵架,领导虽然退休了,但他总感觉领导阴魂不散,暗示其他同事打压自己。如最近有同事在单位门口贴了张海报,目的是"拦"住自己的上升通道;发现办公室有位同事不停地用手摆弄笔,好像是要用纸笔记录自己的过错,准备后面揭发自己,所以自己在办公室格外小心。

5. 夸大妄想(delusion of grandeur)　患者认为自己的智力、能力、权势、财富或外貌等非同一般,如聪明过人、美若天仙、能力超群。有些患者直接夸大自己,而有些患者以间接方式夸大自己,如自己来自名门之后、具有高贵血统等。多见于躁狂发作,此时往往伴有思维奔逸、情感高涨及言语活动增多等症状,也可见于精神分裂症及麻痹性痴呆。

> **症状举例**
>
> 患者,男性,40岁。因兴奋话多、易发脾气住院治疗。接触时称:"我很忙啊,你们不要把我关在这里浪费时间。现在世界能源紧缺,急需一种永恒能源,我就是这方面的科学家,顶级的知道吗?已经研究好了,很多政府都在等着我的指示,我正准备近期举办个记者招待会,正式宣布合作开发新能源了。"

6. 自罪妄想(delusion of guilt)　又称罪恶妄想,患者贬低自己的道德品行,毫无根据或仅有少量可疑证据,但坚信自己犯有严重错误。轻者认为自己做错了事情,说错了话,应该接受某种惩罚;重者认为自己罪大恶极、不可饶恕,使国家蒙受重大损失,自己应该坐牢或被枪毙,严重时出现自伤、自杀行为。可见于抑郁症及精神分裂症。

> **症状举例**
>
> 患者,男性,49岁。住院患者。因为吞噬异物急送综合医院急诊,经过胃镜取出胃内的半截勺子。患者自述:"我28岁时不小心把单位用的软盘带回家了,而单位是不容许的,犯下了不可饶恕的错误。"医生问:"你打开软盘,或者用软盘干了什么坏事吗?"患者回答:"没有。"医生继续问:"那这次吞噬半截勺子是怎么回事?"患者回答:"我给国家带来了巨大的损失,没办法弥补,对不起国家,所以就想吞下勺子、划破肠子,死了算了。"

7. 疑病妄想(hypochondriacal delusion)　患者毫无根据地坚信自己患了某种严重的躯体疾病或不治之症,如艾滋病、癌症等,因而到处求医、反复检查,即使各项检查结果均为阴性、医生反复地解释、保证,也不能消除患者的想法。疑病妄想不同于疑病观念,后者是对健康的过分担心,属于观念而不是妄想。可见于精神分裂症及妄想性障碍。

> **症状举例**
>
> 患者,男性,54岁。坚信皮肤上有多种细菌感染而先后两次在某三甲医院皮肤科住院治疗。会诊时,患者及其陪客均双手佩戴手套,自称后背上部及手臂存在多种细菌,并要求医生使用多种高级抗生素(包括联合使用),医院曾先后多次在患者指定部位取样进行检查,均未发现明显异常,但患者觉得医院检查及治疗不准确,要求重复检测。

8. 虚无妄想(nihilistic delusion)　是关于某些人或事物已经不存在或即将不存在的信念,如患者坚信世界末日已经来临,外面所看到的都是假的,外面行人也是行尸走肉。有些患者感觉身体明显变样了,如胃肠道没有了,血液不流动了,内脏腐烂,肠道阻塞,肛门没有了,感到自己仅剩下一个没有生机、没有内脏的躯壳,称为Cotard综合征。可见于抑郁症及精神分裂症。

> **症状举例**
>
> 患者,女性,42岁。3个月前丈夫遭遇车祸过世,渐起失眠多梦,食欲下降,烦躁,发脾气,不喜欢外出交流。1周前,患者拒绝进食进水,自称肛门没有了,心脏不跳了,不能吃、不能动,只能安静地躺在床上。家属反复劝说无效,最后不得不住院治疗。

9. 嫉妒妄想(delusion of jealousy)　患者坚信配偶对自己不忠,并采取各种方式寻找证据,如查看配偶手机、衣物,跟踪盯梢配偶,严重时逼迫对方招认,甚至折磨拷打等。明确嫉妒妄想往往需要认真调查核实,弄清现实生活中是否确实存在夫妻感情破裂、第三者插足等情况。可见于精神分裂症。

> **症状举例**
>
> 患者,男性,49岁。因猜疑妻子有外遇而入院治疗。入院前2周,患者家里安装宽带,而宽带账号是由患者妻子的某位男性朋友优惠转让(患者提前并不了解这一情况)。当患者收到相关快递时,突然发现落款人是妻子的朋友,立即觉得妻子与该朋友有染,妻子解释也不愿相信,感到十分气愤,夜间无法入睡,起床后偷偷查看妻子手机,希望能找到妻子偷情的证据。

10. 钟情妄想(delusion of being loved)　患者坚信自己被某位异性所爱,内心因此充满喜悦和信心,有时付诸行动追求对方,即使遭到严词拒绝,仍毫不置疑,反而认为对方是在考验自己,依然反复纠缠不休。对象可以是周围的人或歌星、影星等名人。可见于精神分裂症。

> **症状举例**
>
> 患者,男性,32岁。坚信异性领导喜欢自己2个月。半年前单位调来了一位女性新领导,42岁,离异。开会时,患者感觉这位新领导似乎偷偷看自己,眼神有点异样,说话内容好像也是鼓励自己。2个月前,慢慢觉得这位领导喜欢自己,开会时故意坐在自己身边,自己也能感受到对方的"砰砰"心跳。1个月前,患者鼓足勇气送对方鲜花并主动表白,奇怪的是,对方居然拒绝了自己。患者百思不得其解,对方明明喜欢自己,为什么要拒绝自己呢?

11. 非血统妄想(delusion of non-blood relation) 患者毫无根据地坚信自己不是父母亲生的,虽然经反复解释和证实,仍深信不疑。有些患者认为自己是被抱养或寄养的,能说出亲生父母现在身在何处,有些患者根本说不清楚(甚至也不关心)亲生父母究竟在哪里。多见于精神分裂症。

> **症状举例**
>
> 患者,女性,40岁。医生查房时询问:"你是怎么进来的?"患者回答:"被所谓的父母送进来的。"医生问:"为什么是所谓的父母,他们难道不是你的亲生父母吗?"患者回答:"不是,我跟他们长得也不像。"医生问:"你什么时候开始怀疑父母不是亲生的?有什么理由吗?"患者回答:"大四时,暑假回家,突然觉得父母不对。"医生问:"那你亲生父母在哪里?"患者回答:"我也不知道。"医生问:"那你找过亲生父母,或者做过DNA鉴定吗?"患者回答:"没有。"

12. 内心被揭露感(experience of being revealed)及思维播散(thought broadcasting) 前者又称被洞悉感,患者坚信内心想法未经言语或其他方式表达出来,但却被别人知道了,自己似乎成了"透明人",毫无隐私可言,至于别人通过何种方式知道的,患者通常描述不清楚。后者与被洞悉感基本上是同一个概念,强调患者感觉自己的思想向周围传播扩散;如果患者感到自己的思维被人大声说出来向周围扩散,称为思维被广播。思维播散、思维插入及思维被夺均属于思维自主性障碍,通常被认为是思维属性障碍,亦称思维占有妄想,常见于精神分裂症,对于精神分裂症诊断具有特征性价值。

> **症状举例**
>
> 患者,男性,23岁。感觉情绪紧张,不敢出门1个月。患者自述1个月来感觉很奇怪,起初觉得室友知道自己的想法,后来上课时感觉周围同学似乎也知道自己的想法,并议论自己,所以上课时感觉很紧张,不敢随便说话。为了避免尴尬,这几天干脆躺在床上,不出门,也不去上课了。医生查房时询问别人究竟如何知道他的想法,他似乎说不清楚。

第三节 情感障碍

情绪(emotion)和情感(affection)均是指个体对客观事物的态度和因之而产生的内心体验。情绪是指与人的自然需要相联系的体验,具有情境性、短暂性及明显的外部表现,如悲伤、快乐、愤怒及恐惧等;而情感是与社会心理活动相关的高级内心体验,具有稳定性及持久性,如民族仇恨、荣誉感及责任感等。一般来说,情感是在多次情绪体验基础上形成的,并通过情绪表达出来。心境(mood)是指影响个体整个精神活动的一种比较持久的情绪状态。既往心境是所有情绪的总称,现在心境指从抑郁到躁狂之间的情绪状态。

精神病学更多关注的是异常的情绪状态及情感反应,情绪状态是一种原发的、持续较久的心理状态,而情感反应则是一种继发的、历时短暂的心理活动过程,这两类障碍统称为情感障碍。情感障碍通常表现为 3 种形式:情感性质改变、情感波动性改变及情感协调性改变。

一、情感性质改变

(一) 情感高涨

情感高涨(elation)指正性情感活动增强,一段时间内情绪持续增高的现象。患者体验到不同程度的病态喜悦,心情可以达到狂喜,自我感觉良好,且自信心增强。表现为言语动作增多,说话音调高亢,表情丰富,兴趣爱好广泛,整天忙碌不停。情绪具有一定感染性,能引起周围人共鸣。情感高涨与思维奔逸、言语活动增多是躁狂发作的典型表现。

(二) 欣快

欣快(euphoria)临床表现类似于情感高涨,患者也表现为自我感觉良好,但给人的感觉是自得其乐,与周围环境缺乏联系。有时也表现为兴奋、言语活动增多,甚至出现浅薄的诙谐和轻浮行为,但行为显得幼稚可笑。情感内容通常显得单调、简单、刻板,面部表情愉悦但不能引起别人的共鸣。多见于脑器质性精神障碍。

(三) 情绪低落

情绪低落(depression)指负性情感活动增强,一段时间内情绪持续性走低的现象。患者体验到压抑、郁闷、沮丧、情绪极度低落,自我感觉差,自我评价低,且自信心不足。表现为愁眉苦脸或面无表情,思维迟缓,言语活动减少,兴趣减退,食欲下降及早醒。严重患者表现为不语、不动、不食,自责自罪,度日如年,悲观厌世,甚至出现消极自杀行为。情感低落与思维迟缓、言语活动减少是抑郁发作的典型表现。

(四) 焦虑

焦虑(anxiety)焦虑是日常生活中常见的情绪反应,正常人在客观条件预期不利或执行任务无把握的情况下也会出现。病理性焦虑指无客观依据情况下感受到焦虑,或焦虑的严重程度及持续时间与实际或潜在威胁明显不相称。患者可以体验到紧张、担心和害怕等内心惴惴不安的感觉,严重时感觉大难临头、惶惶不可终日。常有明显运动性不安表现,如手足无措、坐立不安、来回走动、肌肉紧张及震颤等,可伴有一种或多种躯体症状,如头晕、头痛、心悸、气急、多汗、尿频、尿急等症状。急性焦虑发作,又称惊恐发作(panic attack),患者体验到极度紧张,伴有濒死感、失控感及呼吸困难等症状。常见于焦虑障碍及其他疾病所致的焦虑状态。

(五) 恐惧

恐惧(phobia)指对某种客观事物或处境产生持续的惧怕,是一种较为严重的焦虑情绪，患者明知不合理且没有必要，但难以自控。恐惧往往具有明确对象，因此多有明显的回避行为，如某人害怕狗，碰到狗就会绕着走，避免正面接触。恐惧常伴有心跳加速、呼吸困难、四肢发抖等自主神经系统功能失调症状。恐惧对象多种多样，如对拥挤场所或密闭空间产生恐惧、社交中对人产生恐惧、对特定物体或动物产生恐惧、对上学产生恐惧等。常见于恐惧症。

二、情感波动性改变

（一）易激惹性

易激惹性（irritability）指患者情绪极易被诱发，一般性刺激即引起强烈而不愉快的情绪反应，持续时间一般较短暂。常见于疲劳状态、人格障碍、躁狂状态、脑器质性精神障碍及精神分裂症等。

（二）情绪不稳

情绪不稳（emotional instability）指情绪稳定性差，极易变化起伏，从一个极端波动至另一个极端，显得喜怒无常、变幻莫测。可以没有外部诱因，或者情绪反应程度与外部诱因不匹配。情绪不稳既可以是性格的体现，也可以是精神疾病的症状，如脑器质性精神障碍、酒精中毒及双相情感障碍等。与外界环境有关的轻度情绪不稳称为情感脆弱（emotional fragility），可以表现为多愁善感、容易哭泣等。

（三）病理性激情

病理性激情（pathological passion）指一种突如其来、强烈而短暂的情绪爆发状态，常伴有冲动和破坏行为，事后不能完全回忆，可能伴有意识障碍。见于癫痫及脑外伤后精神障碍等。

（四）情感平淡及情感淡漠

情感平淡（emotional blunting）及情感淡漠（apathy）均是指情感反应的降低，前者又称情感迟钝，多表现为高级情感及细腻情感的减退及丧失，如夫妻之间的情感。后者是指外界刺激缺乏相应情感反应，即使对与自己密切相关的事情也是如此，内心体验贫乏，表现为漠不关心，面部表情呆板，程度相对较重。见于精神分裂症、痴呆及器质性精神障碍等。

（五）情感麻木

情感麻木（emotional stupor）指强烈精神刺激所致情感反应出现短暂的深度抑制状态。患者处于极度惊恐或悲痛的境遇中，但缺乏相应的情感体验和表情反应，表现为呆若木鸡，甚至处于亚木僵或木僵状态。见于急性应激障碍、延长哀伤障碍等。

三、情感协调性改变

（一）情感幼稚

情感幼稚（emotional infantility）指情感反应接近儿童期水平，表现幼稚，易受直觉和本能冲动影响，反应迅速而强烈，缺乏理性控制及遮掩。情感反应通常与周围环境或患者年龄不相称。可见于分离性障碍及痴呆患者。

(二)情感倒错

情感倒错(parathymia)指患者的内心体验或情绪反应与外界刺激相矛盾或不一致，如遇到愉快事情体验到悲伤情绪。可见于精神分裂症。

(三)情感矛盾

情感矛盾(affective ambivalence)指同时体验到两种完全相反的情感，如快乐与悲伤共存，但患者并不能觉察到这两种情感的矛盾和对立，也没有意识到不妥或感到苦恼。患者有可能同时将这两种相互矛盾的情感暴露出来，而产生令人费解的行为。矛盾情感有时与矛盾意向及矛盾观念共同存在。可见于精神分裂症。

第四节　意志与行为障碍

一、意志障碍

意志(volition)是人类自主确定目标并支配自身行为以实现目标的心理能力。意志与认知水平、情绪状态及外界客观条件均有紧密联系，显著影响着个体行为，通常而言，在前途明确时人们会向既定目标采取积极行动，而条件不成熟时人们会采取消极行为。

常见意志障碍包括以下4种。

(一)意志增强

意志增强(hyperbulia)指病态的自信和固执的行为，常继发于病态的情感、妄想或超价观念。如在被害妄想影响下，患者会反复上访及报案；在疑病妄想影响下，患者会反复就医、检查，即使检查结果阴性也不能消除患者的顾虑。可见于妄想性障碍及精神分裂症等。

(二)意志减退

意志减退(hypobulia)指病态地缺乏主动性和进取心，缺乏克服困难的自信和决心，表现为意志活动的减少和意志力量的减退，如对前途没有明确计划、随遇而安，对家庭没有责任感，家庭事务的参与度降低。可见于抑郁症及精神分裂症等。如果意志减退与情感淡漠、思维贫乏及社交退缩等症状共同存在，则称为阴性症状，是慢性精神分裂症及单纯型精神分裂症的常见表现。

(三)意志缺失

意志缺失(abulia)的程度比意志减退更为严重，表现为对任何事情都缺乏动机，对周围一切事物失去兴趣，处处需要别人的督促和管理，严重时无法照顾自己的饮食作息和个人卫生，生活极为被动，神情呆滞，离群独处。可见于精神分裂症、抑郁症及痴呆等。

(四)矛盾意向

矛盾意向(volitional ambivalence)指对同一事物同时出现两种矛盾或完全相反的意向及情感，但患者对这种矛盾现象既不能察觉或认识，也不会感到痛苦不安，如碰到朋友时，想去握手，却又把手缩回来。可见于精神分裂症。

二、动作行为障碍

动作是指简单的随意运动或不随意运动，包含面部表情及肢体的姿势和运动，如皱眉、点头、弯腰等。行为是指为达到一定目的而进行的复杂随意运动，是一系列动作的有机组合。精神疾病患者由于感知觉、思维、情感及意志障碍，常出现动作和行为异常，称为动作行为障碍或精神运动性障碍（psychomotor disorder）。

（一）精神运动性兴奋

精神运动性兴奋（psychomotor excitement）指动作、言语及行为的显著增加，分为协调性兴奋和不协调性兴奋。

1. 协调性兴奋（coherent excitement）　指动作行为和言语增加与其思维、情感活动协调一致，患者的动作行为是有目的、可以被理解的。如情绪激动时手舞足蹈，轻躁狂时言语动作增多，焦虑时坐立不安、来回踱步，都是典型的协调性兴奋。

2. 不协调性兴奋（incoherent excitement）　指动作行为和言语增加与其思维、情感活动不相协调，表现为动作单调、杂乱、无目的性，与外界环境不匹配，令人难以理解。如谵妄时出现兴奋话多、紧张害怕，甚至有冲动行为。可见于脑器质性精神障碍、痴呆及精神分裂症等。

（二）精神运动性抑制

精神运动性抑制（psychomotor inhibition）指精神活动受到抑制，动作行为及言语的普遍减少。临床常见下述4种类型。

1. 木僵（stupor）　指意识清醒状态下动作行为和言语活动的显著或完全抑制，并在较长时间内保持一种固定姿势。轻者称为亚木僵状态，表现为少语少动、表情呆滞，尚可进食、解大小便。严重者称为僵住，患者面部表情固定，表现为不语不动、不饮不食，甚至不解大小便，对外界刺激（如疼痛刺激）无反应。但患者意识清醒，事后能够回忆发作过程或说出周围环境中发生的事情。木僵常见下述4种类型。

（1）紧张性木僵（catatonic stupor）：紧张综合征患者可出现紧张性兴奋与紧张性抑制交替发作，而紧张性抑制时，患者可以呈现典型的木僵状态，如不语，不动，不食，不解大、小便，不吞唾液，患者身体可以较长时间僵住不动，可以出现蜡样屈曲及空气枕头。常见于精神分裂症。

（2）抑郁性木僵（depressive stupor）：指伴随严重抑郁情绪而出现的亚木僵或者木僵，一般先有肢体沉重感、食欲减退，继而不语不食，严重者也可有唾液及大、小便潴留。通常木僵严重程度跟抑郁严重程度相关，部分患者呈现昼重夜轻变化，早晨起床时处于木僵状态，而下午或晚上逐渐恢复正常。交流时患者可以简短应答，流露出抑郁情绪或消极观念等，患者的姿势、表情及体态与其内心体验相一致。需要警惕的是，抑郁性木僵患者在症状缓解后自杀风险可能增加。常见于抑郁症。

（3）心因性木僵（psychogenic stupor）：指遭受突然而强烈的精神刺激后僵住不动，可伴有自主神经功能失调症状。通常持续时间较短，离开外界刺激环境后，症状缓解或消失。部分患者可能存在轻度意识障碍,事后不能完全回忆发作过程。常见于急性应激。

(4) 器质性木僵(organic stupor):患者表现为运动抑制,如动作迟缓或运动不能,可伴有肌张力增高和震颤,大多可以被动进食和主动排便。常见于脑器质性疾病,尤其第三脑室或丘脑病变,也可见于帕金森综合征。

2. 蜡样屈曲(waxy flexibility) 指在木僵基础上,患者肢体可以任人摆布至某种位置并维持较长时间不动,如同蜡塑。如患者仰卧时将其头部抬高,医生松手后,患者头部可以保持悬空姿势,称为空气枕头(air pillow)。可见于精神分裂症。

3. 缄默症(mutism) 指言语活动的明显抑制,表现为缄默不语,不主动说话,也不回答问题,交流困难。患者有时会以手示意或以文字表达。可见于精神分裂症及分离转换障碍等。

4. 违拗症(negativism) 指患者对于别人提出的要求拒不执行或表现出相反的行为。若患者对所有要求都表示抗拒并不作反应,称为被动违拗(passive negativism)。若患者对要求不仅不执行,反而做出相反行为,如要求睁眼时用力紧闭双眼,称为主动违拗(active negativism)。可见于精神分裂症等。

(三) 其他动作行为障碍

1. 刻板言动(stereotyped speech and act) 指患者不断地、无目的地重复某些简单的言语或动作,可以自发产生,也可以由提示引起。可见于精神分裂症。

2. 持续言动(perseveration) 指患者对一个有目的而且已完成的言语或动作进行无意义的重复。如医生问:"你几岁了?"患者回答:"33岁。"医生又问:"你做什么工作的?"患者仍然回答:"33岁。"可见于器质性精神障碍。

3. 模仿言动(echolalia and echopraxia) 指患者对别人的言语和动作进行毫无意义的模仿。可见于器质性精神障碍及精神分裂症等。

4. 作态(mannerism) 又称装相,指患者用一种不常用的表情、姿势或动作来表达某一有目的的行为,给人以装相做作之感。如患者做出古怪、愚蠢、幼稚的动作、姿势、步态与表情,或用词特殊、声调异常、表情夸张,行为与所处环境不相称。可见于精神分裂症及器质性精神障碍等。

5. 强迫动作(compulsive act) 是指患者明知不必要,却控制不住、重复做某个动作。如果不去重复,患者就会产生严重的焦虑不安。常见的强迫动作有强迫性洗手、强迫性检查门锁、强迫性记数等。强迫动作常由强迫观念引起,常见于强迫症,也可见于精神分裂症。

6. 自杀(suicide) 并不属于一般意义上的精神症状,是指自愿而有计划地伤害或毁灭自己的行为。自杀死亡者一般有强烈的自杀动机、周密的自杀计划,自杀手段通常是致命的,如跳楼、投河、服毒、自缢、自焚、煤气中毒等。自杀未遂(attempted suicide)者虽然采取了自杀行为,但未导致死亡,该类患者通常存在较多顾虑,计划不周全或属于冲动性自杀,采取手段也多为非致命性,采取行动后可能后悔并有求救行为。扩大性自杀有时见于司法鉴定中,患者决意实施自杀,但为了避免自己死后,子女或配偶等直系亲属受牵连或生活在痛苦中,提前或同时将其杀死,然后自杀(如抱着未成年子女一起跳楼)。自伤行为在临床中越来越常见,有些患者实施并不造成死亡的自我伤害行为,这类患者往往具有特殊诉求或动机,需要仔细询问及甄别。自杀及自伤可见于抑郁症、精神分裂症及人格障碍或品行障碍。

7. 冲动行为(impulsive behavior) 指突然发生、缺乏目的与动机的行为。该行为可有一定诱因或无任何诱因,在短时间内突然发生,迅速发展,具有暴力性或破坏性,通常引起不良后果,伴或不伴情绪体验。可见于人格障碍、躁狂发作及精神分裂症等。

第五节 认知障碍

一、注意障碍

注意(attention)是指精神活动在一段时间内集中指向某一事物的过程。通常情况下,个体注意能够保持适当的范围和广度,人们对所注意的事物感知清晰,而对周围事物的感知相对不清晰。注意可分为主动注意和被动注意。前者有目的,需要付出主观努力,如上课时专心听讲;后者属于不随意注意,是由外界刺激引起的被动指向活动,没有主动目的,也无须主观努力,如听课时被走廊上的喧哗声音吸引。

注意是正常意识状态的保持、认知功能的正常发挥,以及各种心理活动过程正常进行的重要前提条件。注意障碍可见于多种精神障碍患者,也可见于正常人,临床需要对其进行识别和处理。常见的注意障碍如下。

(一) 注意增强

注意增强(hyperprosexia)指个体对一些事物的注意异常增强,特别容易被某些事物吸引或特别注意某些活动。可以包括主动注意或被动注意,注意的紧张度和稳定性都增强,转移困难,如有被害妄想的患者会特别留意对方的一举一动,有疑病倾向的人会格外关注身体的细微变化。可见于抑郁症、焦虑症、躯体形式障碍及精神分裂症等。

(二) 注意减弱

注意减弱(hypoprosexia)又称注意迟钝,是指个体对外界刺激的注意力减弱,包括主动注意和被动注意地减弱,表现为注意集中困难,周围环境中的刺激较难引起注意,注意的稳定性差,注意范围狭窄。可见于意识障碍、脑器质性精神病及抑郁症。

(三) 注意涣散

注意涣散(divergence of attention)指主动注意明显减弱,表现为难以将注意力集中并保持在特定对象上,注意力难以持久。可见于神经症性障碍、注意缺陷多动障碍、抑郁症及精神分裂症等。

(四) 注意狭窄

注意狭窄(narrowing of attention)指注意范围显著缩小,主动注意明显减弱。能够正常感知一定范围内的外界刺激,但超出这一范围时,外界刺激较难引起注意。可见于注意缺陷多动障碍、痴呆及意识朦胧状态。

(五)随境转移

随境转移(distractibility)指被动注意显著增强,注意的稳定性差。容易受外界刺激影响并将注意力转移到新的对象。如患者正在做作业,突然发现周围有人扫地,然后就急忙起身要求帮助别人扫地。常见于躁狂发作患者。

二、记忆障碍

记忆(memory)指以往经验在大脑中重现,包括识记、保持、回忆和再认等过程。记忆可以简单分为瞬时记忆(immediate memory)、短时记忆(short-term memory)和长时记忆(long-term memory),目前对于这3种记忆的持续时间有不同说法,如瞬时记忆的持续时间不超过2秒,短时记忆的持续时间为2秒至1分钟,而长时记忆的持续时间1分钟以上,甚至保持终年。临床上记忆可以简单分为近事记忆(recent memory)和远事记忆(remote memory),前者指对当天或几天前事件的回忆,后者指对数月至数年前乃至童年时期事件的回忆。记忆与遗忘是伴行的,遗忘有时间规律和选择性。

(一)记忆增强

记忆增强(hypermnesia)指个体对既往发生的、正常情况下早已遗忘的事件或经历的重新回忆。有的个体能够快速识记一些难以记忆的事件或经历。如躁狂发作时,患者思维联想加速、过目不忘,对平时不能回忆的往事细节脱口而出。

(二)记忆减退

记忆减退(hypomnesia)指个体的记忆功能全面减退。早期受损的往往是近事记忆,患者有可能记不住刚刚发生的事情、说过的话,如做饭时重复添加油、盐等行为。严重者,远事记忆也明显减退,无法回忆个人的重要经历,甚至连出生年月、年龄大小、家庭地址等基本信息也不能正确回答。常见于痴呆及脑器质性精神障碍。正常老人也会出现与年龄相关的记忆减退。

(三)遗忘

遗忘(amnesia)是记忆痕迹在大脑中的减退或丧失,个体部分或完全地不能回忆既往感知过的事物或经历。有的患者可能保留再认功能。临床上遗忘具有不同分类方法,如部分性遗忘和完全性遗忘、心因性遗忘和器质性遗忘等。遗忘通常遵循由近及远的规律,新近发生事物先遗忘,而较早发生事物后遗忘。

1. *顺行性遗忘*(anterograde amnesia) 指对紧接着事件(如车祸)或疾病(如手术)发生以后一段时间的经历不能回忆,主要表现为识记及保持能力受损,也可能受意识障碍影响无法形成新的记忆,近事记忆明显受损;而对事件或患病以前的经历能够正确回忆。可见于颅脑创伤、颅内感染等器质性脑病。

2. *逆行性遗忘*(retrograde amnesia) 指对紧接着事件或疾病发生以前一段时间的经历不能回忆,多由于事件的强烈干扰或意识障碍而影响了记忆的保持和回忆能力,如颅脑外伤患者对如何受伤等过程不能回忆。一般而言,脑损伤程度越重,遗忘时间越长。

可见于脑外伤及脑血管病等。

3. **心因性遗忘**(psychogenic amnesia)　具有选择性遗忘特点，患者表现为不能回忆过去某一特定时间段内的经历或事件，通常是造成强烈痛苦、恐惧、羞耻、愤怒等情绪的应激事件或创伤经历。其发生机制被认为是大脑皮质功能抑制，并无器质性损害，经过催眠暗示等心理治疗后可重新回忆。可见于急性应激及分离转换障碍等。

（四）错构

错构(falsification)即错误的记忆，指在遗忘基础上，患者对过去所经历过事件的细节，如发生地点、情节，尤其发生时间出现错误或混淆的记忆，并坚信不疑。多见于脑器质性精神障碍和慢性酒精中毒患者。

（五）虚构

虚构(confabulation)即虚构的记忆，指在遗忘基础上，患者以想象的、未曾经历的事件来填补记忆的缺损。由于此类患者存在严重的记忆障碍，对虚构内容也容易遗忘，因而虚构内容往往生动、多变、带有荒诞色彩，复述内容往往不一致，易受暗示的影响。多见于各类痴呆患者。

（六）似曾相识感和识旧如新症

似曾相识感(*Déjà vu*)指对新感知事物有似曾感知过的体验，如新到一个地方有故地重游的感觉。识旧如新症(*jamais vu*)指对早已熟悉的事物感到陌生，如对熟悉的地方和人感到生疏。两者均与再认障碍有关，可见于颞叶癫痫患者。

（七）妄想性记忆

妄想性记忆(delusional memory)指对记忆的妄想性解释，对既往发生的事件赋予妄想的意义，如患者坚信小学时体育课发生意外是有人故意而为。不同于错构或虚构，妄想性记忆患者并没有记忆障碍，回忆内容往往有事实基础，但患者却对事实赋予了妄想解释。

三、智能障碍

智能(intelligence)又称智力，指人们获得和运用知识解决问题的能力，通常被认为是多种能力的综合，包括观察力、注意力、记忆力、思维能力及想象力等。临床上，可通过精神检查对患者的理解力、判断力、计算力、记忆力和一般常识等进行初步评估，也可通过韦氏智力测试(Wechsler intelligence scale)等量表进行定量评价，测试所得结果用数字表示，称为智商(intellectual quotient，IQ)。

临床上，因大脑发育过程受损或受阻而出现的智能障碍称为智力发育障碍，既往称为精神发育迟滞(metal retardation)，最新的精神疾病诊断分类(ICD-11)中属于神经发育障碍。痴呆则是一种神经退行性变化，认知功能从先前发育的正常水平持续下降，这种认知损害不能完全归因于正常衰老，且显著影响个体独立生活等能力，ICD-11中将其归类于神经认知障碍。

（一）智力发育障碍

智力发育障碍(disorder of intellectual development)指在人脑发育过程中，受到包

括遗传、感染、中毒、头部外伤、内分泌异常或缺氧等因素影响,18 岁以前智力发展受阻,导致智力显著低于同龄人。临床上表现为日常生活能力、社交能力、学习能力等落后于同龄人,社会适应能力差,情感及行为表现幼稚。结合智力水平测定结果及社会适应能力,智力发育障碍可以划分为轻度、中度、重度、极重度 4 个等级。

(二) 痴呆

痴呆(dementia)指人脑正常发育成熟,18 岁以后因为各种疾病因素造成智力水平下降,患者的高级认知功能(如记忆、执行功能、语言、判断及社交能力等)显著受损,独立生活能力、职业功能及社会功能明显下降,对情绪及行为控制能力减弱,甚至出现人格改变及精神病性症状,生活完全不能自理。按照严重程度,可分为轻度痴呆、中度痴呆及重度痴呆。根据大脑病变范围及症状学特征,可分为全面性痴呆及部分性痴呆。

1. *全面性痴呆*　智能损害涉及认知功能的各个方面,记忆功能减退明显,多有弥漫性脑器质性损害的病理学基础,精神活动全面受损,自知力缺乏,通常会有人格改变及定向力障碍,一般不可逆。阿尔茨海默病是典型的全面性痴呆。

2. *部分性痴呆*　智能损害仅涉及部分认知功能,如记忆力、计算力、判断力等,而人格通常相对完整,能意识到自己的问题并主动就诊求治,部分可逆。血管性痴呆是典型的部分性痴呆。

(三) 假性痴呆

假性痴呆(pseudodementia)指表现为大脑功能暂时性全面抑制,但无实质性智能损害的临床综合征。多由重大精神应激事件诱发,可以恢复正常。常见假性痴呆如下。

1. *心因性假性痴呆(psychogenic pseudo-dementia)*　包括甘瑟综合征(Ganser syndrome)和童样痴呆(puerilism)。甘瑟综合征的核心症状是对简单问题给予近似而错误的回答,给人以故意做作或开玩笑的感觉,可伴有幻觉、意识朦胧和定向障碍。童样痴呆以行为幼稚、模拟幼儿的言行为特征,如说话语音语调如幼儿般稚气十足,逢人就喊"阿姨""叔叔"等。

2. *抑郁性假性痴呆(depressive pseudodementia)*　指患者在抑郁情绪和精神运动性抑制状态下出现认知功能明显降低,思维极度迟缓、注意力明显减退,导致记忆、计算、理解及判断能力下降,典型表现为回答问题缓慢或不经思考便回答"不知道",给人以痴呆感。通常痴呆症状可随着抗抑郁药治疗有效而逐步缓解,甚至完全消失。

第六节　意识障碍

意识(consciousness)是指个体对周围环境及自身的认识和反应能力,包括环境意识和自我意识,涉及觉醒水平、注意、感知、思维、情感、记忆、定向及行为等心理活动。意识障碍时,精神活动普遍抑制,表现为:①感知觉清晰度下降、迟钝,感觉阈值升高;②注意难以集中、记忆减退,出现遗忘或部分遗忘;③思维迟钝、不连贯;④理解困难,判断能力下降;⑤情感反应迟钝、茫然;⑥行为动作迟钝、缺乏目的性和指向性;⑦定向障碍。

意识障碍可以简单分为环境意识障碍和自我意识障碍。前者多由于脑代谢紊乱或器质性脑损害导致大脑皮质觉醒水平改变所致,严重患者可伴有自我意识障碍;而单纯的自我意识障碍较为少见,通常由大脑皮质功能紊乱引起,可见于精神疾病。

临床上可通过观察患者言行及定向力检查,初步判断其意识状态,也可通过如格拉斯哥昏迷量表(Glasgow coma scale)等进行定量描述。

一、定向障碍

定向力(orientation)指对时间、地点、人物(包括自身状况)的认识能力,其中对时间、地点及人物的认识称作环境定向,而对自身状况的认识称作自我定向。对环境或自身状况认识能力的丧失或错误,称为定向障碍(disorientation)。

临床上,定向障碍是意识障碍的一个重要标志,出现于意识清晰度下降时,通常最先出现时间定向障碍,其次是地点定向障碍,最后出现人物定向障碍。需要注意和重视对精神运动性兴奋患者进行定向障碍检查。定向障碍也可见于智力发育障碍或痴呆,如阿尔茨海默病患者外出迷路、不认识家人等。此外,注意及记忆等也可显著影响患者的定向力,如精神分裂症急性期患者存在大量言语性幻听,注意力全部被幻听所吸引,而忽略了周围环境中的人和物,不能正常感知周围环境,可出现周围环境定向障碍,事后也往往不能回忆这段经历。

时间定向障碍是指分不清、说不出当前时间,如几点钟、上午、下午或晚上,严重时,甚至说不出当前时间的年份、月份、季节。前者多见于意识障碍患者,后者多见于痴呆患者。地点定向或空间定向障碍是指不能正确辨认当前自己所处的空间位置,如不知道自己住在哪家医院及床号,夜间上厕所时经常走错房间,甚至说不清自己的家庭地址(如门牌号、楼层及所处街道)等。人物定向障碍是指不能正确辨认周围环境熟悉人物的身份及其与自己的关系,如记不得哪位陪诊并送自己住院,严重时不认识家人。

双重定向(double orientation)指对周围环境的时间、地点及人物出现双重体验,通常一种体验是真实的,而另一种体验与妄想有关,伴有妄想性解释或判断,但患者体会不到两者之间存在矛盾。如患者认为自己既在医院又在学校,周围的人既是医生又是和自己有矛盾的同学。可见于精神分裂症。

二、环境意识障碍

环境意识障碍包括意识清晰度、意识内容及意识范围三个方面异常,可以简单分为下述两种类型。

(一)意识清晰度降低为主的意识障碍

1. 嗜睡(drowsiness)　意识清晰度水平轻微降低,表现为安静环境经常处于睡眠状态,但受到刺激后可以立即醒转,并能进行简单的交谈和活动,刺激一旦消失,患者又入睡。

2. 意识混浊(clouding of consciousness)　意识清晰度下降,表现为感知能力削弱、注意下降、思维过程及理解力受损,通常感到"模糊"样的心智混浊主观体验。患者对强刺激或重复刺激才会有反应,常存在时间、地点、人物定向障碍,自我定向尚保持正常。生理反射存在,可以出现原始反射和病理反射。

3. 昏睡(sopor)　　意识清晰度水平明显下降,以语言接近消失为特征,对一般刺激无反应,只有强烈疼痛刺激才引起防御性反射,如按压眶上缘内侧引起面肌防御反射,可有简单、含糊和不完全的搭话或无意识地喊叫、呻吟。角膜反射减弱,吞咽反射及对光反射存在,腱反射亢进,病理反射阳性。

4. 昏迷(coma)　　指意识完全丧失,其特征是痛觉反应和随意运动消失,对任何刺激均无反应。可分为浅昏迷、中昏迷及深昏迷,浅昏迷者,角膜反射、吞咽反射及对光反射尚存在,生命体征平稳;深昏迷者,各种反射均消失,生命体征不稳定。

(二) 意识清晰度降低伴有意识内容或意识范围改变的意识障碍

1. 谵妄状态(delirium)　　指意识清晰度降低的同时,对周围环境的感知及反应均出现障碍,出现大量错觉、幻觉,以幻视多见,幻视内容生动鲜明、情景逼真,具有恐怖性,如见到巨大蟒蛇,因此情绪紧张恐惧,常表现为不协调性精神运动性兴奋、思维不连贯、言语凌乱、行为冲动、杂乱无章,定向力完全或部分丧失。谵妄状态往往昼轻夜重,可持续数小时至数日,意识恢复后可有部分或全部遗忘。多由急性脑损伤、脑代谢异常或中毒引起。

2. 朦胧状态(twilight state)　　指意识清晰度下降的同时伴有意识范围缩窄,在狭窄的意识范围内,尚可相对正常地感知外界环境,并作出正确反应,但不能正确感知意识范围之外的事物。表现为表情呆板迷惘,回答问题含糊其词或答非所问,可伴有焦虑、恐惧或欣快情绪,片段的幻觉、错觉或妄想,存在定向障碍,可以出现冲动或暴力行为。上述行为可以持续数小时至数日,常为突然发生、突然停止,好转后不能回忆。多见于癫痫性精神障碍及分离转换障碍。

3. 睡行症(sleep walking)　　又称梦游症,患者通常在入睡后 1~2 小时起床,处于意识朦胧状态,能进行一些简单的、无目的行为,甚至可以从事一些操作性活动,持续数分钟或数十分钟后上床入睡,醒后完全遗忘。发作时,患者并未真正觉醒,但通常睁开双眼、眼神呆滞,对外界刺激无反应,较难唤醒。

4. 神游症(fugue)　　患者多数晨起或白天突然外出,漫无目的地游走,甚至长途跋涉,患者貌似清醒,实则处于朦胧状态,对外界刺激缺乏反应,但也可处理一些简单甚至稍微复杂的社会行为。持续数小时、数日甚至更长时间。常突然清醒,对发作过程不能回忆或部分回忆。

三、自我意识障碍

自我意识(self-consciousness)是指个体对于自身精神及躯体状态的体验。通常情况下,我们能够控制自己脑海中的想法及躯体活动,能意识到自我的唯一性,过去和当下自我的同一性,并意识到自己和外界存在明确边界。自我意识障碍又称自我体验障碍。

(一) 人格解体

人格解体(depersonalization)指对自身状况产生一种不真实的体验,属于存在性意识障碍。如感到自己的思想、情绪与行为变得不真实,体验不到自身的情绪变化及与他人的情感共鸣。对周围环境的不真实体验称为现实解体或非真实感,两者可单独发生,但多同时存在。可见于抑郁症、精神分裂症、神经症性障碍及颞叶癫痫等。

(二)双重或多重人格

双重或多重人格(dual or multiple personality)指个体在同一时间体验到两个不同的自我,属于同一性意识障碍,此时患者会表现出完全不同的身份和个性特征。若同时体验到两种以上人格特征,称为多重人格。可见于分离转换障碍、癫痫性精神障碍及精神分裂症等。

(三)交替人格

交替人格(alternating personality)指个体在不同时刻会体验到两个不同自我的存在,且言语及行为均有相应变化。可见于分离转换障碍等。

第七节 自知力障碍

自知力(insight)又称内省力或领悟力,指患者对自己疾病的认识和判断能力,如觉察到自己跟以往不同、意识到自己生病了并主动寻求治疗等。自知力缺乏是指患者对自己的疾病缺乏认识和判断能力,在内外科疾病中罕见,但在重性精神疾病中较为常见。

判断有无自知力通常基于下述4个方面:①是否意识到别人认为他/她有异常现象(如想法、情绪及行为等);②如果能认识到,那么自己是否也觉得这些现象是异常的;③如果自己也认同存在异常,那么是否能意识并接受是精神疾病所致;④如果认为是精神疾病所致,那么是否愿意接受治疗,主动求治还是被动接受治疗。如果同时具备上述4个条件,说明自知力完整,否则评定为部分自知力或自知力缺乏。

临床上,对自知力的评估非常重要,一些重性精神疾病患者自知力受损,否认有病或拒绝服药治疗,可极大影响患者的治疗依从性及预后。既往认为,有无自知力是鉴别精神病性障碍与神经症性障碍的重要标准,以是否存在现实检验能力受损(impaired reality testing)或现实歪曲(reality distortion)作为判断标准。

第八节 精神疾病综合征

临床实践中,精神症状很少单一出现,而随着疾病进展可以同时或相继出现多种症状,即综合征或症状群。精神疾病综合征对疾病的诊断价值大于单一症状。

一、幻觉妄想综合征

幻觉妄想综合征(hallucination-delusion syndrome)表现为幻觉和妄想同时存在,是临床最常见的综合征。一般先出现幻觉,以幻听居多,然后产生继发性妄想,两者相互依存、互相影响。常见于精神分裂症。

二、躁狂综合征

躁狂综合征（manic syndrome）的核心症状是心境高涨、思维奔逸和活动增多，可伴有精力增加、易激惹、自我评价过高、夸大妄想、睡眠需要减少等；严重时，可有意识模糊，称为谵妄性躁狂。多见于躁狂发作。

三、抑郁综合征

抑郁综合征（depressive syndrome）的核心症状是心境低落、思维迟缓和活动减少，严重时，可出现抑郁性木僵。常伴有精力下降、兴趣缺乏、愉快感缺失、食欲减退、体重减轻、性欲减退、失眠、无价值感、自我评价过低、自责自罪，甚至有自杀观念或自杀行为。多见于抑郁发作。

四、精神自动综合征

精神自动综合征（Kandinsky-Clérambault syndrome）指在意识清晰情况下，出现假性幻觉、被动体验和多种妄想共同组成的一组复杂的临床综合征，以强烈的不自主感、被动感和异己感为特征。假性幻觉包括幻听、幻视和思维化声，被动体验包括强制性思维、被洞悉感、被控制感、思维被夺及思维插入，妄想包括被害妄想及影响妄想等。主要见于精神分裂症。

五、紧张综合征

紧张综合征（catatonic syndrome）以全身肌张力增高得名，有紧张性木僵与紧张性兴奋两种状态。前者可表现为木僵、违拗、刻板言动、模仿言动、蜡样屈曲、缄默等症状，可持续数日至数年，也可突然转入紧张性兴奋状态；后者可表现为突然爆发的兴奋激动和暴力行为，持续时间较短暂，发作后往往又进入木僵状态或缓解。这一综合征是精神分裂症的特征性表现，也可见于抑郁障碍、急性应激及器质性精神障碍等。

六、阳性症状综合征

阳性症状综合征（positive symptoms syndrome）是指以异常心理过程出现为特征的综合征，主要包括幻觉、妄想及言语和行为的紊乱（瓦解症状）。其中瓦解症状包含思维散漫、思维破裂等思维形式障碍，情感反应不协调，以及明显怪异的行为及紧张行为。主要见于精神分裂症。

七、阴性症状综合征

阴性症状综合征（negative symptoms syndrome）是指涉及情感、社交及认知等方面正常心理功能的减弱或缺失。主要表现包括言语贫乏、情感迟钝或淡漠、意志要求减退或缺乏、动作迟缓及社交退缩。主要见于精神分裂症。

八、急性脑病综合征

急性脑病综合征(acute organic syndrome)主要是指谵妄状态,核心症状是有不同程度的意识障碍,起病急,症状鲜明,持续时间一般较短;可伴有注意、记忆、知觉、思维、情绪障碍和精神运动性行为,以及睡眠觉醒节律的紊乱等其他精神症状。常有生动的幻觉,以及相应的情绪和行为反应。可见于脑器质性精神疾病及急性中毒等。

九、慢性脑病综合征

慢性脑病综合征(chronic brain syndrome)核心症状是不同程度的痴呆,表现为多种高级皮质功能紊乱,涉及记忆、思维、定向、理解、计算、学习能力及语言和判断等方面,可伴有明显的人格改变,也可出现类抑郁状态或类躁狂状态等。常见于各种痴呆患者。

十、遗忘综合征

又称柯尔萨科夫综合征(Korsakoff syndrome),表现为近事遗忘、错构、虚构和严重的定向障碍。主要见于慢性酒精中毒,由于维生素 B_1 缺乏导致丘脑内侧、乳突体损伤,以及普遍性脑萎缩,也可见于脑器质性精神障碍。

十一、Ganser 综合征

Ganser 综合征由 Ganser(1989)首次报道,最主要表现是患者对提出的各种问题都给予近似而错误的回答。如医生问:"猪有几条腿?"患者回答:"5 条"。表明患者对问题能正确理解,但给人一种故意做作的印象。该综合征起病前常有明显诱因,如被拘禁。通常心理因素去除后可突然恢复,恢复后对发病经过不能全部回忆。

十二、Cotard 综合征

又称虚无妄想综合征,以虚无妄想和否定妄想为核心症状。患者坚信自己身体功能已经枯竭了,血液干枯了、肠道堵塞了,或者感到身体部分或全部已经不存在了。多见于高龄抑郁症患者,尤其是伴有激越性症状的抑郁症患者,也可见于精神分裂症、癫痫、脑炎及老年痴呆等。

十三、Capgras 综合征

又称替身综合征或冒充者综合征,1923 年由法国精神科医生 Capgras 首次描述。核心表现是患者认为现实生活中的人(多数是亲属)被另外一个人所冒充或取代。这种情况并非感知障碍,患者认为被替换者的外形并无改变,或稍有改变。该综合征中被替换者是明确的某一个人,而至于冒充者究竟是谁,患者很少追究。常见于精神分裂症。

十四、病理嫉妒综合征

又名奥赛罗综合征(Othello syndrome),是一组以怀疑配偶不忠的嫉妒妄想为核心症状的综合征,多见于男性。患者常以许多似是而非的证据来证明配偶另有新欢,但往往说不出具体的对象,为此经常反复侦查、盘问、跟踪,甚至拷打配偶。症状可以持续数年,可以产生攻击行为,甚至杀死配偶。可见于妄想性障碍及精神分裂症等。

(刘登堂)

主要参考文献

[1] 方贻儒,洪武. 精神病学[M]. 2版. 上海:上海交通大学出版社,2023.

[2] 陆林,李涛,王高华. 牛津精神病学[M]. 7版. 北京:北京大学医学出版社,2022.

[3] 陆林. 沈渔邨精神病学[M]. 6版. 北京:人民卫生出版社,2018.

[4] AMANN B L, CANALES RODRÍGUEZ E J, MADRE M, et al. Brain structural changes in schizoaffective disorder compared to schizophrenia and bipolar disorder [J]. Acta Psychiatr Scand, 2016, 133(1):23-33.

[5] AZORIN J M, KALADJIAN A, FAKRA E. Aspects actuels du trouble schizo-affectif [Current issues on schizoaffective disorder] [J]. Encephale, 2005, 31(3):359-365.

[6] CASTAGNINI A, FOLDAGER L, BERTELSEN A. Long-term stability of acute and transient psychotic disorders [J]. Aust N Z J Psychiatry, 2013, 47(1):59-64.

[7] LÓPEZ-DÍAZ Á, FERNÁNDEZ-GONZÁLEZ J L, LARA I, et al. Predictors of diagnostic stability in acute and transient psychotic disorders: validation of previous findings and implications for ICD-11 [J]. Eur Arch Psychiatry Clin Neurosci, 2020, 270(3):291-299.

[8] POON J Y, LEUNG C M. Outcome of first-episode acute and transient psychotic disorder in Hong Kong Chinese: a 20-year retrospective follow-up study [J]. Nord J Psychiatry, 2017, 71(2):139-144.

[9] SINGH S P, BURNS T, AMIN S, et al. Acute and transient psychotic disorders: precursors, epidemiology, course and outcome [J]. Br J Psychiatry, 2004, 185:452-459.

第三章　精神障碍的检查、评估与诊断分类

> 本章重要知识点：
> （1）精神科病史采集非常重要，主要通过对患者及其知情人访谈获得，记录需要客观完整。
> （2）精神检查是指医生对来访者的精神心理状态进行全面评估，主要基于访谈技术。
> （3）采用精神行为量表进行量化评估也是诊断及治疗的基础，量表包括诊断问卷、症状量表、功能评估及生活质量评定等。
> （4）目前精神障碍的诊断主要基于国际疾病分类系统及美国精神障碍诊断和分类系统。

精神障碍的诊治需要建立在清晰、全面地对患者的精神心理状态和躯体情况评估的基础上，形成症状谱和症状综合征的判断，再经鉴别诊断过程，形成正确、完整的诊断，这就是症状（S，symptom）-综合征（S，syndrome）-障碍（D，disorder）的诊断路径。这个过程的第一步是通过患者是否有主观感到痛苦和/或社会功能受损，判断其是否患病；第二步则是经前述 SSD 过程，确定患病的具体类型。第一步常是由患者自己或家属提出疑问，第二步由医生完成。这个过程需要经由了解病史、躯体检查、精神检查、相应物理和实验室检查所获得的信息，来进行综合分析和研判。

第一节　访　谈

在包括精神医学在内的临床实践中，医患沟通是医疗行为顺利开展和推进的基础。医患沟通的目的包括：①建立相互信任、开放的良好医患关系；②收集患者资料，为他们提供知识和教育；③观察患者的非语言行为，了解他们的情绪和态度，表达对患者的支持；④与患者共同讨论，确定需要解决的问题。医疗行为并不是完全的医疗技术和能力的问题，即使同一种疾病，不同患者对治疗的要求也有差异，医生需要在治疗过程中了解这种差异；⑤为患者制订一个目标明确、行之有效的计划，并通过医患共同努力达到预期的目标。

访谈（interview）包括诊断性访谈和治疗性访谈。诊断性访谈的主要目的是获取病

史信息，通过医生与患者及其家属或其他知情者的交流来获取。治疗性访谈可以是一种治疗方法本身，也可能是治疗的目的和途径。访谈需要依赖一定技巧，遵从一些原则和注意事项，否则就很难获得完整、正确的信息来进行诊断和治疗。有关医患沟通与交流的具体内容参见《医学心理学》相关章节。

一、访谈目的

访谈对于精神科来说非常重要，可以获取诊断所需资料、建立良好的医患关系，是诊断和治疗的基础。通过访谈发现患者的精神症状，挖掘其发生、发展过程，掌握各种症状间的联系。通过访谈还可以了解患者工作、生活和家庭等方面的情况及其人格特征，助力探讨患者的发病基础和可能的致病因素，了解患者疾病相关的生物、心理和社会等因素之间的关系。

医生与患者和家属的接触多是从第一次诊断性访谈开始，访谈的成功与否直接影响到患者和家属对医生的信任与合作。成功的访谈可以为双向、互动、开放、健康的医患关系的建立打下良好基础，成为诊治顺利推进的保障。

二、访谈原则

访谈成功与否取决于医生、患者及家属的相互配合、相互信任。医患之间的共情对精神障碍患者尤其重要，正确对待患者及家属，做到设身处地、不批评、不评价，不能表示出厌恶、疏远，甚至鄙视的态度。访谈过程中，要善于使用躯体语言，对患者和家属保持尊重和敏锐，切忌居高临下、用"贬低"的语句或行为来表达自己的能力和优越感。访谈中要认真倾听对方谈话，有时需要站在对方角度来看待和理解问题，认同对方的感受并加以反馈，解读对方的话外之音。既要设身处地理解患者，又要防止感情过度卷入，避免移情现象的发生。

三、访谈的场所

访谈检查需要一个比较安静、独立的房间，减少和避免噪声干扰和无关人员的进出。检查室内光线、温度要求适中，装饰品和张贴的字画等物品从简，避免分散患者的注意力。医生与患者交流时，座位最好保持"平起平坐"，座位呈斜角相交而非相对，能够使患者感觉比较舒适自如，能较快地对医生及交流过程产生亲切感。

四、访谈的注意事项

1. **恪守职业道德、尊重患者隐私**　不随便议论患者羞于启齿的言行或遭遇，不任意谈论患者的病情表现或议论患者缺憾、家事等。

2. **及时总结访谈话题并加以反馈**　当访谈完一个主题或整个访谈结束前，应与患者一起分析、总结交谈的主题，复述重点、解答问题，让患者明白医生已理解他所表达的意思，如有误解须及时进行澄清和纠正。

3. **获取病史要多角度和多渠道，并加以甄别**　由于精神疾病的特殊性，常需家属或知情人陪同以保证医患双方安全,同时也需要他们提供病史。这样通过扩大知情群体的调查,提高通过交谈所获得资料的可靠性,防止片面性。同时对患者及其他人的陈述,要保持一种谨慎的认知,对获得的信息也要做到去伪存真、去粗取精,根据医学理论和世事人情加以甄别。

4. **访谈中注意安全**　有少数患者因为妄想、幻觉等原因,在访谈中可能会突然产生冲动,影响医护人员安全,必须注意、以防万一。注意:①要与患者保持适当距离(如手臂伸直不可达的距离),不要太靠近,保持侧位而非正前方;②在患者随手可及的地方,不要放置可以投掷伤人的物件(如玻璃杯等);③当患者较医生强壮且有冲动可能时,医生应该坐在可闪避的位置;④注意患者的表情,当患者坚持某些观点(如认为有人迫害他)时,要理解这是疾病表现,不能靠解释说明来纠正,不要跟他辩论,更不要争论。

五、访谈的主要类型

访谈一般都有时间约束,不可能无限制延长。医生在访谈过程中居于主动和中心角色,把控访谈步骤和方向。时间掌握取决于医生的经验和技巧,也受制于患者的表达水平。原则是争取在最短的时间内收集最多的资料。一次完整的诊断性访谈大致可分为以下3个阶段,这3个阶段在整个访谈过程中并不能截然分开,可能是先后进行,也可以穿插完成。

1. **一般性交谈**　见面之初,医生先进行自我介绍,明确医患角色分工,寒暄几句打开交谈局面,稳定患者的情绪。接着应该了解患者的一般情况和求医的主要问题,告知患者可以对疾病的诊断和治疗发表意见,有决定的权利但也要承担后果。通过一般性交谈,医生可对患者的现状获得一个大体印象,如有无意识障碍、文化智力水平、是否合作、求医目的和预期等。

2. **开放式交谈**　对意识清醒、合作的患者可以提一些开放性的问题,如"您感到有什么不舒服?""您想解决或者改善什么问题或痛苦?""您有什么心理问题吗?""能不能详细谈谈您的病情、痛苦和困惑?"医生应避免机械性询问和套问,而是要启发患者自己谈出内心体验。通过开放式交谈,医生可以了解患者主要的病态体验及其发生、发展过程,并可观察患者的情绪、情感变化,异常的姿势、动作和行为意向等,进而获得诊断所需的基本资料。这是整个访谈的框架、引领,需要先导进行。

3. **封闭式交谈**　这是对上述交谈获得信息的补充、确认和完善。医生该阶段可针对病史中的疑问、检查中发现的问题和诊断的需要提出一些问题,让患者予以明确回答,通过开放式交谈和封闭式交谈的有机结合,尽量使病史和现状检查趋于客观、完整和全面。

六、访谈的常用技巧

(一)倾听

倾听是医生,特别是精神科医生应掌握的最基本的访谈技巧。访谈时必须注意倾听,不仅用两只耳朵听,更重要的是用心去听。让患者谈自己认为最重要的病情、最痛苦的心理问题和一些难以解决的矛盾,不要随便打断他的谈话,尤其是在交谈初期。倾听有利于患者解除过分的警戒心理,增加对医生的信任感。倾听并非医生不发声,医生可使用简洁的话语对交谈内容进行导向,并通过思考、分析和综合,筛选出患者谈话的中心内容和"弦外之音",掌握他的真实感受和思虑。

(二)提问

提问分为开放式和闭合式两种。开放式提问没有现成固定的答案,如问"你感觉心情怎么样",患者可以自己发挥,此时患者处于主动地位。开放式提问可由医生灵活掌握,及时明确患者的主要问题,并围绕该问题进一步深入了解。闭合式提问只有一个现成固定的答案,如问"你多大年纪了",患者没有其他的话可说,答完即止,此时患者处于被动地位。访谈的顺利深入,需要两种方式的有机结合。

(三)引导

交谈的方式要灵活,针对不同对象应采用个体化交谈方式。有的患者在表述自己的感受或经历时,会偏离主题或出现思路停顿,医生应给予适当的启发、引导,使其完整地谈出想说的内容,并在必要时及时打断并转向下一个话题。在接触敏感多疑的患者时,不要因其荒谬的思维而随便打断谈话,更不能与之争辩,强行指正其病态观念,否则会阻碍患者的表述甚至引起猜疑,成为患者妄想的对象。对抑郁、悲观消极的患者,医生应以热情、鼓励的话语,引导其回忆以前的成绩和愉快体验,认可其为获得康复做出的主观努力和付出。

(四)非言语性交流

医生的仪表姿态,如表情、姿势、眼神、动作等,在交流中起着重要作用。适当的面部表情、躯体动作和医患双方的躯体接触如握手等,有助于访谈的顺利进行。在交谈中,有时适当的沉默可给医患双方思考、调整思路的时间。

针对不同症状的患者,恰当地选择和运用倾听、转换话题、回避主题、重复主题、认同、沉默、追加询问等方式,才能达到与患者有效的接触和交谈。即使是很有经验的医生,面谈检查也不一定都能成功。很多不合作的患者,因其敌视、冲动行为、严重精神状态,无法和医生进行有效交谈。医生在进行了简单的闭合式提问无结果之后,可安慰患者,视情况改日再谈,并向家属间接了解和补充病史,以从其仪态、行为、日常生活表现和情绪反应等方面收集非言语性的信息。

七、访谈记录

访谈应该要有记录。有些医生在当场记,有些医生在事后记。有的患者看见医生做谈话记录就会感到拘束,不能畅所欲言;但有些患者看见医生没有做记录,又会觉得不重视他反映的情况。因此,记录问题同时也是访谈技巧的一部分。比较容易被接受的做法是当场做一些要点性的记录,当患者谈及某些敏感性的问题(性生活、人事关系等)时搁笔不记。如果病史能保证保密,则有些细节可以补记;如不能保证保密,则某些细节也只能概括地记录。当场切忌逐字逐句地记录。

前面提及,访谈应尽量采用开放式和封闭式交谈结合的形式,但记录却应该按格式进行,层次分明,以便参考。患者反映的某些情况有时应予以核实,核实的时候应该注意方式,不要把答应患者对家属保密的某些事告诉家属,否则会造成患者对医生的不信任。

第二节　病史采集

病史(history)应从患者及其家属(或其他关系密切者)等多方面采集,争取做到相互印证。精神障碍患者的病史,尤其现病史,多方面采集后,还要综合判断,对所获信息进行去粗取精、去伪存真地甄别,并不能机械依照患者或者患者亲属所供信息。

过去认为,对于精神分裂症这一类严重精神疾病的病史,应该只从亲属采集(称为"客观"病史),这种看法是片面的,因为有许多情况,只有患者自己最了解,所以也应注意采集"主观"病史,这里的"主观",对病史而言,也是"客观"的一部分。采集病史时亦需使用上节所述的访谈技巧,要注意供史者在提供病史时的态度及情感反应。

病史和检查是医生进行诊断和治疗的基础,对精神医学更是如此。精神医学的病史先是以内科病史为骨干,遵从内科病史的要求,在此基础上,进一步增加了患者的生活经历和性格特点等。这是因为精神疾病的病因有一部分需从性格和环境的相互作用中寻找,精神疾病的症状解释、心理治疗的线索也都要从这种关系中寻找。因此,了解患者的生活环境及生活表现非常重要,临床诊治初期可只要求一个相对全面的概括,随诊断和治疗推进,要不断丰富这个"图像",以求完整。

要防止病史采集中的片面性,通常应注意:①听取病史前应阅读有关医疗档案,如门诊病历、转诊记录、既往住院病历和其他的书面资料;②在听取知情人提供病史时,患者是否需要在场要具体情况具体分析,可要求回避;③采集老年患者病史时,应注意询问脑器质性病变的可能性,如是否有意识障碍、智能损害和人格改变等症状;④采集儿童病史时,应注意家长的心理状况,必要时,请幼儿园或学校老师补充或进行家庭访问;⑤对儿童患者进行精神检查时,也应注意儿童时期的特点,掌握接触患儿的技巧。

精神科病史采集的主要目的是:①了解患者的主要异常表现,本次病情与既往病情的异同之处,既往的治疗情况和社会功能恢复情况;②了解患者的既往生活经历、人格特征、家庭和社会关系;③确定病史资料的可靠性;④消除患者及家属的疑问和顾虑,建立相互信任、良好的医患关系。病史主要包括以下内容。

一、一般资料

一般资料主要包括姓名、性别、年龄或出生年月(儿童最好是记录出生年月日)、籍贯(有助于了解患者使用的方言及其生活习惯)、职业(最好能有具体工种,如老师明确为中学语文老师)、婚姻、家庭地址、工作单位及地址、电话。如果是少数民族,须注明。如果病史是由他人提供,还应包括供史者姓名、与患者的关系、对患者的了解程度,最后写明供史日期。

二、主诉

主诉即来诊或转诊的原因，用简明扼要的词句描述患者的主要症状和病期，也是医生对现病史所作的最简明的概括，字数一般不超过 25 个字。尽量使用供史者的语言，或在不改变原意的前提下稍做文字加工，避免使用精神科专业术语。

三、现病史

现病史是病史的主要部分，主要包括以下几个方面。

（一）诱因或发病因素

询问患者发病的环境背景及与患者有关的生物、心理、社会因素，以了解患者在什么情况下发病。如有明确的原因和/或诱因，则应详细、客观地进行描述。需强调的是，疾病初发前发生的事件，不一定构成疾病的病因，一方面，因为部分精神障碍起病缓慢，疾病的首发时间并不一定清晰，很多时候并不能确定生活事件与疾病发生之间的因果关联；另一方面，许多精神疾病的发生、发展来自多因素。有些生活事件是致病因素，如脑外伤导致患者出现明显的认知功能损害甚至精神病性症状，中毒以后出现明显幻觉妄想；而有些生活事件可能仅仅是诱因，如高考失利、失恋、领导批评等。当供史者提到这些原因或诱因时，必须问明细节、认真分析，客观地理解生活事件与精神疾病之间的内在联系，切忌轻易下结论。

（二）发病形式

精神疾病可以有不同起病形式，如急性、亚急性或缓慢起病。精神疾病中的时间标准与内、外科疾病相比要宽松一些。一般而言，急性起病是指有明显的起病界限，1个月内起病；亚急性是指 3 个月内起病；缓慢发病通常无明显的起病界限，多为半年以上。如精神分裂症是一种严重的精神疾病，既可以急性起病，1 个月内出现大量的精神病性症状，也可以缓慢起病，数年之内逐渐出现症状，家属甚至无法说清患者的起病时间。

（三）病情演变

病情演变主要包括发病症状的变化和轻重程度的变化。如前述的性格改变，就要说明过去怎样、现在怎样、改变程度如何。精神症状的特征之一就是精神活动在原有的基础上发生重大的改变，如果原来的基础是"常态"，那么发生重大改变就是"异常"或"失常"。除了说明症状的具体表现外，还要说明产生症状的背景及与症状变化有关的因素。例如，精神疾病患者有时可有冲动打人行为，也要搞清在什么情况下打人，是针对具体对象，还是不分青红皂白？再如，抑郁症的抑郁情绪有晨重晚轻的倾向，青年妇女的精神状态有时与月经周期有关。这些例子都说明症状与其他因素（这里是特指时间因素）的关系。搞清这些关系，对明确诊断、预测病情、制订治疗方案都有很大的作用。对病情的描述自始至终要有时间顺序，先后逐年、逐月甚或逐日地分段做纵向描述。病程长者，可重点对其近 1 年的情况进行详细了解，每一阶段都要有该阶段社会功能情况（如职业角色、人际交往等方面）的描述，有助于判断是否处于疾病发病期或疾病严重程度出现变化。

(四)既往诊疗情况

了解患者的既往诊疗情况,对制订治疗方案有十分重要的参考价值。因此,对每位就诊的患者均应详细询问过去的诊疗情况,包括曾在何处就诊、诊断结果、用药情况(药物名称、剂型和剂量、用药时间)、疗效及不良反应等。患者既往治疗的病历、检查报告单、药品等也具有一定价值,应注意全面收集资料。

(五)一般情况

主要包括患者患病期间的工作、学习和社会适应情况,与周围环境的接触情况,对疾病的认识程度,饮食、睡眠、大小便及生活自理能力等。还应重点询问有无威胁自身或他人安全的危险行为,如自杀、自伤、冲动、伤人、毁物、外走等,做到心中有数,重点防范。这些资料不仅能反映疾病的严重程度,还可为疾病的诊断、治疗和护理计划的制订提供参考。

四、既往史

既往史是指既往的健康状况,重点包括有无神经精神疾病史、有无重大躯体疾病史、有无药物过敏史,必要时应对既往患病情况进行系统回顾。应注意这些疾病与精神障碍之间在时间上有无相关性,是否存在因果关系。对于已经完全缓解而且缓解期较长的既往精神疾病发作,应列入既往史,记录历次发作的时间、病期、主要症状、治疗经过及疗效等;如果既往发作还没有完全缓解或近期症状恶化,则不算 2 次发作或复发,全部病情应列入现病史之中。既往史资料对于治疗药物种类、剂量的选择和一些特殊治疗的应用具有重要意义,应全面记录。

五、个人史

个人史是指患者从小到现在的生活经历、性格特点。理想的精神科个人史,是希望像小说一样描绘出患者过去的形象。虽然实际上做不到这一点,但在重点的地方仍需要有一些具体的例子来反映患者的具体侧面。对一个首次就诊的患者,个人史要求项目齐全,但重点项目要详细、具体。所谓重点,是指与现病史关系比较密切的部分。对儿童患者来说,婴幼儿期的生长发育、父母养育方式和家庭环境等就是重点;对中老年发病者来说,职业经历和家庭关系、人际交往等也是重点。

(一)母亲怀孕及本人出生情况

母亲怀孕及本人出生情况对儿童患者及精神发育迟滞患者很重要,包括是否意外怀孕、孕期有无严重疾病、有否受放射线照射、有否因流产倾向而保胎、有无严重的妊娠反应。关于分娩情况,特别要说明分娩是否顺利,如果是难产或有其他合并症,应说明。如系早产儿或低体重儿,也应说明。这些因素对新生儿的脑部发育都可能有影响。

(二)早期发育及健康状况

早期发育及健康状况主要是指从出生到入小学这一阶段的情况,包括:母乳喂养还是人工喂养,母亲抚养还是他人代养,幼年时成长是否顺利及成长环境,言语运动发育情况,大小便控制情况,饮食习惯,睡眠习惯,有无特殊脾气,患过什么重大疾病(特别是中枢神经系统疾病),幼儿园经历等。

怀孕、分娩及早期情况对儿童患者特别重要。这些病史往往需要家长提供。家长中母亲和祖母提供的情况不一定一致,例如一个说"她根本不管小孩",一个说"小孩都给她宠坏啦"。碰到这种情况,往往双方都有一些事实,医生可以根据病情来判断,而不必强求她们的意见统一。对中老年发病的患者,如果病情与儿童期情况无关,上述病史不需仔细询问,只要简单地了解一下幼时有无特殊情况即可。

(三) 教育情况

对成年患者,主要是了解学历及学习成绩。对儿童及青少年患者,则要了解师生关系、同学关系,有没有几个感情特别好的同学,这些好朋友的品行表现如何,患者本人的学习成绩、所爱好的学科、参加课外或校外活动情况、课余爱好、在校期间有无违纪逃学等。如果是中小学生,最好能了解老师的评语。还要了解学龄期患者在家里的表现。如果在学龄期没有上学,要甄别和明确原因。

(四) 工作情况

工作情况包括工作表现、同事关系、升迁情况及目前工种,对工作岗位是否满意,是否经常存在违反劳动纪律或违法情况。如果经常调换工作岗位或单位,是何原因?调换工作的原因不外两方面:一是客观需要,另一是主观不能适应。主观不能适应有时与性格有关,有时则是疾病发展使然,如果工作越调动越趋于简单,更说明有问题。如参军而提前退役,也要说明原因。

(五) 婚恋经历和家庭状况

未婚者经历主要包括有无恋爱史、恋爱的基本态度、恋爱中遭受挫折的原因和处理的方式。已婚者经历包括结婚年龄、孩子出生年月、夫妻感情、家庭经济支配、家务分工、性生活情况等。配偶的简单情况可在家族史中介绍,此外要补充是自由恋爱结婚的还是其他,夫妻关系有无大的冲突,如有需说明原因。如果本次是再婚,还要说明以前婚姻情况、离婚原因、前婚子女的情况等。女性患者的月经史包括初潮年龄、月经规律、经量、月经期症状或不适感、末次月经日期、绝经期等。如果有周期性发作的症状,要明确这个周期性是否与月经周期有关。

(六) 病前性格

对成年患者来说,病前性格是个人史中最重要的部分,因为当前症状的性质和严重程度,都是与病前性格对比方能确定。例如,原来是沉默寡言的,现在话多了是异常;原来话多活跃的,现在沉默了是异常。又如,躁狂症患者经过治疗后,其兴奋多语症状已控制到一般水平,但如果其病前性格是话很少(比一般人少),那么这个患者的躁狂发作仍不能判断为完全缓解。

性格可从 3 个方面了解:一是从其亲戚朋友,二是根据患者自诉,三是检查者自己观察。有些人的性格表现比较一致,有些人则在不同场合有不同的表现。周围人所反映的有时只是性格的一方面表现,患者对自己的估价也常不能恰如其分(抑郁患者可以把自己贬得太低,病态人格者常常掩饰自己的缺点)。在病史采集阶段,了解他人对患者的行为方式的描述,以及患者对其他人行为方式的描述均有助于判断患者的性格特征。实际上,大多数正常人也常不能恰当地认识自己,常常是对别人比对自己看得清楚。因此,了解一个人的性格,只能综合多方面的观察方能比较全面。

性格可表现在许多方面,在个人史的其他项目中也可以反映出一部分,如人际关系、生活习惯、基本心境、价值标准等方面均可表现出一个人的性格。大多数人的性格都有积极的一面和消极的一面,问病史时不能只着重消极的一面。

六、家族史

家族史是指家族情况与病情的关系,包括以下两个方面的情况。

(一) 家族遗传史

家族遗传史是指父母两系三代(祖代、父代、本人及兄弟姊妹,如果本人已中老年,则子代也有参考意义)的精神疾病史,还包括特殊性格、酗酒、生活方式等情况。要说明是否近亲结婚。如有阳性病例,还要说明病情、诊断、治疗情况、目前情况等。家族成员中如有性格怪僻、长期不结婚、与他人关系不良等情况,也应记录。有时供史者会有隐瞒家族遗传史的倾向,因此要仔细询问。家系图有助于形象体现上述内容。

(二) 家庭情况

家庭情况包括家庭和谐情况、经济情况、居住条件、邻里关系、家庭特殊习惯或传统等。还有各个家庭成员(包括不住在一起但往来密切,对患者家庭或本人影响较大者)的年龄、职业、性格爱好、与患者的关系好坏等。家庭情况对儿童患者的病情常有很大影响,对成人患者也有间接影响。了解这一点,有利于分析病因及症状,有利于安排出院后的照顾,预防复发。

第三节　精神检查

精神检查是指医生通过交谈及观察来查明患者精神活动是否异常,以及存在哪些精神症状。精神检查包括定式检查、半定式检查和不定式检查3种方式。基于精神科量表的检查一般属于定式检查或者半定式检查,而精神分析中的自由联想属于不定式检查。精神检查的方法主要是观察和访谈,具有很强的技巧性,只有经常观察有经验的高年资医生现场操作,细心领会并反复实践,不断地总结经验教训,才能完全掌握这一技术。精神症状均有形式和内容两个维度,前者是指精神症状符合哪种精神症状的定义,后者是指精神症状的具体表现。精神检查先要明确症状的形式维度,同时尽可能丰富其内容维度。精神检查是精神疾病诊断的重要依据。精神检查即本章第一节中所述"诊断性访谈",检查过程中,要遵从访谈所需注意事项,首先要尊重患者,要厘清精神检查中所发现的精神症状是疾病的表现之一,和患者的人格特征、喜好并不等同;其次要在检查过程中遵从开放性问答和闭合式确认相互结合的沟通方式,不断界定和明晰患者所具有的所有精神症状的明确内涵(其性质是否符合精神症状的定义)和症状严重程度(症状的强度和频度,以及对社会功能的损害程度和主观痛苦强度)。精神检查中,要根据患者的反馈和配合程度,调整检查过程的节奏,先明确症状的形式,必要时,可分次进行,同时注意患者和检查者的安全。

一、精神检查的内容

(一) 一般表现

1. **外表** 衣着仪表是否整洁,有无怪异的服饰装束,是否有躯体疾病的病容。面部表情常反映一个人的情绪状态,而某些常引起精神症状的躯体疾病,如突眼性甲状腺肿、黏液性水肿等也可以有特殊面容。特别要关注青少年的非自杀性自伤行为在身体留下的瘢痕或伤痕。

2. **意识状态** 意识是否清楚,如有意识障碍,应注意观察其性质、程度及内容。

3. **定向力** 包括时间、地点、人物和周围环境的定向能力。自我定向能力,如姓名、年龄、职业等;有无双重定向。时间定向力一般是指一天内时间的判断认知,可要求被检查者给出大致的具体到小时的预估,在此基础上来进行判断。地点定向力一般是指被检查者对周围环境属性的判断和认知。

4. **与周围的接触** 包括主动接触及被动接触能力、对检查的合作情况、对周围事物的态度等。

5. **日常生活** 包括饮食、睡眠状况,大小便是否正常,女性患者的月经情况,以及生活自理能力、人际交往能力等。

(二) 认识活动

1. **感知障碍**

(1) 错觉:需要描述种类、内容、出现的背景、出现的时间、持续时间及患者对错觉的态度等。病态的错觉常在意识障碍的基础上出现,此时患者常不能正常对答,所以要通过观察其行为来判断。

(2) 幻觉:需要明确其种类(如幻听、幻视或幻嗅等),如果是幻听,需明确言语性或非言语性、具体内容(尤其是言语性幻听有无命令性内容或者评价性内容),真性还是假性幻觉,出现的时间及频度,是否伴有意识障碍,与其他精神症状的关系及影响。这是感知障碍中最常见的表现,询问幻觉时要特别注意方式、方法。

(3) 其他知觉障碍(如感知综合障碍):要了解种类、内容、出现的时间和持续时间等。

2. **言语和思维障碍**

(1) 言语障碍:言语是思维的表达形式。要注意言语的速度和表达方式,是否速度过快或过慢,是否以某种特殊的腔调说话,或用一些别人不懂的"新名词"。言语的连贯性尤其重要,要注意是否有言语中断(提示思维中断)。还要注意是否有"答非所问"的现象。"答非所问"常由精神分裂症引起,但也需注意鉴别失语症,如 Broca 失语患者尽管有丰富的语调和音节,但他人甚至不能分辨其片段语义。

(2) 思维障碍:主要从言语的形式、结构和内容里反映出来。

1) 思维联想障碍:语量、语速和结构是否正常,有无思维奔逸、思维迟缓、思维中断及思维贫乏等症状。

2) 思维逻辑障碍：思维逻辑结构如何，有无思维松弛、思维破裂、病理象征性思维、逻辑倒错、语词新作等。

3) 思维内容障碍：包括种类、内容及出现的时间，有无强迫观念、超价观念和妄想。如有妄想，还应注意妄想是原发性还是继发性；妄想的具体内容，内容荒谬还是接近现实，涉及范围是否固定、是否系统；妄想出现时患者的情感状态及意识状态，与其他症状的关系，对社会功能的影响和对妄想的自知力等。还要特别注意，根据患者的信念与文化背景的关系来确定是否是妄想。需指出的是，幻觉、妄想等精神症状从一般意义上讲都存在着逻辑障碍问题，这种情形不应列为思维逻辑障碍。

3. 注意力　注意力是指精神活动有选择地指向某一事物，并在需要时转向新的指向目标的能力。医生在与患者初步接触或问病史时，可观察到患者的注意和集中有无异常；而精神检查所要做的是对其注意和集中的情况做进一步程度上的估计，以便判断主动和被动注意力是否存在障碍。

4. 记忆力　通过询问和客观观察两种方式了解患者有无记忆增强、记忆减退，有无遗忘（如阶段性遗忘、顺行性遗忘或逆行性遗忘），有无错构、虚构等现象。如有记忆减退，应进一步详查属于哪类记忆损害（如即刻记忆、近事记忆和远事记忆）及其严重程度、发展状态，是否存在器质性病变等。记忆量表检查可以提供一些半定量的数据，作为评估疾病发展的参考，或作为衡量病情严重程度的依据。

5. 智能　可按患者的文化水平适当地进行提问，检查患者对一般常识的了解，以及计算力、理解力、分析综合抽象概括能力及专业知识等。如怀疑有智能减退，可进一步进行智能测验。但注意不能把患者不合作或讲反话、讲气话判断为智能问题。

6. 自知力　需要判断自知力的完整性，以及对诊断和精神科治疗的态度。通常检查以下内容：①患者是否意识到自己目前的变化；②是否承认自己的表现是异常的、病态的；③是否愿意接受医生、家人等对他目前的处理方式；④是否愿意接受并积极配合治疗。在记录自知力时要具体，不要只简单记录"自知力不全"，或"存在"，或"消失"等。

（三）情感活动

情感活动主要由客观表现和主观体验两方面来进行检查。客观表现包括患者的面部表情、姿势和动作，以及面色、呼吸、脉搏、出汗等。主观体验可通过患者的自述加以了解，也可直接询问其内心体验如何，如询问患者近期最开心或者最不开心的事情，观察其表情、动作等情感体验。要确定患者占优势的情感活动及其强度，是情感适度，还是情感高涨、情感低落、焦虑、恐惧等。情绪是否稳定，有无情感失禁、病理性激情、强制性哭笑或哭笑无常。情感反应与周围环境、精神刺激及其他精神活动是否相适应，有无表情倒错、情感倒错、矛盾情感及被强加的情感体验等。情感症状的描述要分别从情感维度、稳定性和协调性3个角度进行。

（四）意志行为

意志行为包括意志减退或增强，本能活动（食欲、性欲）的减退或增强，有无兴奋、冲动损物、伤人、自伤、自杀、木僵及怪异的动作行为，与其他精神活动配合程度如何等。要明确意志行为障碍的种类、性质、强度、持续时间、出现频率、对社会功能的影响等。要注意意志活动的指向性、自觉性、坚定性等方面。意志行为活动的检查主要靠观察,但适当地询问也属必要,通过询问患者目前、既往和将来的兴趣爱好和活动规划来厘清意志活动的性质、内容及始动因素,例如同是自杀行为,有必要问清是在命令性幻听的支配下自杀,还是因悲观绝望而自杀。

二、不合作患者的精神检查

在精神科常会碰到不肯合作或不能合作的患者,妨碍访谈和精神检查的进行。对这类患者首先要向其亲友了解病史,了解不合作的原因;其次要仔细观察,尽可能开导他讲话交流;第三是注意躯体情况检查。要注意,患者不能交谈或不肯交谈本身也是一种精神活动或症状,他当时的表情、姿势及其行为同样反映了患者的精神活动,这些都要及时观察并记录下来。不要认为交谈是精神检查的唯一手段,当患者合作之后,还要进行完整的精神检查,明确其精神疾病状态和表现形式内容。

对兴奋、木僵等不合作患者的检查,先是通过望和闻,细致观察患者言行表情。检查时应注意以下 5 个方面。

1. *一般表现*　患者的意识状态,进入病室情况(步入、抬入或捆绑),衣着是否整洁,接触情况,合作程度,睡眠、饮食情况及生活自理能力等。

2. *言语*　言语是增多、减少还是默然不语,言语的连贯性和内容如何,对问话是否回答,有无低声耳语或自言自语,有无大喊大叫或对空大骂,有无模仿、持续和刻板言语等。有些患者对问题反应较慢,或不愿意回答某些问题,但不一定是缄默,检查时要给患者一些时间等待他回答,或者换几个问题多次尝试。

3. *表情*　有无呆板、欣快、愉快、忧愁、焦虑、痛苦等表情,有无装相作态,这些表情与周围环境有无联系,协调性如何,对医护人员及家属亲友的态度和反应。

4. *姿势*　检查患者姿势是否自然,有无怪异姿势,姿势是否很久不变或摆动不停,肢体被动活动时的肌张力与反应。

5. *动作行为*　有无动作增多或减少,有无持续、刻板、模仿及强迫动作,有无四处窥视、捂鼻塞耳、磕头作揖、扮鬼脸等异常行为,有无冲动、伤人、毁物、自伤或自杀行为,有无违拗、抗拒、逃避或被动服从等。对有攻击性行为的患者,应避免与之发生正面冲突,必要时应对其适当约束,可以帮助患者平静下来。

第四节　精神障碍的量化评估

精神医学尚缺乏直接、明确的生物学指标来指导临床和科研,相对客观化的量表和问卷应运而生。需要明确,除了能直接体现为言语和行为的症状,精神症状并不能被客观测量。即使言语和行为表现,不同文化和不同个人的客观化描述也只是一种约定,所以,精神症状和精神障碍的评定也只是半定量化。随着临床和研究的深入,精神科的量表评估工具越来越深入人心,量表的评估内容和标准更趋统一和规范,客观化了精神症状和精神障碍病情严重度的评估和比较,成为精神科临床和研究的重要工具。精神科量表主要包括心理测验、症状学量表和诊断性访谈工具三大类。心理测验主要评估个体的人格、智能等心理特征,症状学量表评估症状严重程度,诊断性访谈工具为建立诊断或者诊断提供参考。相关内容参见《医学心理学》有关章节。

一、量表的作用

日常工作中,临床医生一般根据自己的经验来判断或比较某一患者和同类患者的病情严重程度,这种判断主观倾向比较明显,结论受很多因素影响。量表将临床医生的判断比较过程从经验转向标准化或规范化,对内涵作出明确的规定,按规定的方式进行测量。精神科量表具有客观化、细致化、标准化和数量化的特点。

一个量表的基本构成包括名称、具体项目、项目定义、分级和分级标准等内容,某些量表还有评定指导等附加内容。症状评估量表常用的统计指标有单项分、因子分和总分,而诊断量表则要看它所得出的具体诊断名称。一个量表的质量需经效度、信度、可接受性和可行性等多项检验,目前精神科临床和科研工作中常用的量表都是通过在不同文化背景与社会环境中,对上述各项指标反复检验后而逐渐成熟,并被广泛应用。

量表在精神病与精神卫生学领域应用广泛,是现代精神病学临床与研究工作必不可少的工具。它的功能主要有:①作为精神科临床诊断、症状、疗效和不良反应评定的工具;②在科研工作中,量表资料能作为疾病分类、患者分组和其他研究资料相联系的统计量,也可以作为流行病学调查工具或某类疾病的初筛工具;③作为一种针对经验不足的年轻医生的教学方式,以帮助其全面、有序、系统地检查患者和考虑诊断;④心理咨询时,帮助当事人了解自己的人格特点、情感、行为模式,可作为自我决策和行为矫正的参考;⑤评价个人或群体的人格特征,为聘用人才等工作服务。

精神科量表因具有客观、细致、数量化和规范化等优点而在精神科广泛使用,但它有比较机械、缺乏灵活性、只考虑横断面而忽视纵向评估等缺点。因而,要求精神科临床医生不能机械性地使用量表,不能完全依据其评估结果给予诊断,而应以量表评估结果作为参考,根据患者的具体病情进行综合分析,而最终作出诊断。

二、量表评定的注意事项

(1) 编制量表评定工具和确定条目取样时,必须考虑对所测量的心理活动要具有代表性和针对性。要考虑测量内容,测量所根据的原理,测量时采用的步骤、规则与方法,以及评分规则和对结果的解释。

(2) 首次应用某一测试工具前,注意以往应用情况和常模。

(3) 群体检查的测试条件应一致,包括测试工具、环境、指导语、测试时间限制等。

(4) 不宜暴露测试意图,特别涉及招工、招聘、征兵等工作更应注意。

(5) 注意受检者的智力、文化程度、合作性和对待测试的态度。

(6) 测试前,检查者和受检者应熟悉测试工具。

(7) 测试时不可漏项,要正确分析和解释评定结果。

三、常用评定量表

(一) 症状量表

评估精神症状的症状量表很多,其中许多已被充分接受并在精神科临床广泛应用。

1. **评定精神病性症状的量表**　主要包括简明精神病量表(Brief Psychiatric Rating Scale, BPRS)、阳性与阴性症状量表(Positive and Negative Syndrome Scale, PANSS)等。此类量表适用于精神分裂症及具有精神病性症状的其他精神病患者,由经过训练的专业人员根据患者的口述和观察的情况进行评定,其结果评估包括总分、单项分和针对各类精神症状的因子评分。

2. **评定抑郁症状的量表**　流行病学调查用抑郁自评量表(Center for Epidemiological Survey Depression Scale, CES-D)、汉密尔顿抑郁量表(Hamilton Depression Scale, HAMD)和抑郁自评量表(Self-rating Depression Scale, SDS)等。前者主要用于流行病学调查,以筛查出存在抑郁症状的研究对象;后两者是目前临床上使用最普遍的量表,适用于心境障碍和存在抑郁症状的成年人。其结果评估包括总分、单项分及针对各类抑郁相关症状的因子评分。我国常用的 HAMD 为 17 项版本,简称 HAMD-17。

3. **评定心境障碍及分裂-情感性障碍患者躁狂症状的量表**　通常使用 Bech-Rafaelsen 躁狂量表(Bech-Rafaelsen Mania Rating Scale, BRMS)和耶鲁-布朗躁狂量表(Yale-Brown Mania Scale, YBMS)。其结果评估主要指标为总分,总分越高则表示病情越严重。

4. **评定焦虑症状的量表**　通常采用汉密尔顿焦虑量表(Hamilton Anxiety Scale, HAMA)和焦虑自评量表(Self-rating Anxiety Scale, SDS)等。根据被评定者的主观体验进行评估,结果除总分外,HAMA 还包括躯体性焦虑、精神性焦虑两大因子,总分或因子分的分值越高,表明焦虑症状越严重。

5. **检测精神疾病相关问题与筛查认知缺陷的量表**　一般健康问卷(General Health Questionnaire, GHQ)、90 项症状自评清单(Symptom Check List 90, SCL-90)和简易智力状态检查(Mini Mental State Examination, MMSE)等量表。GHQ 是用于检测目前有无精神病性问题的自评筛查问卷,便于识别可疑病例并进行深入的检查。该量表有许多版本,结果评估主要采用总分及因子分等指标。SCL-90 的适用范围较广泛,主要用于神经症性障碍、适应障碍等轻性精神障碍患者,但不适合于精神分裂症等重性精神疾病的评估。结果评估有单项分、总分、总均分、阳性项目数、阴性项目数、阳性症状均分、因子分等多个指标,分别反映不同的精神健康问题。MMSE 是最具影响的认知缺损筛选工具之一,总分根据被评定者的文化程度设置了不同的阳性分界值。

6. **针对其他各类精神症状的评定量表**　包括耶鲁-布朗强迫症状量表(Yale-Brown Obsessive-Compulsive Scale, Yale-BOCS)、Hachiski 缺血指数量表(Hachinski Isehemia Score, HIS)、老年临床评定量表(Sandoz Clinical Assessment Geriatric, SCAG)、多动指数(conners index of hyperactivity, CIH)、Achenbach 儿童行为量表(Achenbach Child Behavior Checklist, CBCL),以及密歇根酒精依赖筛查量表

(Michigan Alcoholism Screening Test，MAST)等。

(二) 诊断量表

多数精神疾病的诊断由于缺乏有效的生物学指标，主要靠临床症状进行诊断，导致诊断的一致性较低。采用诊断量表与精神障碍分类系统和诊断标准配套使用，可作出较为客观的精神障碍诊断。应用统一的诊断量表工具，可以提高诊断的一致性，减少医生之间诊断的个体和地域差异，有利于国际多中心的科研合作。而且，诊断量表包括的症状全面、定义明确，具有确定症状的标准和有关问题，有利于全面掌握精神症状，更好地了解病情，准确作出主要和次要诊断。目前常用的标准化诊断性精神检查工具主要有DSM结构化临床访谈(structured clinical interview for DSM, SCID)、简明国际神经精神访谈(mini-international neuropsychiatric interview, MINI)和复合性国际诊断交谈(composite international diagnostic interview, CIDI)。医生或研究者严格按照规定进行询问和检查，遵循词条定义对所获结果进行评分编码，确定症状是否存在并判断其严重度不同。医生使用此种标准化检查工具检查患者，可以获得同样的诊断结果，大大提高了诊断的一致性。

神经精神病学临床评定表(Schedules for Clinical Assessment in Neuropsychiatry, SCAN)是由WHO编制的半定式交谈检查工具，主要用于精神科临床研究，由于检查过程中需要进行症状判断，需要由具有一定临床经验的医生操作，要进行专门培训。SCAN包含的信息量全面，适用于临床各种情况，接近临床检查，而且它的内容虽然庞大，但很多部分和条目可以任选，能够节省检查时间。SCID的研究版也提供了更加全面细致的检查访谈工具，可供必要时选用。

(三) 智力测验

最常用的智力测验量表为韦氏成人智力量表(Wechsler Adult Intelligence Scale, WAIS)，该量表用于评估智力水平的高低。项目包括常识、领悟、计算、词汇、相似性、背数等言语功能测验，以及数字符号、填图、木块图、图片排列和图形拼凑等操作功能测验。经过评估所得出的智力商数(IQ)可以作为临床诊断的重要参考指标。常用的智力量表除WAIS外，还有韦氏儿童智力量表。被测者的临场发挥、知识结构、语言表达等许多因素均可以影响智力测定的结果，因此必须结合临床情况评价。

(四) 人格测验

最常用的人格测验是明尼苏达多相人格调查表(Minnesota Multiphasic Personality Inventory, MMPI)，是用来确定人格特点或类型的心理测验。MMPI有566条项目，前399条含14个分量表。其中4个量表是用来检验结果可靠性的疑问、掩饰、装坏和防卫项目效度量表；另外10个是临床量表，包括疑病、抑郁、偏执、癔症、病态人格、精神衰弱、性别色彩、精神分裂症、轻躁狂和社会内向；后面的条目是依赖性、支配性、自我力量和偏见项目附加量表。结果的评定通常是根据10个临床量表结果构成的特殊剖析图来分析人格方面的主要问题。

(五) 其他常用量表

较常用于精神科临床的其他量表还有护士用住院患者观察量表(Nurs Observation

Scale for Inpatient Evaluation, NOSIE);用于评价临床疗效的临床疗效总评量表(Clinical Global Impression, CGI)、锥体外系不良反应量表(Rating Scale for Extrapyramidal Side Effects, RSESE);评价不良反应治疗时出现的症状量表(Treatment Emergent Symptom Scale, TESS),不自主运动量表(Abnormal Involuntary Movement Scale, AIMS)与迟发性运动障碍评定量表(Tardive Dyskinesia Rating Scale, TDRS)。

评价患者在某一特定时期内总体功能水平的大体功能评定量表(Global Assessment Function, GAF);评价社会和生活功能的社会功能筛选量表(Social Disability Screening Schedule, SDSS)、日常生活能力量表(Activity of Daily Living Scale, ADL);评估生活事件的生活事件量表(Life Events Scale, LES);评定生活质量的世界卫生组织生存质量量表(World Health Organization Quality of Life, WHO QOL)等。

第五节　实验室和特殊检查

有些患者,除了进行常规的体格检查(包括常规实验检查)及精神检查之外,尚需作一些特殊检查方能进一步确定诊断或决定治疗。有些检查的具体做法,精神科医生不一定需要掌握,但应该知道此检查的适应证、禁忌证及怎样解释检查结果。

1. **脑脊液检查**　腰椎穿刺术下的脑脊液检查对中枢神经系统炎症的诊断和鉴别诊断很有价值。除常规的一般性状和生化检查外,还需要同时进行自身抗体、病原标志物和细胞学检测等。

2. **头颅 X 线扫描**　头颅平片主要反映颅内病理性钙化及颅骨骨质变化,对某些精神发育迟滞亚型的诊断价值较大。当下,越来越被头部 CT 检查所代替。

3. **电子计算机断层扫描**　简称 CT。这是 20 世纪 70 年代发展起来的检查方法,被认为是影像学检查方法的一个突破,应用范围较广。在精神科,可应用于各种脑器质性精神病的检查,如脑萎缩、脑肿瘤、脑血管疾病等。既往使用的气脑造影目前已逐渐被 CT 取代。

4. **磁共振成像(MRI)**　MRI 是目前针对脑组织结构和功能最常用的检查方法,对灰质和白质的区分较 CT 好,利用磁共振波谱方法也能进行局灶性代谢物(如肌酐)测量,目前在精神科已得到较多应用。功能磁共振成像方法(functional magnetic resonance imaging, fMRI)基于血氧水平依赖原理,测量与任务或自发状态相关的脑活动,具有较好的空间分辨率和成像效率,在神经心理学研究中被广泛使用。

5. **正电子发射断层扫描(positron emission tomography, PET)和单光子发射断层扫描(single-photon emission computed tomography, SPECT)**　是目前主要的脑内代谢物或者神经递质定量检测方法,主要应用于科研,临床常规使用尚未普遍开展。

6. **脑电图**　脑电图检查除对癫痫有很大诊断价值外,在精神科对鉴别器质性精神病及监测药物的不良反应也有重要价值。睡眠脑电监测用于对睡眠障碍等相关疾病的诊断和治疗，可明晰睡眠的进程、睡眠结构和快动眼睡眠周期等。

7. **脑诱发电位** 对神经细胞施以刺激，细胞就会产生电位变化的反应。对人施以声、光等刺激，同时描记其脑电位变化，并用计算机对数据加以叠加处理，这就是脑诱发电位（brain evoked potential, BEP）检查。此检查目前在精神科主要用于研究，尚未广泛应用于临床诊断。

8. **脑磁图** 它的传感器能接收到颅内正切方向磁场，把头皮各位的磁场转换成随时间变化的电压曲线。脑磁图和脑电图密切相关，但需要明确，脑电图所记录信号发生源是神经细胞的突触后电位和细胞外的容积传导电流，脑磁图则是记录由突触后电位引起的细胞内离子电流所产生的磁场信号，两者信息来源不同，后者具有较高的空间分辨率。

9. **功能近红外脑功能成像（functional near-infrared spectroscopy, fNIRS）** 这是近几年逐步发展起来的又一种无创功能神经成像方法，成像原理同样是血氧水平依赖，利用血液的主要成分氧合血红蛋白（oxy-hemoglobin, oxy-Hb）和脱氧血红蛋白（deoxy-hemoglobin, deoxy-Hb）对 600～900 nm 的近红外光良好的散射性，从而获得大脑活动时 oxy-Hb 和 deoxy-Hb 的变化情况。相对 fMRI 方法，fNIRS 具有安全、便携、无创、相对经济、测试人群适用范围广等优势，但检查一般局限于皮质，空间分辨率低于 fMRI 方法。精神医学中，fNIRS 方法主要用于各种精神疾病的研究和辅助诊断，其临床意义仍在探索中。

第六节 诊断原则和分类学

精神障碍大多病因未明（或多因性的），缺少明确的客观生物学指标，因此诊断常需依赖症状，属于症状学诊断。诊断的步骤先从症状分析开始，越早客观认识症状就能越早进行正确的诊断，及时开始有效治疗。有经验的医生就像有经验的侦探一样，能在蛛丝马迹或不典型的表现中找出诊断的依据。这种能力常常不易从书本中学到，要从总结正确和错误的经验中获得。

精神障碍的诊断是建立在收集资料和分析资料的过程基础上。一般而言，诊断是从症状分析开始，在精神障碍诊疗领域，一个患者来就诊时，首先要分析其精神活动的某些现象是不是症状，即是否可以用正常范围的变异来解释；在确定属于症状后，再通过症状特点和躯体检查，分析这是器质性还是非器质性症状；在排除器质性之后，再分析其主导症状是什么，是人格障碍、神经症症状，还是精神病性症状？然后再按最可能出现这一症状的疾病逐一鉴别，得出诊断。"肯定"和"排除"两种方法在诊断中不断使用。例如，有器质性精神疾病的症状或体征，就肯定器质性的诊断；如果没有这些症状或体征，就排除器质性的诊断。在确诊某一疾病时，一般都应该有肯定诊断和排除其他诊断这两方面的依据。

实践中，精神障碍的常见且相对简洁的操作性诊断过程如下所示：诊断通常起始于收集资料，即前面章节所讲述的收集临床病史（包括症状、病因、病程、预后、病前人格特征、疾病家族史、发病年龄、患者性别等）、体格检查和精神检查、实验室检查和病程观察，获取患者的横向和纵向表现；然后如实分析和评价上述资料，根据资料价值，排列所获重要发现的顺序和权重，归纳至少1个、最好2～3个重要症状，列出这些症状主要存在于哪些疾病，在这些疾病中选择可能性最大者。以这个可能性最大的疾病建立诊断，进一步回顾全部诊断依据，包括正面指征和反面指征，最好能用一种疾病的诊断解释全部事实，否则需要考虑其他疾病共存；与此同时，开展鉴别诊断，排除其他诊断。即综合病史和精神检查发现，以及体检与实验室检查，对照诊断标准，从症状学、病程、社会功能损害及排除标准4个维度来明确诊断。

美国精神医学学会（American Psychiatry Association, APA）在1952年颁布的美国《精神障碍诊断与统计手册》（*Diagnostic and Statistical Manual of Mental Disorders*, DSM）第1版，当时主要是基于症状学研究，是一个相对概略的版本，其后随着神经影像学、遗传学及行为科学方面的研究，对精神疾病的认识不断扩展，精神疾病的分类体系逐步系统化，1980年颁布的该手册第3版形成了较为系统规范诊断和分类的体系。WHO的精神障碍诊断标准，主要是汇总全球各个国家和地区的精神病学专家所编写的《国际分类》，目前最新版本是（*International Classification of Diseases 11th Revision*, ICD-11）。这些诊断标准是根据临床经验总结得出，所以有些疾病（如精神分裂症）即使将来发现肯定的病因，也不会丧失其临床价值。我国也有自己的诊断标准，但目前主要是使用WHO的精神障碍诊断标准。

如前所述，ICD-10/11及DSM诊断标准是基于对临床症状群的共识，根据患者自我报告的症状，以及临床医生观察到的行为模式、症状过程和相关特征进行分类诊断，而非客观的实验室测量。美国国立精神卫生研究院托马斯·英塞尔（Thomas Insel）提议精神障碍的诊断应基于行为维度和神经生物学测量，倡导了研究领域标准（research domain criteria, RDoC）这一新的诊断和分类维度。围绕RDoC的核心原则是，精神障碍应被视为涉及大脑回路的生物和心理障碍，这些障碍可能会随着发育阶段和/或环境因素而改变。RDoC诊断所需矩阵包括基因、分子、细胞、神经回路、生理学、行为和自我报告7个分析单元，该方案将临床和基础科学结合，作为一个新的方向，尚需进一步探索。

ICD-10/11及DSM诊断标准同时也是一个分类体系，一般遵循病因病理学分类和症状学分类兼顾的原则，大部为症状学分类。诊断就是把某患者的病情纳入疾病分类的某一项目之中，进而在这个分类体系中，进行横向和纵向比较，并基于诊断选择合适的治疗和预测疾病的结局，这有利于疾病各维度的统计分析和同行间交流。国内外目前常用的精神障碍分类与诊断标准是由WHO组织编写的ICD和美国的DSM。目前ICD最新版的诊断标准是ICD-11，中文版已经在2023年6月公布。DSM最新版是2013年公布的第5版（DSM-5）。尽管ICD-11和DSM-5趋同，但分类体系和部分疾病名称，及其诊断标准仍有不同。在精神科，掌握疾病分类特别重要。在讨论某一疾病时，需要先明确所采用的诊断和分类体系。

在我国，由中华医学会精神病学分会统一组织，曾在20世纪80年代中期到21世纪初期，制定和修订过3版的《中国精神障碍的分类与诊断标准》(Chinese Classification and Diagnostic Criteria of Mental Disorders，CCMD)。但近年来未再更新修订，国内基本采用ICD系统分类，本版教材主要引用ICD-11的分类及其疾病诊断标准。

一、国际疾病分类

国际分类是指WHO编写的ICD，过去30年国内主要是使用的1992年第10版，简称ICD-10。2018年WHO颁布了新修订的ICD-11征求意见稿，并在2022年后提倡所有WHO成员国使用该新版，国家卫生健康委员会近年来已在三级综合医院住院病历首页采用ICD-11诊断编码，不远的将来，精神疾病分类也会引入ICD-11诊断分类。需要注意的是，与ICD-10不同，ICD-11将原第5章的精神与行为障碍改为第6章，名称更改为"精神、行为或神经发育障碍"。同时，强迫障碍从ICD-10的焦虑障碍章节独立，构成单独疾病单元，命名为"强迫及相关障碍"，并新增嗅觉相关障碍(6B22)、储藏/囤积障碍(6B24)、剥皮癖(6B25.1)；原在ICD-10精神与行为障碍类别"伴有生理紊乱及躯体因素的行为综合征"的睡眠觉醒障碍单列，作为ICD-11诊断体系中的第7章，与"精神、行为或神经发育障碍"及"神经系统疾病"并列；由于新的研究和实践认为"性别认同困扰"(gender incongruence)并非精神障碍，将其从"精神卫生"移至"生殖健康"章节，性健康有关的疾病单列，作为ICD-11的第17章；增加游戏障碍(gaming disorders)等新诊断名称纳入ICD-11精神与行为障碍分类中。

ICD-11关于精神与行为障碍分类的主要项目摘录如下：

神经发育障碍 6A0*

精神分裂症和其他原发性精神病性障碍 6A2*

紧张症 6A4*、6E69

心境障碍 6A6*、6A7*、6A8*

焦虑及恐惧相关障碍 6B0*

强迫及相关障碍 6B2*

应激相关障碍 6B4*

分离性障碍 6B6*

喂养及进食障碍 6B8* 排泄障碍 6C0*

躯体痛苦和躯体体验障碍 6C2*

物质使用和成瘾行为所致障碍 6C4*、6C5*

冲动控制障碍 6C7* 破坏性行为或去社会障碍 6C9*

人格障碍及相关人格特质 6D10/6D11

性欲倒错障碍 6D3*

做作障碍 6D5*

神经认知障碍 6D7*、6D8*

影响归类他处的障碍或疾病的心理行为因素 6E40

与归类他处的障碍或疾病相关的继发性精神行为综合征 6E6 *

二、美国分类

美国精神医学会出版的 DSM 具有的国际影响仅次于上述国际分类,现行的是 2013 年的第 5 版,简称 DSM-5。与 DSM-Ⅳ 不同,DSM-5 疾病按照"发育及生命周期(developmental and lifespan)"进行排序,与 ICD-11 基本一致。值得提出的是,精神障碍一直缺乏统一的定义,DSM-5 汇总全球不同国家 100 余位专家的建议,提出目前相对公认的定义:精神障碍是一个综合征,是以个体在认知、情绪调节或行为上出现临床显著的异常为特征,它反映了潜在精神活动在心理学、生物学或成长发展过程中的功能失调。精神障碍往往会导致社会、职业或其他重要活动的明显损害或失能(disability)。对普通应激源或丧失(如亲人死亡)的反应如果是可预见或与文化相关的,不是精神障碍。社会偏离行为(如表现在政治、宗教或性等方面的异见)与冲突,尤其主要体现在个体与社会之间的冲突,不是精神障碍,除非这种偏离或冲突是因为上述个体的功能失调所致。

DSM-5 同时更改了 DSM-Ⅳ 的多轴诊断体系,将原来的五轴诊断合并为三,分别是疾病诊断、心理社会因素和功能评估(采用 WHO 残疾评定量表,WHODAS 2.0 进行)。虽然取消了沿用多年的多轴诊断体系,但更提倡根据患者的实际情况给予诊断,即提倡共病诊断,尤其是既往多轴诊断只能每个患者下一个轴 Ⅰ 诊断,现在的 DSM-5 和 ICD-11 标准则可以一个患者同时存在 2 种或以上的精神障碍,如复发性抑郁障碍、惊恐发作。

(李清伟　季建林)

主要参考文献

[1] 中华医学会精神科分会. 中国精神障碍分类与诊断标准[M]. 3 版. 济南:山东科学技术出版社,2001.

[2] 世界卫生组织. ICD-11 精神、行为与神经发育障碍临床描述与诊断指南[M]. 王振,黄晶晶,译. 北京:人民卫生出版社,2023.

[3] 沈渔邨. 精神病学[M]. 5 版. 北京:人民卫生出版社,2009.

[4] 张亚林. 高级精神病学[M]. 长沙:中南大学出版社,2007.

[5] 张明园,何燕玲. 精神科评定量表手册[M]. 长沙:湖南科学技术出版社,2015.

[6] 季建林,吴文源. 精神医学[M]. 2 版. 上海:复旦大学出版社,2009.

[7] American Psychiatric Association. Diagnostic and statistical manual of mental disorders, 5th Editon (DSM-5) [M]. Washington DC: American Psychiatric Association, 2013.

[8] HARRISON P, COWEN P, BURNS T, et al. Shorter Oxford textbook of psychiatry[M]. 7th Editon. Oxford, UK: Oxford University Press, 2018.

[9] WHO. The ICD-10 classification of mental and behavioral disorders: clinical descriptions and diagnostic guidelines [M]. Geneva: WHO, 1992.

第四章 病　因　学

> 本章重要知识点：
> （1）生物学因素：遗传对精神疾病发病有一定影响，许多精神疾病如精神分裂症、心境障碍家系中有明显的遗传倾向。孪生研究和家系研究都支持了遗传因素在精神疾病中的作用。神经递质、神经生化物质和神经解剖学结构的异常与精神疾病的发病密切相关，如多巴胺（dopamine，DA）和 5－羟色胺（hydroxytryptamine，5－HT）等神经递质的异常与精神分裂症、抑郁症等精神疾病的发病有关。此外，胎儿期和婴幼儿期的神经发育异常可能会增加患精神疾病的风险。
> （2）社会心理因素：社会心理因素包括生活事件、家庭环境、社会支持等对精神疾病的发病和康复有一定影响。例如，童年早期的创伤经历、家庭矛盾、社会压力等因素都可能对精神疾病的发病产生影响。

病因是指引起疾病的原因及起因，能科学地说明疾病的由来。人类从事精神活动的器官为大脑，凡是损害大脑的结构和功能或影响其正常发育的有害因素都有可能引起精神障碍。精神疾病的解释和归因不仅对于精神疾病的治疗有很重要的作用，对于整个精神医学的发展和整体人群的态度都起到决定性的作用。

不同的历史时期，对于精神疾病有不同的认识。在 19 世纪前，亚里士多德的观念统治了整个欧洲，他将精神疾病的病因分为 4 种：实质上的（material）、形式上的（formal）、有效的（efficient）和决定性的（final）。后来，Hobbes 和 Bacon 对此作了进一步阐述，他们提出导致精神疾病的内部机制比外部机制更重要。随着神经科学和化学的发展，对于精神疾病的认识更多的是从器质性的因素来讨论。文艺复兴时期，Bayle（1799—1858年）首先把慢性蛛网膜炎和谵妄症状联系起来，认为所有的精神疾病都是器质性的，并提出脑部充血是精神疾病发病的最后通路。尽管现在看来，将一个病理生理的状态认为是最终病因显得很可笑，但从历史的发展来看，当时能把病理生理作为解剖和外在行为表现的中介是很了不起的。Morel（1809—1873 年）提出了"退化学说"（degeneration theory）。该学说认为，精神疾病在外部环境的作用下产生于任何时刻，疾病会代代相传，并越来越严重，直到最后失去繁殖能力、种族消亡。后来，他认为当时的科技肤浅地从躯体和心理来讨论精神疾病是不恰当的，提出精神疾病的病因可以归为 3 个要素：易感因素（predisposition）、有效因素（efficient cause）和损伤或功能改变，即内部机制。他还将具体原因归为 6 类：遗传、中毒、特定神经症的转变、原发性、神经性及痴呆。到了 19

世纪下叶,随着科学技术的发展,内因越来越受到重视。Meynert(1833—1892年)提出所有的心理过程都有其物质基础;大脑是先天的和获得性的反射组成的网络系统;协调及储存信息和连接皮质和皮质下的通路在精神活动中起到关键作用;大脑血流是大脑功能调节中的重要因子。Meynert被认为是提出现代神经科学观念的先驱者之一,他的理论影响了许多人,包括他的2个学生Freud和Wernick。后来,Wernick发展了大脑和行为的病理生理模型,并首次提出了"神经心理"的概念,他的理论研究覆盖了与大脑相关的所有疾病。

相比之下,外因似乎逐渐被忽视,但事实上它并没有就此消失,而是逐渐转化为其他的理论,如Freud创立的精神分析、生活事件的影响等。随着历史的发展,科学技术的进步及世界观的改变,对于疾病会有不同的认识,不能说哪种理论更正确或者更可靠。因此,目前所有的精神医学的教材,在讨论病因时会把这些都包括在内。在具体分析病例时,应综合考虑各个因素。

发病机制是指致病因素作用于个体,引起个体一系列生理和病理心理反应,最终表现为临床精神症状的过程。例如,精神分裂症的阳性症状被认为是中脑边缘系统多巴胺功能亢进所致,而阴性症状与额叶多巴胺功能不足有关。中枢神经递质功能异常可能只是发病机制的中间环节,导致中枢神经递质功能异常可能与遗传因素或其他致病因素有关。单一的精神障碍可能由多种原因引起,因此很有必要将病因分类,目前的分类方式有如下几种。

1. **根据精神疾病病因研究的角度分类**
(1) 生物学因素:包括遗传、生化、神经病理、神经发育及神经内分泌等。
(2) 心理学因素:心理发育、病前性格/人格。
(3) 社会因素:生活事件、家庭因素。

2. **根据各因素在引起精神障碍中所起的作用分类**
(1) 素质因素、诱发因素及附加因素:
1) 素质因素(predisposing factors):决定疾病易感性的个体因素。通常形成于生命时期,是遗传、母体子宫内环境、围生期损伤及婴幼儿时期心理和社会因素共同作用的结果。素质因素又分为生理因素(如身高、体重、自主神经系统反应性等)及心理因素(如情绪稳定性、气质特征等)。
2) 诱发因素(precipitating factors):紧接起病前作用于个体、促使疾病发生的事件,可以是躯体的,也可以是心理的或社会的。躯体因素有颅脑损伤、感染、化学药品作用或中毒等。心理因素有亲人亡故、婚恋挫折、学业及就业受挫等。社会因素有战争、宗教迷信及迁徙等。这几种因素可同时作用,也可由其中1项或2项起主要作用。
3) 附加因素(perpetuating factors):疾病发生之后附加于个体,使疾病加剧或使病程持续下去的事件。疾病本身产生的后果也可使病情加重,形成恶性循环。另外,社会因素对患者的附加影响往往较为突出,不可忽视。精神病患者常缺乏社会支持及关怀,或受到过度保护,均可使病程持续。

(2) 致病因素和条件因素:致病因素是指导致发病所必需的因素,例如,21-三体是先天愚型的致病因素;条件因素则是指为致病因素发挥作用提供必要条件的因素,其本身并无致病作用,例如,老龄并非致病因素,但为老年痴呆的发病提供了必要的条件。

(3) 生物因素、心理因素和社会因素:"生物-心理-社会"的医学模式已被广泛接受。精神疾病为这3种因素共同作用所致,反映了患者从3个不同层面接受各种有害因素影响。采用医学实验的方法以研究生物因素对疾病的影响,心理因素可通过心理学分析的方法,而社会因素依赖于客观的社会调查。

第一节　遗传因素

一、基本概念

遗传因素是精神障碍生物学病因研究最早开始涉及的,并且已有较肯定的证据表明,部分精神障碍(如精神分裂症)具有家族遗传危险性。所谓遗传是指遗传物质基础发生病理性改变,从而起到致病的作用,如染色体数目和结构异常、基因突变等。遗传学家认为,任何精神障碍都是个体的遗传因素和环境因素共同作用的结果,但这两种因素在不同个体的精神障碍病因中的作用是不等同的。例如,染色体畸变和先天性代谢障碍所致的一类精神发育迟滞的病因中,遗传因素起了决定性作用;创伤后应激障碍(post-traumatic stress disorder,PTSD)主要由社会环境的重大生活事件引起,因而环境因素起了决定性作用。然而,并非所有经历同类事件的人均会发病,那些遗传素质为易感性的个体才会发病,而且其严重程度、持续时间及预后也因人而异。在不同的精神障碍病因中,遗传因素和环境因素各自所起的影响及其相互作用是遗传学的重要研究目标。

(一) 染色体畸变

染色体是遗传信息的载体。染色体数目和形态结构的改变常导致遗传信息的变化,在临床上表现为躯体和精神障碍,这类疾病称之为染色体病。

(1) 常染色体数目异常:比较明确的染色体病有21-三体引起的先天愚型。

(2) 性染色体数目异常:较常见的有XXY(Klinefelter综合征)、Turner综合征、XXX超雌综合征等。

(3) 染色体结构异常:脆性X染色体不仅可导致精神发育迟滞,而且与儿童学习困难、儿童行为障碍和儿童孤独症等有关。

(二) 单基因病

由于单个基因突变导致酶的质或量的改变而引起的疾病为先天性代谢缺陷或遗传性代谢病。在已知的200多种酶缺陷病中,可引起精神发育障碍或行为异常者70余种。大多数为常染色体隐性遗传。

(三) 多基因病

多数病因不明的精神疾病,如精神分裂症、情感障碍、阿尔茨海默病等都属于这一类,常由于多个基因共同作用所致。可能由少部分主基因(寡基因模式)或由多个基因累积效应(多基因模式)所决定。为确定这些多基因病的遗传方式,遗传学家提出了不少假说,这些假说均包含易患-阈值结构,易患性超过关键阈值的那部分个体才会发病。

二、主要研究证据

(一) 精神分裂症

精神分裂症是由遗传与环境共同作用的,对于这两点,基本已达成共识。根据流行病学统计,精神分裂症的终身患病率约为1%,其亲属罹患精神分裂症或相关精神障碍的风险明显增加,风险的大小取决于他们共享基因的程度及共享环境的多少。表4-1显示精神分裂症亲属罹患该疾病的风险大小,表4-2及表4-3为有关双生子及寄养子等的研究结果,上述结果均证明遗传与环境因素在精神分裂症中所起的作用同样重要。我国的调查也显示相似的结果(表4-4)。遗传因素及环境因素在精神分裂症病因通路中的作用见图4-1。

表4-1 精神分裂症家属罹患疾病的风险大小

亲属	共享基因(%)	风险率(%)
总人群	N.A.	1
配偶	N.A.	2
第三级亲属(表兄妹)	12.5	2
第二级亲属	25	
叔叔/阿姨		2
侄女/侄子		4
孙子/孙女		5
同父/母异母/父兄妹		6
第一级亲属	50	
父母		6
兄妹		9
子女		13
兄妹(父母中其一为精神分裂症)		17
双卵双生		17
单卵双生	100	48
子女(父母均为精神分裂症)	100	46

注:N.A.即not applicable,不适用。
(摘自:TSUANG M. Schizophrenia: genes and environment [J]. Biol Psychiatry, 2000, 47(3): 210-220.)

表4-2 双生子精神分裂症发病率(其中1人为精神分裂症,另1人的发病率)

研究	单卵双生		双卵双生	
	对	发生率(%)	对	发生率(%)
芬兰(1963, 1971)	17	35	20	13
挪威(1967)	55	45	90	15
丹麦(1973)	21	56	41	27

续　表

研究	单卵双生		双卵双生	
	对	发生率(%)	对	发生率(%)
英国(1968,1987)	22	58	33	15
挪威(1991)	31	48	28	4
美国(1969,1983)	164	31	268	6

(摘自：TSUANG M. Schizophrenia: genes and environment [J]. Biol Psychiatry, 2000, 47(3): 210-220.)

表4-3　罹患精神分裂症风险率：家庭及寄养的研究

关系	人数	风险率(%)
家庭资料		
单卵双生,1人患病	210	46
性别相同,双卵双生,1人患病	309	14
兄妹,1人患病	9 921	10
子女,父母中1人患病	1 577	13
子女,父母均患病	134	45
寄养资料		
寄养子女,亲生母亲患病	47	17
寄养子女,亲生母亲未患病	50	0
寄养子女亲生父母,寄养子患病	66	12
寄养子父母,寄养子患病	63	2
对照组寄养子的亲生父母	65	6
对照组寄养子的养父母	68	4

(摘自：TSUANG M. Schizophrenia: genes and environment [J]. Biol Psychiatry, 2000, 47(3): 210-220.)

表4-4　我国精神分裂症和情感性障碍患者的亲属患病风险(%)

患者先证者的亲属	精神分裂症							情感性障碍		
	纪明 (1964)	邝培桂 (1981)	张玉河 (1985)	查富树 (1988)	钱得胜 (1989)	朱锡照 (1990)	赵贵芳 (1992)	张玉河 (1986)	孙延强 (1992)	钱得胜 (1993)
父母	3.32	5.8	6.6	6.78	4.25	5.36	3.45	6.8	8.6	5.37
子女	—	—	2.2~2.8	3.24	—	2.01	4.44	5.7	15.1	—
同胞	3.01	4.2	4.3~5.1	4.75	3.01	4.49	4.98	5.7	8.8	2.8
堂(表)兄弟姐妹	0.62	1.0							3.7	
侄子(女)外甥(女)	—	—	0.6	0.16	0.39	1.03	—	1.2	5.5	0.17
叔伯姑舅姨	1.35	0.7	1.2~2.4	1.08	1.33	2.05		1.4	5.1	0.56
(外)祖父母	1.27	2.0~4.0	1.1~1.8	0.43	0.13	1.17		1.3	—	0.066
一般群体	—	0.21	0.238		0.42	0.255				0.066

(摘自：顾牛范，王祖承. 精神医学进修讲座[M]. 3版. 上海：上海医科大学出版社，1999.)

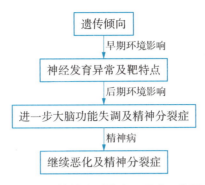

图 4-1　精神分裂症病因通路示意图

采用 DNA 片段长度多态性分析（RFLP）方法进行连锁分析，结果提示 5 号染色体的 5q11.2—13.1 区域可能有精神分裂症的易患主基因。

(二) 心境障碍

大量遗传学研究已证实，遗传因素在情感障碍的病因中起相当重要的作用，最强有力的证据来自双相情感障碍的研究。方法包括行为遗传学（双生子、家系、寄养子和半同胞对研究）及重组 DNA 技术等。

早期关于遗传因素对情感障碍作用的研究来源于家系研究。疾病发病风险取决于与正常人群不同级别亲属的患病率。综合多项研究结果提示：①抑郁症发病年龄早，并伴有焦虑或继发酒精中毒的重性抑郁症患者的亲属中发生重性抑郁症的风险增加；②单相情感障碍且 40 岁以下发病者的家系中发病风险更高；③双相情感障碍先证者亲属的患病风险较高；④分裂情感障碍的遗传负荷最大。我国的有关调查也显示类似的结果。寄养子研究能区分生物因素和环境因素。大多数有关情感障碍的寄养子研究显示，该病的遗传倾向几乎没有与环境因素有关的家庭因素的影响，也提示双相情感障碍的遗传因素证据最强。与寄养家庭的父母相比，患病寄养子亲生父母谱系情感障碍的患病率显著增高。McGuffin 等总结数项研究后认为，双相情感障碍主要由遗传决定，单相情感障碍处于中间位置，神经症性抑郁的家族聚集性主要源于环境和非遗传因素。

用基因连锁分析方法研究情感障碍家系，结果提示该疾病为 11 号染色体相关的细胞遗传异常，但这些异常是否与家系有关尚无定论。曾有人发现双相情感障碍与 11 号染色体顶端的 2 个标记存在连锁。但是，也有家系研究未发现相似连锁，这也提示了双相情感障碍存在遗传异质性。双相情感障碍与 X 染色体连锁研究的结果也证明了上述观点。目前的证据表明，约 1/3 双相情感障碍、少数单相情感障碍为 X 连锁，双相情感障碍、单相情感障碍及其亚型都有遗传异质性。遗传/环境作用的多因素模型可更好地解释遗传与环境间的相互影响，即使有明显的遗传因素作用，但环境对于是否（何时）发病，以及疾病的形式也有重要影响。

基因和环境有时需分开考虑，但它们在病因学上的联系是不可分割的。也就是说，基因影响我们对环境因素的易感性（基因-环境相互作用；Thomas，2010）。它们也会影响我们在特定环境中的暴露情况（基因-环境相关性；Jaffee and Price，2007）。尽管流行病学研究清楚地表明了这一重要性，但在精神病学研究中，特定基因变异和特定环境因素之间的相互作用还很少，这可能是因为它们需要非常大的样本和对环境的仔细测量。值得注意的是，遗传力估计可能受到基因-环境相互作用和相关性的影响（Visscher，2008）。

（三）阿尔茨海默病

阿尔茨海默病（Alzheimer's disease，AD）为一种与遗传关系比较密切的疾病。应用新的分子生物学技术，如微小卫星 DNA 技术，发现阿尔茨海默病基因位于 21 号、19 号、14 号及 1 号染色体，相应的基因为 β 淀粉样蛋白前体蛋白（APP）、载脂蛋白 E（ApoE）、早老素 1（*PS1*）和早老素 2（*PS2*）基因。*APP* 基因位于人类 21 号染色体 21q11.2—21q22 区域。*APP* 基因突变最早在显性常染色体遗传阿尔茨海默病家系中发现。*ApoE* 基因有 3 个等位基因：ε2、ε3 及 ε4，定位于 19 号染色体的 19q13.2 区域。*Apoε3* 是该人群中最常见的变异。自 1993 年以来，数十项涉及数千人的研究表明，*Apoε4* 与阿尔茨海默病之间存在明确的联系——携带 *Apoε4* 基因变体的患者比例高于年龄相匹配的非阿尔茨海默病患者。在某些人群中，*Apoε2* 具有保护性。*Apoε4* 被认为与阿尔茨海默病有基因上的联系，是一种遗传方面的危险因素。携带一个 *Apoε4* 拷贝的个体（杂合子，其另一条染色体携带 *Apoε3* 或 *Apoε2*）患阿尔茨海默病的概率是正常人的 2～3 倍，而携带 *Apoε4* 纯合子的个体（2 个基因拷贝都是 *Apoε4*）患阿尔茨海默病的概率是正常人的 5 倍以上。换句话说，携带 *Apoε4* 基因的患者约占所有阿尔茨海默病病例的 1/3。*Apoε4* 代表了有关精神障碍遗传风险因素中最好的例子。然而，它也强调，像大多数涉及精神疾病的基因一样，*Apoε4* 作为一个危险因素而不是决定因素，它既不是必要的，也不是充分的。有关 *Apoε4* 的相关综述见 Verghese 等（2011）的研究。*PS1* 基因的 1/1 基因型被认为是另一危险因子。对 *PS2* 基因的研究发现，阿尔茨海默病患者中 *PS2* 基因的 141 号密码子有突变，而正常对照和迟发性阿尔茨海默病患者未发现有同样的突变。

第二节　神经递质学说

神经系统通过化学物质作为媒介进行信息传递，化学传递物质为神经递质，主要在神经元中合成，而后储存于突触前囊泡内，在信息传递过程中由突触前膜释放至突触间隙，作用于下一级神经元的突触后膜，从而产生生理效应。中枢神经递质主要有 5 类：①胆碱类，如乙酰胆碱（acetylcholine，ACh）；②单胺类，如儿茶酚胺［去甲肾上腺素（norepinephrine，NE）、多巴胺（dopamine，DA）、肾上腺素］、吲哚类［5-羟色胺（5-hydroxytryptamine，5-HT）］；③氨基酸类，如 γ-氨基丁酸、甘氨酸、谷氨酸、天冬氨酸等；④多肽类，如脑啡肽等。⑤其他，如前列腺素、组胺等。

一、乙酰胆碱

ACh 与学习和记忆有关。较多研究显示，ACh 功能低下导致记忆障碍。中枢神经系统(central nervous system, CNS)胆碱能功能下降引起阿尔茨海默病患者痴呆及认知障碍的假说已被广泛接受。CNS通过胆碱乙酰化酶和胆碱的再摄取之间的动态平衡，达到调节体内乙酰胆碱水平的目的。患阿尔茨海默病时，这种动态平衡发生变化。阿尔茨海默病另一病理特点是大脑皮质较早发生胆碱能神经元变性及Meynert基底核胆碱能神经元缺失。动物研究发现，当CNS胆碱能功能下降时，动物表现出记忆及学习障碍。阿尔茨海默病患者额叶及顶叶皮质胆碱水平下降40%~50%。

阿尔茨海默病胆碱能功能下降假说的证据还来源于药理学方面的资料。目前用于治疗阿尔茨海默病的药物主要作用机制是增强CNS胆碱能功能。目前用于治疗阿尔茨海默病的药物多为胆碱酯酶抑制剂(ChEI)，如多奈哌齐和石杉碱甲等。该类药物通过减少CNS神经末梢ACh水解；提高CNS细胞外ACh浓度，恢复胆碱能功能，达到改善记忆和认知功能的目的。

除了与学习及记忆有关外，ACh与镇痛、觉醒和睡眠、摄食和饮水、感觉和运动功能等都有关。

二、去甲肾上腺素

NE受体主要有突触前α_2自身受体，突触后α_1、α_2受体，β_1受体。突触前α_2自身受体是非常重要的受体，当突触间隙中NE达一定量时，NE神经就停止释放NE，起到了制动作用，即发挥负反馈调节作用。拮抗该受体可增加NE的释放。蓝斑是NE神经元集中的部位。

现发现NE与镇痛、情感障碍、摄食、觉醒等有关。所有影响NE合成消除、受体作用的药物均会影响NE的功能。抑郁症患者脑脊液(cerebrospinal cerebro spinal fluid, CSF)中NE含量及尿液中3-甲氧基-4羟基-苯乙二醇(MHPG)含量降低，而增加NE功能的药物(如NE再摄取抑制剂、单胺氧化酶抑制剂)等能治疗抑郁症。在此基础上，提出了"NE假说"。情感性精神病与NE功能有关的假说是从利血平得到启发的。20世纪50年代，人们发现服用利血平后，因耗竭突触间隙单胺类递质，引起抑郁症状。而后，应用单胺氧化酶抑制剂(如苯乙肼)，通过抑制单胺氧化酶活性，减慢单胺类递质分解而呈现抗抑制作用。人们推测NE功能异常可能与抑郁症的某些症状，如食欲下降、性欲减退、认知障碍、睡眠障碍等有关。NE假说的证据还来源于药理学方面的资料。抗抑郁药瑞波西汀及马普替林的主要作用是抑制突触前膜对NE的再摄取。已有较多的临床资料验证，瑞波西汀及马普替林均具有良好的抗抑郁作用。新抗抑郁药，如5-HT、NE和特异性5-HT能抗抑郁剂(noradrenergic and specificserotonergic antidepressant, NaSSA)的作用机制之一就是增强NE功能而发挥抗抑郁作用。

三、多巴胺

DA与NE同属儿茶酚胺，两者在体内活动过程中有许多共性。DA能神经元可摄取血液中的酪氨酸，后者在胞质内被酪氨酸羟化酶催化成多巴，再经多巴脱羧酶作用而生成DA。DA的失活途径包括：①1/3被突触前膜再摄取；②被突触后膜摄取；③在突触间隙内被破坏；④逸漏入血液。

精神分裂症与DA功能系统关系密切，早在20世纪60年代就提出了"多巴胺亢进假说"，即认为精神分裂症系多巴胺活动过度所致。该假说建立在下列现象的基础上：①药物潜在的神经松弛效应与其抗精神病作用明显相关，具有DA拮抗作用的异构体才有抗精神病效应；②促进DA释放的药物（如苯丙胺）、DA激动剂（如溴隐停）、DA前体（如左旋多巴）等可致精神病性症状或使精神分裂症症状恶化；③经典抗精神病药的临床疗效与拮抗D_2受体的效价成正比。采用正电子发射断层扫描（PET）的方法研究DA受体，发现未经抗精神病药治疗的精神分裂症患者，其大脑纹状体D_2受体密度增加。有趣的是，有研究发现急性发病的精神分裂症患者，其大脑纹状体D_2受体密度显著高于慢性起病的患者及对照组，提示D_2受体密度可能是一种状态标志。对精神分裂症尸脑的研究结果并不一致。多数研究发现，精神分裂症尸脑中DA或高香草酸（homovanillic acid，HVA）浓度高于对照组，生前经抗精神病药治疗的尸脑中DA或HVA浓度高于未经治疗者。在大脑的不同部位，DA及HVA的变化情况亦不同。DA不同受体亚型在大脑中的分布不同，对精神分裂症的病因及治疗具有重要意义。

尽管有许多研究资料的结果支持精神分裂症患者DA亢进假说，但也有不少研究结果并不一致。在以阴性症状及认知损害为主的精神分裂症患者中，发现中脑皮质DA功能低下。有一项研究，采用DA再摄取抑制剂马吲哚（mazindole，2 mg/d）治疗精神分裂症患者，且与安慰剂比较，结果发现该药可改变阴性症状。推测提高D_1、D_4受体功能有利于改善阴性症状及认知损害。然而，增加D_2受体功能则可恶化阳性症状。理论上，最理想的治疗方法可能是分别增加和降低大脑不同DA受体亚型的功能。

由于DA假说不能解释全部精神分裂症的发病机制，故又提出了精神分裂症DA修正学说。即：①精神分裂症的早期（急性期）主要是DA功能亢进；②以阴性缺损症状为主的精神分裂症，很可能是DA功能减退；③具有精神分裂症基因型的患者，其精神病理现象的产生与DA功能无密切关系；④病毒感染、自体免疫功能障碍、细胞中毒、神经细胞生长发展障碍、中枢神经调节功能障碍均能导致继发性DA功能改变，引起精神分裂症样症状。

非经典抗精神病药（氯氮平、利培酮、奥氮平、喹硫平等）的研制及广泛应用于临床是对DA假说的又一次挑战。Farde等用PET方法测定DA受体时发现，用经典抗精神病药治疗精神分裂症患者后，D_2受体的结合率为70%～89%；而用氯氮平者，D_2受体结合率为20%～67%。两者相比有显著性差异。这说明氯氮平和D_2受体的亲和力较弱，而与D_4受体亲和力较强，推测D_4受体可能是氯氮平发挥抗精神病作用的主要部位之一。氯氮平对精神分裂症阴性症状亦有较好的作用，这与氯氮平阻滞5-HT_{2A}受体是密切相关的。利培酮是一种5-HT_{2A}和D_2受体平衡拮抗剂，临床研究显示，利培酮对精神分裂症的阳性及阴性症状均有较好的疗效，推测这是由于利培酮能同时拮抗5-HT_{2A}及D_2受体，且比例均衡。由此可见，精神分裂症的发病机制可能是：CNS不同部位DA受体与5-HT受体之间的一种失平衡。

DA功能系统除了与精神分裂症有关外，与情感障碍也有一定的关系。有研究显示,抑郁症患者 DA 代谢产物 HVA 异常。抗抑郁药安非他酮为 NE 及 DA 再摄取抑制剂,临床研究表明该药具有明确的抗抑郁作用。由此可见,抑郁症患者可能同时存在 DA 功能异常,但尚需进一步研究以明确 DA 功能系统中哪些环节失调。

四、5-羟色胺

5-HT 是近 20 年研究最为广泛和深入的神经递质,它的受体有多种亚型,分为突触前受体(5-HT_{1A}、5-HT_{1D})及突触后受体(5-HT_{2A}、5-HT_{2C}、5-HT_3、5-HT_4、5-HT_5、5-HT_6、5-HT_7 等)。突触前受体为自身受体,发挥负反馈作用。5-HT_{1A} 位于神经元的树突及细胞体,故也称为树突体自身受体。5-HT_{1D} 位于轴突终端,故称为终末自身受体。5-HT 神经元不但有 5-HT 能自身受体,还存在调节 5-HT 释放的 NE 能自身受体 α_2 异质受体。邻近 NE 能神经元释放的 NE 作用于 5-HT 能神经元上的 α_2 异质受体,可抑制 5-HT 的释放。在 5-HT 能神经元上还存在 NE 能突触前受体 α_1 受体,位于 5-HT 神经元的细胞体上,NE 作用于该受体时,可加强 5-HT 的释放。突触后受体调节 5-HT 的传递。基底节的 5-HT_{2A} 受体可能有助于控制运动及强迫症状,从中缝背核投射至边缘系统区域的 5-HT_{2A} 及 5-HT_{2C} 受体,可能与焦虑及惊恐有关。投射至下丘脑 5-HT 能神经元上的 5-HT_3 受体可能与调节食欲及进食行为有关。脑干部位的 5-HT_{2A} 可能与调节睡眠有关,5-HT_3 受体可调节呕吐。外周 5-HT_3 及 5-HT_4 可调节食欲及胃肠道功能。

5-HT 生理功能复杂,与镇痛、焦虑、睡眠、性活动、内分泌功能、感知觉等有关。多种精神障碍存在 5-HT 功能异常,如精神分裂症、心境障碍、神经症等。

(一) 精神分裂症

5-HT 在精神分裂症的病因及治疗中的作用越来越被重视。Widey 和 Shavw 首次提出精神分裂症可能与 CNS 的 5-HT 功能异常有关。较早的研究发现,精神分裂症患者 CSF 中 5-羟吲哚乙酸(5-HIAA)减少,血浆中色氨酸减少。5-HT 假说早在 20 世纪 50 年代就被提出,因那时经典抗精神病药占主导地位,故未被引起足够的重视。非典型抗精神病药氯氮平具有拮抗 5-HT_{2A} 受体的作用,由此该假说又引起人们的关注。致幻剂麦角酰二乙胺(LSD)等是 5-HT_2 受体激动剂,能诱发精神病性症状(主要为幻觉)支持该假说。后又对该假说作了修正,提出 5-HT 功能亢进与精神分裂症阴性症状有关。有关的实验室检查结果并不一致,例如,多数研究报告未发现精神分裂症患者 CSF 中 5-HT 代谢产物 5-HIAA 与正常对照间存在差异;应用血小板进行研究时,同样未发现血小板 5-HT 浓度或摄取 5-HT 的能力与正常对照间存在差异。尽管有些研究提示,慢性精神分裂症患者血小板 5-HT 浓度下降,但其原因及意义尚不清楚。

5-HT 系统中 5-HT_{2A} 受体的作用明显,该受体是非典型抗精神病药的作用位点,具有以下作用:5-HT_{2A} 功能亢进可能与精神分裂症阴性症状有关;阻滞 5-HT_{2A} 可以增高 5-HT_{1A} 兴奋性,可改善抑郁及焦虑;5-HT_{2A} 拮抗剂能使 DA 神经元的电紧张兴奋性恢复,从而改善阴性症状;5-HT_{2A} 拮抗剂能使苯环己哌啶(PCP)诱发的 DA 功能紊乱恢复;5-HT_{2A} 拮抗剂能使 DA 释放轻度增加;阻断纹状体 5-HT_{2A} 可减少锥体外系不良反应(extrapyramidal side effect，EPS)。

(二) 心境障碍

情感障碍的"5-HT假说"被广泛接受，该假说认为情感障碍的发生与5-HT在重要脑区的绝对或相对缺乏有关。研究发现情感性精神病患者的CSF中5-HT代谢产物5-HIAA浓度较低，且5-HIAA浓度的减少与临床疗效有关。通过对双相情感障碍患者尸脑的研究，发现大脑皮质5-HIAA浓度减少。另有研究发现，在未曾治疗过患者的尸脑中5-HT受体结合力增加，而经过治疗患者的尸脑中5-HT_2受体结合力正常。双相情感障碍患者血小板5-HT_2结合增加，如治疗有效，可恢复正常。上述研究结果均支持情感性精神病5-HT功能低下的假说。其中很重要的依据来源于药理学资料。当给单相抑郁症患者投予色氨酸和5-羟色氨酸等5-HT前体物质时，可改善抑郁症状。选择性5-羟色胺再摄取抑制剂(selective serotonin reuptake inhibitor，SSRI)，如氟西汀、帕罗西汀、西酞普兰、舍曲林和氟伏沙明等(是重要的新型抗抑郁剂)，它们主要通过选择性抑制5-HT再摄取，使神经元突触间隙5-HT浓度增高，从而增强5-HT能功能，发挥抗抑郁作用。其他抗抑郁药如三环类抗抑郁药(TCAs)、单胺氧化酶抑制剂(monoamine oxidase inhibitor，MAOI)、5-羟色胺-去甲肾上腺素再摄取抑制剂(selective serotonin-norepinephrine reuptake inhibitor，SNRI)、NaSSA等的抗抑郁作用被认为与其增强大脑中5-HT浓度有关。而后，有人认为该学说只是对情感障碍的发生机制作了简单概括。因此又对该假说作了补充，即认为5-HT系统功能的低下为NE功能改变所致的情感障碍提供了基础。研究发现抑郁症患者的血浆色氨酸(5-HT的前体)水平低下，而且5-HT的代谢产物5-HIAA的水平也低下。血小板通常作为研究神经元5-HT摄取和神经递质受体活动的模型。在抑郁症患者中可发现血小板5-HT机制异常，例如5-HT摄取位点减少、5-HT_2受体增加和5-HT摄取减少等。神经内分泌研究提示，抑郁症患者催乳素对酚氟拉明的反应迟钝，说明突触前5-HT功能异常是抑郁症特征性现象。在5-HT功能低下的基础上，如果同时有NE功能低下则出现抑郁，如果伴NE功能亢进则表现为躁狂。早期的一些研究发现，抑郁症患者尿中NA代谢产物3-甲基-4羟基-苯基乙二醇(MHPG)的量减少。有人认为，NE缺乏时可表现为注意缺损、难以集中精力、工作记忆缺损、信息处理减慢、情绪抑郁、精神运动性迟滞、疲劳。5-HT缺乏的症状可出现抑郁情绪、焦虑、惊恐、惶惧、强迫、厌食、贪食等。

在情感障碍"单胺假说"(NE、5-HT假说)的基础上发展了"神经递质受体假说"(neurotransmitter receptor hypothesis)，认为单胺受体的异常导致了抑郁症，这种异常可能是由神经递质的过度消耗引起突触后代偿性神经递质受体的上调。目前尚缺乏直接的依据来证明，但脑尸解的研究结果显示，自杀患者额叶皮质5-HT_2受体数量增加；还有来自外周组织及神经内分泌探针的间接证据也支持该假说；用分子生物学技术分析时也发现抑郁症家庭中神经递质受体及酶的基因表达异常。该假说能解释抗抑郁药临床作用的延迟反应。抗抑郁药不管最初是作用于受体还是酶，最终均会引起神经递质受体的失敏或下调，此受体变化与抗抑郁药起效时间是一致的。抑郁发作时，突触间隙神经递质下降或耗竭引起突触前、后膜神经递质受体的上调,抗抑郁药通过抑制单胺氧化酶或抑制再摄取泵增加神经递质,神经递质的增加最终导致神经递质受体的下调,使受体恢复正常,该时间过程与临床起效时间一致。

另有研究者提出了更新的假说,即抗抑郁药作用于基因表达的单胺假说(monoamine hypothesis of antidepressant action on gene expression)。迄今为止,尚缺乏令人信服的证据说明抑郁症是由单胺缺乏所致。同样地,没有明确的证据表明单胺受体上调或下调是引起抑郁症的直接原因。相反,越来越多研究显示,尽管单胺浓度及受体数量正常,但这些系统的反应不正常。由此提出,抑郁症患者体内可能是伪单胺缺乏。伪单胺缺乏是因单胺神经递质传递至突触后神经元信号缺乏所致,而其神经递质及其受体水平是正常的;这些信号通过第二信使传导,形成细胞内控制基因调节的因子,这可能就是导致单胺系统功能缺陷的部位。未来还需要进一步的研究来进行探讨。

(三) 神经症

越来越多的资料表明 5-HT 与焦虑症有关。减弱 CNS 中 5-HT 能系统的功能能缓解焦虑症;反之,若提高 CNS 中 5-HT 能系统的功能可导致焦虑。$5-HT_{1A}$ 激动剂具有缓解焦虑症的作用,当 $5-HT_{1A}$ 激动时,CNS 中 5-HT 功能往往减弱。5-HT 与强迫症关系密切,测定 CSF 中 5-HT 代谢产物 5-HIAA 浓度,有的研究发现强迫症患者的浓度是降低的,血中 5-HT 前体物质色氨酸减低,使用 5-HT 合成的前体物质能改善强迫症状。目前尚不能用 5-HT 功能障碍完全解释强迫症发病的生化机制,强迫症也可能存在其他神经递质系统功能的改变,如 NE 及 DA 递质系统功能。目前用于治疗强迫症的药物(如氯丙米嗪)与 CNS 的 5-HT 能系统有关。

五、氨基酸类神经递质

氨基酸类神经递质分为兴奋性和抑制性 2 种。这类递质的作用日益被人们关注。现在认为兴奋性氨基酸与精神分裂症及老年性痴呆有关。已有多项研究报道,非竞争性 N-甲基-D-天冬氨酸(NMDA)受体拮抗剂 PCP 会导致精神分裂症样症状;精神分裂症患者大脑中谷氨酸释放减少,CSF 中浓度亦下降。从上述资料来看,CNS 谷氨酸功能不足可能是精神分裂症病因之一。抗精神病药物作用机制之一即增加 CNS 谷氨酸功能。有研究表明,给动物投予谷氨酸受体拮抗剂 MK-801 后,可产生运动增加,投予氯氮平或氟哌啶醇,或 D_2 受体拮抗剂均可减少 MK-801 引起的运动增加。

在急性 CNS 损害综合征,如脑卒中、脑外伤中 NMDA 受体被内源性谷氨酸过度激活可导致兴奋性神经元中毒性变性,有人就提出 NMDA 受体的过度激活在 AD 的发病机制中可能发挥一定的作用。过度激活 NMDA 受体会损害 NMDA 受体,使 NMDA 受体系统功能低下,达到一定程度时,可启动一种复杂的中毒过程(乙酰胆碱和谷氨酸可促发),这可能是引起 AD 神经元广泛变性的一个重要原因。

抑制性神经递质被认为与抗焦虑及情绪稳定作用有关。γ-氨基丁酸(GABA)具有抗焦虑作用,该种作用与苯二氮䓬类受体有关,GABA 受体-氯离子-苯二氮䓬受体组成一复合体。GABA 受体激动剂激活 GABA 受体,打开氯离子通道,又迅速恢复至关闭状态，产生抗焦虑作用。

GABA 在双相情感障碍中的作用日渐被重视。抗癫痫药如卡马西平、丙戊酸钠等可作为心境稳定剂而用于治疗双相情感障碍，由此推测双相情感障碍与 GABA 有关。

第三节　其他生物学因素

一、神经内分泌

与精神障碍有关的神经内分泌激素中的大部分与下丘脑-垂体-终末器官轴有关。目前围绕神经内分泌方面的研究主要有以下 4 个方面：①外周、靶器官激素分泌，垂体释放激素分泌及下丘脑-调节垂体功能激素的神经调节。②神经递质系统在上述激素中的作用。③每一内分泌轴对 CNS 的激素作用，在精神障碍中，各内分泌轴的变化及其对行为的影响。④靶腺激素对 CNS 的作用，如糖皮质激素对记忆过程的作用。

（一）下丘脑-垂体-甲状腺轴

一直以来，人们认为 CNS 疾病，如认知障碍及抑郁与甲状腺功能低下有一定的关系。近 10 年来，更注重下丘脑-垂体-甲状腺轴（hypothalamic-pituitary-thyroid axis，HPT）中一些微小的变化。现认为甲状腺功能低下分为以下 4 级。

第 1 级：原发性甲状腺功能低下，包括促甲状腺激素（thyroid stimulating hormone，TSH）升高、外周甲状腺素浓度降低、TSH 对促甲状腺激素释放素（thyrotropin releasing hormone，TRH）的反应增加。

第 2 级：甲状腺素水平正常，但 TSH 浓度升高、TSH 对 TRH 的反应增加。

第 3 级：只有通过 TRH 刺激实验可检测到，表现为基础甲状腺素及 TSH 水平正常，但 TSH 对 TRH 的反应增加。

第 4 级：甲状腺素及 TSH 水平正常，TSH 对 TRH 的反应亦正常，但患者体内有抗甲状腺素抗体。

已有数项研究显示，抑郁及焦虑患者中，甲状腺功能异常者比例不低，以第 4 级甲状腺功能低下者为多。约有 25% 的重性抑郁患者其 TSH 对 TRH 的反应迟钝。这可能与慢性 TRH 分泌增加及垂体相应 TRH 受体下调有关。有研究提示，未服用药物的抑郁症患者 CSF 中 TRH 水平升高。对于第 2～4 级甲状腺功能低下的患者加用外源性甲状腺素治疗，可使疗效增加。故在临床上将甲状腺素称之为抗抑郁药的增效剂。

（二）下丘脑-垂体-肾上腺轴

多数研究者认为下丘脑-垂体-肾上腺轴（hypothalamic-pituitary-adrenal axis，HPA）功能亢进与重性抑郁及应激有关。主要通过测定尿液中游离皮质醇、CSF 中皮质醇水平及地塞米松抑制试验等反应 HPA 轴的功能状态。采用 CT 及 MRI 技术发现抑郁症患者肾上腺皮质部分及垂体腺体增大。皮质醇的过度分泌与促肾上腺皮质激素（adrenocorticotropic hormone，ACTH）有关。直接证据[如 CSF 中促肾上腺皮质激素释放因子(corticotropin releasing factor,CRF)水平]及间接证据[如尸脑中 CRF 基因表达(CRFmRNA)都支持抑郁症 CRF 高分泌的假说]。此外,持续的皮质醇升高可能与抑郁症共同存在。现有的临床研究显示,抗抑郁药选择性 5-HT 再摄取抑制剂帕罗西汀及氟西汀等,NA 再摄取抑制剂瑞波西汀,SNRI 文拉法辛及电休克治疗等均能缓解 CRF 神经元功能亢进。与正常人比较,抑郁症患者 ACTH 对 CRH 的反应迟钝被认为是继发于 CRF 受体下调或对垂体前角皮质醇高分泌完整的负反馈作用。那些小剂量地塞米松抑制试验阳性或 CRF 高分泌是抑郁症治疗疗效差的预兆之一。另外,药理学研究显示,新型抗抑郁药 CRF 受体拮抗剂可能是非常有潜力的治疗抑郁症的药物。

(三) 下丘脑-垂体-生长激素轴

近来研究发现,抑郁症患者的生长激素(growth hormone,GH)系统对可乐定刺激反应异常。通过测定突触后 α 受体敏感性发现,抑郁症患者的 GH 反应低于正常对照组,这种异常在治疗后仍持续存在,被认为是抑郁症的特征性标志。还有学者发现,抑郁症患者对去甲丙米嗪的反应降低,有些抑郁症患者 GH 对胰岛素的反应降低,在双相抑郁和精神病性抑郁的患者中更为明显。尽管有证据显示抑郁症患者的 GH 异常,但其具体机制尚不明确。

(四) 褪黑素

褪黑素(melatonin)是由松果体分泌的,其合成及分泌呈周期性变化,白天受到抑制,黑夜时大量合成并分泌。褪黑素与镇静、催眠、镇痛、抗惊厥及抗抑郁等作用有关。许多研究结果提示褪黑素对动物和人均有催眠作用,是一种生理性睡眠诱导剂。另外,有研究发现疼痛与褪黑素有关,慢性疼痛者褪黑素水平明显降低。对褪黑素与抑郁及焦虑关系的研究相对较多,有报道提示抑郁及焦虑患者外周血褪黑素水平降低,给予褪黑素时可缓解症状。季节性情感性抑郁症(冬季抑郁症)是一类较特殊的情感障碍,主要特征为周期性冬秋季抑郁和春季躁狂或情绪欣快。这一组有时相变化的疾病与褪黑素分泌的生物节律有关。季节变化时,光照强度及时间亦发生变化,使夜间褪黑素的分泌随之改变。光照能改善冬季抑郁症,但光线必须通过眼睛。当给用光疗治疗有效的患者服用褪黑素后可逆转光疗的作用。服用 β-肾上腺素受体拮抗剂,可抑制夜间褪黑素的分泌,从而改善冬季抑郁症症状。有证据表明光疗的抗抑郁作用与投予的光量有关,因为光线刺激的大小会改变褪黑素 24 小时节律变化。

二、精神神经免疫学

精神神经免疫学(psychoneuroimmunology)是 Robert 在 20 世纪 70 年代提出的,是一门跨学科的医学分支,主要研究大脑(思维/行为)与免疫系统之间的相互关系及其临床表现,涉及精神医学、心理学、神经病学、免疫学、神经科学、内科学等学科。也曾应用"神经免疫调节""神经内分泌免疫"及"行为免疫"等术语描述。在临床方面表现为心理社会因素对免疫系统产生免疫抵抗的启动及过程的影响,以了解因免疫而引起的精神症状,涉及神经内分泌及免疫网络的相互作用。CNS 与免疫系统之间具有相互作用的依据有:①中枢存在控制免疫及免疫器官的神经分布;②心理因素在免疫抵抗及调节疾病的启动及过程中的作用;③应激反应对免疫系统的作用;④神经递质及神经肽对免疫系统的作用;⑤在动物实验中,实验性应激对免疫系统的作用;⑥在人类,实验性及生活应激对免疫系统的作用;⑦在动物及人类,应激行为对免疫系统的作用;⑧精神活性物质对免疫系统的作用;⑨动物及人类的个体心理差异与免疫有关;⑩免疫异常与精神疾病(如精神分裂症及抑郁症)有关;⑪免疫系统产物可对 CNS 产生影响。

第四节　神经发育因素

在过去的 20 余年中,有关大脑神经发育与精神疾病的研究受到关注。在以前,科学家们认为一些精神疾病(如精神分裂症)的病理改变是在成年前不久出现的,而现在则认为精神疾病的病理改变可能在神经发育过程中就开始形成。"神经发育假说"认为遗传因素及早期环境因素干扰了神经系统的正常发育,导致神经元增殖、分化异常,突触过度修剪或异常联系等。共同表现为脑结构和功能可塑性改变,包括额叶、颞叶内侧及海马等脑区的灰质、白质减少和体积缩小等。这些神经病理与以后大脑发育病理过程相互作用,引起各种精神症状。

神经发育的影响因素有遗传、表观遗传和环境。很多证据表明,精神分裂症、儿童注意缺陷多动障碍、孤独症可能为一个疾病谱,都与神经发育异常有关,他们有共同的发育异常基础。在个体发育早期由于遗传和环境因素的相互作用,影响了特定脑区(或环路)的发育,导致神经发育异常,而不同的脑区发育异常则分化为各种不同的精神疾病,表现出不同的临床特征。早期的表现可能仅为轻度异常,如轻度认知功能损害,青春期后可能表现较为严重的异常。

有研究表明,产前暴露的一系列感染和炎症反应可能与成人精神分裂症的风险有关。与足月出生的同龄人相比,中期和晚期早产儿表现出发育迟缓,在语言领域表现得最为明显。并且中期和晚期早产儿在神经发育和社会情绪能力方面的疾病发病率更高。婴儿的发育结果与母亲的护理质量、敏感性和关注婴儿情感交流的能力有关。有抑郁、焦虑和精神病等心理健康问题的父母可能在阅读和"解读"婴儿的交流方面存在困难,并可能表现出不合时宜和不协调的互动模式,这增加了婴儿的压力,并与依恋失调有关。另外,抗精神病药物可穿过胎盘,动物实验表明其具有潜在的神经毒性作用,但关于人类神经发育致畸性的信息有限。一项针对全国 3 万名儿童进行了长达 4 年的出生队列研究提示,在考虑治疗适应证和其他潜在混杂因素后,发现产前抗精神病药物暴露没有显著增加神经发育障碍的风险,可能暴露于阿立哌唑除外。但需强调密切监测精神疾病女性后代的神经发育的重要性,以确保在需要时可以进行早期干预和支持。此外,青少年青春期中神经系统变化、社会和角色变化、肾上腺素和性激素的波动及大麻使用的增加,这些都有助于形成一个独特的脆弱窗口期,在这个窗口期青少年极易患上精神病。近年来,肠道微生物群已经被发现通过微生物群-肠道-大脑轴与大脑相互作用并调节各种生理过程。其对神经发育的影响也越来越受到重视。肠道微生物群通常被认为通过 3 种途径调节神经发育,即免疫途径、神经途径和内分泌途径,两者之间存在重叠和串扰。越来越多的研究已经确定了微生物群-肠道-大脑轴在神经发育障碍中的作用,包括孤独症谱系障碍、注意缺陷多动障碍和 Rett 综合征。

目前,有关精神分裂症神经发育的研究较多。精神分裂症患者与健康人相比,在胎儿期营养不良、早产、围生期缺氧的比例增加。胎儿营养不良会导致氧气、碘、葡萄糖、铁等的缺乏,这些成分的下降可能会引起 CNS 神经发育中断或破坏。孕妇躯体状况如糖尿病、慢性肺部疾病、贫血等均会引起胎儿营养不良。早产儿易出现颅内出血、感染、呼吸窘迫综合征等,这些因素可能会引起神经发育的中断或破坏。如在胎儿分娩时出现缺氧或缺血,会损伤海马及大脑皮质,这些因素均会增加罹患精神分裂症的危险。

一般来说,精神分裂症的典型症状出现在成年早期,而在这之前并非无任何疾病迹象,可以观察到因大脑神经发育异常而出现的一些结果。对于胎儿,可测定子宫内头颅大小或测定出生时头颅与身体长度的比例,头颅小或头颅与身体长度比例小的话,以后发展为精神分裂症的可能性大。回顾比较精神分裂症患者与正常对照组儿童时期的情况,结果显示两组间有差异,男性患者表现为兴奋性高、不愉快及对抗权威,女性患者则表现为不安全、抑制及害羞,男性的异常较女性更明显。另外,有研究发现精神分裂症患者其早期生活与对照组也不同。Jones 等(1994)在 1946 年某 1 周内出生于英格兰、苏格兰和威尔士的婴儿中随机抽取样本,通过多种途径收集了这些样本中年龄 16~43 岁的精神分裂症患者,分析患者从 6 周~16 岁的测量指标,并与非精神分裂症群体对照,发现精神分裂症患者在患病前有更多异常,包括走路晚、语言表达差、学习成绩差、4 岁及 6 岁时少与同伴玩耍、13 岁时缺乏社会信心、15 岁时易出现社会性焦虑。由此可见,精神分裂症患者与对照组相比,整个发育过程中都有差异。

另外,脑解剖和神经病理学研究发现:精神分裂症患者有边缘系统和颞叶结构的缩小,半球不对称;精神分裂症患者的海马、额叶皮质、扣带回和内嗅脑皮质有细胞结构的紊乱,推测是在脑发育阶段神经元移行异位或分化障碍造成,破坏了皮质联络的正常模式,这些脑结构改变的同时不伴有神经系统退行性改变的特征,故其组织学改变更倾向于神经发育源性。

第五节 社会心理因素

目前心理学研究种类主要包括以下几方面:①神经心理学。在脑科学背景下理解精神病理学。比如有研究发现,杏仁核参与恐惧调节反射,以及丘脑与杏仁核的回路与创伤性焦虑相关等。②信息论方法。此时大脑被视为一个信息通路,它接收、过滤、处理和存储来自感觉器官的信息,并从记忆存储中检索信息。这种方法将大脑与计算机进行比较,提出了思考精神疾病中异常的有用方法。在信息处理的不同阶段涉及各种机制,因此功能失调过程的不同位点可能导致精神障碍。其中两种机制是注意力和记忆,其变化与精神症状有关。③行为学和进化心理学。即将复杂的行为划分为更简单的组件,并进行系统的计数,如这些方法已被用于研究将灵长类动物幼崽与其母亲分开的影响,并将这种灵长类动物的行为与以同样方式分离的人类婴儿的行为进行比较。最近,动物行为学的应用利用进化心理学领域的见解,在进化背景下理解正常和异常行为。例如,由于抑郁状态在人类社会中随处可见,因此有理由询问这种情绪适应性价值可能是什么。一种说法是,抑郁症可能反映了在社会等级中失去地位的动物的一种从属形式。相比于打一场失败的战斗,抑郁个体选择退缩并保留情感资源以备另一天使用。

一、病前性格

分析精神分裂症患者病前性格,发现约1/4患者有分裂样人格,1/6患者有其他人格障碍。男性精神分裂症患者更明显病前具有内向性格和分裂样人格。童年后期损害比童年早期的损害对精神分裂症的预示作用更强,病前适应能力越差,首次住院年龄越小。精神分裂症患者病前就业情况差很明显,这也提示社会适应困难在疾病发生以前已经存在。病前人格异常可以是精神分裂症的易感性,青少年晚期的人格异常,如分裂型人格障碍可能代表了疾病的亚临床表现。有观点认为,后期发育异常也可能是精神分裂症疾病本身的早期征象。

二、应激源及生活事件

应激(stress)有多种多样,不良应激大致可分为3类:①急性应激源,如突发自然灾害、突患重病、突发事故或外伤等;②生活事件应激源,如居丧、退休、下岗、离婚、监禁、人际关系紧张、移民、经济状况恶化等;③长期慢性或一过性应激源,如工作超负荷、家庭关系不和睦、社会隔离等。

社会心理应激源一般包括以下6类:①全球性事件,如世界大战、人质劫持等;②国家级事件,如总统被刺、全民公决等;③地区性事件,如地震、洪水、饥荒等;④大团体事件,如罢工、种族矛盾等;⑤小团体事件;⑥个人事件,如失恋、离婚、居丧、失业等。

生活事件也称精神刺激或精神创伤,通常来源于生活中的各种重大事件。引起心理应激的生活事件必须具备如下3个条件:①事件必须具有足够的严重程度,并且在时间上与产生的心理应激发作密切相关;②生活事件的性质与心理应激内容必须有明确的联系;③当生活事件停止时,心理应激应该开始消失(除非可证明存在持续作用的因素)。

生活事件在精神分裂症的发病因素中起的作用尚不确定。研究生活事件最常用的方法由Brown与Birley首创(1968),他们研究了精神分裂症发病或复发前的一系列生活事件的发生频率,结果显示46%的患者在发病前3周有明显独立的生活事件。但是,要确立生活事件在精神分裂症致病因素中的作用还存在一些问题:①缺乏有效评估方法。每一个体所经历的生活事件可能不同,类似的事件对不同的个体也可能有不同的意义。而且,患者或其家属往往夸大生活事件的严重程度及应激强度。②回忆问题。当对患者与正常对照进行比较时,往往需要回忆生活事件,在此过程中可能会产生偏差。③因果关系。精神分裂症可导致诸如失业、失恋、无家可归等生活事件,有可能会将这些后果认为是原因。④生活事件发生时间与发病时间的关系。⑤生活事件的应激与疾病严重程度的关系。

人们较多关注生活事件在诱发抑郁发作中的作用。有调查研究显示，患抑郁症者与正常对照相比，抑郁症患者在病前6个月经历了更多的生活事件。具有自杀倾向的患者与抑郁症患者相比有更多的病前生活事件。抑郁症患者的生活事件多趋向于具有分离或失去的性质，患者经历丧亲事件与抑郁症有很高的相关性。有一项研究显示，42%经历丧偶事件的个体在配偶死亡1个月后达到抑郁的诊断标准。另外，生活事件与抑郁症的预后有关，治疗过程中的恶性生活事件可使抑郁症状恶化，在预防性治疗阶段的恶性生活事件与抑郁的复燃有关。

三、应激的生理及情绪反应

研究显示，当人体处于应激状态时，神经系统、神经生化、神经内分泌及免疫系统等均会发生变化，影响机体的内环境平衡，引起功能障碍，进而产生结构上的改变。紧张的情绪可导致神经功能失调，交感神经系统功能亢进。在神经内分泌方面，会影响HPA轴、HPT轴、下丘脑-垂体-性腺轴的功能。对CNS神经递质的影响也较广泛，应激会引起神经递质的改变。在中等程度应激状态下，可见大脑中NE水平升高；在严重应激时，则可能会出现NE的耗竭。应激对免疫系统的影响也不容忽视。当处于应激状态时，机体对病毒的敏感性增加，对急性过敏性反应的易感性增高，提示免疫功能下降。CNS、内分泌系统、神经递质及免疫系统之间存在着错综复杂的反馈调节关系，有待进一步研究。

常见的应激情绪反应有恐惧、焦虑、过度依赖和无助感、抑郁、愤怒、敌意、自怜等。情绪反应的强度与应激强弱和持续时间有关。

四、家庭因素

家庭因素对精神疾病的影响作用不容忽视。有人认为，某些精神障碍是家庭情绪问题的表现，而不单单是寻求治疗的人即所谓"患者"的精神障碍。例如，有研究显示，精神分裂症患者的父母与正常儿童的父母相比，有更多精神异常的倾向。精神分裂症患者的父母较正常父母表现更多的关心和保护。但是，缺乏结论非常令人信服的研究，也没有研究能提供父母异常对疾病的发生具有明确影响的证据。目前，人们关注家庭中交流偏差及情感表达的作用。交流偏差是指家庭成员之间片段、散漫的交流方式，包括在交谈中不能保持中心主题，这种交流偏差可能导致有易感性的子女信息处理及思维障碍。有关情感表达的研究不少，多集中于情感表达对预测复发的作用。有研究提示，亲属高情感表达的患者其复发率为50%，而低情感表达的为21%。情感表达的预测作用无男女之别，通过心理生理机制促使疾病复发。

五、社会环境因素

社会环境因素是指对个体心理健康产生良好的或不良的社会影响。良好的社会环境因素对心理健康产生保护作用，不良的社会环境因素则对心理健康产生致病作用或为致病因素发挥作用提供有利条件。社会环境和文化传统对心理健康均可产生重要影响，例如,恐缩症(Koro syndrome)流行于中国、印度和东南亚地区。阿尔茨海默病在文化程度低的人群中患病率高于文化程度高的人群。社会的发展,如城市化、工业化、生活习惯的改变、寿命的延长等都会对精神障碍的疾病谱产生影响。社会压力,如就业、竞争、升学、贫困等对心理健康的影响比较大。

此外,正如预期的那样,精神病家族史对个体患精神病的风险具有独立且高度显著的影响(比值比,4.59;95% CI,2.41~8.74)。进一步的分析表明,城市化对有精神病家族史的人患精神病风险的影响比没有精神病家族史的人大得多。这些发现表明基因和环境之间存在重要的相互作用,因此城市化的不利环境影响尤其表现在具有精神病遗传倾向的个体中。

第六节 精神疾病的神经科学研究

目前,精神疾病的神经科学研究主要集中在神经影像学方面,相关研究表明,所有精神疾病都表现出不同程度的结构和功能异常,特别是脑网络的异常。

一、多模态磁共振成像研究

1. **结构磁共振成像** 磁共振成像(magnetic resonance imaging, MRI)研究使得在体准确评价精神疾病患者的脑结构成为可能,成为当前分析脑结构的主要方式。常用的指标包括脑灰质、白质体积、皮质厚度、皮质表面积等。皮质厚度反映了皮质功能柱内神经元、神经胶质细胞和神经纤维的大小、密度和排列,表面积则主要反映了皮质区域内功能柱的数量,灰质体积是皮质厚度和皮质表面积的产物。

结构磁共振成像技术在精神病学领域已经被广泛应用。研究发现,精神分裂症患者的脑灰质体积异常几乎涉及所有皮质和皮质下结构。具体来说,精神分裂症患者的大脑某些部位的体积减小,而其他部位的体积增大。这些变化与疾病病程、年龄和服药情况相关。随访研究发现,精神分裂症患者在5年后出现更广泛的脑区皮质厚度萎缩,但对首发患者的3年随访研究未发现持续萎缩。情感障碍患者也存在脑结构异常,如抑郁症和双相情感障碍患者的不同脑区体积变化。研究者认为,不同精神疾病患者的脑结构异常虽各有不同,但也有重叠,可能存在共同的神经生物学基础。一项荟萃分析研究发现,精神疾病患者的大脑某些区域出现灰质体积减小,这可能与执行功能障碍有关。这些异常不太可能是源于药物治疗或者共病的影响。这一研究纳入了多种精神疾病,包括精神分裂症、双相情感障碍、重度抑郁、物质滥用、强迫症和焦虑。综上所述,结构磁共振成像技术揭示了不同精神疾病患者的脑结构异常,这为研究者提供了理解这些疾病的神经生物学基础的线索。

2. **弥散张量成像** 弥散张量成像(diffusive tensor imaging, DTI)通过衡量水分子的扩散运动提供关于细胞完整性及其病理改变的信息。其最常用的衡量指标是扩散各向异性(fractional anisotropy, FA),反映各向异性的程度。

解剖学研究发现,精神分裂症患者存在少突胶质细胞和髓鞘化异常,提示其存在白质异常,DTI 研究则提供了进一步证据。前额叶-边缘系统环路中的主要纤维束,如扣带束、钩束、弓状束、穹窿等,在精神分裂症患者中通常显示出 FA 值降低。研究发现,精神分裂症患者的左侧额叶和左侧颞叶深部白质 FA 值降低,而首发患者中右侧额叶和左侧颞叶深部白质 FA 值也降低。纤维跟踪分析提示,受累纤维束涉及扣带束、下纵束、下额枕束和胼胝体。研究表明,这些异常可能与精神分裂症症状和认知功能障碍有关。情感障碍的 DTI 研究相对较少,但发现双相情感障碍患者的额叶、扣带、枕叶深部白质 FA 值降低,受累纤维束包括胼胝体、前辐射、内囊和额枕纤维束。对抑郁症患者的 DTI 研究发现,右侧额叶、右侧梭状回、左侧额叶和右侧枕叶的白质 FA 值降低,主要受累纤维束包括右侧下纵束、右侧下额枕束、右侧丘脑后辐射和胼胝体膝部和体部的跨半球纤维。这些发现有助于理解这些情感障碍疾病的神经生物学基础,为相关症状和认知功能异常提供了线索。

3. **功能磁共振成像** 功能磁共振成像(functional magnetic resonance imaging, fMRI)是最常用的一种非损伤性的活体脑功能检测技术,其狭义概念主要指应用血氧水平依赖(blood oxygenation level dependant, BOLD)进行脑功能研究。其基本原理是人体受到刺激后,局部脑组织产生兴奋,动脉血(含氧合血红蛋白)流入兴奋脑区,脑组织局部含氧量增加,造成局部逆磁性物质增加,而周围组织因没有神经活动,氧含量不增加,局部主要为顺磁性物质,这样就构成了信号对比。

传统的基于 fMRI 的脑功能研究多是基于任务激活的,即通过对比任务状态与对照状态脑区信号的变化来判定任务激发的脑活动。目前 BOLD fMRI 也被广泛用于静息状态脑功能的研究。由于 fMRI 的非侵入性,容易被精神疾病患者接受,可多次重复,这使得研究脑功能的发育性改变、脑功能随症状消长的变化、药物治疗及临床干预对脑功能的影响成为可能。精神疾病脑功能成像研究的主要成果体现在任务态 fMRI 成像和静息态 fMRI 研究两方面。

(1) 任务态 fMRI:研究者通过实验任务和 fMRI 研究了精神疾病患者在执行认知、情绪任务时的脑激活模式。工作记忆、心理理论、情绪知觉与处理等方面的研究发现,精神分裂症患者在相关脑区的活动表现出异常,但研究结果不一致。这些研究有助于理解精神疾病患者异常行为学表现的神经基础,并且也有助于理解精神症状产生的神经机制。

(2) 静息态 fMRI 研究:静息状态下的脑功能成像研究通过探索自发低频振荡信号的属性,如振幅、相关性等,来发现精神疾病患者脑区内部和脑区间的功能连接情况。这种方法已经被用于检测注意缺陷多动障碍、阿尔茨海默病、精神分裂症等疾病的脑功能异常。

总的来说,精神疾病脑功能成像研究通过不同的成像技术揭示了患者在认知、情绪等方面脑部活动的异常,为疾病的诊断和研究提供了重要的神经生物学基础。

二、脑网络组学研究

脑的不同区域相互作用、互相协调,共同构成一个网络来发挥其功能,大脑的功能执行总是依赖于多个脑区之间广泛的交互。因此,从网络的角度来研究人脑的功能是极为必要的。近年来,基于脑影像数据的功能连接研究不断表明精神分裂症是一个连接异常的疾病。研究者发现精神分裂症患者的脑功能网络效率降低,连接强度降低等。这些发现为精神分裂症的失连接假说提供了直接的解剖依据,提示脑组织间的连接损伤可能是精神分裂症大脑功能异常的潜在原因。

通过脑网络组学的研究,人们发现了精神分裂症患者工作记忆的脑区活动异常,这可能源于多个因素的综合影响。除了背外侧前额叶皮质(dorsolateral prefrontal cortex, DLPFC)外,其他脑区如丘脑、皮质下结构等也在精神分裂症中受到广泛的关注。另外,关于精神分裂症的全脑功能连接和网络拓扑结构研究也得到了广泛的关注。更为有意义的是,许多研究发现脑功能网络属性与临床评分之间密切相关,提示患病时间越长,宏观网络信息效率越低,脑网络的效率和阳性与阴性症状量表评分显著负相关。

总的来说,脑网络组学的发展为研究精神分裂症的神经机制提供了新的途径。从脑网络组的视角出发,能够为理解脑信息加工机制开辟新途径,为脑疾病的早期诊断和预后及疗效评价提供新视角。同时,多模态磁共振影像技术的发展也为精神疾病的脑影像学诊断指标提供了可能性,有望建立基于脑影像的个体水平上的辅助诊断与疗效评价系统,为疾病的准确诊断、对症治疗提供客观依据。

(张 晨)

主要参考文献

[1] 陆林. 沈渔邨精神病学[M]. 6 版. 北京:人民卫生出版社,2018.

[2] 季建林,吴文源. 精神医学[M]. 2 版. 上海:复旦大学出版社,2009.

[3] CHEONG J L, DOYLE L W, BURNETT A C, et al. Association between moderate and late preterm birth and neurodevelopment and social-emotional development at age 2 years [J]. JAMA Pediatr, 2017, 171(4):e164805.

[4] HARRISON P, COWEN P, BURNS T, et al. Shorter Oxford textbook of psychiatry [M]. 7th Edition. Oxford, UK:Oxford University Press, 2018.

[5] PATEL P K, LEATHEM L D, CURRIN D L, et al. Adolescent neurodevelopment and vulnerability to psychosis [J]. Biol Psychiatry, 2021, 89(2):184-193.

[6] STRAUB L, HERNÁNDEZ-DÍAZ S, BATEMAN B T, et al. Association of antipsychotic drug exposure in pregnancy with risk of neurodevelopmental disorders:a national birth cohort study [J]. JAMA Intern Med, 2022, 182(5):522-533.

[7] WANG Q, YANG Q, LIU X. The microbiota-gut-brain axis and neurodevelopmental disorders [J]. Protein Cell, 2023, 14(10):762-775.

第五章　精神分裂症和其他原发性精神病性障碍

> 本章重要知识点：
> (1) 精神分裂症具有异质性，目前病因及病理机制尚未阐明，该病可能源于遗传与环境的交互作用。
> (2) 精神分裂症的临床表现复杂多样，包括感知觉障碍、思维障碍、情感障碍、意志行为障碍及认知障碍等多个方面，有精神活动的不协调，现实检验能力或自知力受损。
> (3) 目前抗精神病药物是精神分裂症的首选治疗方案，强调早期、全程及综合治疗原则。全病程治疗包括急性期治疗、巩固期治疗及维持期治疗。

精神分裂症和其他原发性精神病性障碍的主要特征是现实检验能力显著受损和行为改变，临床症状表现为妄想、幻觉、思维形式障碍(通常表现为言语紊乱)、行为紊乱、被动和被控制体验、阴性症状(如情感和意志迟钝或平淡)，以及精神运动性障碍。这些症状的发生频率和强度明显偏离了可以预期的文化或亚文化规范。这些症状不是由于另一种精神和行为障碍(如心境障碍、谵妄或物质使用所致障碍)导致。如果表达的想法、信念或行为与其文化习俗相符，则不应归类于精神分裂症和其他原发性精神病性障碍。

Box1：在ICD-11中，精神分裂症和其他原发性精神病性障碍包括如下。

6A20 精神分裂症

6A21 分裂情感性障碍

6A22 分裂型障碍

6A23 急性短暂性精神病性障碍

6A24 妄想性障碍

6A2Y 其他特定的原发性精神病性障碍

6A2Z 未特定的原发性精神病性障碍

第一节　精神分裂症

精神分裂症(schizophrenia)是常见的重性精神疾病之一，主要表现为多种精神心理过程的紊乱，包括思维(如妄想、思维形式障碍)，感知觉(如幻觉)，自我体验(如体验到感觉、冲动、思想、行为被外在力量控制），认知（如注意力、言语记忆和社会认知受损），意志（如动机缺乏），情感（如情感表达迟钝）及行为（如行为显得凌乱、漫无目的、无法预期，或不适当的情感反应干扰行为的组织条理性）。思维障碍被认为是精神分裂症的核心症状。诊断要求症状必须持续至少 1 个月。症状不是另一种健康问题的临床表现（如脑肿瘤），也不是某种作用于中枢神经系统的物质或药物（如糖皮质激素）的效应，包括戒断效应（如酒精戒断）。

精神分裂症概念和术语在不断发展变化。1852 年，法国医生 Morel 将一种精神障碍命名为早发性痴呆（démence précoce），患者青春期起病，首先出现社会退缩、奇怪的举止和自我忽视，最终导致智力退化。1863 年，德国 Kahlbaum 描述了伴有全身肌肉紧张的精神病，称之为紧张症（catatonia）。1871 年，Hecker 报道了一个命名为"青春痴呆"（hebephrenia）的病例，患者发病于青春期，具有荒谬、愚蠢的行为。1896 年，德国 Kraepelin 在大量的、各种不同的症状中归纳出这些疾病的共同特征，认为这些并非独立的疾病，而是同一疾病的不同类型，统称为早发性痴呆（dementia praecox）。1911 年，瑞士精神病学家 Bleuler 认为痴呆和早期发病不是这种疾病必不可少的特征，它的基本特征是缺乏一致性，在思维、感知、意志及人格的主观感觉上表现出不一致性、不完整性，是一种分离破裂的障碍，因而提出"精神分裂症"这个新名称，并一直沿用至今。Bleuler 认为患者存在 4 个基本特征，被称为"4A"症状：联想（associations，即思维障碍）、情感（affect，即情感的淡漠、迟钝和不协调）、矛盾意向（ambivalence，即动机缺乏）和内向性（autism，即社交退缩和心理理论受损）。

精神分裂症病因未明，整个生物、心理、社会因素都对精神疾病的发病起重要作用。有证据表明，精神分裂症与遗传因素密切相关，精神分裂症患者大约有 80% 的遗传风险，但遗传模式是复杂的、多基因的。社会心理因素与具有遗传易感性的个体相互作用，参与整个疾病的发病及复发过程。精神分裂症患者在大脑结构和功能方面存在异常，导致疾病发生。

精神分裂症的防治工作是精神卫生专业人员的主要任务之一。精神分裂症不仅给患者本人及其家属带来极大的痛苦，而且给家庭、医疗系统及整个社会带来沉重的负担。建立良好的医患关系并且达成治疗同盟是成功管理精神分裂症的重要前提。早期发现症状，早期干预治疗，能够改善患者的长期预后。

虽然全科医生和其他专科医生接触精神分裂症患者的机会并不多，但是，由于精神分裂症的严重性和特殊性，加上医疗时往往需要家属甚至社会的共同参与，因此，医务工作者必须学会识别临床症状、掌握疾病的诊断和处理原则，以帮助患者能尽早和完整地回归社会。

一、流行病学

精神分裂症是最常见的非器质性精神病性障碍之一。根据不同国家和地区的报道，精神分裂症的患病率和发病率差异较大。这可能与调查所采用的诊断标准不同及人群间可能存在的差异有关。采用宽泛定义的精神分裂症年发病率为 0.1‰~0.5‰，发达国家的精神分裂症发病率高于发展中国家,数值可能相差5倍。据WHO估计,全球精神分裂症的终身患病率为3.8‰~8.4‰,美国的研究显示终身患病率高达13‰。

我国精神分裂症流行病学调查结果也发生了变化。1993年进行的12年随访显示精神分裂症的终身患病率为0.65%。黄悦勤等2019年发表的"中国精神卫生调查"结果显示,在全国31个省157个县/区对18岁以上且在城乡居住6个月以上的人群中,精神分裂症及其他精神病性障碍的终身患病率为0.7%,12个月患病率为0.6%,其中农村的12个月患病率(1.1%)明显高于城市(0.1%)。此外,国外荟萃分析显示,精神分裂症在男性中比在女性中更常见,男女比例为1.4∶1;我国调查数据显示,男性的精神分裂症及其他精神病性障碍12个月患病率为0.7%,女性为0.5%。

精神分裂症通常的发病年龄在15~54岁,最常见的是在20岁左右。男性和女性在不同的生命阶段对精神分裂症表现出不同的易感性。男性在20多岁时存在单一的发病高峰;而女性的发病年龄范围更广,第一个高峰在20多岁,第二个高峰在40多岁。

二、病因与发病机制

精神分裂症确切的病因及发病机制至今未明,研究证实整个生物、心理、社会因素都对精神分裂症的发病起重要作用。

(一)遗传因素

运用家系调查、双生子研究和寄养子研究等方法来研究精神分裂症揭示了其遗传学风险。精神分裂症患者一级亲属中,同患本病的风险为4%~14%,约是一般人群的10倍;若双亲均患精神分裂症,子女患病风险可高达40%。精神分裂症患者二级亲属的患病风险约为一般人群的3倍。可见血缘关系越近,患病率越高。双生子研究发现,单卵双生子的同病率为40%~50%,而双卵双生子的同病率为10%。寄养子研究同样支持了遗传因素在精神分裂症发病中的作用,给精神分裂症家族聚积现象的遗传特征提供了有力证据。

精神分裂症的发生可能是多个基因微小效应累加的结果,即所谓的多基因疾病。精神分裂症的易感性在人群中是一个连续谱,超过一定的易感阈值时就得到表达。它们是以危险因素而非致病因素在发挥着作用。在多基因遗传模式中,有一系列不同的遗传变异和遗传机制。

精神分裂症虽然具有较高的遗传性,但无法明确疾病基因的染色体定位。目前,精神分裂症的遗传变异风险主要有3种类型:单核苷酸多态性(single nucleotide polymorphism, SNP)、拷贝数变异(copy number variation, CNV)、罕见变异(rare variants)。

全基因组关联分析(genome-wide association study, GWAS)显示精神分裂症的遗传风险主要来自SNP。迄今为止最大型的研究,纳入35 000名患者和80 000名健康对照,发现了108个基因位点,包含600多个已知的蛋白质编码基因,与精神分裂症风险相关。这些基因包括了与之前研究假说一致的基因,如多巴胺D_2受体基因、谷氨酸基因。

特定的拷贝数变异与精神分裂症相关。最熟知的 CNV 是 22q11 染色体缺失。拷贝数变异可以是一段 DNA 的缺失或复制。与 SNP 不同的是，每个 CNV 都极为罕见，但如果存在，会对风险产生重大影响。大约 2.5% 的患者和 0.9% 的健康对照存在精神分裂症拷贝数变异风险。还有一部分精神分裂症病例是由于个别基因中的罕见单核苷酸（或双核苷酸）变异引起的，这些变异如果存在就会引起这种疾病的高风险。如 *SETD1A* 基因，在 5 000 个病例中出现 10 个这样的变体，但在 45 000 个健康对照组中只有 2 个，比值比是 32。与 CNV 一样，一些罕见变体是遗传的，一些是新发突变。

DISC 1（disrupted in schizophrenia 1）基因在精神分裂症遗传学中具有特殊地位。来自苏格兰的大型家系研究发现染色体 1 和 11 的基因易位增高了精神分裂症和其他精神障碍的发病率。*DISC 1* 是基因易位的影响（"破坏"）导致相应的表型。然而，目前还不清楚 *DISC 1* 在这个家系以外的精神分裂症中的作用。

（二）环境因素

环境因素在精神分裂症病因学中的作用毋庸置疑。精神分裂症的环境危险因素包括孕期感染、孕期营养不良、产科并发症、冬季出生、父亲年纪大、城市出生和成长、童年创伤和逆境、移民、大麻、吸烟、生活事件等。大部分环境危险因素和精神分裂症的因果关系并不清楚，也并非特异的，但环境因素增加精神分裂症发生风险。

精神分裂症患者存在较多的产科并发症，如产前出血、糖尿病、出生时低体重、缺氧、Rh 血型不相容等产科并发症，在有精神分裂症遗传易感性的人群中更为明显。它们可能是直接原因（如胎儿缺氧），也可能是早先存在胎儿异常，甚至还可能是母体的特征。在母孕期和儿童阶段发生感染与精神分裂症有关，例如，流感病毒、弓形虫、单纯疱疹病毒 2、风疹病毒感染等。一些研究检测了妊娠期血液中的炎症因子（如白介素、细胞因子、C-反应蛋白），与后代发生精神分裂症的风险相关。母亲如果在怀孕期间遭遇饥荒，其子女罹患精神分裂症的风险增加，比值比约为 2。营养不良改变了 DNA 甲基化和其他基因表达的调节过程，进而影响了后代。冬季出生人群中精神分裂症患者较夏季出生者有所增加。南北半球情况是类似的，高纬度地区精神分裂症的发病率要高一些。在没有精神分裂症家族史的患者中，冬季出生的现象更多见，这可能是因为冬季与流感病毒感染、日照时间短、维生素缺乏有联系，也有可能与妊娠时间有关，后者通过生殖细胞遗传修饰的季节性变化发挥影响。父亲年龄＞50 岁的子女患精神分裂症的相对风险是 1.66。有证据表明，将来易患精神分裂症的个体，在其儿童期存在智能和运动功能障碍及社交能力不足的比例增加，支持早期神经发育影响精神分裂症的发病。研究发现，使用大麻者罹患精神分裂症的相对危险度是不使用者的 2.5 倍，严重使用者则为 6 倍。吸烟也是罹患精神病的风险因素，也与症状出现早相关。

（三）神经生物学因素

神经生物学因素在精神分裂症的发病中起重要作用，目前主要是利用神经科学的概念和技术来分析理解精神分裂症的发生发展。

1. 脑结构变化 精神分裂症的大脑结构可能发生改变。脑影像发现，精神分裂症存在脑容量下降、颅内容积下降、侧脑室和第三脑室扩大、海马和丘脑萎缩、灰质皮质变薄、白质纤维异常。

2. **神经病理学** 尸检神经病理学研究试图解释神经影像发现的细胞和分子基础。研究发现，精神分裂症患者存在脑重量下降、缺乏神经退行性改变或神经胶质增生、突触和树突的标志物减少、某些中间神经元的标志物减少、某些区域的锥体细胞变小、丘脑神经元减少。

3. **功能脑影像** 目前运用影像学技术如正电子发射体层摄影（PET）、单光子发射体层摄影（SPET）、功能性磁共振成像（fMRI），评估精神分裂症患者的脑功能。Ingvarh和Franzen（1974）利用放射性氙注射方法发现，慢性、长期服药的精神分裂症患者前额叶灌注较额叶后部略少。额叶低灌注被认为是精神分裂症的特征。精神分裂症的fMRI研究也发现类似的额叶功能变化，患者存在皮质活动低"效能"。精神分裂症存在"失连接"，即精神分裂症存在突出的神经环路和脑网络异常。失连接的多种形式涉及结构变化（大脑"连接"的改变），近年来研究集中在大脑的神经震荡脑网络，即大脑负责认知功能和其他功能活动区域神经元的协调一致性。

4. **神经生理学** 与正常健康对照相比，精神分裂症患者脑电图（electroencephalograph，EEG）普遍地表现为θ活动、快活动和阵发性活动增多。P300是一种听觉诱发电位，它出现在一系列无关刺激中的目标刺激出现后的300 ms。它是一种对听觉信息处理过程的测定方法。在精神分裂症患者和部分一级亲属中P300波幅降低。

5. **生物化学**

（1）多巴胺（DA）假说：DA是在精神分裂症发病中发挥关键作用的神经递质，DA活动过度假说，主要有两方面的依据：第一，苯丙胺可促进中枢神经突触释放DA。大剂量重复地使用苯丙胺可以出现与精神分裂症十分相似的症状，而短期应用苯丙胺可引起精神分裂症患者精神病性症状恶化；第二，各种抗精神病药物是DA受体拮抗剂，它们具有D_2受体的高亲和力，能有效地控制精神分裂症的症状，其药理机制是阻断了DA受体功能。用同位素与受体结合的方法，发现精神分裂症患者脑尾状核和壳核与上述同位素标记的神经阻滞剂的结合力明显高于对照组患者，说明精神分裂症患者突触后DA受体有增敏现象。也有报道发现，通过PET对脑生化代谢和受体功能进行检查，未服抗精神病药物的精神分裂症患者前额叶葡萄糖代谢明显下降，纹状体DA D_2受体增加3倍之多，支持D_2受体功能过度的假说。这些研究结果促成了精神分裂症著名的"DA假说"，20世纪70年代开始持续至今。精神分裂症不同的临床相可能与不同的DA功能异常有关。DA功能亢进与精神分裂症阳性症状有关，也有证据提示，前额叶DA功能调节低下可能与精神分裂症阴性症状或认知功能缺陷有关。

（2）5-羟色胺（5-HT）假说：致幻剂D-麦角酸二乙胺（lysergic acid diethylamide, LSD）和仙人掌毒碱是吲哚类物质，是$5-HT_2$受体激动剂，能引起精神病性症状，5-HT耗竭剂利血平可缓解精神分裂症的孤僻、行为退缩和情感不协调等症状。从而提出了精神分裂症的5-HT假说。精神分裂症患者存在$5-HT_2$受体密度的变化，尤其是前额叶皮质$5-HT_2$受体下降和$5-HT_{1A}$受体增多。目前研究认为精神分裂症的5-

HT假说是DA假说的重要补充,如第二代抗精神病药物同时具有DA和5-HT拮抗作用,对5-HT的拮抗可以增加前额叶DA的释放,从而缓解精神分裂症的阴性症状及认知症状。

(3) 谷氨酸假说:兴奋性氨基酸类神经递质谷氨酸也引起学界的重视。谷氨酸能受体亚型N-甲基-D-天冬氨酸(NMDA)受体拮抗剂(氯胺酮等)可以引起精神分裂症样精神病。苯环己哌啶(phencyclidine, PCP)是谷氨酸的非竞争性拮抗剂,可产生类似精神分裂症的症状。NMDA受体功能减弱理论模型认为精神分裂症的NMDA受体功能低下,导致谷氨酸系统与多巴胺能系统不平衡。

(4) γ-氨基丁酸(gamma-aminobutyric acid, GABA):是脑内主要的抑制性神经递质,研究发现,精神分裂症患者大脑皮质GABA合成酶谷氨酸脱羧酶(glutamic acid dehydrogenase, GAD)水平下降;GABA能神经元(包含小清蛋白的中间神经元)突触连接减少;$GABA_A$受体表达异常和GABA水平下降。

(5) 去甲肾上腺素(NE)假说:研究发现,在精神分裂症患者脑的特定区域,尤其是富含NE的前脑边缘系统,NE含量升高。在精神分裂症患者的伏隔核和乳头体内NE含量较对照组高约3倍。NE假说指出:NE功能不足,可导致快感缺失和意向活动减低,这可能与精神分裂症的阴性症状有关;NE活动亢进则与偏执症状有关。

(6) 炎症因子:炎症因子在精神分裂症病因学中的可能机制涉及风险基因和出生前因素。研究表明,精神分裂症患者血液中存在多种炎症因子的变化,提示处于促炎症状态。炎症反应状态可以先后影响DA、谷氨酸和5-HT系统。Bloomfield等使用PET技术显示了精神分裂症患者和前驱期综合征个体小胶质细胞(大脑内的炎症细胞)的激活。

(四) 神经发育异常

19世纪末与20世纪初,由Glouston(1892)和包括Kraepelin在内的其他学者共同提出了精神分裂症的"神经发育障碍假说"。大量研究表明,精神分裂症患者大脑存在轻微的多局灶或弥漫性的解剖变异,而且这种变异可能在发病之前就存在。此外,还存在神经通路的遗传性缺陷及皮质的神经细胞排列异常。进展为精神分裂症患者的儿童在运动、认知和社交能力方面受损。患者存在神经系统"软"体征,如动作协调性差。这些发现均强烈提示精神分裂症与神经发育异常有关。引起神经发育异常的主要原因包括产科并发症、胚胎期病毒感染等。

(五) 社会心理因素

相对于生物学危险因素,社会心理因素易被人们忽略,但是它们在精神分裂症病因学中仍具有重要地位。社会低收入阶层精神分裂症的发生率较高。恶劣的生活环境会导致精神分裂症。出生于城市与精神分裂症患病风险增加有关,与小城镇或郊区相比,大城市的比值比更高。这可能与贫困、移民、感染、应激,以及遗传易感性与城市环境相互作用等因素相关。生活事件和生存困难经常被认为是精神分裂症的促发因素。一项荟萃分析得出生活事件和精神分裂症的风险比是3∶2。精神分裂症患者中遭受童年创伤和虐待,包括霸凌的比例也较正常人高,比值比大约是3。

精神分裂症患者可能存在病前人格异常。Kretschmer认为正常人格、分裂样

(schizoid)人格和精神分裂症是一个渐变的连续体,精神分裂症是异常心理的充分展现。精神分裂症发病的心理因素理论是建立在精神动力学理论上,且聚焦在家庭的致病作用方面。

三、临床表现

精神分裂症临床表现复杂多样,不同患者、不同发病阶段的临床表现可以有很大差别。

(一)感知觉异常

幻觉,尤其是幻听,是精神分裂症的常见症状之一。听到的"声音"可以是简单的噪声、哨声、雷声、拍击声、脚步声等(原始性幻听),也可以是讲话声、耳语、喊叫、责骂或威胁声(言语性幻听)。言语性幻听具有诊断价值,内容往往是令患者不快的,如威胁或命令患者做一些非自愿的事情(命令性幻听),有时 2 种以上的声音以第三人称的语气来议论患者(议论性幻听),或对患者的行为进行评论(评论性幻听)。

幻视较为少见,精神分裂症患者的幻视不同于器质性精神障碍的幻视,如谵妄时在幻觉中看到一些小的动物在活动,而精神分裂症几乎看不到这种幻视。精神分裂症的幻视与其幻觉妄想性体验交织在一起,如感到被跟踪时可看到"有人站在窗前"。幻嗅和幻味多数与被害妄想有关,患者怕中毒,闻到特殊的气味或尝到饭菜有特殊的味道,认为是别人放了毒。

幻触或躯体幻觉在精神分裂症中较常见,患者可感到自己受到了电磁场、射线、宇宙外力的影响,感觉有刺、扎、打、内脏受牵拉、烧灼、切割、腐蚀等,心率可被扰乱,大小便可被抑制,但更多的是生殖器官受影响,而且是持续受到外界力量的影响。当患者对这些幻觉赋予妄想性的解释时,就具有特殊的诊断价值。如患者将下腹部的幻觉解释成迫害者的性骚扰。

患者普遍对幻觉感到痛苦,如果通过治疗减轻或消除了幻觉,则减轻了他们的痛苦与负担,但是,也有些患者觉得幻觉是一种舒适的甚至是一种有趣的经历,如果那些能友好交谈的声音未出现或被"夺走",患者还会抱怨。

(二)思维异常

妄想在精神分裂症中非常常见,具有内容荒谬、泛化的特点,以关系妄想、被害妄想最为常见,也可见钟情妄想、夸大妄想、罪恶妄想和疑病妄想等。

原发性妄想较为少见,一旦存在,具有很高的诊断价值。这类妄想往往发生突然,完全不能用患者当时的处境和心理背景来解释。例如,某患者早晨来到单位上班,一走进办公室突然感到气氛不对,周围人的态度也变了,以异样的目光注视他,都在窃窃私语,议论与他有关的事情。原发性妄想在早期比较容易辨明,但随着病情进展,继发性妄想相继而来,两者混杂交叉则难以辨别。

多数妄想是继发的,也就是说,在其他精神症状如感知觉异常的基础上产生的。如"听见"邻居都在骂他,从而认定他们想迫害他。结构可系统而严密,也可片断、零乱。妄想的内容因时代的不同而变化,可从涉及无线电、电视机、射线、电脑,到外星人、不明原因飞行物、穿越到古代等。在各种妄想中，以被害妄想最为常见，常与关系妄想同时存在。

较为少见但较具诊断价值的妄想包括被控制妄想、思维插入、思维被抽取和思维被播散。被控制妄想是患者感到有外力控制、干扰和支配自己的思想、行为及情感，甚至认为有特殊的仪器、电波或电脑在操纵自己（物理影响妄想）。坚信自己的内心想法不用说出来，别人都已知道（思维被播散）；有时感到自己的思维一下子被外力夺走了，有时是被某一确定的人夺走了（思维被抽取）；有时感到自己的脑子里出现了不属于自己的思维（思维插入）。

思维形式异常在精神分裂症中也很常见。联想过程缺乏连贯性和逻辑性是本病所具有的特征性症状。患者可表现为所要表达的观念之间失去内在联系，甚至缺乏逻辑性或偏离主题（联想散漫）。严重时患者的讲话失去理解性，人们只能听到一些无关联的词或词的片断，可表现为思维和言语毫无联系、支离破碎（语词杂拌）。有时患者会对事物做一些不必要的、过度具体化的描述，或是不恰当地运用词句。有时患者使用普通的词句、符号甚至动作来表达某些特殊的、只有患者本人才能理解的意义（病理性象征性思维）。有时患者创造新词或符号，赋予特殊的意义（词语新作）。有些患者表现为对抽象观念处理困难（思维具体化）。也可表现为思维流畅性的异常，如思维阻滞，即最初流畅的思路突然停止，有时发生在一句话的中间，患者不能说完自己的想法，出现沉默。有时患者逻辑推理荒谬离奇（逻辑倒错性思维），或者谈话缺乏中心思想，缺乏实效的空洞议论（诡辩性思维），有时患者可涌现大量思维并伴有明显的不自主感、强制感（思维云集或强制性思维）。

部分精神分裂症患者表现为思维内容的贫乏，患者感觉脑子里空空的，没有什么东西可想。交谈时言语诚少，内容空洞单调，在回答提问时通常只用是或否，很少加以发挥，或者虽然言语不少，但谈话内容空洞。

（三）情感异常

1. 情感的性质异常　患者出现抑郁、焦虑、易激惹或欣快，其中以抑郁较为常见。约有 1/4 精神分裂症患者有抑郁症状，抑郁症状可以出现在精神分裂症早期、疾病后期或缓解期，也可以和其他精神症状同时出现。

2. 情感的协调性异常　患者心境与周围环境不协调，患者的情感反应与当前的境遇不相称，表情、手势及讲话方式所表现出的情感活动同患者的经历或所讲的内容不协调。如患者在讲述其母去世这一令人伤心之事时哈哈大笑。情感不协调常出现在精神分裂症的妄想体验中。

3. 情感的稳定性异常　缺乏正常的心境变化，如情感反应平淡或淡漠，患者可表现为表情的变化减少或面部表情完全没有变化，如对外界各种情感变化的刺激反应减少或完全没有反应；患者可以对周围的人和自己漠不关心、麻木不仁。此为精神分裂症的特征性症状之一。

（四）意志行为异常

精神分裂症常见的行为异常包括社交行为不得体、无故发笑，退缩或古怪离奇行为及对环境茫然无措等。有的患者吃一些不能吃的东西,如喝尿、吃粪便、昆虫、草木,或伤害自己的身体(意向倒错)。有时患者可出现愚蠢、幼稚的作态行为,或突然、无目的的冲动行为。

精神分裂症患者可表现为紧张症状群。如处于木僵状态的患者几乎不动不语,但意识清晰,甚至感觉很敏锐,严重时可出现蜡样屈曲(waxy flexibility)。紧张性症状还可表现为精神运动性不安与激越状态。患者不停地活动,跑来跑去,屈膝下蹲或做体操,也可出现攻击行为,毁物伤人,或伤害自己。在紧张性激越状态中可出现轻度、一过性意识混浊,这时患者的心率可加快,体温可升高。此外,精神分裂症患者的自杀行为也应予以高度的重视。据报道,约有50%的精神分裂症患者有自杀观念,10%～15%的患者有自杀行为。

意志减退或缺乏是精神分裂症患者最常见的意志障碍。患者可表现为长期的自闭、懒散,或做一些无目的的活动。还表现为日常生活能力的受损,旷课或不上班,不参加社交活动,交往行为违反社交习惯(如对陌生人过分亲密、在公共场合大声地说脏话)。有些患者囤积一些物品,环境杂乱无章、肮脏不堪。

有些患者同时体验到完全对立的意向。一个患者可同时表现出哭和笑,可同时有恐惧与幸运的体验,也可对一个人同时流露出爱和恨,在妄想中可同时存在相互对立的内容,但患者意识不到这种矛盾性。矛盾意向属于精神分裂症的基础症状。

内向性同矛盾意向一样,也属于精神分裂症的基础症状。内向性是指自我沉思,失去了与现实的联系。患者以一种特有的很难描述的形式沉浸在他的体验和内心世界中,与世隔绝,自我中心。他一方面表现被动,几乎不关注周围的事件;另一方面则表现为全心全意投入到自己的妄想体验中。

(五) 认知功能损害

关于精神分裂症的认知功能损害目前主要有2种观点:一种认为认知功能是在病因的作用下进行性减退的;另一种观点认为,由于精神分裂症是先天遗传的缺陷和环境因素作用下神经异常发育的结果,因此认知功能损害在出现临床症状之前就已经存在。

认知功能包括神经认知(neurocognition,NC)和社会认知(social cognition,SC)。NC指工作记忆、学习和记忆、注意力、处理速度、推理和问题解决等心理能力。SC指参与感知社会信号,以及将这种感知与动机、情绪和适应性行为联系起来的心理过程,帮助每个人了解自己和他人。精神分裂症相关认知障碍(cognitive impairment associated with schizophrenia,CIAS)是精神分裂症的独立核心症状之一,显著影响临床转归。

1. **神经认知** 神经心理测验显示精神分裂症患者往往有认知功能缺损。认知功能的损害主要涉及注意、记忆、抽象思维、信息整合、执行功能等方面。精神分裂症患者的定向是正常的,但主动注意和被动注意功能均有不同程度的受损,并因此可能导致明显的回忆困难。也有学者认为精神分裂症的记忆损害是疾病的原发性症状。

2. **社会认知** 精神分裂症SC功能缺损主要表现为社交活动退缩、言语表达不畅、情感不协调等。有些患者可存在妄想性回忆,即对过去事件的妄想性解释。患者看到某人看自己的眼神,认为对方一定有什么意图或者是不怀好意。患者听到对方发出声音比如讲话声、咳嗽声,认为是故意针对自己。

(六)自知力异常

多数精神分裂症患者缺乏自知力,他们通常认识不到异常的体验是由疾病引起的,相反,归咎于别人的恶意行为。自知力缺乏常常导致患者拒绝治疗。在疾病初期,部分患者可以有一定的自知力,随着病程的延长,或者进入慢性阶段,患者往往自知力不足或缺乏自知力。

(七) ICD-11 中精神分裂症和其他原发性精神病性障碍的症状领域

精神分裂症是一类异质性很强的疾病,不同患者的症状差异很大,对于患者特定症状的描述很重要。ICD-11 采用了一系列的症状维度来取代以往的亚型分类。标注共有 6 个症状维度:阳性症状、阴性症状、抑郁症状、躁狂症状、精神运动性症状和认知症状(表 5-1)。除了分裂型人格障碍,所有的精神分裂症和其他原发性精神病性障碍的诊断都使用这 6 个维度来描述当前症状的模式。

表 5-1 精神分裂症和其他原发性精神病性障碍的症状领域

分类维度	包含的症状
阳性症状	妄想、幻觉、思维形式障碍、行为紊乱、被动体验、被控制感
阴性症状	言语贫乏、意志减退、社交退缩、情感平淡、快感缺乏
抑郁症状	抑郁情绪、自杀观念
躁狂症状	膨胀或易激惹的情绪、情绪不稳定、活动增加
精神运动性症状	精神运动性激越(如扮鬼脸、坐立不安、乱动、机械重复等)精神运动性迟滞(如缄默、麻木、紧张性姿势及蜡样屈曲等)
认知症状	加工速度、注意、判断、抽象思维及工作记忆等方面异常

四、诊断与鉴别诊断

(一)诊断标准

2019 年 5 月,世界卫生大会批准了《国际疾病分类》第 11 次修订版(ICD-11)。ICD-11 中精神分裂症(编码 6A20)位于章节《精神分裂症和其他原发性精神病性障碍》(编码 6A2)。ICD-11 在该章节中作出最大的改变是取消了精神分裂症所有亚型。ICD-11 精神分裂症诊断标准如下。

1. **基本(必要)特征** 至少具备下列症状中的 2 项(根据个体报告,临床医生或其他知情者观察),且症状在 1 个月或以上的大部分时间内持续存在。其中至少有 1 项症状来自(1)~(4)。

(1) 持续的妄想:如夸大妄想、关系妄想、被害妄想。

(2) 持续的幻觉:虽然可以出现任何形式的幻觉,但幻听是最常见的。

(3) 思维紊乱(思维形式障碍):如词不达意及联想松弛,言语不连贯,语词新作。严重时,患者的言语如此不连贯以至于无法被理解(语词杂拌)。

(4) 被动体验：被影响或被控制体验，如感觉个人的想法或行为不是由自己产生的，被强加的思维及行为，思维被抽走，或思维被广播。注意：如果对上述现象予以妄想性解释，则考虑满足标准。

(5) 阴性症状：如情感平淡，思维贫乏或言语贫乏，意志缺失，社交缺乏或兴趣缺失。注意：必须明确这些症状并非继发于心境障碍、物质滥用或药物。

(6) 明显的行为紊乱：可以出现在任何形式的有目的的活动中，如奇怪的或无目的行为，不可预知的或不恰当的情绪反应干扰的行为。

(7) 精神运动性症状：如紧张性不安或激越、作态、蜡样屈曲、违拗、缄默或木僵。

这些症状不是其他躯体疾病（如脑肿瘤）所致，也不是物质滥用或药物（如皮质类固醇）作用于中枢神经系统的结果，包括戒断反应（如酒精戒断）。

2. **精神分裂症的病程标准**　下述标准将用于确认精神分裂症的病程，包括个体当前是否满足精神分裂症的诊断要求，或者处于部分或完全缓解状态。病程衡量标准也用于识别当前发作是否为精神分裂症的首次发作，既往是否多次发作，或者症状已经持续较长时间。

(1) 6A20.0 精神分裂症，首次发作：首次发作是指患者第一次（当前或最近一次发作）表现出精神分裂症的症状，症状及其持续时间符合精神分裂症的诊断要求。

(2) 6A20.1 精神分裂症，多次发作：多次发作是指至少存在 2 次疾病发作，每次疾病发作时，患者的症状及其持续时间均满足精神分裂症的诊断要求，疾病发作之间的部分缓解期或完全缓解期至少持续 3 个月，并且本次或最近一次发作诊断为精神分裂症。缓解期患者仅部分满足或不满足精神分裂症的诊断要求。

(3) 6A20.2 精神分裂症，持续发作：持续发作是指自精神分裂症首次发作以后，在患者一生的几乎全部病程中，症状持续存在且满足精神分裂症的诊断要求，其间可以出现相对于整个病程来说极其短暂的阈下症状期。对于首次发作患者来说，精神分裂症的持续时间至少 1 年。

(4) 6A20.Y 其他特定的精神分裂症：若患者存在精神分裂症的典型症状，且引起有临床意义的痛苦，或导致社会功能损害，但未达到上述任何一种精神分裂症疾病的诊断标准，则诊断为其他特定的精神分裂症。

(5) 6A20.Z 精神分裂症，未特定：若因信息不足而无法作出更特定的诊断，则诊断为未特定的精神分裂症。

(二) **鉴别诊断**

1. **分裂情感性障碍**　精神分裂症患者常常出现情感症状，但其出现的次数或严重程度不足以满足中度或重度抑郁发作、或躁狂发作、或混合发作的诊断要求，或者精神病性症状和情绪症状同时存在不超过 1 个月。相反，分裂情感性障碍的精神病性症状与情感症状同时存在，精神病性症状符合精神分裂症的诊断要求，情感症状满足中度或重度抑郁发作、或躁狂发作、或混合发作的诊断标准，并且精神病性症状和情感症状共同存在至少 1 个月时间。

2. **急性短暂性精神病性障碍**　精神分裂症诊断要求明显的精神病症状持续至少 1

个月。急性短暂性精神性障碍患者的症状呈现波动性（强度及类型），妄想或幻觉内容多变，甚至每天都会发生变化。而精神症状的快速变化及波动在精神分裂症患者中不常见。阴性症状常见于精神分裂症，但不出现在急性短暂性精神病性障碍中。此外，急性短暂性精神病性障碍的症状持续时间不会超过 3 个月，绝大多数持续数天到 1 个月，而精神分裂症的典型病程要长得多。

3. **妄想性障碍** 精神分裂症和妄想性障碍都是以持续妄想为特征的。如果还存在其他特征并符合精神分裂症的诊断要求（如持续幻觉，思维紊乱，被影响、被动或被控制体验，阴性症状，行为紊乱，或异常的精神运动性行为），则应诊断为精神分裂症而不是妄想性障碍。然而，如果幻觉与妄想内容一致且并非持续存在（如有规律的 1 个月或更长时间出现），则应考虑妄想性障碍而不是精神分裂症的诊断。妄想性障碍患者的人格相对完整，社会功能和职业功能受损及衰退不明显，且第一次引起临床关注时年龄较大。

4. **分裂型障碍** 分裂型障碍的特点是患者的语言、感知觉、信念和行为等持久的异常模式，类似于精神分裂症患者症状的弱化形式。精神分裂症与分裂型障碍的主要区别在于症状存在的强度，如果患者的症状严重程度达到精神分裂症的诊断要求则诊断为精神分裂症。

5. **双相Ⅰ型障碍** 双相Ⅰ型障碍患者在躁狂发作或混合发作时也可出现精神病性症状。虽然所有类型的精神病性症状均可出现在躁狂发作或混合发作中，但夸大妄想（如上帝指派，拥有特殊的力量或才能），被害妄想和自述性妄想（因为拥有特殊身份或才能而被人谋害）最为常见。躁狂发作或混合发作时，被影响、被动或被控制体验（思维被插入、思维被夺或思维被广播）也可能出现。幻觉较少发生，通常伴随于被害妄想或关系妄想，以幻听（如谄媚的声音）较为常见，而幻视（如看到神灵）、内脏幻觉或幻触较少见。伴有精神病性症状的躁狂发作或混合发作患者的精神病性症状往往出现在心境发作期。

6. **单次发作的抑郁障碍和复发性抑郁障碍** 单次抑郁发作或复发性抑郁障碍患者在中度或重度抑郁发作时也可出现精神病性症状，其精神病性症状往往出现在抑郁发作期。精神分裂症与单次或复发性抑郁障碍的鉴别主要在于：精神病性及其他症状（符合精神分裂症诊断标准）不是出现在中度或重度抑郁发作期。如果同时满足精神分裂症和单次或复发性抑郁障碍的诊断标准，精神病性症状和情感症状共同存在至少 1 个月，则此时应诊断为分裂情感性障碍。

7. **创伤后应激障碍(post-traumatic stress disorder, PTSD)及复杂创伤后应激障碍** PTSD 和复杂 PTSD 患者往往会出现严重闪回症状，而严重闪回可以表现出对周围环境意识的丧失，侵入性画面或记忆也具有幻觉的特征，高警觉也可能达到偏执程度。但是，PTSD 的诊断需要有明确的应激暴露史，患者曾置身于（短期或长期）极具威胁或恐怖的事件或处境中，在特殊情境下可以出现意识丧失和幻觉样体验。创伤性事件的反复体验不是精神分裂症的特征。

五、治疗

(一) 治疗原则

精神分裂症的治疗原则包括早期治疗、综合治疗、全病程治疗。

1. **早期治疗原则** 一旦确诊精神分裂症,应尽早开展药物等综合治疗措施,缩短精神病未治期(duration of untreated psychosis, DUP)。

2. **综合治疗原则** 精神分裂症患者应该采取综合治疗策略,包括药物治疗、物理治疗、心理治疗和康复治疗,以期提高临床疗效、增加患者的依从性、预防复发、提高生活质量、提高社会功能、尽早回归社会。

3. **全病程治疗原则** 精神分裂症的全病程治疗包括急性期、巩固期和维持期3个阶段,保证患者的治疗疗效、评估药物的安全性及实现回归社会终极目标。

(1) 急性期治疗:以药物治疗为主,2周内加大至有效治疗剂量,症状获得大部分控制,一般需6~8周时间。

目标:①预防伤害,控制异常行为,降低精神病性症状和相关症状的严重性;②了解导致疾病发生的可能因素;③尽快恢复功能的最佳水平;④建立患者和家庭的联盟;⑤制订短期和长期(预防复发)治疗计划;⑥防止严重药物不良反应的发生。

(2) 巩固期治疗:巩固急性期所用的有效药物治疗至少6个月,配合心理治疗、康复治疗,提高患者服药依从性,症状获得进一步缓解,防止复燃,促进社会功能恢复。

目标:①巩固有效药物治疗,防止已缓解的症状复发,并使阴性症状获得进一步改善;②对患者减少应激,提供支持,降低复发的可能性;③增强患者适应日常生活的能力;④进一步缓解症状和巩固临床疗效,促进恢复;⑤监测药物不良反应,根据疗效与不良反应调整药物剂量,提高治疗依从性。

(3) 维持期治疗:抗精神病药物需持续服用,以维持症状缓解,防止复发,保持良好的社会功能,提高患者生活质量。维持治疗时间长短目前尚存在争议,首发患者通常需要数年,而多次复发患者建议终生服药。由于依从性降低而复发的患者,维持期可以考虑使用长效注射剂(long acting injectables, LAI)。

目标:①维持症状持续缓解,预防复发;②促进患者的功能水平和生活质量持续改善;③监测与处理药物持续治疗中的不良反应;④确立患者监护人或主要照料者;⑤提供心理干预,提高药物治疗效果与依从性,改善预后。

(二) 不同阶段患者的管理策略

1. **首发精神分裂症的管理** 首发精神分裂症是指患者首次出现明显精神行为障碍,包括幻觉、妄想、焦虑、麻木、意识混乱和紧张症状群。第二代抗精神病药物(second generation antipsychotics, SGAs)是治疗首发精神分裂症的优选药物,需考虑个体化治疗。首发精神分裂症患者对药物治疗比较敏感,通常所需抗精神病药物剂量较低。同时,由于药物不良反应对患者的服药依从性产生较大影响,因此必须充分考虑药物的不良反应,如锥体外系不良反应(EPS)、代谢综合征(体重增加、血脂异常、高血糖)、内分泌异常(高催乳素血症)、心血管异常(QT间期延长)。60%~70%的首发精神分裂症患者在开始使用抗精神病药物治疗后 2～4 周有应答，需密切观察。

2. **复发精神分裂症的管理**　精神分裂症是一种慢性疾病，经过治疗后病情稳定的患者后续可能出现急性加重。复发的主要原因在于患者服药依从性差，或遇到重大生活事件（或压力）。一旦确定患者复发，需先评估当前服用的抗精神病药物剂量、持续时间和依从性。复发患者仍然建议抗精神病药物单药治疗。需评估药物治疗的安全性与耐受性，定期进行必要的实验室检查，包括血液系统，心、肝、肾功能与糖脂代谢等指标。

3. **难治性精神分裂症的管理**　精神病治疗应答及抵抗（treatment response and resistance in psychosis, TRRIP）工作组对难治性精神分裂症（treatment-resistant schizophrenia, TRS）提出的诊断标准为：足量（≥600 mg/d 氯丙嗪当量），足疗程（治疗剂量下治疗时间≥6 周），使用超过 2 种不同抗精神病药，采用标准化评定量表（如 PANSS、BPRS、SANS、SAPS 等）评估症状改善＜20%，并且持续 12 周，社会及职业功能评定提示存在中度及以上的功能损害，还需监测血药浓度等方法来评估患者的治疗依从性。难治性精神分裂症治疗的一线药物是氯氮平，氯氮平产生治疗反应的血药浓度为 350～500 ng/mL，使用过程中需定期监测血液粒细胞水平。改良电抽搐治疗或联合拉莫三嗪可用于对氯氮平应答不足的患者。

（三）药物治疗

抗精神病药物治疗是精神分裂症的主要治疗方案，临床上通常首选第二代抗精神病药物，如利培酮、阿立哌唑、氨磺必利、齐拉西酮、喹硫平等。

1. **第一代抗精神病药物**　主要通过阻断大脑中的 D_2 受体起作用。它们对中枢神经系统中的 DA 通路作用为非选择性的，因此会导致一系列不良反应，尤其是锥体外系症状和催乳素升高。代表药物有氯丙嗪、氟哌啶醇、舒必利等。

2. **第二代抗精神病药物**　具有较高的 $5-HT_{2A}$ 受体的亲和力，是 $5-HT_{2A}$ 和 D_2 受体的拮抗剂，对中脑边缘系统的作用比对纹状体系统的作用更具有选择性，代表药物有利培酮、奥氮平、氯氮平、喹硫平、齐拉西酮、阿立哌唑等。不仅对阳性症状有效，对阴性症状、情感症状、认知症状也有一定的效果。而与第一代抗精神病药物相比，EPS 发生率明显减少。

3. **抗精神病药物长效针剂**　长效针剂是抗精神病药物的特殊剂型。可以用于服药依从性差的患者，或者有高功能需求的患者。长效针剂进入体内后的峰谷浓度波动较小，保证了患者的症状稳定，同时减少药物不良反应，降低复发率和再入院率，有利于长期预后。第一代抗精神病药物长效针剂有癸酸氟哌噻吨、癸酸氟奋乃静等，第二代抗精神病药物长效针剂有利培酮微球、双羟萘酸奥氮平、阿立哌唑长效注射液、棕榈酸帕利哌酮针剂等。

（四）物理治疗

1. **改良电抽搐治疗（modified electroconvulsive therapy, MECT）**　MECT 主要用于控制精神分裂症患者严重兴奋躁动、激越、持续大量的幻觉或妄想、自伤自杀、持续抑郁症状、紧张症、违拗、拒食拒药、药物治疗抵抗，或者必须紧急处理的各种临床突发状况。MECT 治疗在短暂的全身麻醉（通常持续不到 10 分钟）、药物性肌肉松弛，以及持续监测氧饱和度、血压、心率和节律的条件下进行，电荷通过头皮电极输送到大脑，导致全身性癫痫发作，通常持续 20~60 秒。大多数患者在 2~4 周的时间内接受 6~12 次治疗作为初始疗程。MECT 常见不良反应包括短暂记忆损伤、头痛、关节酸痛、肌痛、术后恶心或呕吐等。

2. **重复经颅磁刺激**（repetitive transcranial magnetic stimulation，rTMS） 经颅磁刺激（transcranial magnetic stimulation，TMS）是一种对人脑进行无创刺激的技术。刺激是通过将短暂的电流通过一个磁线圈产生一个短暂的高强度磁场而产生的。该磁场可以激发或抑制线圈下方的一小块大脑区域。rTMS 是在 TMS 基础上发展起来的新型神经调控技术，通过调节不同刺激频率和刺激模式，来调控大脑皮质产生兴奋或者抑制。rTMS 主要适用于顽固性幻听和阴性症状。对左颞顶叶皮质进行 1Hz 的 TMS 治疗，可短期治疗持续的幻听，左侧前额叶皮质的高频 TMS 可以改善阴性症状和认知症状。TMS 目前作为临床辅助治疗策略，可以对精神分裂症中难以治疗的症状进行短期辅助治疗。

3. **其他物理治疗** 包括迷走神经刺激术（vagus nerve stimulation，VNS）、磁抽搐治疗（magnetic seizure therapy，MST）等，目前仍在研究阶段，具体参见第十六章第六节"神经调控治疗"。

（五）心理治疗和康复治疗

一些心理治疗可以帮助提高精神分裂症患者对药物治疗的依从性、降低复发率和再住院率、改善精神分裂症患者精神症状、改善社会功能和预防复发。

支持性心理治疗是临床上应用较广的心理治疗方法，适用于精神分裂症的各个病期。支持性心理治疗以医患关系为中心，治疗的内容主要取决于患者具体的问题。

认知行为疗法（cognitive behavior therapy，CBT）可以减少持续性症状并改善自知力。

家庭治疗为家庭提供支持和教育，它旨在改善家庭成员之间的沟通，提高所有相关人员的意识，并减少痛苦，它可以帮助降低复发率、入院率、症状和护理人员的负担，并提高患者对治疗的依从性。

心理健康教育为精神分裂症患者提供信息和教育，具体涉及疾病诊断、治疗、相应资源、预后、常见应对策略和权利，其可以降低复发率和再入院率，并且具有潜在的成本效益。

艺术治疗是将心理治疗技术与文艺活动（如绘画、音乐、戏剧、舞蹈）相结合，以促进患者的创造性表达。最常见的艺术治疗主要包括音乐治疗和绘画治疗。

职业康复（vocational rehabilitation）可以帮助出院后症状稳定的精神疾病患者获取和维持职业，训练社会技能，获取收入，增强自信和自我认同，提升生活质量，使患者尽早回归社会。包括日间治疗（day treatment）、庇护性就业（sheltered employment）、职业俱乐部（club house）、过渡性就业（transitional employment）、支持性就业（supported employment）。

其他心理和康复治疗方法包括认知矫正疗法和独立生活社交技能训练（independent living and social skill training）。

六、预后

精神分裂症是慢性迁延性疾病，多种因素会影响患者的预后，包括起病年龄、性别、起病形式、症状表现、病前性格、病前社会心理因素、病前社会适应能力和社交能力、家族史、治疗疗效和耐受性、治疗依从性、家庭支持情况、是否存在躯体或精神障碍共病等。通常女性的预后好于男性。存在以下情况提示预后不佳：18岁前发病、慢性隐匿性起病、病前性格内向孤僻、有阳性家族史、有社会心理应激因素、家庭支持不理想、病前适应能力差、社交退缩、存在明显的阴性症状或认知缺损症状、治疗疗效差或无法耐受不良反应、不能坚持系统治疗、同时共病躯体疾病或其他精神障碍。

第二节　分裂情感性障碍

分裂情感性障碍（schizoaffective disorder），又称分裂情感性精神病（schizoaffective psychosis），分裂症状与情感症状在同一次发病中均很明显，两类症状可以同时或先后出现，同样突出，常有反复发作倾向，缓解良好。

一、流行病学

分裂情感性障碍多在青少年期或成年期发病，平均发病年龄为29岁。男女发病率相当。分裂情感性障碍终身患病率为0.5%～0.8%，年发病率为0.3%～5.7%/10万。

二、病因与发病机制

目前来自神经精神病学、神经影像学、分子神经病学、遗传流行病学，以及包括激素、生化和神经心理学检测研究的资料并没有发现精神分裂症、分裂情感性障碍、情感障碍之间存在明显的分界。相反，趋同的证据支持精神病性障碍与情感障碍在遗传、病理生理上存在重叠。

有学者认为，分裂情感性障碍是精神分裂症与情感障碍的共病体，而有的学者则把分裂情感性障碍看作是精神分裂症与情感障碍连续谱系上的一个中点。另有学者指出，分裂情感性障碍在神经解剖学特征、分子遗传学、人口学资料、临床特征及治疗反应上与伴有精神病性症状的双相情感性障碍相似，因此认为分裂情感性障碍实际上是伴有精神病性症状的情感障碍，而并非一类独立的疾病。但也有学者研究发现，分裂情感性障碍在地塞米松抑制试验、认知功能损害及家族遗传上与精神分裂症相似。因此认为分裂性情感障碍与精神分裂症更为接近。

三、临床表现

患者多为急性或亚急性起病，每次发病的病程多在3个月内。两次发作的间隔时间多数在半年至5年。临床特征是既有明显的抑郁或躁狂症状,又有精神分裂症症状,两类症状在同一次发病中同时出现。思维障碍主要表现为联想障碍,如思维奔逸、思维迟缓、思维散漫、逻辑推理障碍和妄想。情感障碍以抑郁-躁狂双相症状为临床表现的较多见。行为障碍主要表现为兴奋、冲动、易激惹或攻击行为,也可表现为紧张综合征等。感知障碍主要有幻觉、错觉和感知觉综合障碍。

四、诊断与鉴别诊断

(一)诊断标准

主要根据临床表现特征必须具备分裂症状和情感症状,在整个病程中同时存在或先后出现,而且出现与消失时间比较接近。在诊断中要注意整个病程的症状演变,不可只以一时所见的症状为诊断依据,否则易误诊为精神分裂症或双相情感障碍。ICD-11中分裂情感性障碍诊断标准如下。

1. **基本(必要)特征**

(1)同时满足精神分裂症和中度或重度抑郁发作,或躁狂发作,或混合发作的诊断要求。注:由于症状重叠,某些精神分裂症和心境障碍发作时均可能出现的症状(如阴性症状、激越及烦躁不安)不能作为精神分裂症诊断所需的症状标准。

(2)精神病性症状和情感症状同时或相差数天内发生。

(3)精神病性症状和情感症状共同存在至少1个月时间。

(4)这些症状不是其他躯体疾病(如脑肿瘤)所致,也不是物质滥用或药物(如皮质类固醇)作用于中枢神经系统的结果,包括戒断反应(如酒精戒断)。

2. **分裂情感性障碍的病程标准**

(1)6A21.0 分裂情感性障碍,首次发作:首次发作是指患者第一次(当前或最近一次发作)表现出分裂情感性障碍的症状,症状及其持续时间符合分裂情感性障碍的诊断要求。如果既往有过分裂情感性障碍或精神分裂症发作,则应使用"多次发作"描述。

(2)6A21.1 分裂情感性障碍,多次发作:多次发作是指至少存在2次疾病发作,每次疾病发作时,患者的症状及其持续时间均满足分裂情感性障碍或精神分裂症的诊断要求,疾病发作之间的部分缓解期或完全缓解期至少持续3个月,并且本次或最近一次发作诊断为分裂情感性障碍。缓解期患者仅部分满足或不满足分裂情感性障碍的诊断要求。

(3)6A21.2 分裂情感性障碍,持续发作:持续发作是指自分裂情感性障碍首次发作以后,在患者一生的几乎全部病程中,症状持续存在且满足分裂情感性障碍的诊断要求,其间可以出现相对于整个病程来说极其短暂的阈下症状期。对于首次发作患者来说,分裂情感性障碍的持续时间至少1年。

(二)鉴别诊断

1. **急性短暂性精神病性障碍** 急性短暂性精神病性障碍患者的精神症状并不符合精神分裂症或抑郁发作、躁狂发作或混合发作的诊断标准,并且,急性短暂性精神性障碍患者的症状呈现波动性(强度及类型),妄想或幻觉内容多变,甚至每天都会发生变化。分裂情感性障碍患者可有阴性症状,但急性短暂性精神病性障碍患者不会出现阴性症状。此外,急性短暂性精神病性障碍的症状持续时间不会超过 3 个月,绝大多数持续数天到 1 个月,而分裂情感性障碍的病程通常要长得多。

2. **伴有抑郁或躁狂症状的精神分裂症**　精神分裂症患者,如果伴有情感症状,则情感症状持续时间不足 1 个月,或者不能满足中度或重度抑郁发作、躁狂发作、混合发作的诊断要求。

3. **伴有精神病性症状的心境障碍**　分裂情感性障碍患者在心境障碍发作期(中度或重度抑郁发作、躁狂发作或混合发作),精神病性症状及其持续时间也达到精神分裂症的诊断要求。虽然抑郁障碍或双相 I 型障碍患者也可伴有精神病性症状,精神病性症状与情感症状同时出现,但其精神病性症状并不满足精神分裂症的诊断要求(如仅有幻觉而没有其他精神病性症状)。

4. **应激相关障碍**　患者在不良的社会心理因素的影响下起病,可出现情绪低落、言行减少或兴奋冲动等症状,情感反应强烈且鲜明。精神症状与心理创伤密切相关,随着不良社会心理因素的消除而逐渐缓解无间歇期,且在痊愈后极少复发。

五、治疗

(一) 药物治疗

分裂情感性障碍急性发作期需要快速控制精神病性症状和情感症状,首选药物治疗。一般采用抗躁狂药物或抗抑郁药物及抗精神病药物治疗,可取得较好疗效。使用的药物包括传统的抗精神病药如氯丙嗪、氟哌啶醇等,也包括非典型抗精神病药如氯氮平、帕立哌酮缓释片、奥氮平、阿立哌唑、喹硫平等。锂盐对于控制患者的情感症状,无论是躁狂症状还是抑郁症状均有帮助。此外,抗惊厥药如丙戊酸钠、卡马西平等,据报道对控制患者的情感症状,尤其是躁狂症状具有疗效。

(二) 物理治疗

如药物治疗效果不佳或无法耐受,或者具有自杀、冲动伤人风险的患者可选用MECT。

(三) 心理及社会干预

分裂情感性障碍需要长期维持治疗,但由于治疗依从性不佳,维持期治疗期间应加强心理社会干预,包括健康教育、家庭干预等有利于改善治疗的依从性和长期预后。

六、预后

分裂情感性障碍的预后较情感性障碍差,存在与情感不协调的分裂症状、间歇期有残留症状、慢性迁延性病程、家族史阳性常常预示着预后较差。

第三节　急性短暂性精神病性障碍

急性短暂性精神病性障碍(acute and transient psychotic disorder, ATPD)是指一

组急性起病、以精神病性症状为主、病程短暂、缓解彻底的疾病。其特点是既往精神健康的个体突然发病,可伴有或不伴有应激性生活事件,症状的性质及强度可在隔天甚至1天之内迅速变化,在2周内达到高峰,并伴有社会功能的明显受损。精神病性症状包括幻觉、妄想、思维紊乱等,也可出现精神运动性症状。病程不超过3个月,通常持续数天到1个月。预后好,症状可完全缓解,个体的功能水平可恢复到病前状态。

一、流行病学

最近一些研究发现急性短暂性精神病性障碍的发病率在(3.9~9.6)/10万,诊断稳定性为39%~56%。

二、病因与发病机制

急性短暂性精神病性障碍病因不明,可能与生物因素和社会心理因素有关。女性、社会阶层低下、文化背景不佳、居住农村、分娩、移民、社会隔离与心理社会应激事件、不明原因的非特定的短期发热、夏季等,其他因素如病毒感染、自身免疫功能下降、大脑损伤、营养不良等是该病易患的社会心理因素,不良的人格特征如边缘型、分裂型、偏执型等被认为是发病的心理易感素质。与精神分裂症发生于个体的成长发育期不同,这些因素于急性短暂性精神病性障碍患者通常发生在成年期,且对大脑损伤的程度往往较轻。

三、临床表现

患者通常在2周或更短的时间内出现急性的精神病性症状,症状的性质及强度可在隔天甚至一天之内迅速变化。最常见的症状可概括为以下几个方面:①片段的幻觉或妄想:妄想的内容多样且多变,包括被害、夸大、关系、被影响、被控制等,妄想结构松散、内容荒谬离奇,甚至互相矛盾。在妄想的基础上,患者可出现内容各异、变化多端的幻觉。各种幻觉的内容丰富、生动,尤其是幻听。患者往往被生动的幻觉所吸引,沉溺于一种身临其境的感受之中。②短暂的思维混乱或意识模糊,或注意力集中困难,近事记忆受损,但其觉醒度及意识仍然处于相对正常水平。③情绪反复无常、心境不稳定,可表现为淡漠、焦虑、情绪低落甚至自杀观念、兴奋激越或类似于躁狂发作的表现。④可出现与幻觉妄想或情感障碍有关的言语和行为异常,表现为活动增加、大声吵闹,也可表现为寡言少语甚至缄默。

四、诊断与鉴别诊断

(一) 诊断

ICD-11急性短暂性精神病性障碍(6A23)诊断标准如下。

1. 基本特征

(1) 急性起病,无前驱期症状,可以2周内从无精神病状态快速发展为明显的精神病状态。精神病性症状包括妄想、幻觉、思维紊乱,或被动、被影响或被控制体验。精神运动性症状(如紧张症)也可出现。

(2) 症状的性质及强度均可发生快速变化，这种变化可以隔天发生，甚至1天之内发生。

(3) 在精神病发作期间不会出现阴性症状（如情感平淡、失语或言语贫乏、意志缺失、社交隔离、兴趣缺失等）。

(4) 症状持续时间不超过3个月，绝大多数情况下持续数天到1个月。

(5) 这些症状不是其他躯体疾病（如脑肿瘤）所致，也不是物质滥用或药物（如皮质类固醇）作用于中枢神经系统的结果，包括戒断反应（如酒精戒断）。

2. 急性短暂性精神病性障碍的病程标准 下述标准将用于确认急性短暂性精神病性障碍的病程，包括个体当前是否满足急性短暂性精神病性障碍的诊断要求，或者处于部分或完全缓解状态。如果既往没有类似发作，则使用单次发作。如果既往曾有多次类似发作，则使用多次发作描述。

(1) 6A23.0 急性短暂性精神病性障碍，首次发作：首次发作是指患者第一次（当前或最近一次发作）表现出急性短暂性精神病性障碍的症状，并且符合急性短暂性精神病性障碍的诊断要求。

(2) 6A23.1 急性短暂性精神病性障碍，多次发作：多次发作是指至少存在2次疾病发作，每次疾病发作时患者的症状及其持续时间均满足急性短暂性精神病性障碍的诊断要求，并且疾病发作之间的部分缓解期或完全缓解期至少持续3个月。缓解期患者仅部分满足或不满足急性短暂性精神病性障碍的诊断要求。

（二）鉴别诊断

1. 急性应激反应 急性应激反应起病急，是在个体遭遇强烈的精神创伤后数分钟至数小时之内产生一过性的应激反应，通常不会出现精神病性症状。而急性短暂性精神病性障碍患者往往具有幻觉或妄想等精神病性症状。

2. 分裂情感性障碍 分裂情感性障碍的临床表现以精神病性症状和情感症状为主，两组症状均很明显且同时存在，症状相对稳定，病程较长且反复发作。而急性短暂性精神病性障碍以突发精神病性症状为主，且症状具有波动性及多变性。

3. 精神分裂症 精神分裂症在发病前通常有前驱期表现，病前功能下降，症状更稳定或内容更固定（如同种妄想持续数月），会出现阴性症状。而急性短暂性精神病性障碍则无前驱期，病程中不会出现阴性症状，症状波动多变。

4. 伴有精神病性症状的心境障碍 抑郁障碍和双相障碍均是以显著的心境改变为特征，至少持续数日，通常持续较长时间。虽然急性短暂性精神病性障碍患者也可出现情感症状，但通常持续时间较短，情感症状及其持续时间并不符合抑郁发作、躁狂发作或混合发作的诊断标准。

5. 谵妄 谵妄状态下患者会出现波动性的意识模糊（如注意力指向、集中、维持及转移能力受损）及觉醒度下降（如环境定向受损）。尽管急性短暂性精神病性障碍患者会出现短暂的思维混乱或意识模糊，或注意力集中困难，但其觉醒度及意识仍然处于相对正常水平。

6. 继发性精神病性障碍 包括躯体疾病、脑器质性疾病所致精神障碍和精神活性物质所致精神障碍及药物不良反应等,根据用药史、体格检查、实验室检查和辅助检查即可鉴别。

五、治疗

(一) 药物治疗

首选不良反应小的抗精神病药,剂量不宜过大,时间不宜过长,注意个体化策略。对于存在焦虑、抑郁等情感症状的患者可考虑使用抗焦虑药和抗抑郁药,在症状控制后即可停用。如有明显的激越、冲动,可选用氟哌啶醇、齐拉西酮肌内注射,或奥氮平、喹硫平等镇静作用较强的药物口服。尽管苯二氮䓬类药物对精神病性症状的长期治疗受限或无益,但短期使用有效且不良反应较抗精神病药物明显要少而轻。疾病的急性期治疗力图获得临床痊愈,经巩固治疗痊愈后在数周内将药物逐渐减量至停用。期间及之后都要严密监测患者的精神症状,如有波动及时处理。

(二) 物理治疗

在抗精神病药物不能较好地控制急性症状时可考虑合并使用 MECT。

(三) 心理治疗

心理治疗可提高药物治疗的效果和预防复发。针对患者发病的应激性事件进行心理干预,探索应对策略,提高患者解决问题的能力。通过支持性心理治疗等方法消除疾病对于患者可能导致的心理创伤,帮助其更好地回归社会。

(四) 支持治疗

应注意监测患者的症状变化,识别和处理躯体并发症,防范冲动及自伤自杀风险,并进行必要的隔离、保护及看护。

六、预后

急性短暂性精神病性障碍病程短暂,大多患者 2~3 个月完全缓解,预后较好。病前适应能力良好,病前无分裂特质,无精神分裂症家族史,有严重的促发因素,起病急,症状持续时间短,发作期间情感症状明显、没有情感迟钝等都是预后良好的相关因素。研究发现,急性短暂性精神病性障碍诊断稳定性并不高,在 20 年的随访期间,约 2/3 的患者转化为心境障碍或精神分裂症谱系障碍。

第四节 妄想性障碍

妄想性障碍(delusional disorder)又称偏执性精神障碍(paranoid disorder),是在没有抑郁发作、躁狂发作或混合型情绪发作的情况下,出现一种妄想或一组相关的妄想,通常持续至少 3 个月。妄想的内容因人而异,但在个人内部通常是稳定的,尽管它们可能随着时间推移而演变。妄想发作时没有抑郁、躁狂及混合发作的心境障碍,也没有其他精神分裂症的特征性症状(如持续性的听幻觉、思维形式障碍及阴性症状)。患者可以出现与妄想主题相一致的各种形式的感知觉障碍(如幻觉、错觉和身份认同障碍),以及情绪、态度和行为反应,但在不涉及妄想内容的情况下,其他方面的精神功能基本正常。

一、流行病学

妄想性障碍目前被认为是一种不常见的疾病。年发患者数为(1~3)/10万,妄想性障碍在所有入院的精神病患者中占1‰~4‰。大型人口调查显示,妄想性障碍的终身患病率为0.18%。平均发病年龄是46岁,女性略多于男性。

二、病因和发病机制

对妄想性障碍病因学的了解非常有限,主要原因是研究中往往样本量较小,以及诊断定义的变化不定。家系研究发现妄想性障碍患者的一级亲属患偏执型人格障碍的风险会增加。妄想性障碍与精神分裂症的家系关系则不那么明确。基因连锁分析研究发现,$HLA-A*03$基因与妄想性障碍和偏执型精神分裂症存在明显关联。尽管精神分裂症患者的一级亲属患妄想性障碍的风险会增加,但妄想性障碍患者的亲属患精神分裂症或者分裂样人格障碍的风险并未增加。

关于妄想性障碍的生物学研究甚少。一项MRI研究表明,老年妄想性障碍患者脑室扩大。最近Vicens等在年轻妄想性障碍患者的研究中发现,患者脑部激活状态和皮质厚度发生了改变,尤其是在脑岛和扣带皮质。

从精神心理因素角度看,对于妄想性障碍的解释着重于妄想本身。认知和实验心理学认为,妄想性障碍患者倾向于选择性地提取现实中可获得的信息,在信息不充分的前提下作出结论,并且不能够设身处地地理解别人的意图和动机。尽管作出可能性结论所需要的资料明显缺乏,但这丝毫不影响妄想性障碍患者对自己所作结论的确信程度。

三、临床表现

临床表现形式多样。共同特点可概括为以下几个方面:①妄想形式各异但比较固定,内容不显荒谬离奇,是现实生活中有可能发生的事情;②妄想的发展符合逻辑,可有一定的现实基础,结构比较系统、严密;③患者的情感、态度和行为与妄想系统相一致,在不涉及妄想内容的情况下,其他方面的精神功能基本正常;④典型病例缺乏其他精神病理改变,如没有清晰、持久的听幻觉和精神分裂症的其他特征性症状,也无脑器质性疾病、物质滥用等的证据;⑤病程演进较慢,妄想往往持久甚至持续终身,但一般不会出现人格衰退和智能缺损,并有一定的工作生活能力。

四、诊断与鉴别诊断

(一)诊断

ICD-11妄想性障碍(6A24)诊断标准如下。

1. 基本特征

(1)一种或一组相互关联的妄想的发生和形成,时间上需要3个月以上(通常更长),其出现不伴有抑郁、躁狂或混合发作。

(2) 不同个体的妄想内容不同,尽管妄想的内容会随着时间而发展,但在同一个体中则表现出显著的稳定性。常见的妄想种类包括被害妄想,躯体相关妄想(如在医学检查正常的情况下坚信器官腐烂或功能异常),夸大妄想(如坚信其发现了长生不老药,可以永生),嫉妒妄想(如坚信其配偶不忠)和钟情妄想(坚信有人对其情有独钟,通常是一个著名的或地位很高的陌生人)。

(3) 不存在明显和持续的幻觉、阴性症状或被影响体验、被动体验或被控制感。但有些病例还可以出现与妄想内容相关的、特定的幻觉,如被寄生虫或昆虫感染妄想时可能出现的幻触。

(4) 除了与妄想体系直接相关的行为和态度外,情感、言语和行为通常没有受到影响。

(5) 这些症状不是非精神和行为障碍或疾病的临床表现(如脑肿瘤),也并非物质或药物(如皮质类固醇)作用于中枢神经系统后的效果,包括戒断反应(如酒精戒断)。

2. **病程标准** 以下标准将用于确认患者目前是否符合妄想性障碍诊断标准,或者是否处于部分或完全缓解状态。

(1) 6A24.0 妄想性障碍,急性期:当前或者在过去1个月内满足所有的妄想性障碍症状和持续时间的诊断要求。

(2) 6A24.1 妄想性障碍,部分缓解:在过去至少1个月内不能满足所有的妄想性障碍的诊断要求,但存在显著的临床症状,伴或不伴有功能损害。

(3) 6A24.2 妄想性障碍,完全缓解:在过去至少1个月内不能满足所有的妄想性障碍的诊断要求,并且不残留显著的临床症状。

(二) 鉴别诊断

1. **精神分裂症** 精神分裂症多表现各种妄想,鉴别要点在于精神分裂症以原发性妄想多见,内容既不系统而又荒诞,且往往有泛化现象,更谈不上妄想的结构和逻辑性。在妄想的同时,常伴有各种幻觉,情感表现和社会功能也都严重受损。随着病情迁延而导致精神衰退。

2. **偏执型人格障碍** 以猜疑和偏执为主要特征,但其并未达到妄想的程度,开始于童年、少年或成年早期。其只是人格的偏离正常,而非真正的精神病。

五、治疗

(一) 一般原则

通常妄想性障碍的患者很难主动就诊,更不愿意服药治疗。医生需要先就患者的整体情况与患者商讨,尝试改善伴随的焦虑、抑郁情绪和躯体不适,鼓励患者寻求帮助,减少伤害性行为,这些工作有利于与患者达成初步的合作,为患者接受系统抗精神病药治疗做准备。

(二) 药物治疗

妄想性障碍的首选治疗是抗精神病药治疗,目前缺乏抗精神病药治疗妄想性障碍的随机对照研究,病例报告显示药物治疗有显著效果,但多数患者的症状无法完全消失,因此治疗的目标是减轻症状,降低精神症状对心身状况和社会功能的影响。第一代和第二代抗精神病药均可减轻妄想性障碍的症状,但由于患者多对治疗疑虑,故药物选择和初始剂量需仔细权衡不良反应和获益,以免早期出现的不良反应增加患者的反感,造成治疗中断。治疗过程中缓慢增加药量使得患者能够耐受药物,剂量和疗程应个体化。有报道显示,长效抗精神病药注射针剂也可以适用于妄想性障碍的患者。对妄想型躯体变形障碍的一些数据显示,选择性5-HT再摄取抑制剂(SSRI)而非抗精神病药应作为一线药物使用,而对治疗无效者则可使用抗精神病药增效治疗。虽然在对其他妄想性障碍的治疗中抗抑郁药所扮演的角色仍然不清楚,但在治疗的某些阶段经常会使用抗抑郁药,这主要取决于合并抑郁症状的频率及在治疗中是否出现了抑郁症状。

(三) 心理干预

心理干预常配合药物治疗进行,有效的心理干预有助于良好医患关系的建立,提高治疗的依从性。可以给患者和家属进行疾病和治疗方面的家庭干预,包括健康教育、建立医患联盟,可以教育患者的家属和照料者不要就妄想观念的内容与患者辩驳,鼓励家庭以稳定患者情绪、配合治疗为主要目标。

六、预后

此病病程多呈持续性,部分患者可终身不愈。部分患者老年后由于体力与精力日趋衰退,症状可有所缓解。少数患者经治疗后可有较好的缓解。由于病因不明,尚无有效的预防方法。培养开朗、乐观的个性可能对预防本组疾病有好处。

第五节 其他精神病性障碍

其他精神病性障碍(other psychotic disorder)是指除上述章节所描述的诊断以外的原发性精神病性障碍。必要的特征包括以下几点:①以精神病性症状为特征(如妄想、幻觉、思维障碍、严重行为紊乱或紧张性行为);②这些症状不符合本章节中其他疾病的诊断要求(如严重程度、频率或持续时间);③另一种精神和行为障碍(如情感障碍、焦虑或恐惧相关障碍、与应激特别相关的障碍)不能更好地解释症状;④对于这些症状和行为,不能从发育或文化的角度给出合理的解释;⑤这些症状也不是非精神行为障碍或疾病类的临床表现(如脑肿瘤等),也不是物质或药物(如皮质类固醇)作用于中枢神经系统后的效果,包括戒断反应(如酒精戒断);⑥同时,这些症状在个人、家庭、社会、教育、职业或其他重要领域引起显著的痛苦或严重的功能损害。这种未能符合精神分裂症或其他精神病性障碍诊断标准的情况,可以诊断为其他特定的精神分裂症和其他原发性精神病性障碍(6A2Y)。如果因为没有充足的信息而无法做出更特定的诊断(例如,在急诊室的环境下),可以诊断为精神分裂症或其他原发性精神病性障碍,未特定(6A2Z)。

(易正辉)

主要参考文献

［1］陆林,李涛,王高华.牛津精神病学[M].7版.北京:北京大学医学出版社,2022.

［2］陆林.沈渔邨精神病学[M].6版.北京:人民卫生出版社,2018.

［3］AMANN B L, CANALES RODRÍGUEZ E J, MADRE M, et al. Brain structural changes in schizoaffective disorder compared to schizophrenia and bipolar disorder [J]. Acta Psychiatr Scand, 2016, 133(1): 23-33.

［4］AZORIN J M, KALADJIAN A, FAKRA E. Aspects actuels du trouble schizo-affectif [Current issues on schizoaffective disorder] [J]. Encephale, 2005, 31(3): 359-365.

［5］CASTAGNINI A, BERTELSEN A, BERRIOS G E. Incidence and diagnostic stability of ICD-10 acute and transient psychotic disorders [J]. Compr Psychiatry, 2008, 49(3): 255-261.

［6］CASTAGNINI A, FOLDAGER L, BERTELSEN A. Long-term stability of acute and transient psychotic disorders [J]. Aust N Z J Psychiatry, 2013, 47(1): 59-64.

［7］LÓPEZ-DÍAZ Á, FERNÁNDEZ-GONZÁLEZ J L, LARA I, et al. Predictors of diagnostic stability in acute and transient psychotic disorders: validation of previous findings and implications for ICD-11 [J]. Eur Arch Psychiatry Clin Neurosci, 2020, 270(3): 291-299.

［8］POON J Y, LEUNG C M. Outcome of first-episode acute and transient psychotic disorder in Hong Kong Chinese: a 20-year retrospective follow-up study [J]. Nord J Psychiatry, 2017, 71(2): 139-144.

［9］SINGH S P, BURNS T, AMIN S, et al. Acute and transient psychotic disorders: precursors, epidemiology, course and outcome [J]. Br J Psychiatry, 2004, 185: 452-459.

［10］World Health Organization. ICD-11 for Mortality and morbidity statistics [OL] (Version: 01/2023). [2023-4-9] https://icd.who.int/browse/2025-01/mms/en.

第六章　心境障碍

> 本章重要知识点：
> （1）心境障碍分为抑郁障碍和双相障碍等，定义不同的心境障碍，是根据心境发作的特定类型及随时间变化的模式。
> （2）抑郁障碍的核心症状包括心境低落、兴趣减退及快感缺失。
> （3）双相障碍的典型表现为心境高涨、精力旺盛和活动增加（躁狂或轻躁狂）与心境低落、兴趣减少、精力降低和活动减少（抑郁）反复或交替发作，可伴有幻觉、妄想或紧张症等精神病性症状及强迫、焦虑症状。
> （4）心境障碍的发作类型有：抑郁发作、躁狂发作、混合发作及轻躁狂发作。
> （5）心境障碍的治疗原则是早期、全病程治疗（急性期、巩固期和维持期）、综合治疗（药物治疗、物理治疗、心理治疗、康复治疗等）。

心境障碍也称情感障碍（affective disorder），是以明显而持久的心境高涨或低落为主要临床表现的一类精神障碍，并有相应的思维和行为改变，可伴有幻觉、妄想或紧张症等精神病性症状及强迫、焦虑症状，大部分患者呈反复发作表现，多可缓解，部分可有残留症状或转为慢性病程。ICD-11 对于心境障碍的诊断，需要先对症状进行描述，然后根据心境发作的次数和模式构成心境障碍的诊断。ICD-11 中，心境障碍的分类结构也发生了变化，学习了《精神障碍诊断与统计手册》第 5 版（*Diagnostic and Statistical Manual of Mental Disorders Fifth Edition*，DSM-5）的分类模式，将抑郁障碍与双相障碍作为心境障碍的亚分类。心境发作（mood episode）作为心境障碍的基本组成部分，需要首先进行描述，共包括 4 种：抑郁发作（depressive episode）、躁狂发作（manic episode）、轻躁狂发作（hypomanic episode）和混合发作（mixed episode）。心境发作本身并不能作为诊断类别，而心境发作的次数和模式才构成心境障碍的诊断。

Box1：在 ICD-11 诊断标准中，心境障碍包括如下。

（1）双相及相关障碍：

6A60 双相障碍 I 型

6A61 双相障碍 II 型

6A62 环性心境障碍

6A6Y 其他特定双相或双相相关障碍

6A6Z 双相或相关障碍，未特定

(2) 抑郁障碍：

6A70 单次发作抑郁障碍

6A71 复发性抑郁障碍

6A72 恶劣心境障碍

6A73 混合性抑郁和焦虑障碍

6A7Y 其他特定的抑郁障碍

6A7Z 抑郁障碍，未特定

6A80 心境障碍的症状学及病程表现

6A8Y 其他特定的心境障碍

6A8Z 心境障碍，未特定

第一节 双相及相关障碍

双相障碍（bipolar disorder，BD）也称双相情感障碍，是心境障碍的亚型，临床上既有躁狂或轻躁狂发作或混合发作，又有抑郁发作的一类心境障碍。双相障碍一般呈发作性病程，典型表现为心境高涨、精力旺盛和活动增加（躁狂或轻躁狂）与心境低落、兴趣减少、精力降低和活动减少（抑郁）反复或交替发作，可伴有幻觉、妄想或紧张症等精神病性症状及强迫、焦虑症状。

躁狂和抑郁的关系在公元前 1 世纪即有记载，1854 年 Falret 将其描述为一种独立的疾病——环性精神病（folie cirulaire），1896 年，克雷丕林（Kraepelin）通过纵向观察，将躁狂和抑郁合二为一，命名为躁狂抑郁性精神病（manic-depressive insanity）。1921 年 Kraepelin 提出情感障碍是一个连续的谱系。至 20 世纪中叶，Leonhard 根据疾病相特征，提出单、双相情感障碍的概念，把既有躁狂又有抑郁发作的疾病称为双相情感障碍。这一观点逐渐被人们所接受。诊断体系发展至今，ICD-11 将双相障碍与抑郁障碍作为心境障碍的亚分类，移除掉持续性心境障碍这一项，并将环性心境障碍划分到双相障碍中，恶劣心境障碍划分到抑郁障碍中。同时，在躁狂发作的诊断标准上，ICD-11 接受了 DSM-5 系统的诊断描述，加入了精力或活动增加，但比 DSM-5 更加精确一些。ICD-11 中仍以"混合发作"作为双相障碍亚型标注。

一、流行病学

双相障碍的流行病学结果不一致性在于不同的诊断标准，但根据 ICD 和 DSM 诊断标准，目前双相障碍终身患病率为 0.3%～1.5%，男性和女性的患病率相同。费立鹏（2009）等对我国山东、浙江、青海、甘肃 4 省 6 万余名受试者的一项大型分析研究显示，心境障碍（月）现患率为 6.1%，其中双相障碍的月患病率为 0.2%。张玲等（2017）对 1984—2013 年的 32 项研究荟萃分析，我国双相障碍的终身患病率分别为 0.11%（95% CI 0.07%～0.17%）。黄悦勤等（2019）对中国精神卫生调查结果显示，我国双相障碍的终身患病率分别为0.6%,双相障碍Ⅰ型终身患病率分别为0.4%,双相障碍Ⅱ型终身患病率0.1%。2022年一项对204个国家和地区1990—2019年精神障碍的研究发现,双相障碍的患病率在不同地区的差异缩小,全球患病率约为0.4898%。

双相障碍与其他精神障碍的共病比例较高,尤其是焦虑障碍和物质滥用,这些问题进一步增加患者的疾病负担。与一般人群相比,双相障碍患者心血管疾病、代谢综合征、肥胖、吸烟和2型糖尿病的患病率也高,从而增加了早期死亡的风险。

二、病因与发病机制

双相障碍病因及发病机制复杂,至今仍不明确。大量研究表明,遗传、生物学因素(神经生化因素、神经内分泌失调、肠道微生态等)与社会心理因素等在其中发挥了一定作用,相互作用导致了疾病的发生和发展。

(一) 遗传因素

遗传是双相障碍的最危险因素。双相障碍家族聚集性强,是所有精神和行为障碍中遗传度最高的疾病之一。家系、双生子和寄养子研究等证实了双相障碍家族史是患者心境障碍发病的重要临床预测指标,并且随着与先证者遗传距离的增加,心境障碍的患病风险降低。双生子研究,包括同卵双生和异卵双生研究,提示双相障碍遗传度在60%~90%。一项超过200万人的国家队列研究发现,不同家庭类型(完整家庭、无父亲家庭和收养家庭)的双相障碍代际传播具有同质性,尽管养育效应似乎也起着适度的作用,但遗传仍发挥主要作用。

全基因组关联研究(GWAS)是识别与双相障碍相关的特定遗传变异最成功的策略。2007年一项纳入2000例双相障碍患者和3000例对照的英国人群GWAS研究中,首次发现了双相障碍的一个独立的关联位点,位于16p12染色体上的rs420259,$P=6.3\times10^{-8}$。最近的GWAS基于52个病例对照队列和5个大型人群队列的荟萃分析,确定了64个相关的基因组位点,发现双相障碍风险等位基因在突触信号通路和脑表达基因中富集,特别是在前额皮质和海马神经元中具有高特异性表达的基因。除了遗传相关性,在全基因组水平上评估遗传重叠的最常用方法是多基因风险评分(polygenic risk score, PRS)分析,双相障碍的PRS和其他特征也被用于解释双相障碍的常见共病。流行病学和临床证据表明,双相障碍的发病不符合孟德尔遗传疾病的规律,提示表观遗传机制,如基因特异性DNA甲基化、翻译后组蛋白修饰和非编码RNAs可能在双相障碍中发挥重要作用。表观遗传机制不仅与脑功能和行为的稳定变化有关,而且在双相障碍等精神疾病的神经病理学中也发挥了关键作用,但部分研究结果存在矛盾,故仍需深入研究。

(二) 生物学因素

1. **脑影像学** 由于影响因素较多,双相障碍的脑影像学研究未能形成一致的结论,双相障碍模型认为,前额叶边缘神经回路的功能障碍是情绪和认知失调的基础,而情绪和认知失调是双相障碍的特征。目前双相障碍及高危人群神经影像学发现的结构、功能和效能连接改变也主要涉及参与情绪处理、认知控制和执行功能的相关脑回路:结构核磁共振成像研究发现双相障碍及高危人群均存在前额叶边缘和皮质下结构形态学异常;

功能磁共振成像研究也提示在情绪处理和调节过程中杏仁核和其他边缘结构的过度激活。一项样本量相对较大的 MEG 任务态研究提示，γ 频段可以为临床医生判断当前抑郁状态患者是否存在转化为双相障碍的风险提供参考。但是当前研究结果仍需进一步验证。这些受损的环路可能是双相障碍发病风险及易感性相关的神经生物学标志。

2. 神经电生理　EEG 的 δ/α 频率激活模式改变的研究有助于阐述精神疾病神经生理机制，大量研究发现双相障碍存在 EEG 改变，患者 θ 频段功率显著增高，α 频段尤其是额中回-中央顶叶功能连接下降，β 频段增高。结合 TMS-EEG 可直接探测大脑皮质特定区域的皮质功能属性，如兴奋性、抑制、振荡活动和功能连接，相较单相抑郁障碍患者，BD 患者似乎对 rTMS 治疗的初始阶段反应不利，可能需要更长的刺激时间以获得更大的疗效。荟萃分析为 BD 患者的 P300 异常提供了证据，提示 P300 可能是 BD 的特征标志，而不是状态标志。

3. 神经内分泌　HPA 轴在双相障碍的病理生理学中发挥着一定作用。与健康对照组相比，有自杀意念的双相障碍患者 HPA 轴产物促肾上腺皮质激素（ACTH）分泌水平显著降低。亦有研究发现较高水平的 ACTH 与躁狂症状严重相关，提示双相患者可能存在慢性应激反应。HPT 轴异常在双相障碍尤其是快速循环型患者中相当常见，这类患者甲状腺功能减退的发生率更高，此类患者使用甲状腺激素治疗可能有效。由于疾病长期反复发作可能导致神经内分泌调节功能改变，反过来又加重疾病本身，从而形成恶性循环。女性双相障碍生理期前更易出现情绪波动，而男性双相障碍患者血清睾酮水平明显高于正常人，这些研究提示 HPG 可能参与双相障碍的发作。

4. 神经递质　5-羟色胺（5-HT）与去甲肾上腺素（NE）神经递质系统紊乱与双相障碍关系最为密切。5-HT 功能活动降低可能与抑郁发作有关，功能活动增高可能与躁狂发作有关。阻止 5-HT 回收的药物（如选择性 5-HT 再摄取抑制剂）、抑制 5-HT 降解的药物（如单胺氧化酶抑制剂）、5-HT 的前体色氨酸和 5-羟色氨酸均具有抗抑郁作用。而选择性或非选择性 5-HT 耗竭剂（对氯苯丙氨酸与利血平）可导致抑郁。研究发现，双相障碍患者，尤其是躁狂相患者，脑脊液中 5-HT 的浓度及代谢产物 5-羟吲哚乙酸（5-HIAA）浓度都是降低的。双相障碍与 NE 的关系是从降压药物利血平得到启发的，人们发现利血平可以耗竭突触间隙的 NE 而导致抑郁。单一的 5-HT 功能异常假说不能完全解释双相障碍的发病机制，有学者将 NE 和 5-HT 这两种神经递质学说综合在一起，认为 5-HT 功能下调的基础上，NE 功能低下与抑郁发生有关，而 NE 功能亢进与躁狂表现有关。多巴胺（DA）受体阻断剂的抗躁狂作用表明躁狂症状与多 DA 能活性失调有关，DA 激动剂和拮抗剂均可改善双相抑郁症状，可以推测 DA 受体可能是双相障碍的病理生理学基础。此外，γ-氨基丁酸（GABA）作为中枢神经系统主要的抑制性神经递质，可调节 NE、DA 及 5-HT 能神经元。各类神经递质之间可能相互影响、相互依存，共同参与对情绪的调节，它们之间的具体作用机制目前仍然不清楚，尚需进一步地研究。

5. 肠道微生物　越来越多的证据表明，肠道微生物失调与神经及精神类疾病的发生密切相关。大脑和肠道通过中枢神经系统（大脑、脊髓）、自主神经系统和肠神经系统等结构进行信息交互，即"脑-肠-微生物轴"。在双相障碍或重度抑郁症患者中，放线菌、肠杆菌科的丰度持续增加，而粪杆菌则持续减少。其他研究进一步表明，特定的细菌与临床特征、炎症谱、代谢标志物和药物治疗相关。饮食、压力、昼夜节律、运动和衰老等均可能影响肠道微生物群，微生物组的改变可以在不同程度上影响疾病的发生、发展。此外，包括精神药物在内的一些药物都可能影响肠道菌群的组成。

（三）心理、社会因素

心理、社会因素在双相障碍的发生、发展中也发挥了重要作用。应激性生活事件尤其与抑郁发作的关系较为密切。常见应激性生活事件，如丧偶、离婚、婚姻不和谐、失业、严重躯体疾病、家庭成员患重病或突然病故，均可导致抑郁发作。生活事件与躁狂或轻躁狂之间的关系仍不明确。

三、临床表现

（一）抑郁发作

抑郁发作的主要核心症状是情绪低落及兴趣减退，同时存在心理症状群与躯体症状群，症状持续时间至少2周，不同程度地影响患者的社会功能。

1. **情绪低落** 是指自我感受或他人观察到的显著而持久的情绪低落，是最具有特征性的症状，大部分患者存在此症状。患者常常描述莫名悲伤，高兴不起来，郁闷，愁眉苦脸、忧心忡忡，可出现典型的抑郁面容，表现为眉头紧锁，长吁短叹。严重者甚至痛不欲生、悲观绝望，有度日如年、生不如死之感，会倾诉"活着没意思""不知道活着的意义"等。低落情绪几乎在大部分时间存在，典型患者会有昼重夜轻的节律特点。

2. **兴趣下降** 患者对各种过去喜爱的活动或事物丧失兴趣或兴趣下降，做任何事都提不起劲。症状典型者对任何事物无论好坏等都缺乏兴趣，什么事情都不愿意做，觉得无意义。如患者以前喜欢画画、运动、健身，现在这些事情都提不起兴趣。

3. **意志活动减退** 患者的意志活动呈现抑制状态，不想讲话、不想做事、不想和人交往，严重时不愿工作、读书，不愿出门，封闭自我。严重时可达木僵状态（抑郁性木僵），不语、不动、不食，但仔细精神检查时，患者仍会流露痛苦或抑郁情绪、默默流泪等。

4. **思维迟缓** 患者思维联想速度减慢，常描述为"感觉脑子变笨了"，或是"感觉脑子转不动了"，以至于反应迟钝，决断能力降低，做事犹豫不决，难以作出决定。临床上可见患者主动言语减少，语速明显减慢，语音低沉，甚至无法正常与他人顺畅交流。

5. **自杀观念和行为** 抑郁障碍患者因疾病影响，多存在负性认知，严重时出现消极观念，觉得生活中的一切，甚至生活本身都没意义，死亡也无所谓，甚至是一种解脱，但因顾及亲人、家庭、事业等，早期仅有自杀观念（idea of suicide），部分严重的抑郁障碍患者会认为"活着十分痛苦，但苦于无法改变现状，只有结束生命才是解脱的办法"或"活在世上是多余的人"，可有自杀企图、自杀计划、自杀行动。自杀风险存在于整个抑郁发作期，也是抑郁障碍的高危症状，需反复提醒家属或主要照料者，治疗急性期将预防自杀作为首要任务。

6. 认知功能损害　抑郁障碍患者疾病期的认知是负性的、歪曲的。无论对自己、对所处的世界还是对未来都存在负性的认知。常见的负性认知包括：非黑即白（极端化或对立思维，如不是成功就意味着失败）；灾难化（消极地预测未来而不考虑其他可能性）；贴标签（给自己或他人贴上固定的大标签，不顾实际情况地下结论）；选择性关注（不看整体，选择性注意负性面，仅将注意力集中于消极的细节上）等。常有"三无"症状，通常表现为无望（hopelessness）、无助（helplessness）和无用（worthlessness）。

7. 躯体症状　抑郁发作时，躯体症状可涉及各系统和各脏器，影响睡眠、饮食、体能等方面。睡眠障碍是抑郁障碍最常出现的躯体症状，可以表现为包括早段失眠（入睡困难）、中段失眠（睡眠轻浅、多梦）和末段失眠（早醒），入睡困难最为多见，一般比平时延时超过30分钟，早醒最具有特征性，一般比平时早醒2～3小时，醒后无法再次入睡。进食紊乱。食欲下降和体重减轻也是常见症状，胃口差，但进食量不一定出现明显减少，故食欲下降和体重减轻不直接相关。严重者完全丧失进食的欲望，进食后感觉腹胀、胃部不适，体重会明显下降，甚至出现营养不良。因食欲下降、睡眠不足，体力下降也很常见，患者疲乏易累。

焦虑常常与抑郁症状如影相随，患者可表现为心烦、担心、紧张、无法放松，担心失控或发生意外等，也可表现为易激惹、冲动等，患者常常因过度担忧而使注意力不能集中可有非特异性的疼痛，头痛或全身疼痛，躯体不适的主诉可涉及各脏器，如胃肠道症状，表现为恶心、呕吐；心血管症状，表现为心慌、胸闷、出汗；泌尿系统症状，表现为尿频、尿急；消化系统症状，如便秘等。有的患者可表现为"癔球症"，总觉得嗓子眼有东西堵着。这类患者因躯体症状而就诊于综合医院，相关检查基本无异常，常被诊为各种自主神经功能紊乱。这类抑郁障碍患者其抑郁障碍状为躯体症状所掩盖，有人称之为"隐匿性抑郁障碍"，反复就医和检查多增加经济负担，且容易造成误诊。

（二）躁狂发作

躁狂发作的典型临床症状，可表现为情绪高涨、思维奔逸、精力/活动增多，称为"三高"症状，部分患者伴有夸大观念或妄想、冲动行为等。发作应至少持续1周，并有不同程度的社会功能损害，给自己或他人造成危险或不良后果。ICD-11中躁狂发作的核心症状增加"与情绪一致的精力或活动增加"，以便更好地描述情绪波动。

1. 情绪高涨　情绪高涨是躁狂发作的原发症状。患者主观体验愉悦，自我感觉良好，觉得生活充满了希望，所有的事情都是积极正面的，整日兴高采烈，神采飞扬，喜笑颜开。其高涨的情绪具有一定的感染力，言语诙谐风趣，容易引起周围人的共鸣。症状轻时可能不被视为异常，但了解他（她）的人可以看出这种表现的异常性。部分患者情绪高涨伴不稳定，时而欢乐愉悦，时而激动易怒，爱管闲事，表现为易激惹，以愤怒、敌意为特征，尤其觉周围人不顺其意，或提出与患者不同的看法时，甚至可能出现一过性的破坏及攻击行为，但持续时间较短，很快又被其他事吸引注意力。

2. 思维奔逸　患者联想速度明显加快，思维内容丰富多变，自感思潮汹涌，反应敏捷。表现为讲话嗓门大、速度快、内容丰富，话题转移快，有时患者自我描述为"我太聪明了，嘴巴跟不上脑子"。由于注意力随境转移，患者的思维速度异常增快，讲话的内容常从一个主题很快转到另一个主题,即意念飘忽(flight of ideas),严重时可出现"音联"和"意联"。有时会省略必要的连接词,表现为概念的堆积、缺乏一定的逻辑性,使他人难以理解。但患者的思维内容多与高涨的情绪背景一致,严重时达到夸大妄想的程度,随着情绪的下降,妄想也会随之减轻,持续时间因病程和严重程度而异。

3. **精力/活动增多、意志行为增强**　患者表现为精力旺盛、兴趣增加、计划增多,自我感觉"敢想敢做",整日忙碌不停,但做事情多无法坚持,虎头蛇尾,有始无终。患者对自己的增强的精力及行为不能正确判断,觉得是自己最好的状态,行为轻率或鲁莽(如疯狂购物、飙车等行为,做事不负责任或不计后果),自控能力差。病情严重时,自我控制能力下降,可出现冲动毁物行为。多为协调性精神运动性兴奋。

4. **躯体症状**　因患者自我感觉良好,基本无躯体不适主诉,但有时因极度兴奋,活动增多,睡眠需求减少,体力过度消耗,容易引起心率过快,血压升高,体重减轻等。体格检查可发现瞳孔轻度扩大、心率加快,且有交感神经兴奋症状等。

5. **其他症状**　部分患者发作严重时,极度兴奋躁动,可有短暂的幻觉妄想等精神病性症状,行为紊乱无目的性,也有出现意识障碍、错觉、幻觉及思维不连贯等,称为谵妄性躁狂。有的患者极期因躯体消耗过大,感情不协调,容易被误诊为精神分裂症。多数患者在疾病早期即丧失自知力。老年患者的夸大妄想常表现幼稚、愚蠢,言语多但较啰唆。对65岁以后首次出现躁狂发作的患者,应排除脑器质性病变可能,常需做影像学及实验室检查,以助诊断。妊娠期、产后、绝经期女性在躁狂发作时的症状更多表现为思维奔逸和随境转移,有别于男性患者的夸大、冒险行为及过度活跃。患者更易共患其他疾病,合并焦虑障碍的比例尤其高,同时经历更多的混合发作和快速循环的病程特点。

(三) 轻躁狂发作

轻躁狂发作被认为是没有明显功能损害情况下,躁狂发作的一种减弱形式,定义强调不能伴有精神病性症状。患者可存在持续数天(ICD-11描述为持续至几天,DSM-5描述为至少4天)的心境高涨或激惹性增高,有显著的自我感觉良好,睡眠需求减少(如只需睡3个小时就恢复活力了),言语比平时明显增多,注意力不集中,活动明显增加或动作激越,社交活动增多。但不伴有幻觉妄想等精神病性症状。达不到影响社会功能的程度,一般不易觉察。患者能够觉察到自己情绪改变,但认为这种改变是好的改变,不是病态,即使家属已经感到患者与正常状态存在差别。故轻躁狂患者常不承认自己有病,尽量将自己的症状描述得很轻并拒绝治疗,在访谈双相障碍病史过程中,患者也常常有意忽略这一段"良好的"表现。

躁狂或轻躁狂可一生仅发作一次,也可反复发作。在双相障碍的长期自然病程中,始终仅有躁狂或轻躁狂发作者很少见,且这些患者的家族史、病前性格、生物学特征、治疗原则及预后等与兼有抑郁发作的双相障碍相似。故临床上目前使用最多的两大诊断标准(DSM-5、ICD-11)均未将单相躁狂单独分类,而是把所有的躁狂和轻躁狂,即使无抑郁发作都视为双相障碍。

(四) 混合发作/混合特征

在疾病发作每天的大部分时间里,患者的躁狂症状和抑郁症状同时存在,且表现同样突出,或者躁狂症状与抑郁症状两者快速转换,数小时内迅速交替,称为混合状态或混合发作(mixed episode)。不同诊断系统对于混合发作的定义、诊断标准不一致。ICD-11强调"混合发作"可以是每天或1天之内同时并存躁狂和抑郁症候群或快速转换,DSM-5则取消"混合发作",以"混合特征"标注不同亚型。目前的成人抑郁症和双相障碍均常见混合特征,青少年和老年的特殊人群的混合特征推测可能比成人更高。目前已有经信效度验证的有效筛查双相伴混合特征的中文量表,其中包括可筛查躁狂发作伴混合特征的 M.I.N.I-M 量表,以及可筛查抑郁发作伴混合特征的 CUDOS-M 量表。

四、诊断与鉴别诊断

(一) 诊断标准

双相及相关障碍是发作性心境障碍,以躁狂、混合或轻躁狂发作症状来定义。这些发作通常在病程中与抑郁发作交替出现,或与抑郁症状期交替出现。ICD-11 将"双相障碍"分为双相Ⅰ型、双相Ⅱ型和环性心境障碍。依据 ICD-11 的标准,双相障碍的诊断标准如下:

1. **双相障碍Ⅰ型** 双相障碍Ⅰ型定义为至少1次躁狂发作或混合发作,虽然仅需躁狂或混合发作即可诊断,但一般情况下,抑郁发作与躁狂或混合发作在病程中交替出现。

2. **双相障碍Ⅱ型** 双相障碍Ⅱ型定义为至少出现1次轻躁狂发作,同时至少出现1次抑郁发作。既往无躁狂或混合发作。

3. **环性心境障碍** 环性心境障碍定义为持续性的,至少2年病程中的大多数时间内心境不稳定,多数时间内有轻躁狂症状及抑郁症状,症状群可满足或不满足定义性需求,但症状群的严重程度和持续时间均不满足诊断需求。

ICD-11 对双相障碍Ⅰ和Ⅱ型的"目前发作"作了明确描述,包括目前为轻躁狂发作、躁狂发作、抑郁发作、混合发作。

1. 躁狂发作

(1) 基本特征:以下2组症状在至少1周内几乎每天的大部分时间同时存在,除非因治疗干预而导致病程缩短。①以高涨情感、易激惹、自大为特征的极端心境状态,与患者一贯的心境状态明显不相符;常表现不同心境状态之间的快速改变(如心境不稳);②活动增多或主观体验到精力旺盛,与患者一贯的精神状态不相符。

(2) 特征性症状群:①语速增快或特别想说话的内在紧迫感;②意念飘忽、联想加快或思维奔逸;③自信增高或夸大;④睡眠需要减少;⑤注意力分散;⑥冲动或鲁莽行为;⑦性欲增强、社交活动或目的指向性活动增多。

(3) 附加要求:这些症状不是其他疾病(如脑肿瘤等)的表现,也不是源于中枢神经系统活性物质或药物(如可卡因、安非他明)的影响,或戒断反应。心境紊乱严重,导致其个人、家庭、社会、学习、职业或其他重要领域功能显著损害,需要强化治疗(如住院治疗),以防止对自己或他人造成伤害,或伴有幻觉、妄想。

2. 轻躁狂发作

(1) 基本特征:几乎每天大部分时间同时存在以下2种症状,且至少持续数天。

①持续的情感高涨或激惹性增高,但不包括与环境背景相符的情感高涨或激惹性增高的情况。各种心境状态的快速转换是常见现象(即心境不稳)。②活动增多或主观体验到精力旺盛。

(2) 特征性症状群:存在数条症状(表现同躁狂发作,共 7 条)并且与患者一贯的行为方式或主观体验明显不同。

(3) 附加要求:这些症状不是其他疾病(如脑肿瘤)的表现,也不是源于中枢神经系统活性物质或药物(如可卡因、安非他明)的影响,或戒断反应。心境紊乱严重,导致其个人、家庭、社会、学习、职业或其他重要领域功能的显著损害,需要强化治疗(如住院治疗),以防止对自己或他人造成伤害,或伴有幻觉、妄想。

3. 抑郁发作　详见本章第二节"抑郁障碍"。

4. 混合发作/混合特征

(1) 基本特征:①存在数条与躁狂发作和抑郁发作相一致的症状,这些症状同时发生,或快速转换(每天或 1 天之内),至少 2 周内几乎每天大部分时间都持续存在,除非因治疗干预而导致病程缩短。②心境紊乱严重,导致其个人、家庭、社会、学习、职业或其他重要领域功能的显著损害,或伴有幻觉、妄想。③这些症状不是其他疾病(如脑肿瘤)的表现,也不是源于中枢神经系统活性物质或药物(如苯二氮䓬类药物)的影响,或戒断反应。

(2) 附加要求:①当抑郁占主导时,躁狂症状常表现易激惹,思维奔逸或思维云集、语量增多、精神运动性激越。②当躁狂占主导时,抑郁症状常表现心情烦躁、无价值感、无望感和自杀意念。③在不稳定混合发作中,抑郁和躁狂症状快速转换,表现在心境、情绪反应、动力及认知功能等方面。④抑郁和躁狂发作时伴有的精神病性症状均可出现于混合发作。⑤在抗抑郁治疗期间出现的混合发作,若在治疗终止后症状持续存在,仍符合混合发作的所有诊断标准,则应认为是混合发作。

(二) 鉴别诊断

1. 继发性心境障碍　脑器质性疾病、神经系统异常、躯体疾病、代谢障碍、某些药物和精神活性物质等均可引起继发性心境障碍,表现为抑郁或躁狂。与原发性心境障碍的鉴别要点:①继发性心境障碍有明确的器质性疾病、某些药物或精神活性物质使用史,体格检查有阳性体征,实验室检查有相应指标改变;②继发性心境障碍的临床表现,可有意识障碍、遗忘综合征及智能障碍,原发性心境障碍除谵妄性躁狂发作外,一般无意识障碍、记忆障碍及智能障碍;③继发性抑郁或躁狂症状随原发疾病病情的消长而波动,原发疾病好转,或在停用有关药物后,心境症状缓解或消失;④继发性心境障碍,既往无心境障碍的发作史、无心境障碍家族史,而后者可有类似的发作史和家族史。

2. 精神分裂症、分裂情感障碍　依据临床发作形式、病程特点及诊断标准可容易识别。鉴别要点:①心境障碍以心境高涨或低落为核心症状,精神病性症状为继发的,且精神病性症状多发生在躁狂、抑郁的极期,纵向复习病史有助于鉴别;精神分裂症以思维障碍为原发症状,情绪症状为继发的;②心境障碍患者的思维、情感和意志行为等精神活动大部分情况下是协调的,而精神分裂症患者精神活动多为不协调的;③心境障碍多为间歇性发作性病程,缓解期基本正常;精神分裂症多为波动进展性病程,缓解期不彻底,常有残留症状;④分裂情感障碍的分裂症状与情感症状在同一次发病中均很明显,两类症状同时出现又同样突出,难分主次,虽反复发作,但缓解良好。

3. **抑郁障碍** 抑郁障碍指只有抑郁发作而无确切躁狂或轻躁狂发作史的心境障碍。但大部分双相障碍患者常以抑郁发作首发,在未发现躁狂或轻躁狂发作史时,如何诊断,对于疾病的预后很重要,将抑郁发作患者诊断为抑郁障碍符合诊断原则,虽然部分患者在之后改诊为双相障碍。一般情况下,双相障碍Ⅰ型与单相抑郁较容易鉴别,因其有明确的躁狂及混合发作病史。双相障碍Ⅱ型以轻躁狂和抑郁发作交替出现为特征,更容易被误诊为单相抑郁,鉴别要点在于对轻躁狂的识别。轻躁狂这种"愉悦感"常被患者和医生忽略,患者常不会主动报告或认为是正常良好状态,需要仔细询问和评估,可以借助轻躁狂有关的评定量表,常用的有 32 项轻躁狂自评量表(hypomania checklist32,HCL-32)、心境障碍问卷(mood disorder questionnaire, MDQ)。

另外,目前诊断标准未区分抑郁障碍与双相障碍的抑郁发作,但两者的临床特征存在差异:双相障碍患者抑郁,往往有更频繁的短程发作,发作频繁、急性起病或快速缓解、首发年龄小(通常小于 20 岁)、具有情感波动性、伴精神病性症状、非典型症状、精神运动迟滞和紧张症、激越、自伤、和物质滥用共病、疾病早期由应激所触发、产后发作的风险更大等,躁狂发作或双相障碍的家族史也常提示双相抑郁的诊断。

4. **边缘型人格障碍(borderline personality disorder, BPD)** BPD 是双相障碍共病率最高的疾病之一,鉴别困难。与双相障碍鉴别要点如下:①病程特点。BPD 常起病于儿童或青春期,表现出显著的情绪"不稳定性",持续性病程,其行为模式和情感影响到社会功能及生活的各个方面;双相障碍常发病于青少年,有明显的起病节点,为发作性病程,缓解期可恢复正常。②治疗。大部分双相障碍患者经过心境稳定剂治疗,病情能够部分或完全缓解,且缓解期社会功能基本正常;而 BPD 患者,心境稳定剂虽有部分疗效,但很难完全控制病情,很难恢复到正常状态,心理治疗处于核心地位,药物治疗辅助,疗效多不理想。③BPD 患者可在某个阶段出现躁狂、轻躁狂或抑郁症状,但往往不完全符合诊断标准,如下共病诊断,需要考虑症状学、病程和严重程度标准。

五、治疗

(一) 治疗原则

双相障碍呈反复循环发作性病程,其治疗目标除缓解急性期症状外,还应坚持充分评估、量化监测原则,个体化治疗原则,综合治疗原则,患者和家属共同参与治疗原则,全病程治疗原则以阻断循环反复发作。

1. **全病程治疗原则** 和其他精神障碍一样,仍可分为急性治疗期、巩固治疗期和维持治疗期的全病程治疗。

(1) 急性治疗期:治疗目标是预防伤害,控制自杀或兴奋冲动行为,制订短期和长期(预防复发)的治疗计划,尽快恢复功能到最佳水平,同患者及家属建立良好的医患联盟,监测和处理药物不良反应。一般情况 6~8 周可达到此目的,难治性病例除外。

(2) 巩固治疗期:防止症状复发或再燃,加强对残留症状(如躯体症状、认知损害症状等)的控制,提高生活质量,促进社会功能恢复。期间主要治疗药物剂量应维持急性期水平不变。巩固治疗期的时间长短原则上是按发作的自然病程、治疗的难易程度等来决定。一般巩固治疗时间为:抑郁发作 4~6 个月,躁狂或混合发作 2~3 个月。如无复燃,即可转入维持治疗期。

(3) 维持治疗期:目标是防止复发,维持良好社会功能和提高患者生活质量。维持治疗的时间无统一标准,因人而异,一般有 2 次以上的发作者,建议维持期治疗时间至少 3~5 年,然后才可逐渐停药,以避免复发,在停药期间如有复发迹象应及时恢复原治疗方案,缓解后应给予更长的维持治疗期。对多次反复及具有较高复发风险的患者,建议长期维持治疗。在维持治疗期间,可在原有急性期或巩固期治疗基础上,适当减少药物的剂量,或从原来的联合药物治疗逐渐调整为单药治疗。

2. **个体化治疗原则**　个体对治疗反应差异较大,制订治疗方案时要考虑患者性别、年龄、主要症状群、病程、既往治疗史及缓解情况、躯体情况、家族史、是否合并药物、首发或复发等多方面因素,选择合适的药物。

3. **充分评估与量化监测原则**　治疗决策受多因素影响,需充分评估,包括躯体病史、体格检查、精神检查,利用实验室检查、结构化临床访谈及症状评定量表等,定期对治疗反应、耐受性、安全性、社会功能、生活质量及药物经济负担等方面进行量化检测。

4. **治疗联盟原则**　患者与家属共同参与,建立医患治疗联盟,争取患者及家属的认同与合作。需要对双方进行健康教育和心理干预,内容包括疾病知识宣教、复发的早期表现、自我监测、主动报告、复发因素处理、婚姻及疾病遗传倾向等问题。患者及家属教育有助于改善医患关系,提高患者对治疗的依从性,增强预防复发的效果,提高患者生活质量。

(二) 治疗方案

治疗双相障碍应采取药物治疗、物理治疗、心理治疗等措施的综合运用,目的是提高疗效、改善依从性、预防复发和降低自杀风险,改善社会功能和提高生活质量,促进患者的全面康复。

1. **药物治疗**　根据化学结构及作用机制不同,常用的情感稳定剂可分为以下几类。

(1) 心境稳定剂:临床上常用的心境稳定剂包括锂盐、卡马西平、拉莫三嗪、丙戊酸等。

1) 锂盐:1949 年,Cade 发现了锂盐的抗躁狂效应,锂盐的作用机制主要是通过电压敏感型通道及神经递质耦联通道进入胞内,导致胞内锂浓度达到细胞外浓度的 8 倍,锂离子以 1∶1 的比例置换钠离子,降低胞内钠水平,降低神经元的兴奋性,起到降低自杀风险、神经营养和保护作用,改善长期转归、预防自杀、降低死亡率等。时至今日,各项指南中将锂盐作为双相障碍的首选治疗药物进行推荐,锂盐是预防双相障碍躁狂及抑郁发作的"金标准",急性期的抗抑郁作用较为明确,而且使用锂盐治疗转相及导致快速循环发作的发生率低,还常用于抗抑郁增效治疗。国内比较常用的是碳酸锂。双相障碍患者中,并非所有的双相障碍患者均对锂盐治疗反应良好,不同患者的治疗反应差异很大,有

1/3属于"锂盐高度有效者"。

锂盐常见不良反应涉及多个系统,消化系统常见食欲下降、恶心、呕吐、腹泻、腹痛等;泌尿系统常见多尿、口干、烦渴等;中枢神经系统常见双手细颤、头痛、乏力等症状;心血管系统可出现心律失常、心动过缓、低血压等;内分泌代谢系统,常见甲状腺肿或甲状腺功能减退。碳酸锂治疗常用剂量为 0.6~2.0 g/d,因治疗量和中毒量较接近,须定期监测血锂浓度,治疗期每 1~2 周测量 1 次,维持期每个月 1 次,以及 3~6 个月评估 1 次甲状腺激素水平与肾功能。急性期治疗血锂浓度为 0.8~1.2 mmol/L,有效浓度上限为 1.4 mmol/L;超过 1.5 mmol/L 容易出现不同程度的中毒症状;1.5~2.0 mmol/L 以上可能会危及生命,表现为意识障碍、共济失调、心律失常、血压下降、少尿或无尿、昏迷、反射亢进等,应立即停药,对症及支持治疗。老年及体弱者适当减少使用剂量。

有研究提示,锂盐联用氟哌啶醇可能会增强神经和心脏毒性作用,故不建议两者联用。如使用锂盐的患者,因兴奋躁动症状需要联用其他药物,一般建议联用第二代抗精神病药物。碳酸锂与肌松药如琥珀胆碱等合用,肌松作用增强,作用时效延长,呼吸恢复缓慢,故锂盐剂量宜小或暂时停用,尤其是在 MECT 治疗前。

2) 抗癫痫药:抗癫痫药物中,丙戊酸盐(双丙戊酸钠、丙戊酸钠、丙戊酸镁)、卡马西平、拉莫三嗪为常用的心境稳定剂。丙戊酸盐可抑制电压敏感性钠通道,选择性地影响快速点燃神经元,并可增加 GABA 的水平及神经传导。故丙戊酸钠起效较快,适用于多种类型的双相障碍患者。丙戊酸在双相抑郁相的循证证据支持较锂盐少,但临床研究仍支持其在抑郁相的疗效,尤其混合特征的患者。抗躁狂应从小剂量开始,根据病情和血药浓度调整剂量,维持的剂量范围在 1 000~2 000 mg/d,最大剂量不超过 3 000 mg/d,一般不需要进行血药浓度监测。丙戊酸盐常见不良反应为恶心、呕吐、腹痛、厌食、腹泻等。具有丙戊酸宫内暴露史的胎儿具有高风险发生严重发育障碍(30%~40%病例)和/或先天畸形(约 10%病例),故除非其他治疗无效或不耐受,丙戊酸不宜处方给女童、女性青少年、育龄妇女或妊娠妇女。

卡马西平以兴奋依赖性方式抑制电压门控钠通道,优先抑制最活跃的神经元,以及细胞内钠含量较高的神经元。卡马西平适用于快速循环发作、混合发作患者或经锂盐治疗无效的患者,也可与锂盐联合使用,但联合治疗时剂量也应当适量减小,治疗剂量为 600~1 200 mg/d。卡马西平的常见不良反应包括神经系统症状,罕见但严重和潜在致命的不良反应包括粒细胞缺乏、再生障碍性贫血、剥脱性皮炎等。临床推荐级别较低,使用需谨慎,服药期间注意与患者宣教,动态观察体征和肝脏、血液、皮肤反应症状。

拉莫三嗪通过结合开放中的电压门控钠通道,抑制钠内流,同时减少 NMDA 介导的钠内流。拉莫三嗪抗抑郁作用和预防抑郁复发作用都很突出,是双相抑郁维持期治疗的一级推荐药物,对双相障碍有很好的治疗和预防复发作用。拉莫三嗪的优势还在于对双相抑郁患者的自主神经系统影响小,无镇静作用,对体重和性功能无直接影响。拉莫三嗪起始剂量为 25 mg/d,推荐加量间隔时间至少 1~2 周,常用剂量为 50~200 mg/d。该药良性皮疹常见,治疗的前 8 周更容易出现,大部分症状轻微,具有自限性,但也可能发生严重甚至致命的皮疹,需要住院治疗。故使用该药物需要严格按照规定,逐渐加大剂量,治疗期间加强对皮肤的观察,治疗最初 2 个月内,一旦患者出现任何皮疹,即应停用,皮疹消失至少 1 周后,再重新按起始量开始,逐渐加量。

(2) 抗精神病药物:

1) 第二代抗精神病药物:多项双盲、安慰剂对照的临床试验证实,第二代抗精神病药物中的氯氮平、利培酮、帕利哌酮、奥氮平、喹硫平、齐拉西酮、阿立哌唑等均能有效控制急性期的躁狂症状,且疗效良好,使用剂量视病情严重程度及药物不良反应而定。阿立哌唑治疗急性躁狂、混合发作已有临床研究证明,利培酮治疗急性躁狂发作证实有效。奥氮平、喹硫平等与丙戊酸盐、锂盐等传统心境稳定剂联合使用,可有效控制躁狂发作,起效也较单用心境稳定剂快,同时也能有效缓解伴有精神病性症状的躁狂发作。但长期使用奥氮平、利培酮、喹硫平导致代谢综合征问题,二代抗精神病药中利培酮和鲁拉西酮容易导致锥体外系不良反应,尤其剂量较高时,利培酮和帕利哌酮较其他药物更容易导致高催乳素血症,因此在长期治疗中应该要考虑耐受性和药物不良反应,具体选择顺序取决于个体化的评估。氯氮平对于难治性双相障碍,特别是以烦躁激越和快速循环发作为特征的躁狂发作有较好疗效,对于双相障碍的疗效等同或优于分裂情感障碍、精神分裂症的疗效,也有研究表明,奥氮平在治疗难治性双相障碍的疗效与氯氮平相近。

第二代抗精神病药物已被研究证实在双相抑郁中的疗效,其中,喹硫平已在包括我国在内的多个国家获得双相抑郁的适应证,在多国指南推荐中也是一线证据,是第二代抗精神病药物中真正的双模式作用药物。近年来,有循证证据支持鲁拉西酮、卡利拉嗪等抗精神病药在双相抑郁治疗中的疗效,这些药物具有不良反应少的优势,可能有望被广泛使用。

2) 第一代抗精神病药物:若患者拒绝服药、激越症状严重或口服治疗无法安全可靠给药,可以考虑短期肌内注射抗精神病药,如氯丙嗪、氟哌啶醇等。但临床研究表明,经典抗精神病药物并不具备稳定心境、防止转相、预防复发的作用,因此并不建议作为心境稳定剂长期使用,且考虑药物副反应,在维持期治疗中应尽可能避免使用。

2. **物理治疗** 电抽搐治疗(electroconvulsive therapy, ECT)在双相障碍治疗中的循证证据较多,并被不同指南推荐。回顾性和前瞻性的研究均证实 ECT 治疗双相障碍的有效性和安全性,随着改良电抽搐(MECT)的发展,MECT 成为首选的物理治疗方案。躁狂症状严重、存在高度攻击风险、伴有明显精神病性症状者,可以考虑 ECT 治疗。难治性及需要快速起效的双相抑郁患者,如严重抑郁伴显著自杀风险、紧张症、伴精神病性症状和需快速起效以控制精神症状,可以考虑使用 ECT 治疗,妊娠期严重抑郁发作需要系统评估,权衡利弊。也有证据提示 ECT 能够有效缓解混合发作患者的情感症状,尤其适用于药物治疗不佳的严重患者,但循证依据不足。

3. **心理治疗** 对于双相障碍来说,国内外治疗指南都推荐药物治疗为首选方案,但单纯药物治疗所获取的效益仍不尽如人意,双相障碍患者在急性抑郁期、缓解期容易出现不同的心理问题,超过半数的双相障碍患者即使在心境平稳时也表现出认知损害,即便处恢复期,患者的功能水平仍较低,约超过 2/3 的患者不仅对个人生活不满意,而且其社会、职业环境适应能力也较差。联合心理治疗改善患者的不良情绪,提高对应激性生活事件的应对能力,及时识别和主动报告复发征象,提高患者的治疗依从性,从而达到预防复发,改善社会功能和提高生活质量的作用。双相障碍的心理治疗包括心理教育(psychological education,PE)、认知行为疗法(CBT)、以家庭为中心的治疗(family focused therapy,FFT)、人际心理治疗(interpersonal therapy,IPT)和支持性心理治疗(supportive psychotherapy,SP)等。CBT、IPT 和 SP 治疗详见本章第二节"抑郁障碍"。PE 帮助双相障碍患者成为了解和管理自己疾病的专家,通过接受病情,了解症状和治疗方案,采取积极的方法来管理疾病,以改善用药依从性、情绪稳定性和自我管理能力,同时也可以针对患者家属,帮助家属学习与患者病情相关的应对策略、与患者沟通的技巧及对患者的支持和鼓励,有利于其更有效地帮助患者康复及处理患者的病情。联合药物治疗的心理治疗可显著减少双相障碍复发次数、缓解抑郁症状、提高人际和日常功能。

双相躁狂发作急性期不宜做心理治疗,当前也尚无足够证据支持双相障碍伴混合特征患者单独使用社会心理治疗干预,建议与药物联合使用。

4. **其他治疗方式**　有一些补充策略,可与药物、物理、心理治疗等干预措施一起使用。不稳定的昼夜节律可能会引发抑郁和躁狂症状,是自伤和自杀想法及行为的危险因素,早期研究表明,社会节律疗法(SRT)即改善睡眠、体育活动和社交活动等日常节奏的规律性,对改善心理健康有益,与改善情绪和降低双相情感障碍患者的自杀风险相关。一些生活方式的改变可以帮助管理双相情感障碍,包括规律作息、均衡饮食、定期锻炼、避免饮酒和其他类精神活性物质的滥用,学习如何通过放松技巧、锻炼和健康的应对机制来管理压力,均有助于预防躁狂或抑郁的发作。

(三) 抗抑郁药物的应用

双相抑郁的治疗可能是争议最大的,但又是最重要的,因为双相障碍的致残性及自杀风险主要来自这一时相。有的学者认为,抗抑郁药治疗双相抑郁时的潜在风险过大,包括诱发转躁、心境不稳、恶劣心境及自杀倾向等,然而,有关抗抑郁药治疗双相障碍的获益及危害的证据均很有限,且很多证据存在方法学缺陷。双相障碍的时相中,抑郁相的治疗存在争议,原因在于研究证据较少,荟萃分析结果存在分歧,获批药物的有效率欠佳。此外,单双相抑郁的诊断标准相同,有效的鉴别诊断很重要,相当比例的单相抑郁患者罹患的实际上是未诊断出的双相抑郁。因此,很多指南未考虑将抗抑郁药单药治疗作为双相障碍的一线治疗手段,但其中一些指南将其作为二线或三线治疗。如考虑联用抗抑郁药物,避免单独使用抗抑郁药物,心境稳定剂的基础上,联合一种抗抑郁药物,或许能增强心境稳定剂的抗抑郁效果。双相抑郁的两药联合治疗包括以下 5 种逻辑:心境稳定剂,心境稳定剂联合第二代抗精神病药,心境稳定剂联合抗抑郁药,第二代抗精神病药联合抗抑郁药,不建议联用 2 种第二代抗精神病药。针对双相抑郁,唯一一种在统计学上显著优于安慰剂的抗抑郁药是氟西汀-奥氮平合剂,但相关数据也有限。长期治疗方面,使用抗抑郁药维持治疗双相障碍的随机对照研究证据极少,不支持其长期使用。或许我们不应该纠结双相障碍患者是否可以用抗抑郁药,而是探讨哪类双相患者能从抗抑郁药治疗中受益,哪类患者又可能受害。

(四) 混合发作或混合特征的治疗

双相障碍混合发作的治疗尚缺乏充分的循证证据，目前尚无治疗手段足以被推荐为 DSM-5 躁狂发作伴混合特征的一线治疗，DSM-5 躁狂发作伴混合特征二线药物，包括阿塞那平、卡利拉嗪、双丙戊酸钠、阿立哌唑，可作为初始治疗手段。我国目前无国家药品监督管理局（National Medical Products Administration，NMPA）批准的用于双相障碍伴混合特征、抑郁发作伴混合特征的药物，但专家建议，双相障碍伴混合特征单药治疗方面，丙戊酸盐、锂盐、奥氮平、利培酮、帕利哌酮、阿立哌唑、卡马西平有较多研究支持，丙戊酸盐/锂盐联合奥氮平/利培酮/帕利哌酮/阿立哌唑/喹硫平方案可以考虑。抑郁发作伴混合特征单药治疗方面，建议选用丙戊酸盐、锂盐、喹硫平，丙戊酸盐/锂盐联合喹硫平/奥氮平作为合用。尽管第一代抗精神病药，如氟哌啶醇，可有效治疗躁狂或混合发作，但尚无证据证明此类药物可有效改善抑郁症状，且氟哌啶醇用于治疗躁狂时可能升高抑郁风险。因此，不推荐一代抗精神病药。无论单药治疗还是与其他药物联用，抗抑郁药均不推荐用于混合发作或混合特征患者。

六、病程和预后

双相障碍发病的年龄高峰为 15～25 岁，通常以抑郁发作为首发，躁狂发作约 5 年后出现，相当一部分患者直到 25～35 岁才可能被明确诊断或启动规范化治疗，诊断及治疗延迟严重。双相障碍的发病时间多发于春末夏初，多数患者有躁狂和抑郁反复循环或交替出现，只有 10%～20% 的患者仅出现躁狂发作。躁狂或轻躁狂发作多发病于青年期，起病通常较急，尤其是躁狂发作，常就诊于精神科急诊，在数天内发展迅速至疾病状态；抑郁发作起病较躁狂缓慢些，有时可有持续数周甚至数月的前驱期，表现为焦虑、睡眠差等，通常在数天至数周内发展至疾病状态。

双相障碍的病程大多数是发作性病程，发作间歇可恢复到正常状态，随着复发次数的增加，部分双相障碍患者呈进展性病程，发作间隔逐渐缩短，治疗反应也有所下降。躁狂发作的平均时间（治疗或未经治疗）约 6 个月，至少 90% 的躁狂患者会经历其他严重情绪障碍。25 年随访期间，双相障碍患者平均经历 10 次发作。混合发作的自然病程约数周到数月，平均 3 个月，而抑郁发作的自然病程因人而异，有的发作只持续数天，个别可达 10 年以上，部分患者的病程可呈自限性，轻度发作即便不加治疗也可能在一段时间后自发缓解，平均持续病程 6～8 个月。躁狂和抑郁的发作没有固定规律，有的患者可连续多次躁狂发作后有一次抑郁发作，也可能多次抑郁发作，后有躁狂或轻躁狂发作，也有的呈现躁狂和抑郁交替发作的病程。无论何种发作形式，发作间歇期可完全缓解，但也有 20%～30% 的双相 I 型和 15% 的双相 II 型患者持续存在情绪不稳。缓解期也因疾病类型和患者特点长短不一，可从数月到数年。与单相抑郁相比，双相障碍在情绪发作的严重程度上更加多变。对于那些有复发性疾病模式的患者，每次发作之间的心境长度可能随着时间的推移而缩短，发作频率增加，随着年龄增长和发作次数的增加，每次发作的严重程度、持续时间有加重和延长情况，正常缓解期也有逐渐缩短的趋势。

双相障碍患者同时共病精神疾病的比率很高，包括焦虑障碍（估计 71% 的双相障碍患者存在)、物质滥用(56%)、人格障碍(36%)和注意力缺陷多动障碍(10%~20%)。共病增加疾病负担并恶化预后。但与普通人群相比,双相障碍患者中更常见的共病是慢性疾病,包括糖尿病、心脏病等慢性疾病,超重及肥胖也是双相障碍患者面临的重要躯体风险之一。双相障碍患者的肥胖与很多因素有关,如使用抗精神病药或锂盐等、联用多种可增加体重的药物、药物过度镇静、缺乏运动、摄入过量食物等。值得注意的是,肥胖又会增加患者的躯体疾病负担及死亡风险;增加失能和病耻感;维持期及巩固期的患者因体重增加,精神痛苦甚至超出双相障碍本身,导致双相障碍患者对药物治疗依从性下降。造成这种情况的原因可能很复杂,但有一些证据表明,与一般人群相比,双相障碍患者不容易接受健康促进或治疗。另外,由于双相障碍通常起病于儿童和青少年的成长期,漫长的疾病治疗期间,因症状波动,身体发育、教育、职业等容易受到不利影响。有证据表明,双相障碍自杀率是一般人群的20~30倍,25%~60%的双相障碍患者一生中至少尝试过一次自杀。女性自杀未遂的发生率更高,男性自杀死亡的发生率更高。混合特征可能是双相障碍患者自杀倾向最强的高危因素,自杀未遂的风险可升高至65倍。

预防复发是双相障碍重要的治疗目标之一,筛查高危人群,降低双相障碍的发病率、复发率,减少危险因素,延缓复发,减少疾病对个体、家庭和社会的影响。除药物维持治疗外,规避双相障碍复发的诱因有助于降低复发风险,如抗抑郁药的不规范化使用、进食不规律、睡眠紊乱、应激生活事件等,心理治疗和社会支持系统也有非常重要的作用。

第二节 抑郁障碍

抑郁障碍(depressive disorder)是以显著而持久的心境低落为主要临床特征的一类心境障碍。临床上主要表现心境低落,且与处境不相符,可以从闷闷不乐到悲痛欲绝、木僵,甚至发生无望厌世、自伤自杀,以及兴趣减退和快感缺失,严重者可出现幻觉、妄想等精神病性症状。近年来,抑郁障碍的发病率逐年增高,在全球范围内已成为疾病负担最重的精神障碍。抑郁障碍患者的高自杀率也是全球范围内的重要公共卫生问题,致死、致残率高,给个人、家庭和社会带来沉重的负担。

公元前4世纪希波克拉底(Hippocrates)描述"厌食、沮丧、失眠、烦躁不安"的状态,将其描述为忧郁(melancholy)。施耐德(Schneider)在1920年提出内源性抑郁障碍和反应性抑郁障碍的概念。我国传统中医学对于抑郁障碍也有特定的理论阐述,如《黄帝内经》中"人有五脏化五气,以生喜怒悲忧恐",《金匮要略》中"喜悲伤欲哭,象如神灵所做,数欠伸"。思虑过度,情志不舒,气积郁滞,而致"郁证"。随着现代医学的发展,抑郁障碍的诊断分类也在发生变化。ICD-11中,抑郁障碍作为心境障碍类目下的一个亚组,包括单次发作的抑郁障碍(single episode depressive disorder)、复发性抑郁障碍(recurrent depressive disorder)、心境恶劣障碍(dysthymic disorder),以及混合性抑郁和焦虑障碍(mixed depressive and anxiety disorder)。

一、流行病学

抑郁障碍的疾病定义、诊断分类、流行病学调查方法、访谈工具不同，不同国家和地区所报道的患病率不一致。据WHO统计，全球约有3.5亿抑郁障碍患者，平均每20人就有1人曾患或目前患有抑郁障碍。国际精神疾病流行病学联盟采用WHO复合式国际诊断访谈对来自美国、欧洲及亚洲共计10个国家的37 000名受试者进行了调查，发现大多数国家抑郁障碍的终身患病率为8%～12%，其中美国为16.9%，而日本仅为3%左右。

我国早期的流行病学研究常将单相抑郁障碍和双相抑郁障碍合并计算，且既往我国精神病学界对心境障碍的诊断过于严格，使得与国外调查研究结果差异较大。随着我国精神医学的发展和国际诊断标准在国内的推广和普及，我国精神科临床医务工作者对于抑郁障碍也有了新的认识。1982年，全国12个地区精神障碍流行病学调查，我国人群心境障碍总患病率为0.076%，时点患病率为0.037%。2013年荟萃分析资料显示，中国大陆抑郁障碍的现患率为1.6%，年患病率为2.3%，终身患病率为3.3%。2019年，北京大学黄悦勤教授等组织的中国精神卫生调查（China mental health survey，CMHS）结果显示，我国抑郁障碍的终身患病率为6.9%，年患病率为3.6%，总数量超过9 500万，这也是迄今为止国内最大范围和规模的精神障碍流行病学调查。

二、病因与发病机制

遗传、神经生化、神经内分泌、神经影像学及神经电生理等领域的研究，尝试寻找抑郁障碍的生物学基础，但无法明确抑郁障碍的原因和发病机制。目前认为，抑郁障碍可能是由遗传、生化及心理社会环境等多因素共同作用的结果。抑郁气质等性格特征、童年的负性生活事件均增加了个体成年发生抑郁障碍的易感性，成年期遭遇的单个或多个应激性生活事件是抑郁障碍发生的触发因素。上述各因素非单独发挥作用，往往是遗传等生物学因素与环境交互作用的结果。

（一）遗传因素

家系研究发现，抑郁障碍患者的一级亲属罹患抑郁障碍的风险是一般人群的2～10倍，遗传度为31%～42%，血缘关系越近发病率越高。双生子研究方面，异卵双生的发病一致率约20%，同卵双生约为45%。寄生子研究发现，亲生父母患病率为31%，养父母约为12%。提示遗传因素在抑郁障碍的发生中起着重要作用。但抑郁障碍的遗传不是简单的孟德尔模式，且遗传度低于双相情感障碍或精神分裂症。

早期抑郁症相关基因研究主要关注在经典病理假说相关的单个基因位点，如5-HT、单胺氧化酶-A（monoamine oxidase-A，MAO-A）、脑源性神经营养因子（brain-derived neurotrophic factor，BDNF）、神经炎性标志物等。全基因组关联研究（GWAS）和下一代测序（next generation sequencing，NGS）技术则试图从基因组的角度去揭示所有可能与抑郁障碍相关的基因多态性位点。从目前研究来看，抑郁障碍可重复性较高的相关基因多态性仍多与经典病理假说相关，5-HT基因、MAO-A基因等均参与抑郁障碍的发病,且 MAO-A 基因有性别效应,BDNF 是我国老年抑郁障碍患者的危险因子,在欧美一些国家也发现其与抑郁障碍显著相关。基因表达标志物和表观遗传学研究所发现的潜在标志物,也多涉及上述经典病理假说相关靶点,但抑郁障碍可能涉及多个基因的异常,且不同基因间常存在相互作用,同时基因表达受到异位显性和表观遗传机制的影响。

(二) 生物学因素

1. **脑影像学** 随着非侵入性神经成像技术的发展,神经影像学研究加深了对抑郁障碍潜在病理机制的理解,尽管其研究结果不一致。大量的神经影像学研究提供了强有力的证据,证明抑郁障碍的各种临床症状与特定大脑区域的结构和功能异常相关,尤其是情绪调节、认知控制和奖惩区域,主要涉及两个神经环路,一是以杏仁核和内侧前额叶皮质为中心的内隐情绪调节环路,包括海马、腹内侧前额叶皮质、喙下前扣带皮质、喙前扣带皮质、背侧前额叶皮质等,该环路主要受 5-HT 调节;二是以腹侧纹状体/伏隔核、内侧前额叶皮质为中心的奖赏神经环路,该环路主要受 DA 调节。抑郁障碍患者这两个环路涉及的脑区,存在神经递质浓度、对负性/正性刺激的反应、静息功能连接、白质神经纤维、灰质体积、脑代谢等多个水平的异常,且可能分别涉及抑郁障碍患者不同的临床症状。遗传神经影像学研究也提供了新的见解,大量研究表明,风险基因型基因或心理压力不直接调节临床症状,而是通过细胞和分子机制调节大脑结构及功能。

采用正电子发射断层扫描(PET)、单光子发射计算机断层成像(SPECT)和磁共振波谱(MRS)等神经影像学技术也提出了抑郁障碍脑内生化物质代谢异常的证据,抑郁症患者左额叶局部脑血流降低,降低程度与抑郁的严重程度呈正相关,且认知激活后左额叶局部脑血流降低更明显。脑磁图(MEG)可探测大脑神经电磁生理变化,具有高时间空间分辨率的优势,研究发现抑郁障碍患者视觉皮质与眶额回之间的相互作用,在情绪处理早期便出现异常,识别正性情绪时边缘环路交互异常,抗抑郁治疗后随着症状缓解而改善。

2. **神经电生理** 分子神经影像学研究也提供了一种探测大脑区域递质和代谢物的新方法而不是简单地测量大脑形态变化。神经电生理的研究手段包括脑电图(EEG)、脑诱发电位(BEP)、事件相关电位(ERP)等。EEG 可以通过溯源分析方法确定其在脑内的神经信号源,研究发现抑郁障碍患者 EEG 异常有偏侧化现象,呈现出右半球的激活程度升高,激活程度升高主要表现在额区,以右额叶为主,接受电休克治疗的患者脑电图扫描中,经常看到的是大脑电活动的减缓模式。抑郁发作时 BEP 波幅较小,并与抑郁障碍的严重程度相关,同时伴有 ERP 的 P300 和 N400 潜伏期延长。

3. **神经内分泌** 下丘脑-垂体-肾上腺轴(HPA)功能异常,表现为血中皮质醇水平增高、应激相关激素分泌昼夜节律改变以及无晚间自发性皮质醇分泌抑制等。临床中可以通过监测血浆皮质醇含量和 24 小时尿 17-羟皮质类固醇的水平发现抑郁症患者上述皮质醇分泌异常表现。大概 40% 的抑郁障碍患者地塞米松抑制试验阳性,重症抑郁症患者脑脊液中促肾上腺皮质释放激素(corticotropin releasing hormone,CRH)含量增加,提示抑郁症 HPA 异常的基础是 CRH 分泌过多,并导致一系列分子水平的异常,在功能和结构上对中枢神经系统造成不良的影响。

下丘脑-垂体-甲状腺轴(HPT)也参与了抑郁障碍的发病,该假说的依据主要是抑郁症患者血浆促甲状腺激素(TSH)显著降低,游离 T_4 显著增加。临床中也可以观察到甲状腺功能减退的患者会出现抑郁情绪、易疲劳、精力减退等抑郁症状,TSH 反应随抑郁症状缓解而趋于正常。目前甲状腺功能异常与抑郁障碍之间的因果关系和病理生理学基础尚不清楚,互为因果,相互影响。

下丘脑-垂体-性腺轴(HPG)也可能参与抑郁障碍的发病。此外,生长激素、催乳素和褪黑素在抑郁障碍患者中也均可见不同程度的分泌改变,它们在抑郁障碍发病中的作用也有待进一步明确。

4. **神经递质** 20 世纪 50 年代后期,学者们即提出了抑郁症神经递质不足的理论,抗抑郁药物通过抑制突触间隙神经递质的重吸收,使突触后膜受体部位的神经递质浓度增加。研究和证据最多的是去甲肾上腺素(NE)神经递质系统、多巴胺(DA)神经递质系统和 5-羟色胺(5-HT)神经递质系统,此外,其他神经递质如肾上腺素、乙酰胆碱、组胺、γ-氨基丁酸等也与抑郁障碍的发病密切相关。5-HT 假说的支持依据主要来自精神药理学研究,其功能降低与抑郁、焦虑、活动减少、节律紊乱、内分泌紊乱等密切相关,不同机制的抗抑郁药物通过调整 5-HT 的浓度起到抗抑郁的作用。NE 的支持证据包括利血平可以耗竭中枢神经系统突触间隙的 NE,导致抑郁发作,许多抗抑郁药物通过增加突触间隙的 NE 浓度发挥抗抑郁效果等。DA 的主要代谢产物为高草香酸(HVA),研究发现抑郁症患者急性期脑脊液及尿液中的 HVA 浓度降低,且躁狂发作时 DA 功能增高,抑郁发作时功能降低。抑郁障碍不仅与体内神经递质的水平异常有关,也与相应受体功能的改变有关,即长期神经递质的异常,引发受体功能产生适应性(adaptation)改变,这种改变不仅有受体本身数量和密度的改变,还会累及受体后信号转导功能,甚至影响基因转录过程。许多研究支持谷氨酸能系统的抗抑郁的作用,其中就包括对快感缺失的改善。在谷氨酸受体亚型中,N-甲基-D-天冬氨酸受体(NMDA)最受关注,NMDA 位于神经细胞膜上,与神经递质谷氨酸结合,它也可以成为自身抗体的靶标。大型患者数据库的分析显示,拥有 NMDA 自身抗体的人群罹患抑郁症和焦虑症的风险明显减少。传统的抗抑郁药物如三环类抗抑郁药物,其他单胺类药物都将 NMDA 拮抗剂功能和表达作为最终的共同途径。氯胺酮作为非竞争性 NMDA 受体拮抗剂,在一系列的临床试验中对于难治性抑郁的疗效得到了一致性的证明。

(三) 心理社会因素

研究显示,应激性生活事件如精神创伤,尤其是儿童期虐待、负性经历、遭遇精神或躯体的霸凌、失业、慢性躯体疾病等,均为抑郁障碍的发病危险因素。某些类型的个性和认知模式可能与抑郁障碍相关,如抑郁症患者往往具有高水平的病前焦虑,特定的性格特征和认知模式在特定类型的生活压力下易诱发抑郁。女性、婚姻状况不良(分居/离异、丧偶)等也是抑郁障碍最密切的应激源。文化程度、就业状况、社会经济地位等也与抑郁障碍的发病相关,但研究结论不一致,非正相关,需要考虑教育水平、认知模式、文化差异等产生的影响。如果多个不良生活事件同时发生,则可能叠加致病作用。动物实验和临床流行病学的研究结果都证实,精神创伤尤其是早年创伤显著增加成年期抑郁障碍的发病风险。早期的负性经历与重性抑郁障碍的现患率及终身患病率显著相关,并可使抑郁障碍患者的发病年龄提前。具有童年创伤史的抑郁障碍患者的治疗也更为复杂,往往对药物治疗的反应欠佳。

三、临床表现

抑郁障碍诊断标准与双相抑郁发作的诊断标准并无区别,详见本章第一节"双相及相关障碍"临床表现抑郁发作。

由于一系列主客观原因,单、双相抑郁的鉴别难度很大,如短暂的轻躁狂或阈下躁狂发作没有被充分地追问,或者患者的主观描述相当模糊。抑郁发作的临床表现方面也有需要注意的方向,相比于单相抑郁,双相抑郁患者更容易表现出显著的内源性/忧郁特征及精神运动性迟滞。当患者报告精力下降及非典型抑郁特征(如睡眠及食欲亢进)时,应提高警惕。相比于躁狂/轻躁狂时的精力增加,抑郁时相关精力下降的巨大反差可能困扰患者,并迫使其就诊。伴发精神病性症状及严重焦虑也可作为线索。

四、特殊人群的抑郁障碍

(一) 儿童与青少年抑郁障碍

我国2020年心理健康蓝皮书《中国国民心理健康发展报告(2019—2020)》显示:24.6%的青少年抑郁,其中重度抑郁的比例为7.4%,且抑郁随着年级的升高而升高。从症状学角度,虽然儿童和青少年抑郁症的临床表现与成人相似,但由于儿童和青少年的身体、情感、认知和社会发展阶段的特点,症状存在个别差异。其核心临床表现与成人基本相同,抑郁情绪、易激惹和快感缺乏是核心症状,其次是食欲和体重变化、失眠和睡眠过度等躯体症状,在严重病例中可出现自杀意念和行为、酒精和非法药物的使用。有研究显示轻度抑郁症中更多被观察到注意力问题,无价值感/内疚和睡眠障碍;更严重的抑郁症患者中,则观察到精神运动性兴奋/迟滞,食欲/体重紊乱和自杀意念/尝试。自主神经症状(食欲和体重变化,失眠和疲劳)较为常见,主要有身体不适,如头痛和腹痛等。但儿童和青少年可能不会像成人一样描述自己悲伤或抑郁情绪,有时通过厌烦、孤僻甚至愤怒表现来表达悲伤。儿童还不具备和成人一样的描述及理解情绪的语言能力,因而,他们往往通过行为来表达抑郁心情。多数患者存在复发倾向,一些青少年的抑郁症状可持续到成年。同时需要注意这一群体诊断的复杂性及诊断的置信度,因为目前的诊断体系均直接使用成人的诊断标准去进行分类。儿童青少年症状群存在极大的个别差异,且躁狂发作的"认知"及"情绪"症状很难在正常发育的背景下有效识别,有时又存在过度识别,导致这一群体的双相障碍过度诊断化。也有观点认为,不应在儿童期做出双相障碍的明确诊断,在此期间达不到诊断标准的症状可以考虑为青春期前的"疾病气氛",即日后有可能会发展为双相障碍,但当下可以考虑对症治疗,谨慎使用抗抑郁药物。

(二）女性抑郁障碍

抑郁障碍有明显的性别差异，男女发病率之比约为1：2，且受性腺功能的影响，女性临床表现与男性有所区别。生理周期与抑郁情绪相关，经前期女性常出现烦躁易怒、精神紧张、神经过敏等一系列精神症状，还有诸多躯体不适，如头痛、失眠、疲乏无力、注意力不集中等。少数严重者，可能符合抑郁症标准。女性产后也是抑郁高发期，产后第1周，50%~75%的女性有过轻度抑郁症状，人工流产或自发性流产后也可发生抑郁症状。抑郁症的母亲往往无法有效地照顾婴儿，常因此自责自罪，甚至出现精神病性症状。围绝经期女性卵巢功能减退、垂体功能亢进等导致内分泌紊乱，引起各器官系统的症状和体征，出现精神心理等各方面的变化，多表现为抑郁、焦虑、偏执和睡眠障碍等症状；常感发热，或忽冷忽热，出大汗，称为潮热；泌尿生殖系统也是常被累及的系统，约40%的更年期妇女可出现应力性尿失禁、尿频、尿急。

（三）老年期抑郁障碍

抑郁障碍是老年患者最常见的精神障碍，除有青壮年抑郁障碍的一般临床特征外，有其特征性症状。除低落心境外，常伴有突出的焦虑烦躁情绪，有的老年患者对抑郁情绪不能很好表达，明显的躯体性焦虑可完全掩盖抑郁症状。有时会出现易激惹和敌意。与年轻患者相比，其精神运动性抑制和躯体不适主诉更为明显。可表现为各种不同类型的认知功能损害，严重时可能与痴呆相似，需要鉴别。但也有老年患者以迟滞为主要表现，随意运动缺乏和缓慢，且伴有面部表情减少、语言阻滞等。思考问题困难，对提问常无法立即回答。行动迟缓，情感迟钝，呈无欲状，对外界动向无动于衷。老年期抑郁障碍患者的自杀风险远高于其他年龄组，尤其是伴有躯体疾病的情况下，且成功率高。

五、诊断与鉴别诊断

抑郁障碍的病因与发病机制不明确，临床上主要根据症状特征与演变进行诊断和鉴别诊断。因此，准确、可靠的诊断有赖于全面客观的病史采集和系统详细的精神检查。临床医生需从临床特征、既往病史、生活环境、量表或问卷、实验室指标等多个维度对患者的危险因素、并发症、相关病因、抑郁症状严重程度，自伤自杀风险和功能障碍程度等进行全面评估。评估是一个连续的过程，应根据治疗的需要分阶段对患者定期评估。临床上通常采用经过一致性检验的标准化量表来辅助评估，包括自评量表和他评量表。自评量表包括快速抑郁症状自评问卷（quick inventory of depressive symptomatology self-rated, QIDS-SR）、医院焦虑抑郁量表（the hospital anxiety and depression scales, HADS）、抑郁症状调查表（inventory for depressive symptomatology, IDS）、贝克抑郁自评量表（Beck depression inventory, BDI）、9条目简易患者健康问卷（brief patient health questionnaire-9, PHQ-9）、Zung抑郁自评量表（self-rating depression scale, SDS）等。他评量表需要精神专科医生完成，常见的有汉密尔顿抑郁量表（Hamilton depression scale, HAMD）和蒙哥马利-艾斯伯格抑郁评分量表（Montgomery-Asberg depression rating scale, MADRS）筛查，并且结合上述自评量表结果全面评估抑郁症状的严重程度。

(一) 诊断标准

ICD-11并未保留ICD-10中的持续性心境障碍类别,而是将其中的恶劣心境(dysthymia)归入了抑郁障碍。在诊断"抑郁障碍"时,病情严重程度评估由原来的注重症状数量和功能更改为更加注重功能,比如伴精神病性症状可以诊断为中度。在ICD-11的诊断标准中,"抑郁障碍"核心症状去除ICD-10要求的"导致疲乏和活动减少的精力减退";在其他症状方面,所列条目增加,症状范围更广,至少需要所列10种症状中的5种,而ICD-10需要所列9种症状中的5种。"恶劣心境障碍"强调慢性(>2年)、阈下的抑郁症状。如果在心境恶劣的背景下,症状数量及严重程度满足抑郁发作的诊断阈值,则应同时诊断心境恶劣和抑郁障碍。需要特别指出的是,"混合性抑郁和焦虑障碍"首次出现在该章节中,主要表现是焦虑与抑郁症状持续几天,但不足2周,分开考虑任何一组症状群的严重程度和/或持续时间均不足以符合相应的诊断,否则应分别诊断。

依据ICD-11的标准,抑郁障碍的诊断标准如下。

1. **症状标准** 在一天的大部分时间里,几乎每天都同时出现以下至少5种特征性症状,最少持续2周,其中至少存在核心症状中的1条。核心症状有:心境低落,儿童和青少年可表现为易激惹;对活动的兴趣或愉快感显著降低。其他常见症状有:

(1) 注意力集中和持续关注任务的能力降低,或明显犹豫不决。

(2) 无价值感或过度不适当的负罪感,严重时能达到妄想程度。

(3) 对未来的无望。

(4) 反复死亡的想法(不仅是对死亡的恐惧)、反复的自杀意念(有或没有具体计划)或自杀未遂。

(5) 失眠(入睡困难、频繁醒来或早醒)或睡眠增加。

(6) 食欲显著变化(减少或增加)或体重显著变化(增加或减少)。

(7) 精神运动激越或迟滞(他人可观察到,而不仅仅是不安或速度减慢的主观感觉)。

(8) 精力下降或易疲劳。

上述症状不能用丧亲之痛来解释,不是其他疾病(如脑肿瘤)的表现,也不是由于物质或药物(如苯二氮䓬类)对中枢神经系统的影响所致,包括戒断效应(如兴奋剂)。对于曾经经历过躁狂、混合性或轻躁狂发作的个体,不应诊断为抑郁障碍,应该诊断为双相障碍。导致个人、家庭、社会、教育、职业或其他重要功能领域的严重损害。如果功能得以维持,则往往需要通过额外努力才能得以实现。

2. **病程标准**

(1) 单次发作的抑郁障碍:目前或既往仅有1次发作,本次发作至少持续2周。从没有过躁狂发作、混合发作或轻躁狂发作的病史。

(2) 复发性抑郁障碍:至少有2次发作,其间有几个月无明显心境紊乱;本次发作至少持续2周。从没有过躁狂发作、混合发作或轻躁狂发作的病史。

3. **严重程度标准** 抑郁障碍的严重程度不仅取决于症状的数目,也取决于症状的严重程度及其对社会功能的损害。这些症状引起临床意义的痛苦,或导致社交、职业及其他重要功能方面的损害。根据其目前发作的严重程度(轻、中、重)、伴或不伴精神病性症状,抑郁障碍可进行进一步按照其严重程度分类。如果出现了精神病性障碍,那么抑郁障碍的严重程度是中度发作及以上。

(1) 单次发作的抑郁障碍:分为轻度、中度和重度。

1) 单次发作的抑郁障碍,轻度发作:所有抑郁症状都不应达到重度。患者通常为症状所困扰,某个领域(个人、家庭、社交、教育、职业或其他重要领域)的功能受损。没有妄想或幻觉等精神病性症状。

2) 单次发作的抑郁障碍,中度发作,伴(或不伴)有精神病性症状:抑郁发作的几个症状达到中度,或者有大量严重程度较轻的抑郁症状同时出现。多个领域(个人、家庭、社会、教育、职业或其他重要领域)的功能明显受损。依据发作期间是否伴有妄想、幻听等精神病性症状,注明伴或不伴精神病性症状。

3) 单次发作的抑郁障碍,重度发作,伴(或不伴)有精神病性症状:抑郁发作的大多数症状都达到中度,或者有少量症状达到重度。大多数领域(个人、家庭、社会、教育、职业或其他重要领域)的功能严重受损。依据发作期间是否伴有精神病性症状,注明伴或不伴有精神病性症状。

4) 单次发作抑郁障碍,未特指严重程度:抑郁发作的病情信息不足,无法确定目前抑郁发作的严重程度。抑郁发作的特点是几乎每天情绪低落或至少持续2周的活动减少、兴趣降低,同时伴有其他症状。患者难以继续从事工作、社交或家务活动。

5) 单次发作抑郁障碍,目前为部分缓解:抑郁症状部分缓解,目前已不符合抑郁发作的定义性需求,但仍可能残留一些显著的情感症状。

6) 单次发作抑郁障碍,目前为完全缓解:目前处于完全缓解状态,曾经有抑郁发作病史,但目前已无任何显著的情感症状。在该次发作以前,无其他抑郁发作史。

7) 其他特指的单次发作抑郁障碍。

8) 单次发作抑郁障碍,未特指的。

(2) 复发性抑郁障碍,目前抑郁发作严重程度分类同单次抑郁发作,具体分型如下:

1) 复发性抑郁障碍,目前为轻度发作。

2) 复发性抑郁障碍,目前为伴(或不伴)有精神病性症状的中度发作。

3) 复发性抑郁障碍,目前为伴(或不伴)有精神病性症状的重度发作。

4) 复发性抑郁障碍,目前发作,严重程度未特指。

5) 复发性抑郁障碍,目前为部分(或完全)缓解状态。

6) 其他特指的复发性抑郁障碍。

7) 复发性抑郁障碍,未特定。

(二) 鉴别诊断

1. 继发性抑郁障碍　躯体疾病、神经系统疾病、某些药物和精神活性物质等,均有可能导致抑郁表现,继发性抑郁障碍与原发性抑郁障碍的鉴别要点和关系:①前者有明确的疾病或药物、活性物质使用史,是导致抑郁障碍的直接原因,体格检查、实验室检及其他相关辅助检查有相应阳性结果;②前者可出现意识障碍、遗忘综合征甚至智能障碍,后者一般无上述情况;③继发性抑郁障碍的症状随原发疾病的病情波动,原发疾病好转或停用药物、精神活性物质后,症状好转或消失;④前者多无抑郁障碍发作史,后者可有反复发作表现。

2. **精神分裂症** 精神分裂症患者早期和缓解期均有可能存在抑郁症状,急性期也常需要与伴有精神病性症状的抑郁障碍相鉴别。鉴别要点如下:①伴发抑郁症状。精神分裂症起病早期常存在抑郁症状,但随病程进展,精神病性症状逐渐凸显,抑郁症状渐消失,即使两组症状都突出,但抑郁并非原发症状,常继发于幻觉、妄想等精神病性症状,而抑郁障碍以心境低落为原发症状,重度发作可伴有精神病性症状,但精神病性症状是继发于抑郁情绪。②精神分裂症后抑郁,精神分裂症缓解期,因需面对生活、工作等各方面的变故和影响,常有病耻感,抑郁焦虑也是常见表现,但精神分裂症诊断在前,精神病性症状缓解后出现,通过仔细询问既往病史,较容易鉴别。③协调性。精神分裂症患者的思维、情感和意志行为等精神活动之间协调性缺乏,抑郁障碍患者协调性良好。④病程。精神分裂症的病程多为发作进展或持续进展,缓解期常有残留的精神症状;抑郁障碍多为发作性病程,间歇期基本正常。

3. **双相障碍抑郁发作** 明确区分单相抑郁和双相抑郁,对于治疗及预后非常关键。抑郁障碍指只有抑郁发作,而无确切躁狂或轻躁狂发作史的心境障碍。一般情况下,双相障碍Ⅰ型与单相抑郁较容易鉴别,因其有明确的躁狂及混合发作病史。双相障碍Ⅱ型以轻躁狂和抑郁发作交替出现为特征,更容易被误诊为单相抑郁,鉴别要点在于对轻躁狂的识别。目前诊断标准未区分抑郁障碍与双相障碍的抑郁发作,但两者的临床特征存在差异:双相障碍患者抑郁,往往有更频繁的短程发作、发作频繁、急性起病或快速缓解、首发年龄小(通常小于20岁)、具有情感波动性、伴精神病性症状、非典型症状、精神运动迟滞和紧张症、激越、自伤、和物质滥用共病、疾病早期由应激所触发、产后发作的风险更大等,躁狂发作或双相障碍的家族史也常提示双相抑郁的诊断。

4. **焦虑障碍** 抑郁障碍以"心境低落、兴趣下降、快感缺失"为核心表现,而焦虑障碍以"过度的害怕、恐惧、担心"为核心表现,但焦虑抑郁症状群常存在重叠。临床工作中需要根据两组症状的严重程度和诊断维度进行鉴别,当次发作中,焦虑症状主导,抑郁症状较轻或未达到抑郁标准,诊断焦虑障碍,如达到抑郁发作的诊断标准,焦虑症状为伴随症状,诊断抑郁发作,如两组症状均严重,且达到诊断标准,可以分列诊断,但考虑风险、预后、治疗及等级诊断原则,抑郁诊断优先。

5. **创伤后应激障碍** 发生于极其严重创伤性事件后的6个月内,其典型症状为反复出现的"闪回"、回避创伤相关情境、情感疏远、麻木感等,情感改变多为焦虑、痛苦、易激惹,波动性大。

六、治疗

(一) 治疗原则

抑郁障碍的治疗原则包括全病程治疗、个体化合理用药、充分评估及监测、单一或联合用药、建立治疗联盟。

1. **全病程治疗原则** 抑郁障碍为高复发疾病，50%以上的患者在疾病发生后2年内复发风险高。为改善预后、降低复燃和复发风险，提倡全病程治疗原则。分为急性期、巩固期和维持期治疗。

（1）急性期治疗：以控制症状为核心目标，争取达到临床痊愈，同时促进患者社会功能恢复，提高患者的生活质量。急性期治疗以药物治疗为主，一般需要8～12周。

（2）巩固期治疗：以防止病情复燃为主要目标。巩固期患者病情仍未完全稳定，易复燃，故应保持与急性期一样的治疗方案，维持原药物种类、剂量和服用方法，至少需要4～9个月。

（3）维持期治疗：以防止复发为主要目标，促使患者社会功能的完全恢复。目前对维持治疗的时间尚缺乏有效的研究，意见不一致，一般认为至少2～3年，对于5年内2次或多次反复发作，或是缓解期残留症状明显者，建议长期维持治疗。维持治疗后，若患者病情稳定且无其他诱发因素可缓慢减药直至停药，减量期有复发征象，应迅速恢复原有治疗剂量。持续、规范的维持期治疗可以有效降低抑郁症复燃及复发率。

2. **个体化合理用药原则** 选择抗抑郁药物时需进行个体化评估，如患者的年龄、性别、伴发疾病、既往治疗及用药史、药物疗效、不良反应、经济状况及患者意愿等因素，从安全性、有效性、经济性、可及性等角度，对患者进行个体化用药选择。

3. **充分评估及监测原则** 治疗前对疾病特点、生理、心理社会因素进行充分评估，治疗中重点观察患者症状的变化情况、对药物的反应等，定期进行疗效、耐受性、安全性的量化监测。药物剂量调整与药物浓度之间存在密切的关系，合理地进行药物剂量调整可以维持药物浓度在治疗范围内，从而保证治疗的安全性和有效性，治疗过程中可以监测药物浓度水平，及时调整剂量，以达到最佳治疗效果。

4. **单一或联合用药原则** 抗抑郁治疗主张尽可能单一用药。足量治疗6周无效可考虑换药，换药并不局限于不同种类，同类药物转换也可能获得更好疗效，但撤换药期间注意药物相互作用。当换药无效时，难治性患者可以考虑联合用药。可选择2种作用机制不同的药物联合使用，其他联用方式包括合并第二代抗精神病药物、联用锂盐等。伴有精神病性症状时，可使用抗抑郁药和抗精神病药物联合用药。很少有证据表明2种以上的抗抑郁药或抗精神病药物的联用能带来更好的疗效。

5. **建立治疗联盟原则** 目前抑郁障碍的临床诊断在很大程度上依赖客观而全面的病史采集，这需要医生有效的精神检查和患者的详细描述，良好的医患联盟关系有助于患者在治疗过程中配合，共同确定治疗方案，提高患者的治疗依从性。

（二）治疗方案

抗抑郁药物治疗可有效解除抑郁心境及伴随的焦虑、躯体症状、生物节律紊乱等，在药物治疗的基础上辅助心理治疗可以取得更大效果，急性期联合循证依据足的物理治疗，也可帮助取得更佳效果，缩短急性期病程。

1. **抗抑郁药物** 根据化学结构及作用机制不同，常用的抗抑郁药可分为以下几种类型。

（1）选择性5-羟色胺再摄取抑制剂（SSRI）：此类药物主要通过择性抑制5-HT回收，间接提高突触间隙5-HT浓度，对NE、DA、组胺及胆碱能神经影响较小，耐受性好，依从性佳。目前临床常用的有氟西汀、帕罗西汀、氟伏沙明、舍曲林、西酞普兰和艾司西酞普兰。不同SSRI药物间的整体疗效无显著性差异，整体疗效和可接受度良好，是一线抗抑郁药物。

（2）选择性5-羟色胺和去甲肾上腺素再摄取抑制剂（SNRI）：具有5-HT和NE双重摄取抑制作用，高剂量时对DA摄取有抑制作用，对M_1、H_1、$α_1$受体作用轻微，不良反应相对较少。代表药物有文拉法辛、度洛西汀、米那普仑。SNRI也是一线抗抑郁药，尤其对伴有明显焦虑或躯体症状的抑郁障碍患者，SNRI更具有一定优势。此类药物特点是疗效与剂量有关，低剂量时作用谱和不良反应与SSRI类似，剂量增加后作用谱加宽，不良反应也相应增多。

（3）去甲肾上腺素和特异性5-羟色胺能抗抑郁剂（NaSSA）：此类药物主要通过阻断中枢突触前NE能神经元$α_2$自身受体及异质受体，增强NE、5-HT从突触前膜的释放，增强NE、5-HT传递及特异阻滞$5-HT_2$、$5-HT_3$受体，此外对H_1受体也有一定的亲和力，同时对外周NE能神经元突触$α_2$受体也有中等程度的拮抗作用。此类代表药物为米氮平，属于一线抗抑郁药，对快感缺乏、精神运动性抑郁、睡眠欠佳（早醒）等均有疗效。

（4）去甲肾上腺素和多巴胺再摄取抑制剂（norepinephrine-dopamine reuptake inhibitor, NDRI）：是一种中度NE和相对弱的DA再摄取抑制剂，不作用于5-HT。代表药物为安非他酮，对提升正性情感的效应更佳，属于一线抗抑郁药。与SSRI相比，安非他酮更可能导致体重下降，且可以改善抑郁障碍患者的性功能。无抗胆碱能作用、无镇静催眠作用，还可用于戒烟，但需要注意的是，在合并癫痫或伴有精神病性症状时，不宜使用安非他酮。

（5）5-羟色胺受体拮抗剂/再摄取抑制剂（serotonin antagonist/reuptake inhibitor, SARI）：此类药物通过抑制突触前膜对5-HT的再摄取，并阻断$5-HT_1$受体、突触后$5-HT_{2A}$受体、中枢$α_1$受体发挥作用，具有较好的镇静作用，适用于伴有激越或者睡眠障碍的患者。代表药物为曲唑酮。曲唑酮心血管系统毒性小，适合老年患者，具有镇静作用，低剂量可改善睡眠。

（6）褪黑素MT_1/MT_2受体激动剂（agonist of the melatonin receptor）：其作用于褪黑素受体，具有与褪黑素类似的调节睡眠作用。代表药物为阿戈美拉汀，可调节睡眠觉醒周期，增进睡眠。不良反应较少，对性功能无不良影响，使用该药物前需进行基线肝功能检查，血清氨基转移酶超过正常上限3倍者不应该使用该药治疗，使用期间需监测肝功能。

（7）多模式抗抑郁药（multimodal antidepressants）：代表药物为伏硫西汀。可通过提高脑内与抑郁障碍相关的5-HT、NE、DA、ACH、HA、谷氨酸能神经元的神经传递功能从而产生抗抑郁疗效，对认知症状有一定改善作用。

（8）三环及四环类抗抑郁药（tricyclicand tetracyclicantidepressant, TCA/Tetra

TCA)：三环类抗抑郁药的代表药物为阿米替林、氯丙米嗪、多塞平、丙米嗪；四环类抗抑郁药的代表药物为马普替林和米安色林。三环及四环类抗抑郁药均属于传统抗抑郁药，其疗效强，但因抗胆碱能不良反应、心脏毒性及转躁率高，故可接受度较差，属于二线抗抑郁药。

（9）单胺氧化酶抑制剂（MAOI）：MAOI 由于其安全性和耐受性问题，以及药物对饮食的限制问题，作为三线推荐药物。

（10）氯胺酮：是 N-甲基-天冬氨酸（NMDA）谷氨酸受体拮抗剂，近年的研究证据表明氯胺酮具有快速抗抑郁效应，部分学者认为"氯胺酮在难治性患者中的快速抗抑郁作用是半个世纪以来抑郁障碍研究的最大突破"。不过，氯胺酮本身作为一种致幻剂具有成瘾性，因此，如何合理地应用于临床还需进一步研究和探索。

（11）植物药与中药：目前在我国获得国家药品监督管理局正式批准的不多，主要用于轻中度抑郁症的治疗。包括圣约翰草提取物片，是从草药（圣约翰草）中提取的一种天然药物；舒肝解郁胶囊，是由贯叶金丝桃、刺五加复方制成的中成药胶囊制剂。巴戟天寡糖胶囊，治疗中医辨证属于肾阳虚证者的轻中度抑郁症。

2. 心理治疗 目前循证证据较多、疗效肯定的心理治疗方法包括认知行为疗法、人际心理治疗（IPT）、行为激活（behavioural activation，BA）、支持性心理治疗（SP）等。认知行为疗法通过帮助患者认识并纠正自身的错误信念、评价和解释，协助患者做出行为层面的改变，减轻不良情绪和行为，提高患者应对能力，减少抑郁障碍的复发。人际心理治疗通过识别抑郁的促发因素，协助患者分析问题的本质，帮助发展建立新的人际交往模式，处理患者当前面临的人际交往问题，从而提高患者的社会适应能力。支持性心理治疗通过倾听、鼓励、安慰、指导等方法帮助患者正确认识和对待自身疾病，缓解痛苦和解决问题，使患者能够积极主动配合治疗。这些治疗对轻中度抑郁障碍的疗效与抗抑郁药疗效相仿，但严重或内源性抑郁障碍往往不能单独使用心理治疗，须在药物治疗的基础上联合使用。对于慢性抑郁障碍，认知行为治疗和人际心理治疗的疗效可能逊于药物治疗，但心理治疗可有助于改善慢性患者的社交技能及其与抑郁相关的功能损害。

3. 物理治疗 物理治疗是抑郁障碍综合治疗手段之一，包括循证依据较强的改良电抽搐治疗（modified electroconvulsive therapy，MECT）、重复经颅磁刺激（repeated transcranial magnetic stimulation，rTMS）。以及尚处于试验阶段的物理治疗，包括迷走神经刺激（vagus nerve stimulation，VNS）、脑深部电刺激（deep brain stimulation，DBS）、经颅直流电刺激（transcranial direct current stimulation，tDCS）、磁惊厥治疗（magnetic seizure therapy，MST）等。

（1）电抽搐治疗：MECT 是全球各大指南推荐最为一致的物理治疗方法，其机制尚不清楚，可能的机制包括增加血脑屏障通透性、改变乙酰胆碱能和 GABA 能神经元的功能状态、增强 5-HT 受体的敏感性及增加催乳素释放和血浆中内啡肽及前列腺素 E2 浓度等。MECT 可有效地缓解重性抑郁障碍患者的症状，对伴有自杀观念的患者有较好的疗效，可在较短时间内快速地控制自杀意念，从而降低患者自杀死亡率，在急性期治疗中用于症状严重或伴精神病性特征的患者，有助于迅速缓解症状。治疗抑郁障碍时，

MECT 的次数一般为 8～12 次,其近期疗效较为明确,但疗效维持时间较短,因此建议与抗抑郁药联合治疗,避免治疗停止后症状复发。

(2) 重复经颅磁刺激:rTMS 的抗抑郁机制可能是通过影响深部脑组织如基底核、纹状体、海马、丘脑和边缘叶等局部大脑皮质兴奋性和血流活动,改变脑内神经递质、细胞因子及神经营养因子而发挥作用。rTMS 是抑郁障碍非药物治疗的重要手段之一,因其无创性而得到逐步推广。2008 年美国 FDA 批准了 rTMS 用于治疗难治性抑郁障碍,2010 年 rTMS 被纳入美国精神病协会编制的《抑郁障碍治疗实用指南》。临床上,优化抑郁障碍治疗过程中 TMS 的刺激部位、刺激参数、刺激模式等仍在探究和摸索中,但也建立了有一定循证依据的指南或专家共识。

七、病程和预后

抑郁障碍的发病年龄差异很大,平均发病年龄约 27 岁,50% 左右的病例发生在 21 岁之前。单次发作持续 2 周以上,有反复发作的可能。经过规范治疗多数患者的病情可以缓解,部分可有残留症状或趋向慢性化,造成病程迁延。抑郁发作的平均病程约为 6 个月,约 25% 的患者病程持续 1 年以上,10%～20% 的患者病情存在反复波动,发作间隔逐渐缩短。经过抗抑郁治疗,大部分患者的抑郁症状可缓解或显著减轻,约 25% 的复发性抑郁症患者达到 5 年临床稳定,具有良好的社会和心理表现,但有 20%～35% 的患者会有残留症状,且社会功能或职业能力受到不同程度的影响,约 15% 的患者无法达到临床治愈。

抑郁症状缓解后,患者社会功能一般可恢复到病前水平,临床中,影响复发的因素主要有:维持治疗的抗抑郁药剂量、使用时间不足;应激性生活事件;社会适应不良;慢性躯体疾病;家庭社会支持缺乏;阳性心境障碍家族史等。预后良好的预测指标包括:无精神病性症状,抑郁发作时间短,家庭功能及社会支持系统良好。预后差的预测指标包括:共病精神病性障碍,共病物质滥用,发病年龄小,首次确诊发作持续时间长或需要住院治疗。

应注意全病程治疗过程中,尽可能减少或干预复发因素,减少复发次数,避免进入慢性化病程。同时可以使用"5R"标准评估抑郁障碍治疗及预后。有效(response,R):抑郁障碍症状减轻,HAMD-17 或者 MARDS 减分率达到 50% 或以上。临床治愈(remission,R):抑郁障碍症状完全消失大于 2 周,小于 6 个月,HAMD-17≤7 或者 MARDS≤10。痊愈(recovery,R):指患者症状完全消失,且社会功能完全恢复正常或稳定缓解至少 6 个月。复燃(relapse,R):指患者病情在达到有效或临床治愈、但尚未达到痊愈时又出现症状加重,或在治疗有效的 6～9 个月,病情再次加重。复发(recurrence,R):指痊愈后一次新的抑郁发作。

第三节 其他心境障碍

其他双相障碍主要介绍环性心境障碍和快速循环特征,快速循环是双相障碍病程的一种临床特征而非疾病亚型，ICD-11诊断标准中将其定义为快速循环特征。其他抑郁障碍主要包括两类，即恶劣心境障碍、混合性抑郁和焦虑障碍。

一、环性心境障碍

环性心境障碍(cyclothymic disorder)以持续性的心境不稳定为特点，在病程中反复出现轻度情绪低落和轻度情绪高涨的时期，具有双相性质，但程度较轻，不符合躁狂或抑郁发作的诊断标准。其核心的特点是长期(至少2年)心境不稳定，表现为多次的轻躁狂期和抑郁期(儿童青少年可表现为持续的易激惹)。轻躁狂期症状可能不是很严重，也可能持续时间不长，不满足躁狂发作的诊断要求，但没有躁狂或混合发作史。抑郁症状从未严重到满足抑郁症发作的诊断要求。与正常心境波动的区别在于，反复发作的心境紊乱导致个人、家庭、社会、教育、职业或其他重要功能领域的严重痛苦或严重损害。

环性心境波动常与生活应激无明显相关，与患者的人格特质密切相关。心境不稳定一般开始于成年早期，典型的儿童环性心境障碍起病于10岁之前，呈慢性波动性病程，心境不稳定持续至少2年，有时甚至占据个体一生中的大部分时间，但心境相对正常的间歇期可长达数月。需要相当长时间的观察，以及对个体既往行为充分了解，否则很难作出明确诊断。对于儿童，相对较短的病程(如1年)可考虑该诊断，且儿童青少年环性心境障碍患者常共病其他精神和行为障碍，尤其是注意缺陷和多动障碍。初始诊断考虑环性心境障碍的患者，后期发展为双相障碍的风险较高。

环性心境障碍的药物治疗主要包括心境稳定剂和非典型抗精神病药两大类，除非抑郁很严重且持续时间长，否则不使用抗抑郁药，且不推荐单独使用抗抑郁药，因为可能使快速循环的风险显著增加，对于长期处于抑郁心境的环性心境障碍患者，可考虑安非他酮及SSRI类等转躁风险较低的抗抑郁药进行治疗，一般低剂量抗抑郁药即可达到疗效。除药物治疗，心理治疗有助于患者发展应对措施，改善临床症状，包括认知行为疗法、家庭治疗、团体治疗、人际关系和社会节律疗法等。

二、快速循环特征

双相障碍快速循环(rapid cycling disorder)指过去12个月内至少出现4次心境事件发作，且均符合轻躁狂/躁狂发作、抑郁发作或混合性发作标准，心境发作可以由一极直接转换到另一极，也可间隔缓解期。快速循环容易与混合发作混淆，如果抑郁和躁狂症状快速交替，如一天之内转换或每天转换，则应诊断为混合发作，而非快速循环。

相对心境障碍其他类型，快速循环患者病情更重，病程更长，管理难度更大，功能损害更突出，自伤、自杀未遂风险更高，治疗也更具挑战性。快速循环的治疗关键在于阻断循环发作，解决可能导致或加剧循环的因素，但目前快速循环治疗的循证证据有限，尤其是没有证据支持任何药物在快速循环阶段治疗急性抑郁发作，因此应根据急性期和维持期药物的有效性选择适当的药物治疗。拥有循证学证据的药物较为缺乏，也有研究提出非药物治疗手段如ECT、TMS、VNS、光照治疗、睡眠剥夺等，但均未在随机对照研究中得到评估验证。

三、恶劣心境障碍

恶劣心境(dysthymia)在初级医疗机构就诊人群中占比相当多,国外报道其终身患病率为 3.2%,因其病程迁延成为最常见的心境障碍之一,我国最新流行病学调查显示其终身患病率为 1.4%。自我评价过于依赖他人的肯定等人格因素、对负性事件的回避等认知偏见、生物学上有阳性一级亲属等,均是恶劣心境发病的危险因素。恶劣心境障碍常起病于儿童期、青少年期或成年早期。对于儿童,可能表现为躯体不适如头痛、焦虑等;青少年可能表现为低自尊、负面认知重等。女性较男性更普遍,但在老年人群中无明显性别差异。

恶劣心境的核心特征为每天或大部分时间持续性的抑郁心境(持续 2 年或以上),症状可被他人观察或自我报告,儿童青少年可表现为持续性的易激惹。可以伴发抑郁发作的典型症状,但程度比较轻,达不到重性抑郁发作的诊断标准。可有无症状的缓解期,但不超过 2 个月。与抑郁发作的区别在于症状数量、严重程度和病程,如果恶劣心境存在的情况下,发作病程中的某一个阶段符合了重性抑郁发作的全部诊断标准,则可以同时诊断恶劣心境和抑郁障碍。

治疗方案同"抑郁障碍"章节,心理治疗、抗抑郁药物等对恶劣心境均有效。

四、混合性抑郁和焦虑障碍

混合性抑郁和焦虑障碍(mixed anxiety and depressive disorder)是 ICD-10 提出的一个诊断分类概念,ICD-11 继续保留,DSM-Ⅳ附录将其定义为一种临床综合征,但 DSM-5 中未包含。其基本特征要求在 2 周及以上时期内的大部分时间同时出现抑郁和焦虑症状,但无论抑郁或焦虑症状的严重程度、数量或持续时间,均不足以诊断为其他抑郁障碍或焦虑及恐惧相关障碍。

与抑郁焦虑相比,可能具有相同的易感因素,如童年逆境、压力性事件、重大生活事件等,但相比只患有焦虑症或抑郁症障碍,混合性抑郁和焦虑障碍的预后更差,有较大的慢性化倾向及较大的社会功能与工作上的损害。治疗上应考虑发作的频繁性、自然慢性化的过程,抗抑郁、抗焦虑治疗及心理治疗均有一定的疗效。

(姚志剑)

主要参考文献

[1] 方贻儒,洪武. 精神病学[M]. 2 版. 上海:上海交通大学出版社,2023.
[2] 杨德森,刘协和,许又新. 湘雅精神医学[M]. 北京:科学出版社,2015.
[3] 陆林,李涛,王高华. 牛津精神病学[M]. 7 版. 北京:北京大学医学出版社,2022.
[4] 陆林. 沈渔邨精神病学[M]. 6 版. 北京:人民卫生出版社,2018.
[5] 美国精神医学学会. 精神障碍诊断与统计手册[M]. 5 版. 张道龙,刘春宇,张小梅,译. 北京:北京大学出版社,2015.
[6] FANG Y, MAO R Z. Depressive Disorders: Mechanisms, Measurement and

management [J]. Adv Exp Med Biol, 2019, 1180: 1 - 17.

[7] HUANG Y, WANG Y, WANG H, et al. Prevalence of mental disorders in China: a cross-sectional epidemiological study [J]. Lancet Psychiatry, 2019, 6(3): 211 - 224.

[8] World Health Organization. ICD - 11 for mortality and morbidity statistics [OL] (Version: 01/2023). [2023 - 4 - 9] https://icd.who.int/browse/2025 - 01/mms/en.

第七章 焦虑及恐惧相关障碍

本章重要知识点：

(1) 焦虑及恐惧相关障碍是一组以焦虑症状、恐惧症状为主要临床相的精神障碍的统称，是最常见的精神障碍，患病率高，疾病负担重。

(2) 焦虑及恐惧相关障碍核心症状为焦虑和恐惧，恐惧是对当下感知到的、临近的威胁的反应，而焦虑更多的是着眼于将来，是对预期出现的威胁的反应。

(3) 根据担忧、恐惧及回避行为的对象和情景不同，焦虑及恐惧相关障碍分为广泛性焦虑障碍、惊恐障碍、场所恐惧症、特定恐惧症、社交焦虑障碍、分离焦虑障碍、选择性缄默症等不同亚型。

(4) 焦虑及恐惧相关障碍常与其他精神障碍共存，各型焦虑及恐惧相关障碍之间也可共存，也因此焦虑及恐惧相关障碍的诊断和治疗变得更为复杂。

(5) 焦虑及恐惧相关障碍的治疗原则是早期、全病程治疗（急性期、巩固期和维持期）、综合治疗（药物治疗、物理治疗、心理治疗、康复治疗等）。焦虑及恐惧相关障碍常呈慢性病程，复发率高，其预后与个体素质、临床类型等因素有关。

焦虑及恐惧相关障碍是一组以焦虑症状、恐惧症状为主要临床相的精神障碍的统称，以过度的恐惧和焦虑并伴有相应的行为紊乱为特征，其症状足以导致患者明显的痛苦或功能损害。恐惧和焦虑是相近且相关的现象，恐惧是对当下感知到的、临近的威胁的反应，而焦虑更多的是着眼于将来，是对预期出现的威胁的反应。区分不同种类的焦虑及恐惧相关障碍的主要方法，就是区分其忧虑（apprehension）的焦点，即触发恐惧或焦虑的刺激或情境。有些疾病忧虑的焦点高度特定，如特定恐惧症；有些疾病忧虑的焦点则和更广范围的情境有关，如广泛性焦虑障碍。焦虑及恐惧相关障碍的临床表现通常包括某些特定的认知观念，这些观念有助于明确忧虑的焦点，从而区分不同类型的焦虑及恐惧相关障碍。

Box1：ICD-11 中，焦虑及恐惧相关障碍包括如下。

6B00 广泛性焦虑障碍

6B01 惊恐障碍

6B02 场所恐惧症

6B03 特定恐惧症

6B04 社交焦虑障碍

6B05 分离焦虑障碍

6B06 选择性缄默症

6B0Y 其他特定焦虑及恐惧相关障碍

6B0Z 未特定的焦虑及恐惧相关障碍

第一节　广泛性焦虑障碍

广泛性焦虑障碍(generalized anxiety disorder, GAD)是以持续的显著紧张不安,伴有自主神经功能兴奋和过分警觉为特征的一种慢性焦虑障碍。与其他焦虑障碍不同,广泛性焦虑障碍不受任何特定环境的限制或因环境而持续加重。通常患者具有特征性的表情,并且表现出坐立不安,甚至有颤抖、皮肤苍白,手心、脚心以及腋窝汗水淋漓。该病通常始于儿童或青少年期,但也可以在任何年龄开始。焦虑和担忧是人们面对压力时通常会出现的正常情感/认知状态。在理想状态下,焦虑和担忧有助于为解决问题而努力、适应性地集中注意力及提高警觉性。正常的焦虑和担忧通常可以被自我调节而不会干扰个体功能或引起明显的苦恼。在广泛性焦虑障碍中,焦虑和担忧是过度的、持续的和强烈的,并可对功能造成明显的不良影响。处于极端压力环境(如生活在战争地区)下的个体可能会体验到强烈且有害的焦虑和担忧,这与其所处的环境一致。只在这种极端环境下出现的焦虑体验不应被视为广泛性焦虑障碍的症状。

一、流行病学

黄悦勤教授领衔的中国精神卫生调查结果显示,我国精神障碍中焦虑障碍的患病率最高,终身患病率和12个月患病率分别高达7.6%和5.0%。其中广泛性焦虑障碍的终身患病率为0.28%,12个月患病率为0.20%。对我国25项普通人群焦虑障碍患病率的荟萃分析结果显示,我国广泛性焦虑障碍的时点患病率为0.6%。美国全国酒精与相关疾病流行病学调查中,使用DSM-Ⅳ诊断标准,结果显示广泛性焦虑障碍的12个月和终身患病率分别为2.1%和4.1%。

广泛性焦虑障碍的起病年龄呈双峰状(分别为成年早期和30~40岁),中位数约为31岁。女性、中年、独居或分居、离婚和低收入个体中广泛性焦虑障碍的患病率更高。在广泛性焦虑障碍患者群中,45~55岁年龄组比例最高,女性患者是男性的2倍。儿童的患病率约为3.0%,青少年的患病率约为10.8%。而且广泛性焦虑障碍是老年人群中最常见的焦虑障碍,患病率约为10.2%。

广泛性焦虑障碍表现为慢性波动性病程,识别率和治疗率较低。少数广泛性焦虑障碍患者病情可以自行缓解,但超过5年的自行缓解率不足40%。

二、病因与发病机制

广泛性焦虑障碍确切的病因及发病机制至今未明,研究证实生物、心理、社会因素都对其发病起重要作用。

(一) 生物学因素

1. 遗传　双生子研究显示本病的遗传度约为30%，Noyes等则报告广泛性焦虑障碍患者的亲属中本病的患病风险为19.5%，而正常对照组该风险为3.5%。有关该病的分子遗传学研究较少，仅有的研究提示该病可能与多巴胺D_2受体基因、5-羟色胺转运体基因、多巴胺转运体基因存在关联。

2. 神经生化　基于苯二氮䓬类药物对焦虑的良好疗效，研究发现γ-氨基丁酸（GABA）——苯二氮䓬受体系统是广泛性焦虑的发病基础之一；5-HT激动剂治疗焦虑有效，提示5-HT系统在该病的发生中也有重要作用；也有研究提示GAD患者存在去甲肾上腺素能调节紊乱，如：与健康对照相比，GAD患者血浆NE及其代谢产物水平升高。

3. 神经影像　研究显示GAD患者表现出杏仁核体积增加，功能磁共振研究发现，GAD患者表现出前额叶皮质活动增强及基底神经节活动降低。

(二) 心理因素

1. 精神动力性理论　弗洛伊德认为焦虑是一种生理的紧张状态，起源于未获得解决的潜意识冲突。该理论认为当外部世界、本我和超我对自我造成压抑，而自我不能运用有效的防御机制时，便会出现病理性焦虑。在广泛性焦虑障碍中，焦虑通过未经修饰的防御机制而被直接地体验到。

2. 认知行为理论　Aeron Beck的认知理论认为焦虑是个体面临危险的一种反应，信息处理的持久歪曲导致对危险的误解和焦虑体验，如果个体具有自主神经系统过度反应的遗传素质，且对以前的神经刺激的焦虑条件化的广泛反应，则会出现广泛性焦虑障碍。

此外，约1/3广泛性焦虑患者伴有人格障碍，如依赖型人格障碍、回避性人格障碍患者等，也与焦虑人格特质有关。

三、临床表现

广泛性焦虑障碍的症状具有持续性，而且给患者而言带来持续性的伤害和痛苦。主要表现为经常或持续的，无明确对象或固定内容的紧张不安，或对现实生活中的某些问题过分担心和烦恼。这种紧张担心与现实很不相称，使患者感到难以忍受，但又无法摆脱；常伴有自主神经功能亢进、运动型紧张和过分警惕。也可以出现抑郁症状、强迫症状和人格解体，但不是主要临床表现。

1. 焦虑体验　表现为对未来可能发生的、难以预料的某种危险或不幸事件的持续、过度担心。担心的内容可以是一些明确的、非现实的威胁或可能发生的不幸事件，如亲人是否会发生意外，自己的钱财是否会意外损失；也可以是无法明确描述的对象或内容，而只是一种莫名的提心吊胆或惶恐不安。这种焦虑与惊恐障碍、场所恐惧症等疾病中出现的"预期焦虑"不同，后者是对现实中将要发生的某种情景提前出现的焦虑体验；如惊恐障碍是对再次惊恐发作的担忧，场所恐惧症是要进入恐惧环境前出现的担忧。

2. 运动不安 表现为坐立不安、来回走动、面部表情不自然、四肢的轻微震颤、肌肉紧张,有时出现肌肉抽动或动作僵硬,患者常感到疲乏。

3. 自主神经功能亢进 常有心悸、心慌、气急、胸闷、头昏、头痛、多汗、面赤、口干、胃部不适、腹泻、尿频、尿急等症状。

4. 警觉性增高 主要表现为易激惹、易惊吓、入睡困难、易惊醒、惊跳反应亢进、注意力难以集中等。

四、诊断与鉴别诊断

(一)诊断标准

ICD-11 广泛性焦虑障碍诊断标准如下。

1. 核心(必要)特征

(1) 显著的焦虑症状:不限于任何特定周围环境的广泛忧虑(即游离性焦虑);或对日常生活的诸多方面(如工作、财务、健康、家庭等)将发生不好的事情表现出过分的担忧(预期性焦虑)。

(2) 这种焦虑和广泛性忧虑或担忧伴有以下特征性症状:①肌肉紧张或坐立不安;②交感神经活动亢进,表现为频繁的胃肠道症状,如恶心和/或腹部不适、心悸、出汗、发抖、颤动和/或口干;③主观体验到紧张、坐立不安,或感到"忐忑不安";④注意力集中困难;⑤易激惹;⑥睡眠障碍(入睡困难或睡不安稳,或坐卧不宁,睡眠质量难以令人满意)。

这些症状并非短暂出现,而是持续至少数月,且大部分时间都存在。这些症状不能用其他精神障碍(如抑郁障碍)更好地解释。这些症状并非其他医疗状况(如甲状腺功能亢进)的表现,也不是物质或药物(如咖啡、可卡因)作用于中枢神经系统的直接效应或其戒断反应(如酒精、苯二氮䓬类药物)。持续的焦虑症状使患者感到明显痛苦,或导致患者的个人、家庭、社会、教育、职业或其他重要方面的功能严重损害。如果功能得以维持,则只能通过付出大量额外的努力。

2. 其他临床特征 有些广泛性焦虑障碍患者可仅诉及慢性躯体症状伴随的广泛忧虑,但不能清晰表达特定的担忧内容。可观察到一些患者的行为改变,如回避、频繁地需要作出保证(尤其是儿童)以及拖延等。这些行为通常代表了患者为减少忧虑或阻止不幸事件发生所作出的努力。

3. 广泛性焦虑障碍的病程特征

(1) 广泛性焦虑障碍可起病于任何年龄。但是,通常起病于 30 多岁早中期(译者注:多指 30~37 岁)。

(2) 症状出现早与严重的功能损害和共病其他精神障碍有关。

(3) 广泛性焦虑障碍的症状严重程度常常在阈界和阈下症状之间波动,症状完全缓解并不常见。

(4) 尽管广泛性焦虑障碍的临床表现在一生中相对稳定,但是个体担忧的内容可能随着时间的变化而变化,且在不同年龄群体中存在担忧内容的差异。儿童青少年往往担忧学业和体育表现,而成年人更多地担忧自己和亲友的健康。

(二) 鉴别诊断

1. **惊恐障碍** 惊恐障碍以反复出现的、非预期的、自限性的强烈恐惧或焦虑发作为特征。广泛性焦虑障碍则表现为更持久和较少受环境影响的慢性忧虑感,这些忧虑往往与担心日常生活的各个方面有关。广泛性焦虑障碍患者可以出现由特定担忧诱发的惊恐发作。如果广泛性焦虑患者仅在对日常生活事件的担忧或广泛忧虑时出现惊恐发作,而没有出现非预期的惊恐发作,则不另外诊断"惊恐障碍",惊恐发作的出现可以用"伴惊恐发作"来标注。如果同时出现非预期的惊恐发作,可以附加诊断"惊恐障碍"。

2. **社交焦虑障碍** 社交焦虑障碍症状表现为对社交场景(如在公共场合讲话、发起对话)的恐惧,且其忧虑的主要焦点在于他人的负性评价。广泛性焦虑障碍患者可能担心表现欠佳或考试失败的可能结果,但是不仅仅限于担心被他人负性评价。

3. **分离焦虑障碍** 如分离焦虑障碍一样,广泛性焦虑障碍患者可担忧其依恋对象的健康和安全,但他们的担忧也会扩展至日常生活的其他方面。

4. **抑郁障碍** 广泛性焦虑障碍和抑郁障碍存在一些相同的症状,如躯体焦虑症状、注意力集中困难、睡眠紊乱,以及与悲观想法有关的恐惧感。区别在于,抑郁障碍表现为心境低落、对以前感到愉快的活动丧失兴趣,以及其他抑郁障碍的特征性症状(如食欲改变、无价值感、自杀意念)。广泛性焦虑障碍可共病抑郁障碍,但是只有当符合广泛性焦虑障碍诊断标准的明确症状出现在抑郁发作之前或发生于单次抑郁发作完全缓解后,才可作出广泛性焦虑障碍的诊断。

5. **适应障碍** 适应障碍是个体对某个可识别的社会心理应激源或多个应激源的适应不良反应,其特征是对该应激源或其后果的先占观念。其反应可能包括过度的担心、与应激源有关的、反复出现的、令人痛苦的想法,或者是对其后果的持续思维反刍。适应障碍患者的担心集中于某种可识别的应激源或其后果;而广泛性焦虑障碍的担忧则涉及日常生活的多个方面,并可包含假想的担忧(如某个负性生活事件可能发生)。与广泛性焦虑障碍患者不同,适应障碍患者通常在应激源出现前具有正常的功能。适应障碍的症状大多在6个月内消失。

6. **强迫症** 强迫症担忧的焦点在于闯入性的、不必要的想法、冲动或意象(强迫观念),而广泛性焦虑障碍担忧的焦点主要是日常生活事件。强迫症的强迫观念通常被体验为不必要的和闯入性的,与之不同的是,广泛性焦虑障碍患者可能将他们的担忧体验为有助于避免负性结果的策略。

7. **疑病症(健康焦虑障碍)及躯体痛苦障碍** 在疑病症及躯体痛苦障碍中,患者担忧的是真实存在或其感受到的躯体症状,以及这些症状对他们健康产生的潜在影响。而广泛性焦虑障碍患者感受到的躯体症状与其焦虑情绪有关,他们也可能担忧自身健康,但是他们的担忧扩展到了日常生活的其他方面。

8. **创伤后应激障碍** 创伤后应激障碍患者由于暴露于创伤性应激源而出现过度警觉,在特定或更广泛的情形中可担忧自身或与之亲近的人会处于即刻的威胁之下。创伤后应激障碍患者也可体验到由创伤事件提示物引发的焦虑(如惧怕或回避个体被攻击的地点)。相比之下,广泛性焦虑障碍患者的焦虑和担忧则指向多个生活领域(如健康、财务、工作)中不良事件发生的可能性。

五、治疗

广泛性焦虑障碍的治疗目标是缓解或消除焦虑症状及伴随症状,提高临床显效率和治愈率,最大限度降低病残率和自杀率;恢复社会心理功能,提高生存质量,达到真正意义上的痊愈;预防复发。广泛性焦虑障碍的治疗主要包括心理治疗和药物治疗。

(一) 药物治疗

目前临床上治疗广泛性焦虑障碍的主要药物有抗焦虑药物、$5-TH_{1A}$受体部分激动剂、具有抗焦虑作用的抗抑郁药物及其他药物。我国国家药品监督管理局(NMPA)药品审评中心(center for drug evaluation, CDE)批准治疗广泛性焦虑障碍的药物有文拉法辛缓释胶囊、度洛西汀、丁螺环酮和坦度螺酮、曲唑酮及传统三环类抗抑郁药多塞平。美国FDA批准的治疗广泛性焦虑障碍的药物包括文拉法辛、度洛西汀、帕罗西汀、艾司西酞普兰和丁螺环酮。与三环类抗抑郁药相比,SSRI、SNRI类药物的不良反应较轻,常被推荐为治疗广泛性焦虑障碍的一线药物。

(二) 心理治疗

根据现有的研究结果和临床实践的经验治疗发现心理治疗对GAD有较明确的疗效,其中以认知行为疗法(CBT)为主,被作为一线疗法推荐。具体的操作技术包括认知重建、暴露疗法、问题解决、放松疗法、生物反馈等。还有研究证实,基于互联网或者计算机的CBT与等待治疗的对照组相比有显著且长期的疗效。近年来,正念疗法也被研究证实在减轻焦虑症状上与传统CBT或其他行为治疗技术有相同的疗效。

六、预后

该病自行缓解较少,甚至可能随着病程迁延愈发严重影响到正常的生活和社会功能。有关预后的研究结论大相径庭,有研究认为痊愈和好转率占75%,有的认为占50%以下。然而,尽管症状常迁延不愈,但通常不会导致明显的精神残疾和社会功能丧失。但若发展为重性抑郁障碍则需要特别关注。

第二节 惊恐障碍

惊恐障碍(panic disorder)于1980年首次作为独立诊断出现在DSM-Ⅲ之中,是一种以反复出现的突如其来的惊恐体验为特征的急性焦虑障碍。惊恐障碍的起始症状往往是患者自我感受到的表现,患者在某些情况下突然感到惊恐、失控感、发疯感、崩溃感,好像死亡将要来临,同时伴有严重的自主功能失调。该障碍起病快,终止也快,表现为持续数分钟到几十分钟的急性症状,发作呈自限性。其核心特点是惊恐发作的出现,即突然发作以躯体症状为主的焦虑,同时伴有将要发生严重后果的强烈担心。

一、流行病学

欧美流行病学资料显示,惊恐障碍的终身患病率估计为 4.7%～5.1%,年患病率估计为 2.1%～2.8%。黄悦勤等 2019 年在《柳叶刀》杂志上发表的中国精神障碍流行病学调查研究结果显示,惊恐障碍终身患病率为 0.5%,12 个月患病率为 0.3%。

惊恐障碍患病风险存在性别差异,女性患病率约为男性的 2 倍。起病年龄呈双峰模式,第一个高峰出现于青少年晚期或成年早期,第二个高峰出现于 45～54 岁,儿童时期发生的惊恐障碍往往不易被发现或表现出与教育相关的回避行为。

惊恐障碍的共病现象较多,常见共病的其他精神障碍包括抑郁障碍、其他焦虑障碍、冲动控制障碍、物质使用障碍等,35%～40% 的患者有共病抑郁障碍,1/3～1/2 的患者有场所恐惧障碍。惊恐障碍在躯体疾病患者中也较常见,常见的躯体疾病有甲状腺疾病、心脏疾病(如二尖瓣脱垂)、肾上腺皮质疾病(如肾上腺皮质癌)等。共病躯体疾病及惊恐障碍的严重程度与致残程度相关。

二、病因与发病机制

(一) 生物学因素

惊恐障碍的生物学病因假说包括:①遗传因素。家系研究提示,惊恐障碍遗传度高达 48%(95%CI 41%～54%)。越来越多的研究证实,惊恐障碍是多基因复杂遗传疾病。②神经递质系统异常。肾上腺素、去甲肾上腺素、5-羟色胺系统、γ-氨基丁酸(GABA)系统异常及苯二氮䓬类受体敏感性降低可能参与了惊恐障碍的发病。③神经解剖假说:可能参与惊恐障碍病理机制的神经结构包括脑干(特别是蓝斑)、前额叶皮质、垂体及边缘系统。也有学者提出了"恐惧网络"结构,主要包括前额叶皮质、岛叶及杏仁核等。

(二) 社会心理因素

灾难化认知理论是关于惊恐障碍发病机制的经典心理学理论。惊恐障碍的患者常有明显的神经质倾向,且惊恐障碍患者常倾向于采取消极的应对方式。早年的创伤性体验、家庭环境及父母教养方式和惊恐障碍的发病存在密切关系,近期存在的应激性事件常是诱发因素。

三、临床表现

(一) 惊恐发作

典型惊恐发作往往发生在日常活动(如吃饭、看电视、逛街等)时,患者体验到突然发作的、不可抗拒的害怕、恐惧、忧虑和一种厄运将至的感觉。其主要症状包括气促和窒息感、哽噎感、心悸和心率增加、胸部不适或疼痛、出汗、眩晕、失去平衡感或要昏厥、恶心或腹部不适、人格解体或现实解体、麻木或针刺感、潮热或发冷、震颤或发抖、害怕即将死亡、害怕发疯或失去控制。临床上患者不会同时出现上述所有症状,而是仅出现其中的某一种或某几种。每次发作通常持续 5～20 分钟,很少长至 1 小时。惊恐发作的突出特点为突然产生的焦虑,反应严重且担心会有灾难性的后果,有些患者有惊恐障碍性的过度换气,这可使症状进一步加重。

(二) 预期焦虑与回避行为

多数患者在首次惊恐发作后和两次发作的间歇期,常表现为反复担心再次出现相似发作,因而惶惶不可终日,有时出现自主神经功能亢进。因担忧再次发作时会发生危险,常寻求他人陪伴,或回避一些自认为可能再次出现惊恐发作的活动和场合,如不愿独自外出,不愿去人多拥挤的场所;或者外出必须有人陪伴。

四、诊断与鉴别诊断

(一) 诊断标准

ICD-11惊恐障碍诊断标准如下。

1. **核心(必要)特征**

(1) 反复出现的惊恐发作,以数个典型症状快速同时出现为特征的强烈恐惧或忧虑散在发作。这些症状如下,但并不仅限于下列症状:心悸或心率加快、出汗、颤抖、呼吸急促感、窒息感、胸痛、恶心或腹部不适、眩晕感或头晕感、发冷或潮热、刺痛感或四肢缺乏感觉(即感觉异常)、人格解体或现实解体、害怕失控或发疯、濒死恐惧。

(2) 至少部分惊恐发作是非预期的,即这些发作不限于特定的刺激或环境,而是"突如其来"的。

(3) 惊恐发作后,患者持续(如数周)担忧或担心再次发作,或担心其可被感知的负面意义(如生理症状可能是心肌梗死的症状),或采取某些行为避免再次发作(如仅在有可信的人陪伴时才肯出门)。

(4) 惊恐发作不限于另一种精神障碍引发焦虑的情况,症状并非其他健康问题(如嗜铬细胞瘤)的表现,也不能归因于物质或药物(如咖啡、可卡因)作用于中枢神经系统的直接效应或其戒断反应(如酒精、苯二氮䓬类药物)。

(5) 症状导致个人、家庭、社会、教育、职业或其他重要方面的功能严重损害。如果功能得以维持,则只能通过付出大量的额外努力。

注意:惊恐发作可发生于其他焦虑及恐惧相关障碍,也可以见于其他精神障碍,因此,存在惊恐发作本身并不足以作出惊恐障碍的诊断。

2. **其他临床特征** 单次惊恐发作通常仅持续数分钟,部分可持续更久。惊恐发作的频率和严重程度个体差异大(如每天多次到1个月几次)。

在惊恐障碍中,常见惊恐发作随着病程进展而变得越来越"可预期",发作变得与某些特定的刺激或情境有关,而这些刺激或情境原本是偶然的(例如,个体在过桥时发生了非预期的惊恐发作,此后,在过桥时变得焦虑,这可能导致患者对桥的"预期性"惊恐发作)。

在惊恐障碍患者中,常见局限性症状发作(即发作与惊恐发作类似,但是只有惊恐发作的特征性症状,没有特征性的症状峰值强度),尤其当患者使用行为策略(如回避)消减焦虑症状时。然而,要作出惊恐障碍的诊断,必须有反复出现的惊恐发作史,才能达到惊恐障碍的诊断要求。

有些惊恐障碍患者有夜间惊恐发作的经历,即于睡眠中在惊恐状态下醒来。

尽管惊恐障碍患者的症状表现形式(如以呼吸症状为主、夜间发作等)、焦虑严重程度,以及回避行为的程度不同,它仍是焦虑障碍中危害最大的障碍之一。患者常常反复至急诊就诊,承受一系列不必要但却花费巨大的特殊医学检查,尽管这些检查反复出现阴性结果。

3. 惊恐障碍的病程特征

(1)惊恐障碍常起病于 20~25 岁。

(2)有些个体呈发作性症状暴发后长期缓解,有些个体症状持续且严重。

(3)并发其他障碍(如其他焦虑及恐惧相关障碍、抑郁障碍、物质使用障碍)与长期病程发展轨迹差有关。

(4)共病场所恐惧症者往往症状更严重,且预后更差。

(二)鉴别诊断

1. 广泛性焦虑障碍 有些惊恐障碍患者可能在惊恐发作之间感到焦虑和担心。如果焦虑和担心的焦点是担心惊恐发作或其可能的后果(如个体可能患有心血管疾病),则无须额外诊断广泛性焦虑障碍。如果个体除担心非预期的惊恐发作外,更多地对大量生活事件感到焦虑,则应附加诊断广泛性焦虑障碍。

2. 场所恐惧症 惊恐发作的不可预测性是该疾病早期阶段的反应。但是,随着时间的推移,由于惊恐发作在特定情境中反复出现,个体往往对在这些情境下会有惊恐发作产生预期性焦虑,或体验到因暴露于这些情境而引发的惊恐发作。随着时间的推移,常见个体在惊恐障碍的背景下发展出部分场所恐惧症的症状。如果个体发展出害怕在多种情境中可能出现惊恐发作或其他不可控或令人尴尬的症状,并因此主动回避这些情境,要求有人陪伴,或需忍受强烈的恐惧或焦虑,以及符合场所恐惧症的所有其他诊断要求,则可以作出场所恐惧症的附加诊断。

3. 抑郁障碍 惊恐发作也可出现于抑郁障碍中,尤其伴有显著焦虑症状的抑郁障碍,包括混合性抑郁焦虑障碍,可能由抑郁性思维反刍而诱发。如果这些疾病中出现非预期的惊恐发作,且主要担心惊恐发作再次出现或其后果,则应附加惊恐障碍的诊断。

4. 疑病症(健康焦虑障碍) 疑病症患者常常将躯体症状曲解成他们具有一种或多种威胁生命疾病的证据。尽管惊恐障碍患者也会表现出担忧焦虑性躯体症状暗示着威胁生命的疾病(如心肌梗死),但这些症状通常出现于惊恐发作过程中。惊恐障碍患者更担心惊恐发作再次发生或其后果,除焦虑症状引发的躯体性担忧外,较少报告其他躯体性担忧,与健康相关的重复性和过度行为也较少。然而,惊恐发作也可出现于疑病症中,如果惊恐发作仅与害怕患有威胁生命的疾病有关,附加诊断惊恐障碍是没有依据的。此时,可以用"伴惊恐发作"来标注疑病症。如果疑病症患者持续且反复出现非预期的惊恐发作,且这些惊恐发作并非对疾病相关担忧的反应,则应作出 2 种诊断。

5. 对立违抗障碍 儿童青少年的易激惹、愤怒及不守规矩有时与惊恐障碍有关。例如,儿童在面临使其焦虑的任务或情境时可能表现出愤怒暴发(如被要求在没有父母或照料者陪伴的情况下出门)。如果违抗行为仅在能引起焦虑、恐惧或惊恐的情境或刺激下出现,则诊断对立违抗障碍是不恰当的。

6. **其他精神、行为与神经发育障碍**　惊恐发作可发生于各种其他精神障碍,尤其是其他焦虑及恐惧相关障碍、应激相关障碍以及强迫相关障碍。当惊恐发作发生于这些障碍中时,通常是对令人痛苦的内、外应激源的强烈焦虑反应,反映了该障碍中忧虑的焦点(如特定恐惧症中某个明确的对象或情境,社交焦虑障碍中的负面社交评价,强迫症中的被致病菌污染,疑病症中的罹患严重疾病,创伤后应激障碍中的创伤事件提示物)。如果在其他障碍中,惊恐发作仅限于此类情况,则单独作出惊恐障碍的诊断是没有依据的。如果在这些障碍的病程发展过程中,出现非预期的惊恐发作,且并不是对该障碍忧虑焦点相关应激源作出的反应,则可以作出惊恐障碍的诊断。

五、治疗

惊恐障碍的治疗目标为控制急性发作,减轻发作间歇期的焦虑症状,减少回避行为,预防再次发作。惊恐障碍的治疗主要包括心理治疗和药物治疗。一些研究结果提示,药物治疗合并心理治疗的疗效优于单一药物治疗或心理治疗。

(一) 药物治疗

目前常用于惊恐障碍治疗的药物有四大类:SSRI、SNRI、TCA 和苯二氮䓬类药物。一般来说,它们的疗效大同小异。因此,选择何种药物主要是依据药物的不良反应、既往治疗反应、合并的躯体疾病和精神障碍,以及研究证据的强度。同时也要考虑药物的药理特性,如半衰期、代谢酶(如 P450 酶)及药物相互作用,尤其在老年患者和服用多种药物的患者中。

(二) 心理治疗

常用于惊恐障碍的心理治疗有认知行为治疗、支持性心理治疗、精神动力性治疗等。心理治疗应该和药物治疗一样作为惊恐障碍的主要治疗选择。对于处于妊娠期、哺乳期的患者更加应当作为首选治疗方案。药物治疗无效的患者,心理治疗或许有效,反之亦然。经药物治疗病情好转者,或者停药后极易复发,心理治疗有助于巩固疗效、预防复发。

六、预后

由于惊恐障碍发展不稳定,因此预后也较不稳定。研究发现大多数患者社会功能良好,而伴焦虑或抑郁的患者则不稳定。预后较差的危险因子包括更严重的初始惊恐发作、更严重的初始场所恐惧、疾病持续时间较长、共病抑郁、曾经与父母分离、人际敏感性高、单身等。

第三节　场所恐惧症

场所恐惧原意是指患者怕到人多拥挤的广场等公共场所,逐渐扩展至不敢使用交通工具，不敢进入密闭的空间、不敢单独外出等。场所恐惧症（agoraphobia）是指当个体离开家、处于人群中或在不易离开的环境中时就会感到焦虑，而且通常会产生强烈的生理反应及立即采取措施回避当下场景的一组障碍。

场所恐惧症经常以惊恐发作开始，然后产生预期焦虑和回避行为，从而形成对特定场景的恐惧。因此有学者认为场所恐惧是惊恐发作的持续发展，而非独立疾病，反应在DSM-Ⅳ，该类患者被归入"惊恐障碍伴广场恐惧"或"有惊恐发作史的广场恐惧"。而更多的学者支持场所恐惧症是不同于惊恐障碍的独立疾病，ICD-10将该疾病归为恐惧障碍的一种。最新的DSM-5部分采纳了后一种观点，而将场所恐惧作为焦虑障碍的一个独立亚型。

一、流行病学

根据DSM-Ⅲ-R标准的研究报告发现，广场恐惧较惊恐障碍为常见，年患病率在男性为1.7%，女性为3.8%，终身患病率为6%～10%。黄悦勤等在2019年的研究数据显示，国内场所恐惧症（不伴惊恐发作）的终身患病率为0.4%，年患病率为0.2%。

二、病因与发病机制

（一）生物学因素

有研究认为最初的焦虑发作是由于偶然的环境刺激对那些本身易产生焦虑反应的人的作用所致。一些家系研究显示场所恐惧患者的亲属中该病患病风险显著高于对照，双生子研究也提示同卵双生子的同病风险增高。因此提示该病可能与遗传有关。

（二）认知学说

认知理论认为焦虑发作的形成是由于患者不恰当地害怕特定场景的某些方面或在特定场景中偶然出现的某些躯体症状，从而产生错误认知。其症状的扩展和持续是由于症状的反复出现使焦虑情绪条件化，而回避行为则阻碍了条件化的消退。

（三）其他因素

人格因素：场所恐惧症患者多是依赖性较强、倾向于回避问题而非面对问题的人。

家庭因素：也有研究发现场所恐惧症可能由于家庭问题而持续存在。

三、临床表现

场所恐惧症在临床上通常会引起如下反应。

1. **焦虑** 场所恐惧症患者当离开家、处于人群中或在不易离开的环境中时就会感到焦虑，并且场所恐惧症有两组更为明显的焦虑障碍状：惊恐发作频率较高以及担心晕厥和失控的焦虑认知。

2. **回避** 在身处该场景的患者会通过有效的回避减少产生焦虑的程度，有些则仍然经常面对引起焦虑的环境，尽管感到很痛苦。

3. **场景关系** 通常引起患者的焦虑场景有3个共同特点，即远离家、拥挤和受到限制。

4. **预期焦虑** 患者通常在到达场景之前就开始焦虑,严重时可能导致无法外出。

5. **其他症状** 场所恐惧还可能导致抑郁症状、人格解体和强迫思维。

四、诊断与鉴别诊断

(一) 诊断标准

ICD-11 场所恐惧症诊断标准如下。

1. 核心(必要)特征

(1) 置身于多种难以逃离或难以获得帮助的情境时,产生或预期产生明显且过度的恐惧或焦虑,这些情境包括乘公共交通工具、置身于人群、独自离家、在商场或剧院、排队。

(2) 个体对这些情境感到持续的恐惧或焦虑,因为害怕其导致特定的不良后果,如惊恐发作、惊恐症状或其他失能(如跌倒)或令人尴尬的躯体症状(如失禁)。

(3) 患者主动回避以上情境,只有特定情况下(如有人陪伴)才会进入,否则就会承受强烈的恐惧或焦虑。

(4) 症状并非短暂出现,即症状持续一段时间(如至少数月)。

(5) 症状不能更好地用其他精神障碍解释(如妄想性障碍中的偏执观念、抑郁障碍中的社交退缩)。

(6) 症状导致患者对体验持续的焦虑症状感到明显痛苦,或导致患者的个人、家庭、社会、教育、职业或其他重要方面的功能严重损害。如果功能得以维持,则只能通过付出大量的额外努力。

2. 其他临床特征

(1) 场所恐惧症的个体恐惧体验可包括惊恐发作的任何症状(如心悸或心率加快、胸痛、眩晕或头晕),或其他失能的、可怕的、难以管理的或令人尴尬的症状(如失禁、视力改变、呕吐)。通常很重要的一点是明确场所恐惧症所害怕的结局的性质,这可提示治疗策略的具体选择。

(2) 场所恐惧症患者常见惊恐发作史,尽管他们可能目前尚未达到惊恐障碍的诊断要求,或因为他们回避惊恐发作可能出现的情境而并没有出现完全的惊恐发作。需明确个体的忧虑焦点与惊恐发作时的躯体症状是否特定相关,这对是否考虑将惊恐障碍的治疗要素(如内部感受暴露)加入场所恐惧症的治疗很重要,即使目前尚无惊恐障碍诊断。

(3) 如果需要进入令人恐惧的情境,场所恐惧症患者也许会采用各种不同的行为策略。其中一个"安全"行为是要求有人陪伴。其他策略可能包括仅在特定的时间点或携带特定物资(如药物、毛巾)方可进入某个地点,以防可怕的负面后果。随着病程的发展及场合的不同,这些策略也会发生改变。比如,在相同情境中的不同场合,患者可能坚持要人陪伴,或带着痛苦忍受,或使用各种安全行为来处理焦虑。

(4) 尽管场所恐惧症的症状模式、焦虑严重程度及回避程度多变,该疾病仍是最严重的焦虑及恐惧相关障碍之一,以至于有些患者变得完全足不出户,这会影响其就职、就医及形成和维持社会关系的能力。

3. 场所恐惧症的病程特征

（1）场所恐惧症常起病于青春晚期，多数首次起病在 35 岁之前。无惊恐发作或惊恐障碍史者发病较晚｛20 多岁中后期［译者注：多指 25～29 岁（含界值）］｝。儿童期起病者罕见。

（2）场所恐惧症通常为慢性且持续的。长期病程和结局增加继发抑郁障碍、恶劣心境和物质使用所致障碍的风险。

（3）症状越严重（如回避多数活动、足不出户），复发率越高，越容易呈慢性病程，且远期预后越差。

（4）共病其他障碍，尤其共病其他焦虑及恐惧相关障碍、抑郁障碍、人格障碍和物质使用所致障碍者，远期预后差。

（二）鉴别诊断

1. **惊恐障碍**　随着时间的推移，惊恐障碍患者常见一定程度的场所恐惧症状。如果个体经历了反复出现的、非预期的、不限于特定刺激或情境的惊恐发作，并且场所恐惧症状并未完全符合场所恐惧症的诊断要求，则诊断惊恐障碍更合适。反之，许多场所恐惧症患者也会经历反复出现的惊恐发作。如果场所恐惧症患者的惊恐发作仅发生在多种场所恐惧情境中，而没有出现非预期的惊恐发作，则不应附加惊恐障碍的诊断，此时，可用"伴惊恐发作"予以标注。如果同时出现非预期的惊恐发作，则可附加诊断惊恐障碍。

2. **特定恐惧症**　特定恐惧症是对受制环境或刺激本身的恐惧（如接近某种动物、高处、幽闭的空间、看见血或伤口），而非对在难以获得帮助或难以摆脱的多种情境中预期出现紧迫危险结局的恐惧或焦虑（如惊恐发作、惊恐症状、失能或令人尴尬的躯体症状）。

3. **社交焦虑障碍**　社交焦虑障碍的症状是对社交情境（如在公共场合讲话、发起谈话）恐惧的反应，且其忧虑的核心焦点是被他人负性评价。

4. **分离焦虑障碍**　与场所恐惧症类似，分离焦虑障碍患者也会回避某些情境，但他们这样做是因为害怕失去他们所依恋的对象（如父母、配偶、子女），因而防止或限制他们离开。

5. **精神分裂症及其他原发性精神病性障碍**　精神分裂症及其他原发性精神病性障碍患者可能因为其被害妄想或偏执妄想回避某些情境，而非因为在难以获得帮助或难以逃脱的多种情境中预期出现紧迫危险结局的恐惧或焦虑（如惊恐发作、惊恐症状、失能或令人尴尬的躯体症状）。

6. **抑郁障碍**　抑郁障碍患者也可能会回避多种情境，这是因为他们对曾经感兴趣的活动丧失了兴趣，或因为精力缺乏，而非因为在难以获得帮助或难以逃脱的多种情境中预期出现紧迫危险结局的恐惧或焦虑（如惊恐发作、惊恐症状、失能或令人尴尬的躯体症状）。

7. **创伤后应激障碍**　创伤后应激障碍患者会有意回避可能引起创伤性事件再体验的提示物。而场所恐惧症回避一些情境是因为在难以获得帮助或难以逃脱的多种情境中预期出现紧迫危险结局的恐惧或焦虑（如惊恐发作、惊恐症状、失能或令人尴尬的躯体症状)。

8. **对立违抗障碍** 儿童青少年的易激惹、愤怒及不守规矩有时与焦虑有关。例如，儿童在面临使其焦虑的任务或情境时可能表现出愤怒暴发（比如被要求在没有父母或照料者陪伴的情况下出门）。如果违抗行为仅在能引起焦虑、恐惧或惊恐的情境或刺激下出现，则诊断对立违抗障碍是不恰当的。

五、治疗

(一) 药物治疗

场所恐惧症的药物治疗与惊恐障碍相似，尤其对伴有惊恐发作者应先采用抗惊恐剂治疗。

临床上主要应用的药物包括选择性5-羟色胺再摄取抑制剂（SSRI）和苯二氮䓬类等。在急性期或出现急性焦虑发作时推荐在选用SSRI治疗同时短期使用苯二氮䓬类药物以快速缓解恐惧症状。

(二) 心理治疗

1. **支持性心理治疗** 通过心理教育等方式向患者说明疾病的性质，减轻患者的预期焦虑、减少回避行为等，并鼓励进入恐惧的场所。

2. **认知行为治疗** 是目前较为主流的治疗方法，主要通过改变患者对于恐惧场景的错误认知，或采用各种暴露手段达到降低焦虑反应，减少对场景的恐惧情绪等，以减轻场所恐惧症状。无惊恐发作的场所恐惧尤其适合使用暴露-反应预防疗法；而单纯认知疗法有助于减轻焦虑和惊恐发作，而对场所恐惧症状无效。

3. **暴露疗法** 暴露疗法是一种常用的心理治疗方法，通过逐步暴露患者于恐惧的场景，帮助他们逐渐适应并减少恐惧。在暴露疗法中，治疗师首先会评估患者的恐惧等级，然后制订一个逐步暴露的计划，从轻微到严重的恐惧场景逐渐过渡。在暴露过程中，患者会学习如何应对恐惧，并逐渐增强自信心。但传统的暴露疗法容易受到时空的局限，无法及时调整暴露场景；同时，由于治疗成本较高，难以实现大规模的推广和实施。虚拟现实暴露疗法（virtual reality exposure therapy，VRET）是近年来发展的一项新疗法，这种疗法可以利用虚拟现实技术（virtual reality，VR）增强暴露治疗的适用性和有效性。

4. **放松训练** 常见的放松训练包括深呼吸、渐进性肌肉松弛等。这些技巧可以帮助患者在面临恐惧时保持冷静，减少焦虑症状。

六、预后

场所恐惧症患者起病多在18～35岁，症状常有波动。本病如不予治疗，症状可能变得严重也可能自行减轻。许多患者可以短时间内好转甚至完全缓解，但据报道病程持续1年的场所恐惧症在随后5年内的症状变化很小。慢性场所恐惧症常可继发出现短时发作的抑郁症状。

第四节 特定恐惧症

特定恐惧症(specific phobia)是指对特定物体、场景或活动的局限性恐惧。其临床表现主要由3个部分组成：将要面对恐惧事物时的预期焦虑、恐惧事物本身，以及患者为减少焦虑而产生的回避行为。在特定恐惧症中，恐惧的对象通常不是事物本身，而是患者所相信的与该事物接触或处于其中时可能产生的可怕后果，如动物恐惧者会担心被它们伤害、飞行恐惧者担心飞机失事等。虽然特定恐惧症患者认识到这种害怕是过分的、不合理的，但却无法控制恐惧，即使向患者保证也不能减少他们的恐惧。

一、流行病学

根据DSM-Ⅲ-R诊断标准的调查研究，特定恐惧症的终身患病率为11.3%，平均发病年龄为15岁，女性患病率是男性的2倍多。黄悦勤等在2019年的研究数据显示，国内特定恐惧症的终身患病率为2.6%，年患病率为2.0%。

二、病因与发病机制

(一) 生物学因素

研究发现特定恐惧症有高度的家族传递性，一级亲属中同病的风险大约是对照的3倍。神经生物学研究显示，杏仁核介导的条件恐惧反应回路在特定恐惧的发生中也有重要作用，视联合皮质、躯体觉皮质、边缘系统、岛叶、扣带回可能也参与了特定恐惧的产生。如神经影像研究发现特定恐惧症患者视联合皮质和躯体觉皮质过度激活，提示视觉和触觉意象是恐惧反应的组成部分；此外，特定恐惧患者与恐惧有关的刺激可以激活特定恐惧患者的前额叶皮质、扣带回及岛叶脑区，而在健康对照中则无此现象。

(二) 精神动力学理论

关于恐惧症的理解主要源于弗洛伊德的小汉斯假设，理论认为恐惧与明显的外界刺激无关，而是与内在的焦虑有关。并且认为恐惧症状的出现是作为对本能冲动、超我禁忌和外界现实约束之间内心冲突的部分消解；当这种潜意识冲动可能要突破时，自我会体验到焦虑的信号。

(三) 认知行为理论

认知行为理论认为恐惧性焦虑是通过恐惧的物体(即条件刺激)和创伤性经历(即非条件刺激)的结合而获得的一种条件反射。随后Fyer对该理论进行了补充，认为很多恐惧症患者记不起那个最初令人厌恶的事件，提示如果这样的事情发生，它一定是由基于杏仁核的情绪记忆编码而不是基于海马的事件记忆编码；很少一部分物体足以说明大多数人的恐惧症，说明恐惧存在进化的生物学因素；仅少数人暴露于某个刺激中会有恐惧反应，提示遗传易感性或童年经历也起到一定作用。

三、临床表现

特定恐惧症的恐惧对象主要有 5 种类型:动物、自然环境、血液-注射-损伤、场景和其他刺激因素。一般而言,患者的恐惧只针对一种特定类型的事物,少数情况也会出现同时对多种对象的恐惧;与这些事物的接触往往会引起患者强烈的情绪反应及生理反应,并采取一定的回避行为。

四、诊断与鉴别诊断

(一) 诊断标准

ICD-11 特定恐惧症诊断标准如下。

1. 核心(必要)特征

(1) 暴露或预期暴露于一个或多个特定对象或情境时(如接近某种动物、高处、幽闭的空间、看见血或伤口),产生明显且过度的恐惧或焦虑,这种恐惧或焦虑与这些特定对象或情境造成的实际危险不相符。

(2) 患者主动回避这些恐怖对象或情境,或带着强烈的恐惧或焦虑去忍受。

(3) 与特定对象或情境相关的恐惧、焦虑或回避模式并非暂时出现,即会持续一段时间(如至少数月)。

(4) 症状不能用其他精神障碍更好地解释(如社交焦虑障碍、原发性精神病性障碍)。

(5) 症状导致患者对体验持续的焦虑症状感到明显痛苦,或导致患者的个人、家庭、社会、教育、职业或其他重要方面的功能严重损害。如果功能得以维持,则只能通过付出大量额外的努力。

2. 其他临床特征

(1) 特定恐惧症是对一组广泛而异质的恐怖刺激物群组的恐惧。最常见的是特定动物(动物恐惧)、高处(高空恐惧)、封闭空间(幽闭恐惧)、见到血或伤口(血-损伤恐惧)、飞行、驾驶、风暴、黑暗,以及医疗/牙科操作。不同个体对恐惧刺激物的反应可包括厌恶和极度反感(常见于动物恐惧或血-损伤恐惧)、预感危险或伤害(常见于多数特定恐惧),以及躯体症状如晕厥(常见于对血或损伤的反应)。

(2) 多数诊断特定恐惧症的患者报告其害怕多种对象或情境。特定恐惧症诊断的确立与恐惧对象或情境的数量无关。大多数恐惧刺激物的出现或预期的出现通常会引起患者明显的生理性唤起,但是,恐惧血液、侵入性医疗操作或损伤的患者可能会因为血管的迷走神经反应而晕厥。

(3) 部分特定恐惧症患者可能会报告曾经目睹他人(如照顾者)在面对某个对象或情境时出现恐惧或焦虑反应,导致其替代性习得了对该对象或情境的恐惧反应。其他患者则可能存在对该对象或情境的直接负性体验(如被狗咬)。曾经的(直接或替代性的)负性经历并非发展为该障碍所必需的经历。

(4) 有些患者对特定对象或情境的恐惧或焦虑并不过分。在这种情况下,临床医生必须在考虑到个体所接受的文化习俗及所处特定环境后,评估个体报告的恐惧、焦虑及回避行为与被伤害的风险是否相称(如在夜袭常见的街区怕黑是有正当理由的)。

3. 特定恐惧症的病程特征

(1) 特定恐惧症可发生于任何年龄,首发常见于儿童早期(7~10岁),初次发作通常是由于目击或经历令人恐惧的情境或事件(如窒息、被动物袭击、目睹溺亡)。

(2) 发病年龄小者害怕动物或自然现象(对一潭死水/天气、幽闭空间的害怕),害怕飞行和恐高常在较大年龄发病。

(3) 较小年龄发病与恐惧情境或刺激的数量增加有关。

(4) 特定恐惧症患者终生较多共病其他障碍,尤其是抑郁障碍和其他焦虑及恐惧相关障碍。多数情况下,特定恐惧症先于其他精神障碍出现。

(5) 特定恐惧症从儿童期持续至青少年期和成年期,少见自发缓解。

(二) 鉴别诊断

1. 惊恐障碍　如果特定恐惧症患者在遇见或预期遇见特定物体或情境时出现惊恐发作,且患者忧虑的焦点是害怕该物体或环境,则不应附加惊恐障碍的诊断,此时,可用"伴惊恐发作"予以标注。如果同时出现非预期的惊恐发作,则可附加诊断惊恐障碍。

2. 场所恐惧症　特定恐惧症是对受制环境或刺激本身的恐惧(如接近某种动物、高处及看见血或伤口),而不是因为在难以获得帮助或难以逃脱的多种情境中预期出现紧迫危险结局的恐惧或焦虑(如惊恐发作、惊恐症状、失能或令人尴尬的躯体症状)。

3. 社交焦虑障碍　社交焦虑障碍的恐惧和回避行为由社交情境(如在公共场合发言、发起对话)激发,且其忧虑的主要焦点在于他人的负性评价。而特定恐惧症的恐惧和回避行为是对其他特定对象或情境的反应。

4. 强迫症　强迫症患者可能会回避与强迫有关的特定刺激或情境(如有强迫洗手的患者回避"被污染的"情境),而特定恐惧症患者回避物体或情境是因为与之相关的恐惧,而不是因为强迫。

5. 疑病症(健康焦虑障碍)　疑病症患者可能会回避医疗咨询或医院,因为他们害怕这会加剧自己身患重病的先占观念。而特定恐惧症患者的恐惧和回避与物体或情境本身有关。

6. 创伤后应激障碍和复合性创伤后应激障碍　特定恐惧症和创伤后应激障碍均可出现对引发焦虑的刺激的回避,且均可在暴露于创伤性事件后被唤起。可根据创伤后应激障碍的核心症状(即创伤事件再体验和对当前威胁的警觉性增高)进行鉴别。特定恐惧症对创伤性事件的体验属于过去,而创伤后应激障碍和复合性创伤后应激障碍对创伤性事件的体验是"就像此时此刻再次发生"(即再体验)。

7. 喂养及进食障碍　喂养及进食障碍患者表现出异常的进食行为和/或对食物及体重、体型的突出的先占观念,他们可能因此回避食物,因为害怕食物会导致体重增加,也可能因为食物特定的观感。某些特定恐惧症患者可能回避进食或食物刺激,但是这种回避与其预期惊恐刺激的直接后果有关(如进食可能导致噎食或呕吐),而不是因为食物含有的热量或食物本身的观感。

8. 对立违抗障碍　儿童青少年的易激惹、愤怒及不守规矩有时与焦虑有关。例如，儿童在面临使其焦虑的任务或情境时可能表现出愤怒暴发（如被要求在没有父母或照料者陪伴的情况下出门）。如果违抗行为仅在能引起焦虑、恐惧或惊恐的情境或刺激下出现，则诊断对立违抗障碍是不恰当的。

五、治疗

（一）药物治疗

药物治疗对特定恐惧症的疗效不佳，但是在临床上也会使用选择性5-羟色胺再摄取抑制剂，并发现对缓解患者的焦虑体验有一定疗效。目前较为主流的观点是使用药物时要结合心理治疗。

（二）心理治疗

特定恐惧症的主要心理治疗方法是暴露疗法，可针对性地消除恐惧症状。暴露治疗可以根据暴露于恐惧物体是实景中的还是想象中的分成真实暴露和想象暴露。真实暴露包括患者在治疗中和实际生活中与恐惧事物的接触。想象暴露则是通过治疗师对恐惧刺激的描述及患者对其想象进行暴露。但是事实上，报道的暴露疗法的失访率高达50%。由于暴露过程中会诱发比较强烈的恐惧或焦虑体验，患者本身对于治疗还是存在不少抵触情绪。为减少治疗中患者因难以耐受焦虑情绪而退出治疗，应在治疗前对患者进行详细的解释，并在治疗初期教会患者进行降低焦虑水平的放松训练，且暴露应逐级进行，从诱发焦虑最轻的场景开始。近年来，随着互联网技术的发展，已经发展通过网络实施的自助式暴露程序；此外，虚拟现实技术也极大地促进了暴露治疗的可操作性，如已有研究报告了利用虚拟现实技术在驾驶恐惧和飞行恐惧患者中获得良好的疗效。而通过D环丝氨酸与暴露疗法（包括传统暴露方法和虚拟现实技术）的结合，更进一步改善了患者的预后。

六、预后

特定恐惧症的预后受多种因素影响，早期干预、选择合适的治疗方式、避免病程迁延及合并症管理是改善预后的关键。如果不经过治疗，特定恐惧症的预后各不相同，某些罕见的场所或物体（如蛇、岩洞）很容易回避，而常见场所或物体（如桥梁、雷雨）难以回避。经过及时、有效的治疗后，预后一般良好。但一般病程越长，治疗效果则相对越差。

第五节　社交焦虑障碍

社交焦虑障碍（social anxiety disorder）过去称为社交恐惧症，是对社交或者公开场合感到强烈恐惧或忧虑，并因而尽力回避的一种心理疾病。其核心特征是显著而持续地害怕在社交场合、公众面前可能出丑或者陷入尴尬的场景。

一、流行病学

社交焦虑障碍不同研究和不同国家的年患病率数据存在差异,多数国家的年患病率在 0.5%~2.0%;美国相对较高,年患病率达 8.0%,终身患病率为 13.0%。黄悦勤等在 2019 年的研究数据显示,国内社交焦虑障碍的终身患病率为 0.6%,年患病率为 0.4%。国内外数据均显示,女性患病率高于男性。儿童青少年与成人年患病率相仿,发达国家高于发展中国家。社交焦虑障碍发病年龄较早,一般起病于儿童、青少年时期,中位起病年龄为 13 岁,易发展为慢性持续性病程,也有部分患者随着年龄增长,症状自然缓解;但在成年时仍存在社交焦虑的患者,症状自然缓解的可能性降低。

二、病因与发病机制

(一) 生物学因素

社交焦虑的生物学病因目前并未明确,许多研究的重复性较差。可能的机制包括去甲肾上腺素系统的功能亢进、5-HT 系统敏感性升高、HPA 轴过度反应等。影像学研究提示,以杏仁核为核心的条件性恐惧网络超敏可能与该病的发生有关。也有研究提示,遗传因素也是可能的病因之一。

(二) 社会心理因素

过分关注和在意别人的评价是该障碍的基本认知因素。成年前的一些负性经历可能会导致社交恐惧的发生,例如,父母婚姻冲突、父母过度保护或抛弃、儿童期虐待、儿童期缺乏与成人的亲近关系、儿童期频繁搬迁、学校表现差等因素,均可能导致社交焦虑障碍。

三、临床表现

社交焦虑障碍患者在处于被关注并可能被评论的情境下可产生不恰当的焦虑。患者有回避这些场景的倾向,且不完全地融入其中,如他们回避交谈或坐在最不显眼的地方,甚至只是想象可能遇到的物体或场景也会引起严重的焦虑。社交恐惧者常有会被别人挑剔的先占观念,尽管他们也知道这种想法是毫无根据的。不同患者表现均不相同,需要指出的是,排尿恐惧和呕吐恐惧也是社交恐惧的一种。

四、诊断与鉴别诊断

(一) 诊断标准

ICD-11 社交焦虑障碍诊断标准如下。

1. **核心(必要)特征**

(1) 处于一个或多个社交情境时持续出现明显且过度的恐惧或焦虑,如社交互动(对话)、被观看(如在他人面前吃、喝)或在他人面前表演(如演讲)。

(2) 个体担心自己的言行或呈现出的焦虑症状会导致负性评价(即被羞辱或尴尬,导致被拒绝或冒犯他人)。

(3) 持续回避相关的社交场景,或带着强烈的恐惧或焦虑去忍受。

(4) 症状并非暂时,即他们会持续一段时间(如至少数月)。

(5) 这些症状不能用其他精神障碍更好地解释(如场所恐惧症、躯体变形障碍、嗅觉牵连障碍)。

(6) 症状导致患者对体验持续的焦虑症状感到明显痛苦,或导致患者的个人、家庭、社会、教育、职业或其他重要方面的功能严重损害。如果功能得以维持,则只能通过付出大量额外的努力。

2. 其他临床特征

(1) 社交焦虑障碍患者可能报告担心躯体症状,如脸红、出汗或颤抖,而不是先承认对负性评价的恐惧。

(2) 社交焦虑障碍常共病其他焦虑及恐惧相关障碍和抑郁障碍。

(3) 社交焦虑障碍患者有较高的风险发展出物质使用所致障碍,他们为了在社交情境下减轻焦虑而继发使用这些物质。

(4) 社交焦虑障碍患者可能并不认为自己对社交情境的恐惧或焦虑是过度的。临床评估需考虑公认的文化范式及个体所处的特定环境,综合评估个体的恐惧、焦虑或回避行为是否与社交情境不相称(如被霸凌时害怕与同龄人互动是可理解的)。

3. 社交焦虑障碍的病程特征

(1) 尽管社交焦虑障碍可以在儿童早期出现,但通常出现于儿童和青少年时期,大多数出现在8~15岁。

(2) 社交焦虑障碍可缓慢进展,也可在压力性或羞辱性经历后突然发生。

(3) 社交焦虑障碍通常被视为慢性病。患者的自发缓解与发病年龄晚、损伤程度轻、未共病其他障碍有关。

(4) 与其他精神障碍的高共病率使社交焦虑障碍难以辨别其远期预后。远期预后差与以下因素相关:症状严重程度高,共病酒精使用所致障碍、人格障碍、广泛性焦虑障碍、惊恐障碍和场所恐惧症。

(5) 社交焦虑障碍缓解率变异度大,有些个体的症状可自发缓解。

(二) 鉴别诊断

1. 广泛性焦虑障碍
广泛性焦虑障碍担心的主焦点是发生于多种日常情境中(如工作、人际关系、财务)的负性后果,而不限于担心在社交情境中自己的行为或表现被他人负性评价。

2. 惊恐障碍
如果社交焦虑障碍患者仅在现实或预期的社交情境下出现惊恐发作,则不应附加惊恐障碍的诊断,此时,可用"伴惊恐发作"予以标注。如果同时出现非预期的惊恐发作,则可附加诊断惊恐障碍。

3. 场所恐惧症
场所恐惧症的恐惧或焦虑集中于在难以获得帮助或难以逃脱的多种情境中预期出现紧迫的危险结局(如惊恐发作、惊恐症状、失能或令人尴尬的躯体症状),而不是担心他人的负性评价。与社交焦虑障碍不同,场所恐惧症患者的困窘,是继发于担心如果出现症状(如在公共场合腹泻)不能逃离或难以获得帮助。

4. **特定恐惧症** 特定恐惧症通常恐惧的是特定情境或刺激物(如高处、动物、血液-损伤),而非社交情境。

5. **选择性缄默症** 选择性缄默症的特征为在特定情境下不能讲话,而社交焦虑障碍的恐惧和焦虑导致患者回避多种社交情境。

6. **孤独症谱系障碍** 孤独症谱系障碍和社交焦虑障碍的患者都会表现出社交退缩。但是,孤独症谱系障碍患者存在社交交流缺陷及通常缺乏社交兴趣。

7. **抑郁障碍** 社交上的不足、拒绝和失败的想法常见于抑郁障碍,这些想法可能与回避社交情境有关。与社交焦虑障碍不同,这些症状几乎只发生于抑郁发作期。

8. **躯体变形障碍** 躯体变形障碍的患者担心自身感知到的身体缺陷,这种缺陷在他人看来难以发现或非常微小。个体可能担心他人对这些缺陷的负性评价。然而,与社交焦虑障碍不同,他们担心的是他人如何评价自身感知到的缺陷,而非社交背景下对其行为或表现的看法。

9. **嗅觉牵连障碍** 社交焦虑障碍患者回避社交情境,因为担心自己的言行或呈现出的焦虑症状会导致负性评价(即被羞辱或尴尬,导致被拒绝,或冒犯他人)。相反,嗅觉牵连障碍患者回避特定社交情境是其认为自身散发恶臭。

10. **对立违抗障碍** 对立违抗障碍患者会因为对抗权威人物而拒绝说话,这与社交焦虑障碍患者会因为害怕负面评价而在社交场合无法言谈是不同的。

11. **与其他医疗情况所致的其他精神行为综合征的鉴别** 存在某种健康状况(如帕金森病)及伴有其他精神、行为和神经发育障碍(如精神分裂症)的患者,也可能因为担心他人负性评价其症状(如震颤、异常行为)而出现回避社交情境。考虑到对于因患某种疾病具有某些可见症状的患者而言,担心他人如何理解他们的症状是正常的,因此,只有符合所有的诊断要求,才考虑作出社交焦虑障碍的附加诊断。躯体疾病患者通常会适应这种与其可见症状相关的担忧,不会在社交情境中表现出持续的过度恐惧或焦虑。

五、治疗

(一) 药物治疗

目前推荐使用选择性5-羟色胺再摄取抑制剂(SSRI)和5-羟色胺和去甲肾上腺素再摄取抑制剂(SNRI)类药物作为社交焦虑障碍的一线治疗药物,我国国家药品监督管理局批准的治疗社交焦虑障碍的药物包括帕罗西汀、丁螺环酮及多塞平,适用于治疗各种焦虑障碍,曲唑酮可用于伴有抑郁症状的焦虑障碍。经美国FDA批准的治疗社交焦虑障碍的药物包括帕罗西汀、氟伏沙明、舍曲林、文拉法辛、普瑞巴林、氯硝西泮和阿普唑仑。

(二) 心理治疗

心理治疗能改善社交焦虑患者特征性的负性思维等不良认知模式,以及条件反射式的恐惧情绪及回避,对患者的长期预后较好。多个荟萃分析证实了心理治疗,尤其是认知行为疗法,对社交焦虑障碍治疗的有效性。因此,心理治疗,特别是认知行为治疗应作为社交焦虑障碍的一线治疗。

六、预后

由于病程较长,因此该障碍的痊愈常常较晚,一般在发病25年后痊愈。社交焦虑障碍常常与其他疾病共病,尤其情绪障碍多见;该病患者发生抑郁障碍的风险增加3~6倍。社交焦虑障碍是一种高度致残的精神障碍,过去严重低估了它对社会功能和生活质量的影响。因此,如不能获得及时、有效的治疗,患者的生活质量将受到极大的影响。

第六节 分离焦虑障碍

分离焦虑障碍(separation anxiety disorder)是指当与生活中重要的依恋对象分离或预期分离时所出现的不恰当的、过度的恐惧、害怕或焦虑。长期以来该病一直作为儿童情绪障碍的一种,而在成人中没有该诊断。但越来越多的证据显示,这种焦虑障碍并非儿童所特有,成人也可以有类似的临床症状。因此,在ICD-11中,分离焦虑障碍被作为焦虑障碍的一个亚型单独列出。

一、流行病学

早年的研究数据多来自儿童,研究发现,分离焦虑障碍在青春期之前的发病率为3.5%~4.1%。而女童发病率约为男童2倍。近年来的研究发现,成年人分离焦虑的患病率达6.6%,且其中77.5%起病于成年之后。

二、病因与发病机制

分离焦虑障碍的病因主要与家庭教育和养育方式有关,与家庭中重要客体的依恋关系相关,一般而言,父母的过度保护和焦虑可能是产生分离焦虑障碍的影响因素之一。同时遗传易感性也在该病的发生中扮演重要角色,但是尚缺乏相关证据。总体而言,该病的病因和发病机制研究仍不足,其具体病因尚不明确。

三、临床表现

分离焦虑障碍的主要特征为个体与其依恋对象分离或离开熟悉的环境时,产生与其发育水平不相符、与现实环境不相称的过度害怕或焦虑,从而影响个体日常学习、生活、正常的生长发育及职业功能。未成年人的依恋对象多为其母亲,也可以是祖父母、父亲或其他照料者,成年人的依恋对象多为配偶、子女等。未成年人症状至少持续1个月,成年人则至少持续6个月。

四、诊断与鉴别诊断

(一) 诊断标准

ICD-11 分离焦虑障碍诊断标准如下。

1. 核心（必要）特征

（1）个体对与依恋对象（即与之有深刻情感联结的对象）分离产生明显且过度的恐惧或焦虑。儿童和青少年主要担心与依恋对象的分离，包括父母、照料者及其他家庭成员，其恐惧或焦虑超过正常的发育性范围。成年人的分离焦虑常涉及配偶、伴侣或孩子。与分离有关的恐惧或焦虑表现取决于个体的发育水平，可见下列表现：

1）担心伤害或其他不幸事件（如被绑架）会导致分离的持续想法。

2）不愿或拒绝上学或工作。

3）与依恋对象分离相关的反复的、过度的痛苦（如发脾气、社交退缩）。

4）依恋对象不在身边时，不愿或拒绝睡觉。

5）反复做有关分离的噩梦。

6）与依恋对象分离时（如离家去上学或工作），出现躯体症状，如恶心、呕吐、胃痛、头痛。

（2）这些症状并非短暂出现，而是持续一段时间（如至少数月）。

（3）这些症状不能用其他精神障碍更好地解释（如场所恐惧症、人格障碍）。

（4）症状导致患者对体验持续的焦虑症状感到明显痛苦，或严重损害患者的个人、家庭、社会、教育、职业或其他重要方面的功能。如果功能得以维持，则只能通过付出大量的额外努力。

2. 其他临床特征

（1）分离焦虑障碍常共病其他精神、行为与神经发育障碍。儿童和青少年常见共病包括广泛性焦虑障碍和特定恐惧症。成人常见共病包括心境障碍、其他焦虑和恐惧相关障碍、创伤后应激障碍及人格障碍。

（2）尽管分离焦虑障碍表现为童年起病的终身病程，但相当比例的成年分离焦虑障碍患者不能回忆童年起病的情况。

（3）儿童分离焦虑障碍通常与养育方式有关，这种养育方式会妨碍个体文化背景所期待的自主性和自制力的发展（如父母不允许孩子独立进行基本的日常活动，如穿衣和洗澡）。

3. 分离焦虑障碍的病程特征

（1）分离焦虑障碍常起病于童年期，且可持续至成年。青少年期和成年期首发较为少见。

（2）分离焦虑障碍与发展多种内化性障碍的风险升高有关，包括抑郁障碍、双相障碍和其他焦虑及恐惧相关障碍。有证据表明，分离焦虑障碍也可增加发展出破坏性行为和脱社会障碍、注意缺陷多动障碍的风险。

(二)鉴别诊断

1. **广泛性焦虑障碍** 广泛性焦虑障碍患者长期过度担心各种日常生活事件,可以包括对重要依恋对象安全的先占观念。但是,广泛性焦虑障碍很少仅有这种担心,而没有对日常生活其他方面的担心。

2. **惊恐障碍** 如果分离焦虑障碍患者仅在与重要依恋对象分离时出现惊恐发作,则不应附加惊恐障碍的诊断,此时,可用"伴惊恐发作"予以标注。如果同时出现非预期的惊恐发作,则可附加诊断惊恐障碍。

3. **场所恐惧症** 场所恐惧症患者回避一些情境,包括独自离家,但是其恐惧或焦虑集中于出现惊恐发作、失能或令人尴尬的症状时难以获得帮助,而不是担心与重要依恋对象分离。

4. **社交焦虑障碍** 在社交焦虑障碍患者中,回避社交情境是对恐惧或担心被他人负性评价的反应,而不是担心与重要依恋对象分离。

5. **抑郁障碍** 社交上的不足、拒绝和失败的想法常见于抑郁障碍,这可能与回避离家及与爱人分离有关。与分离焦虑障碍不同,这些症状几乎只发生于抑郁发作期。

6. **创伤后应激障碍** 创伤后应激障碍患者具有创伤事件暴露史,该事件可能涉及丧失重要的依恋对象。然而,其忧虑的焦点是闯入性再体验记忆中的创伤事件,以及回避与之有关的刺激,而不是担心即将丧失重要依恋对象或该对象会受到伤害。但是,经历创伤性事件后也可能出现分离焦虑障碍而不是创伤后应激障碍,如果符合全部诊断要求,则可诊断分离焦虑障碍。

7. **破坏性行为和脱社会障碍** 对立违抗障碍患者也会显示出可见于分离焦虑障碍的类似行为,如发怒、易激惹、脾气暴发或挑衅,以及任性行为(如拒绝离家或拒绝上学)。但是,分离焦虑障碍发生这些行为更多是因为预期的或真实的与重要依恋对象分离。品行障碍也会出现拒绝上学或逃学,但这种行为与担心重要依恋对象的健康无关。

8. **人格障碍** 害怕被抛弃或依赖他人可作为持久且适应不良的行为模式的症状出现,该症状与人格障碍相关。这些症状常伴随人际交往功能、情绪调节、身份形成和认同等其他方面的紊乱。人格障碍可以与分离焦虑障碍同时存在,如果出现该情况,可分别诊断。

五、治疗

(一)心理治疗

心理治疗是分离焦虑障碍的主要治疗方式,对于处于分离敏感期的幼儿不提倡药物治疗。心理治疗方式有认知行为治疗、亲子关系训练和家庭干预等。目前,认知行为治疗是公认的治疗分离焦虑障碍循证依据最多的方法,且在改善患儿焦虑水平的同时也对其母亲的焦虑及抑郁情绪有帮助。除此之外,积极教养项目(Triple P-Positive Parenting Program)是一项行为家庭干预计划,在改善分离焦虑障碍儿童及其父母的情绪问题、同伴关系、焦虑水平和症状严重程度方面有显著效果。除上述治疗方式外,有效率高的治疗方法有交感互动疗法(parent-child interaction therapy, PCIT),可改变依恋对象与患者之间的互动方式,从而减轻分离焦虑行为,增强自控能力,同时减少依恋对象的焦虑。成年分离焦虑障碍可采取暴露疗法,提高患者对分离焦虑的耐受能力及自控力。家庭干预主要从家庭角色的视角出发,改善家庭结构模式及家庭关系,可用于儿童及成年患者。

(二) 药物治疗

对于恐惧、焦虑症状严重者,也可采用药物治疗缓解其焦虑症状,所用药物以 SSRI、SNRI 为主,某些情况下也可短期使用苯二氮䓬类药物。

六、预后

一般认为,婴儿在 7~24 个月的时候是分离焦虑最明显的时候,随着孩子慢慢成长,尤其是到学龄前期,分离焦虑逐渐减弱。儿童分离焦虑是必然出现的,但是如果其表现异乎寻常或是过于强烈则可能形成分离焦虑障碍。儿童分离焦虑障碍的预后较为良好,接受治疗的儿童、青少年患者通常能顺利度过该阶段,即使未予治疗,80%~95% 的儿童青少年患者会自行缓解。但部分可能在青少年早期再次出现并可能持续到成年,影响到正常的工作和生活。约 2/3 成人分离焦虑障碍患者起病于成年后,通常接受治疗后症状缓解较好,但长期预后尚缺乏相关数据。

第七节 选择性缄默症

选择性缄默症(selective mutism)是指具有正常或接近正常言语或语言能力的个体(儿童多见),在某些特定场合明显由于情绪因素导致言语能力丧失。智力发育通常在正常范围。多在 3~5 岁起病,女孩比较多见。

一、流行病学

选择性缄默症在总人口中的发生率不到 1%,且女孩的发病率高于男孩。5 岁前是高发作期,但通常到入学后才被发现。

二、病因与发病机制

选择性缄默症的病因有:①心理社会因素。受到惊吓,或恐惧、生气的精神因素刺激,或者遭遇创伤、父母离异、搬家迁徙等重大生活环境变故。②发育因素。部分患儿语言发育迟缓,或存在特定言语发育异常。③素质因素。多数患儿具有较敏感、胆怯、孤僻、依赖的个性特征。总体而言,该病的病因和发病机制研究仍不足,其具体病因尚不明确。

三、临床表现

选择性缄默症的临床特征是个体在特定的场合缄默不语,甚至长时间一言不发,但在另外一些场合下可以讲话。

四、诊断与鉴别诊断

(一) 诊断标准

ICD-11 选择性缄默症诊断标准如下。

1. 核心(必要)特征

(1) 持续选择性讲话，在特定社交情境下(通常在家里)表现出充分的语言能力，但是在另外的场合(通常在学校)则持续不能讲话。

(2) 困扰持续至少1个月，不限于入学的第1个月。

(3) 困扰并非因为缺乏社交情境所需的口语知识，或对所需口语感到不适。

(4) 这些症状不能用其他精神障碍更好地解释(如神经发育障碍中的孤独症谱系障碍或发育性语言障碍)。

(5) 选择性讲话足以妨碍患者的学习成就或社交交流，或与其他生活重要方面的功能严重损害相关。

2. 其他临床特征

(1) 选择性缄默症的症状可能干扰对表达性语言的直接评估。如果交流限于执行命令或指向图片，许多患儿可在接收性语言测试中合作，这可提供有价值的关于儿童一般语言水平的信息。此外，来自熟知儿童的信息人员(如父母或看护者)的报告可能对明确该儿童是否能够在某种社交情境中讲话是有必要的。

(2) 选择性缄默症往往被认为是社交焦虑障碍的变体，因为个体在社交情境下体验到显著的焦虑，且当患者能表达自己时，他们表明害怕负性评价，尤其是针对其言语的负性评价。然而，与社交焦虑障碍不同，选择性缄默症的儿童可能在较小的年龄(大部分病例起病于5岁前，但可能上学后才变得明显)开始呈现这些困难，较大可能有相关联的精细语言损害，并且在恐惧的场合被要求讲话时表现出对抗行为。

(3) 选择性缄默症患者共病其他焦虑及恐惧相关障碍(尤其是社交焦虑障碍、分离焦虑障碍及特定恐惧症)非常多见。

(4) 选择性缄默症与严重学习、社会功能损害相关，可表现为不能完成预期学业，不能满足个人需求，不能发起或回应与同龄人的社交互动，或成为被霸凌的对象。

(5) 选择性缄默症中的社交焦虑、退缩及回避可能和气质因素相关，如行为抑制和负面情绪。

3. 选择性缄默症的病程特征

(1) 尽管选择性缄默症常发生于儿童早期(即5岁之前)，但直到进入学校后，公开场合讲话(如大声朗读)和社会参与的需求增加时才表现出明显的功能损害。

(2) 多数选择性缄默症患者伴有其他焦虑及恐惧相关障碍的症状，尤其是社交焦虑障碍。

(3) 选择性缄默症患儿也可表现出对立，尤其是在被要求讲话的情况下。如果拒绝讲话完全可以由选择性缄默症的特征解释，则不应同时诊断对立违抗障碍。

（4）选择性缄默症的病程因人而异。该疾病的平均病程为 8 年，此后症状开始消减或完全缓解，但是，有些个体的症状却长期维持，或表现为其他障碍，主要为社交焦虑障碍。

（5）即使选择性缄默症的核心症状解决后，个体常常继续体验到与社交交流和社交焦虑有关的困难。

（6）有选择性缄默症家族史者预后差。

（二）鉴别诊断

1. 发育性言语和语言障碍　选择性缄默症与发育性言语和语言障碍（如语言障碍或言语流畅性障碍）不同，后者的表达性语言在所有社交情境下均受损。尽管部分选择性缄默症的患儿呈现表达性语言困难或语音问题，但这些问题常常是轻微的，而且通常其功能仍处于正常范围内。选择性缄默症也可发生于发育性言语和语言障碍，如有依据可作共病诊断。

2. 孤独症谱系障碍及智能发育障碍　孤独症谱系障碍或智能发育障碍患者可显示出语言和社交损害。然而，与选择性缄默症不同，当孤独症谱系障碍与智能发育障碍患者出现语言和交流功能损害时，这种损害在所有环境和社交情境中都是显著的。

3. 精神分裂症和其他原发性精神病性障碍　精神分裂症和其他原发性精神病性障碍患者可能出现言语和社交中断等思维障碍表现。与选择性缄默症不同的是，这些精神病性障碍背景下出现的交流中断与所有社交情境中出现的言语中断具有相似性。

4. 社交焦虑障碍　选择性缄默症以在特定情境中不能讲话为特点，而社交焦虑障碍患者的恐惧和焦虑导致其回避多种社交情境。

五、治疗

心理治疗是选择性缄默症的主要治疗手段。对患者的缄默表现不要过分注意，避免逼迫他们讲话而造成情绪紧张。针对具体情况，适当安排生活环境，鼓励参加集体活动和锻炼，也可给予适当的抗焦虑药物。

第八节　其他特定焦虑及恐惧相关障碍

其他特定焦虑及恐惧相关障碍以焦虑症状为特征，该焦虑症状具备其他焦虑及恐惧相关障碍的主要临床特征（如过度唤起的躯体症状、忧虑，以及回避行为），症状不符合焦虑及恐惧相关障碍中任何其他障碍的诊断要求，不能被其他精神、行为与神经发育障碍更好地解释（如心境障碍、强迫及相关障碍），与发育阶段不一致，也不被文化认可，且并非其他健康问题的表现，也不能归因于物质或药物作用于中枢神经系统的直接效应及其戒断反应。这些症状引起明显的痛苦，或导致个人、家庭、社会、教育、职业或其他重要方面的功能严重受损，如果功能得以维持，则只能通过付出大量的额外努力。

（王　振）

主要参考文献

[1] 世界卫生组织. ICD-11 精神、行为与神经发育障碍临床描述与诊断指南[M]. 王振,黄晶晶,译. 北京:人民卫生出版社,2023.

[2] 陆林,李涛,王高华. 牛津精神病学[M]. 7版. 北京:北京大学医学出版社,2022.

[3] 陆林. 沈渔邨精神病学[M]. 6版. 北京:人民卫生出版社,2018.

[4] 施慎逊,吴文源. 中国焦虑障碍防治指南[M]. 2版. 北京:中华医学电子音像出版社,2023.

[5] ANDREWS G, BELL C, BOYCE P, et al. Royal Australian and New Zealand College of Psychiatrists clinical practice guidelines for the treatment of panic disorder, social anxiety disorder and generalised anxiety disorder [J]. Aust N Z J Psychiatry, 2018, 52(12):1109-1172.

[6] BATELAAN N M, BOSMAN R C, MUNTINGH A, et al. Risk of relapse after antidepressant discontinuation in anxiety disorders, obsessive-compulsive disorder, and post-traumatic stress disorder: systematic review and meta-analysis of relapse prevention trials [J]. BMJ, 2017, 358:j3927.

[7] BREILMANN J, GIRLANDA F, GUAINA G, et al. Benzodiazepines versus placebo for panic disorder in adults [J]. Cochrane Database Syst Rev, 2019, 3(3):CD010677.

[8] REED G M, KEELEY J W, REBELLO T J, et al. Clinical utility of ICD-11 diagnostic guidelines for high-burden mental disorders: results from mental health settings in 13 countries [J]. World Psychiatry, 2018, 17(3):306-315.

[9] STIMPFL J N, MILLS J A, STRAWN J R. Pharmacologic predictors of benzodiazepine response trajectory in anxiety disorders: a Bayesian hierarchical modeling meta-analysis [J]. CNS Spectr, 2023, 28(1):53-60.

[10] SZUHANY K L, SIMON N M. Anxiety disorders: a review [J]. JAMA, 2022, 328(24):2431-2445.

第八章 强迫及相关障碍

> 本章重要知识点：
> (1) 强迫症的特点是反复持久出现的强迫思维(想法、冲动、表象)和/或强迫行为(外显行为、精神活动)，症状是耗时的，引起患者明显的痛苦，或者导致个体、家庭、社交、教育、职业或其他重要功能方面的损害。
> (2) 强迫症存在2个自知力水平标注，包括伴一般或良好的自知力、伴较差的自知力或缺乏自知力。
> (3) 强迫症状并不是另一种医学情况(如基底节缺血性卒中)的表现，且不是由于物质或药物(如苯丙胺)作用于中枢神经系统的直接效应或其戒断反应所致。
> (4) 强迫症治疗原则是早期、足量、全病程治疗(急性期、维持期)、综合治疗(药物治疗、心理治疗、物理治疗等)。

强迫及相关障碍(Obsessive-compulsive and related disorders, OCRD)是一个独立的疾病分类，其共同的临床特征是侵入性想法/表象和相关的重复行为，具有较高的家族性、遗传危险因素、潜在的神经环路及神经生化异常，组内疾病常共同出现，并对特定的药物和心理治疗的反应有部分相似之处。OCRD发病年龄较早，慢性病程、社会经济负担高，常与其他精神疾病共病。

Box1：ICD-11中，强迫及相关障碍包括如下。

6B20 强迫症

6B21 躯体变形障碍

6B22 嗅觉牵连障碍

6B23 疑病症(健康焦虑障碍)

6B24 囤积障碍

6B25 以身体为中心的重复行为障碍

  6B25.0 拔毛癖(拔毛障碍)

  6B25.1 皮肤搔抓(抠皮障碍)

6B2Y 其他特定强迫及相关障碍

6B2Z 未特定的强迫及相关障碍

第一节 强 迫 症

强迫症(obsessive compulsive disorder, OCD)是一种慢性致残性精神障碍,其特征是反复持久出现的、不想要的强迫思维(重复的想法、表象或冲动)或强迫行为(重复的行为或想法),通常伴有恐惧性回避。

有关强迫症状的描述和概念在不断发展变化。我国古代即有很多关于强迫症状的描述,如北宋书法家米芾饭前洗手十多次,嫌弃祭祀的服装被别人穿过不干净,反复洗太多次以至于祭服褪色被革职;17世纪初,莎士比亚笔下的麦克白夫人唆使丈夫谋杀顿肯王后难以自处,只能通过反复洗手来减轻内心的罪恶感。而历史最早的疾病报告是1838年法国精神病学家Jean-Étienne Esquirol首次在精神病学文献中描述OCD,1861年Morel提出"强迫障碍"这一名称,认为它是一种情感性疾病。Freud认为,强迫行为是对无意识冲突和冲动的防御,尤其是与性欲有关的冲突和冲动,在神经症的分类中,把OCD作为独立的疾病,在地位上和癔症并列,归入精神神经症的一类分类。1925年Schneider的定义:一种意识的内容,出现时主观上受强迫的体验,患者无法排除,平静时又认识到是毫无意义的。他从患者的自身体验和表现上都概括了疾病的特点。

OCD位列世界银行和WHO排名第十位的致残性疾病,症状耗时,导致显著的痛苦,或导致个人、家庭、社交、学业、职业或其他重要领域功能的显著损害,相比于其他类型的精神疾病,OCD患者更容易报告社会和职业功能下降,结婚率和就业率更低,因自然或非自然原因死亡的风险显著增加,终身自杀未遂的平均率为14.2%。调研显示,仅有34%的OCD患者寻求医疗帮助,从症状出现到确诊大概平均要经历17年,50%的患者在就医行为前的20年就已经出现强迫症状,未治期过长对药物治疗反应欠佳及病程迁延不愈均有影响。

OCD常与其他精神障碍共病,其中情感障碍、焦虑障碍、进食障碍、物质相关及成瘾障碍是OCD常见的共患病。此外,OCD可能与抽动秽语综合征或神经系统疾病有关,包括中风、创伤性脑损伤、进行性核上性麻痹、亨廷顿舞蹈病、帕金森病和各种痴呆。

一、流行病学

OCD是一种较为常见的精神障碍。因诊断范畴的宽窄和变迁,以及诊断工具和方法的不同,OCD的患病率和发病率差异较大。世界范围内报告的OCD终身患病率为0.8%~3.0%,西方国家比较高,高达13%的成年人在一生中经历过某种强迫行为。中国最新精神障碍流行病学调查显示,OCD终身患病率为2.4%,12个月患病率为1.6%。

OCD通常的发病年龄在19~35岁,发病年龄呈现双峰分布,在儿童期或青少年前期(13~18岁)和成年早期达到峰值,青年患病率为老年人2倍。国外研究报道城市人群的OCD患病率高于农村,但国内研究未发现城乡患病率的差异。男性与女性患病率差异不大,在不同的生命阶段对OCD表现出不同的易感性,女性在青春期和成年期受到影响的比率略高于男性,而男性在儿童期更常见,症状上女性 OCD 患者中强迫性清洁和洗涤较多,而男性患者中与性内容相关症状、"魔力数字"或强迫迟缓症状更为常见。

二、病因与发病机制

OCD 的病因和发病机制尚未完全明确,研究证实生物、心理、社会因素都对发病起重要作用。

(一) 遗传因素

OCD 的发生与遗传因素密切相关,家系、双生子、大规模人群研究均证实了一系列因素对 OCD 发生的影响。遗传因素占强迫症发病风险的 35%~50%,儿童期发病的遗传因素高于成人期发病。OCD 患者家庭中 OCD 的患病率比普通人群高 7.2 倍,一级亲属中同患本病的风险是一般人群的 4~8 倍。双生子研究发现,单卵双生子比双卵双生子同胞的同病率高出数倍,单卵双生子同病率为 65%~85%,双卵双生子同病率为 15%~45%,加性遗传因素占 OCD 症状易感性变化的 47%。

OCD 的发生可能是多个基因微小效应累加的结果,即所谓的多基因疾病。一些分子遗传学应用连锁分析、关联分析、候选基因研究和全基因组关联分析(GWAS)等方法探索了 OCD 的遗传易感基因,包括大片段结构变异、新发突变、常见基因型相关的单核苷酸多态性(single nucleotide polymorphism,SNP)位点等,研究也发现了一部分易感基因,如神经递质传递相关的基因[5-HTTLPR(SLC6A4)和 HTR2A(5-HT_{2A} 受体)的遗传变异可能是 OCD 的遗传风险因素]、参与神经元发育的基因(如 BDNF)和激素代谢相关基因。

全基因组关联研究获得的多态性遗传位点为 OCD 遗传学提供了更多的候选基因,如大同源物关联蛋白 1(*DLGAP1*)基因、红藻氨酸离子型谷氨酸受体 2(*GRIK2*)基因和 Fas 凋亡抑制分子 2(*FAIM2*)基因。

(二) 环境因素

环境因素在 OCD 病因学中具有重要作用。OCD 的环境危险因素包括生殖周期事件(流产、绝经等)、围产期并发症,较低的出生体重、使用产钳、长期分娩、较大的家庭规模,父母过度保护/控制,童年不良经历,压力/创伤生活事件,物质滥用,脑外伤等。

围产期是新发 OCD 和现有 OCD 恶化的风险时期。妊娠期新发 OCD 的发生率为 2%~22%,且剖宫产与产后强迫症状恶化显著相关。开始于妊娠期的 OCD 多集中在污染及清洁症状,而产后 OCD 更可能集中在担心对婴儿造成伤害上,并伴随着检查和回避。围产期 OCD 可能的生物学病因包括免疫失调、神经递质系统失调、睡眠剥夺和各种围产期疾病(包括情绪和焦虑障碍)。除母亲之外,也有研究提示,伴侣患有 OCD 的男性在伴侣怀孕期间患 OCD 的可能性是其他男性的 6 倍多。

对婴儿而言,围生期事件与随后发生 OCD 的风险较高有关,围生期创伤在抽动相关 OCD 患者中的发生率显著增高,且在男性中更常见。有研究发现,宫内药物暴露可预测更严重的抽动相关强迫症状。儿童 OCD 患者的母亲也更可能在妊娠期间出现需要医疗干预的病情。

在成长过程中，童年创伤/不良经历对 OCD 症状的发展、进展和严重程度及其不同的临床模式有着显著影响。例如，暴露于童年创伤可能会导致 OCD 患者有更严重的强迫症状、更大的功能损害、更长的病程、更大的慢性疲劳。躯体虐待/忽视与污染、宗教相关的强迫思维有关，情感虐待/忽视则与检查和囤积维度相关。多项研究提示性虐待受害者 OCD 的发病风险是非虐待者的 3.5～6 倍，但这种关联并不是强迫症特有的，因为性虐待也与恐怖症和其他焦虑症有关。

成年后的压力性生活事件也可能会引发强迫症发作。研究提示 25%～64.2% 的参与患者报告了与强迫症发作相关的应激性生活事件，与没有此类不良生活事件相比，前 12 个月发生的不良生活事件导致 OCD 的可能性增加了 21%，女性在压力性生活事件之前出现 OCD 的可能性是男性的 2 倍。

(三) 神经生物学因素

皮质-纹状体-丘脑-皮质 (CSTC) 环路多年来一直是 OCD 神经基础的关键模型，在 CSTC 模型中，纹状体(包括壳核、尾状核和伏隔核)接收并协调来自皮质区域[如眶额皮质 (OFC) 和前扣带皮质 (ACC)]的多个输入，然后将这些信号传递到丘脑，其直接和间接途径之间的不平衡，导致丘脑的抑制减少，从而增加对额叶区域的兴奋性反馈，由此导致眶额皮质过度活跃，与重复想法和对伤害的持续担忧有关，即强迫思维，为了中和感知到的威胁产生强迫行为。最近的综述提出，5 个平行的、单独的环路(包括感觉运动环路、腹侧认知环路、背侧认知环路、腹侧情感环路和额缘环路)涉及 OCD 的不同临床方面。此外，近年来的研究还发现 OCD 患者存在 CSTC 环路外的结构和功能异常，如顶叶、颞叶、枕叶、岛叶、小脑、杏仁核、中脑腹侧区和胼胝体等区域。

1. 脑结构变化　与对照组相比，儿童 OCD 患者大脑前扣带回、眶额回灰质体积增加，丘脑及胼胝体体积较大，右侧眶额回白质增加，双侧杏仁核体积比增加，男性患儿的垂体体积较小。此外，儿童 OCD 患者中纹状体灰质减少，且在有明显攻击性强迫思维和行为的患者中更加显著。成年 OCD 患者较为一致的研究结果提示的苍白球、双侧小脑灰质体积增加，眶额回、背内侧前额叶、前扣带回及海马的灰质体积减小。此外，成人和儿童 OCD 都与较薄的下顶叶皮质有关。

和健康对照相比，OCD 患者 CSTC 环路中的多个脑区均有白质纤维束微结构受损，OCD 患者在右侧豆状核(壳核)表现出较高的各向异性分数(FA, 反映白质纤维中水分子各向异性的扩散程度，与纤维束的方向性与完整性有关；当其结构受到破坏，则 FA 值下降；FA 值越小，表明组织损伤越严重)；在胼胝体、左侧脑岛、右侧小脑(半球小叶)和左侧顶下回表现出较低的 FA。

2. 神经病理学　尸检神经病理学研究尝试解释神经影像发现的细胞和分子基础。研究发现，相较于健康人群，OCD 患者在眶额回的神经元密度平均下降 21%～25%，其中较小的锥体神经元出现选择性缺失或丢失，而较大的神经元则得以保留。

3. 功能神经影像学　儿童 OCD 患者进行工作记忆任务期间前额叶皮质背侧、顶叶和大脑前扣带皮质背侧过度活跃。成人 OCD 患者的功能性神经影像学研究一致显示，OCD 患者的尾状核与眶额皮质活动增加。最近有关功能连接的荟萃分析提示：纹状体与皮质网络之间的连通性障碍[即尾状核与额顶网络功能连接降低,尾状核与额边缘网络区域(包括眶额皮质和前扣带回皮质)功能连接增加,以及伏隔核与额边缘网络区域功能连接降低],丘脑与纹状体(壳核和尾状体)之间的功能连接降低;前扣带回皮质与额边缘网络区域之间的连通性障碍[即与腹内侧前额叶皮质(vmPFC)的功能连接增强和与背外侧前额叶皮质的功能连接降低]。

4. **生物化学**

(1) 5-HT假说:是OCD发病机制中最为公认的假说之一,其直接证据来自氯米帕明及SSRI类药物能明显改善强迫症状。目前研究显示,这类药物不仅改变了突触间隙5-HT浓度,也提高了突触间5-HT的神经传递。在涉及强迫症发病机制的关键受体中,目前研究较多的是突触前5-HT_{1D}受体及突触后5-HT_{1A}和5-HT_2受体。动物研究也显示敲除鼠的5-HT_{2C}受体基因与明显的强迫行为有关。

(2) DA假说:DA系统与5-HT系统间有密切的相互作用,在临床实践中,多巴胺激动剂可诱发产生强迫症状,而多巴胺阻断剂可以增加SSRI对伴有抽动症的OCD的疗效,OCD的动物模型显示多巴胺激动剂可引起动物类似强迫行为,提示OCD与DA功能亢进有关,但其具体作用仍有争议。

(3) 谷氨酸假说:谷氨酸是成人大脑中主要的兴奋性神经递质,谷氨酸系统是近年来被关注的另一个神经递质系统,谷氨酸能神经元广泛分布在不同的大脑位置,如脑干回路、小脑、基底神经节,以及许多皮质内和皮质下连接。OCD患者CSTC环路中谷氨酸神经传递异常,尾状核谷氨酸/谷氨酰胺水平高,且谷氨酸释放抑制剂拉莫三嗪、N-甲基-D-天冬氨酸(NMDA)受体阻滞剂美金刚和氯胺酮作为增效剂可有效治疗难治性强迫症,提示谷氨酸系统参与了OCD的发病过程。

(4) γ-氨基丁酸(GABA):是哺乳动物大脑中最丰富的抑制性神经递质,OCD患者的内侧前额叶、前扣带回GABA水平下降,有研究假设认为,OCD患者脑内区域体积减小和功能异常是GABA能中间神经元功能低下,导致锥体细胞的去抑制,从而增加了CSTC环路内谷氨酸能的神经传递,这种谷氨酸能过度活动可能导致兴奋性脑组织损伤,神经胶质减少(即树突、轴突末端和胶质细胞的密集网状结构)和突触丧失,导致认知和行为障碍,最终导致强迫症状。

(5) 去甲肾上腺素(NE):去甲肾上腺素能信号传导是另一种已知参与OCD病理生理学的神经递质途径,在患有OCD的人类受试者的脑脊液中观察到NE浓度增加,小鼠模型显示,OCD样行为需要改变去甲肾上腺素能信号传导。多巴胺β-羟化酶是一种对DA产生NE至关重要的酶,因此是儿茶酚胺生物合成的关键调控点。用DBH敲除小鼠进行的动物实验表明,它与OCD相关的过度梳理、大理石掩埋和碎巢行为有关。重要的是,DBH在体循环中的存在可能使其成为去甲肾上腺素能信号传导的潜在外周生物标志物,从而成为OCD等神经元疾病的潜在外周生物标志物。

(6) 炎症因子:有研究显示,OCD患者的TNF-α、IL-6等炎症标志物水平升高,神经细胞炎症的小胶质细胞成分和CSTC回路中炎症标志物的升高。最近的一些研究揭示了OCD与自身免疫性风湿病破坏之间的联系,越来越多的OCD患者被诊断为风湿病合并症。也有一些个案报道了弓形虫、博纳病（负链 RNA 病毒）、水痘等致病性感染与 OCD 相关。相反，一些抗炎药物如阿司匹林、二甲胺四环素、金刚烷胺、塞来昔布等也可缓解 OCD 患者或实验动物的强迫症状，但均需大样本研究验证。

（四）神经发育异常

早发性 OCD 患者在多种病因和表型因素方面与晚发性 OCD 有明显的区分，早发型 OCD 患者在男性中的患病率更高，遗传负荷和遗传力水平更高，与迟发性 OCD 患者相比，早发性 OCD 与其他神经发育疾病（如抽搐和抽动秽语综合征）的共病率更高，治疗反应更差，症状逐渐出现，这表明早发性 OCD 患者比迟发性 OCD 患者有更多的神经发育负荷。此外，基于发病年龄的 OCD 亚型也存在神经生物学差异。

OCD 患者前扣带回、前额叶的皮质褶皱（早期神经发育缺陷的标志物）减少，早发型 OCD 患者的额顶皮质和扣带皮质的大脑褶皱显著增加，OCD 发病年龄较早与中央前回、额中回和额内侧回体积较大相关，在早期疾病状态下观察到前扣带回皮质体积异常，其与疾病持续时间无关，这进一步表明 OCD 具有前扣带回皮质异常的神经发育基础。

三、临床表现

强迫症状的主要特点是反复或重复出现的想法或行为，明知不合理或过分但难以控制或摆脱，需要通过重复或反复确认来减轻痛苦。强迫可涉及各个心理活动领域，包括感知觉、注意、记忆、思维、情感、动作和行为，以及人际关系等，临床表现多样，具有较强的异质性，严重程度也有很大的差异，以至于两个患者很少有完全相同的症状。

（一）强迫思维

强迫思维是 OCD 的原发症状和核心症状，是指反复进入患者头脑中的闯入性想法、表象（如暴力场景）、冲动或意向（如想刺伤某人），对患者来说没有意义，常违背了个人意愿；患者往往明知没有必要纠缠其中，试图忽略、压抑、抵抗它，但不能成功。也有部分患者抵抗不明显（如觉得某些物品确实很脏），或随病程进展，抵抗逐渐减弱。

1. **强迫疑虑** 患者对自己或他人的言行是否实施产生反复的怀疑，担心已经做过的事情没有做好、担心碰到污秽的体液或病原体、担心有意或无意伤害他人、担心说了粗话，强迫怀疑有时也和宗教仪式相关，如怀疑自己是否虔诚地忏悔。询问患者能否意识到事情已做好时，患者常给出肯定的答复，但是仍无法放心。

2. **强迫联想** 当患者听到、见到或想到某一事物时，就不由自主地联想起一些令人不愉快或不祥的场景，如看到刀就联想到杀人的场景；看到马路上的行人就想到有人被撞死的画面；见到"火"字就联想到房子会发生火灾。

3. **强迫性穷思竭虑** 患者内心反复纠缠在一些缺乏实际意义的问题上，冥思苦想，明知毫无现实意义却不能摆脱，问题一个接着一个，直到精疲力竭，如"树木为什么不向地下生长""人为什么会说话""1 加 1 为什么等于 2"。

4. **强迫回忆** 患者反复回忆经历过的事件、听过的音乐、说过的话、看过的场面，甚至连童年时与人发生过的口角、打斗欺侮等情景也反复思考，纠缠于回忆的细节，在回忆时如果被外界因素打断，就必须从头开始回忆，因怕人打扰自己的回忆而情绪烦躁，常无法集中注意力。

5. 强迫对立思维　即看到一个词语/句子，就联想到另一个性质对立的字句，或反复思考两种对立的观念，如看到"和平"，马上就联想到"战争"。

6. 强迫意向　患者体会到一种强烈的内在冲动要去做某种违背自己意愿的事情，患者明知道这种想法是非理性的、荒谬的，虽努力控制，但内心的冲动无法摆脱，常产生回避行为。如母亲抱着小孩，突然产生要把孩子摔在地上的想法；站在大桥上，突然有跳桥的冲动；不敢使用尖锐的物品，怕自己刺伤别人等。这些冲动被强烈抵制而不会实现，但内心的冲突往往令患者十分痛苦。

（二）强迫行为

强迫行为是指重复的行为或者心理活动，一般继发于强迫思维或受其所驱使，为应对强迫思维伴随的焦虑和痛苦而被迫执行，以满足必须严格执行的规则，或达到"完美"的目标。这种行为多为非自愿的，或被患者认为是无意义的，在病程之初尝试抵抗或控制，以缓解焦虑或痛苦，但随着病程迁延，抵抗可能十分微弱，强迫行为成为了一种习惯方式，不再苦恼和焦虑，也不再寻求治疗。

1. 强迫清洁　患者为了消除对污染物（如细菌、体液）的担心，会在走路、到公共场合时谨小慎微，唯恐衣服和身体沾上污染物，会反复洗手、洗衣服、洗澡、洗袜子、刷牙等。

2. 强迫检查　患者对明知已经做好的事情总不放心，要进行反复检查，表现为反复检查有没有掉东西、书包和文具是否带好、作业是否做对了、口袋中钱是否还在、门窗是否关好了、汽车是否锁好、是否撞到他人等。部分患者会因过度担心，在自己锁门或行走时拍摄录像，以便后续反复查看。

3. 强迫仪式动作　患者会进行一系列的程序或仪式化动作，这些动作往往与"好""坏"或"某些特殊意义的事物"联系在一起，在系列动作做完之前被打断则要重新来做，直到认为满意了才停止。

4. 强迫计数　某些强迫症患者会在心中默记偶然碰到的电话号码、汽车牌号，计数路灯、树、电线杆、台阶或窗户格数目，甚至路过的车辆和行人也要不停地数，或在清洗时计数，直到某个"吉利"的数字方能停止。

5. 强迫询问　患者不相信自己的判断，为消除内心的不确定感及焦虑，反复询问家人或医务人员以获得解释和保证，部分患者会在自己头脑内自问自答，以增强信心。

（三）回避行为

OCD患者有时会回避可诱发强迫思维或强迫行为的人、事物或场所，超过一半的OCD患者无论年龄大小都有中度到重度的回避，以减轻焦虑及减少异常耗时的强迫行为，如患者担心沾染到污物会避免到公共场所（如餐馆、公厕），担心伤害他人会回避社交。存在回避行为预示着治疗结果不佳。

（四）情绪反应

强迫症状可以引起明显的情绪反应，如焦虑、抑郁及恐惧，焦虑情绪可能在强迫行为实施后减轻或加重，而抑郁情绪可以是对强迫症状的反应，也可以独立存在。

四、诊断与鉴别诊断

(一) 诊断标准

ICD-11 诊断要点如下。

1. 6B20 强迫症 OCD 或强迫-强制性障碍,表现为持续性的强迫观念或强迫行为,或两者皆有(占大多数情况)。强迫思维或强迫观念(obsession idea)定义为反复和持续的思想、表象(images)或冲动/渴望。这些思维是侵入性的、不必要的,且通常是与焦虑相关的;强迫行为(compulsion,或"强制")既包括反复的行为,也包括反复的精神活动。个体执行强迫行为的动机,可以是对强迫思维的反应,也可以是为了遵守一种严苛的规则,或为了获得一种"完整了"的感觉。诊断 OCD,强迫思维或强迫行为必须是耗时的(例如,每天花费 1 小时以上),并且导致显著的痛苦,或导致个人、家庭、社交、学业、职业或其他重要领域功能的显著损害。

2. 6B20.0 强迫症,伴一般或良好自知力 需满足 OCD 的全部定义性需求。在大多数或全部时间,个体能接受这种可能性,即他们在本障碍中特有的信念可能不是真的,且他们有意愿接受对其体验的替代解释。在限定的时间内(如高度焦虑时)个体可以表现出自知力缺乏。

3. 6B20.1 强迫症,伴较差自知力或缺乏自知力 需满足 OCD 的全部定义性需求。在大多数或全部时间,个体坚信他们在本障碍中特有的信念是真的,且不能接受对其体验的替代解释。个体表现出的自知力缺乏不会随着焦虑水平而明显变化。

(二) 鉴别诊断

1. 疑病症 疑病症患者在对自己躯体某个部位或器官的不适感作出错误解释的基础上,坚信自己患了某种严重疾病。OCD 患者的强迫思维也可能与健康/疾病有关,但其更倾向于关注潜在的污染而不是某个特定疾病的未被诊断的症状,并伴有其他与健康无关的强迫思维。当主要的关注点局限于健康和疾病时,则应诊断为疑病症。

2. 其他强迫及相关障碍 OCD 的重复想法及回避行为在其他强迫及相关障碍中也很常见,但是担心的焦点及重复行为的形式在各诊断体系中明显不同。在躯体变形障碍中,闯入性思维和重复行为主要局限在对身体外貌的担心。在拔毛和抠皮障碍中,重复行为分别局限在拔毛或搔抓皮肤,而不伴有强迫思维。但是,强迫及相关障碍可以彼此共病,必要时本组疾病也可以同时诊断。

3. 抑郁障碍 抑郁障碍的思维反刍和强迫思维及强迫性精神活动相似,是指个体无意识地持续关注自己的行为与想法,长时间思考当时的情绪状态、产生情绪状态的原因和后果。OCD 患者也可以有抑郁体验。但是,思维反刍通常不是闯入性的,与负性情绪一致,反映抑郁性认知(如自我批评、内疚、失败感、悔恨、悲观),且与强迫行为无关。抑郁障碍同时存在心境低落和/或兴趣缺乏等精神运动性抑制症状,而这不是 OCD 的必要特征。如抑郁症状和强迫症状均达到临床诊断标准,也可做出共病诊断。

4. **妄想障碍及其他原发性精神病性障碍** 部分 OCD 患者缺乏自知力,无法认识到自身强迫思维和强迫行为的不合理性,有时可以达到妄想程度(见自知力标注)。如果患者坚信的内容仅限于认为强迫思维中的闯入性思维、影像和冲动是真实的或者确实需要担心的,强迫行为也是必需的,而且患者也没有其他精神病性症状(如幻觉、思维形式障碍),那么就应该诊断为 OCD。

5. **焦虑及恐惧相关障碍** OCD 的重复想法、回避行为及反复确认在焦虑障碍和恐惧相关障碍中也很常见,与其鉴别要点:广泛性焦虑障碍中,重复想法和担心主要聚焦在日常生活中的现实问题,内容含糊,也不会导致强迫行为;在社交焦虑障碍中,症状主要出现在令其恐惧的社交情境中,担心的主要是别人的负性评价;在特定恐怖症中,症状主要是局限在一个或一些特定的事物或情境(如害怕并回避动物),如无明确恐惧对象存在,通常不会出现焦虑或沮丧情绪。

五、治疗

(一) 治疗原则

OCD 是一种比较严重的慢性迁延性精神障碍,需要协同并长期治疗,对患者的治疗依从性要求高。治疗原则包括建立良好的医患联盟,全面评估以制订个体化治疗方案,联合多种方法综合及全病程治疗。

(二) 病程管理

1. **急性期治疗** 急性期的目标是:最大限度减少症状的频率和严重性,提高患者的社会功能和生活质量(家庭、社会、工作/学习、居家、为人父母和休闲方面)。药物选择方面,应当选择一种一线治疗药物,尽早开始治疗,建议急性期治疗 10~12 周。需注意 SSRI 类药物治疗起效时间比较晚,一般出现在治疗后的 4~6 周,有些药物或某些患者甚至需要治疗 10~12 周才起效,甚至持续治疗 1 年后病情仍然持续改善。就起效时间而言,可能舍曲林早于氟西汀、艾司西酞普兰早于帕罗西汀,但到治疗终点,药物间的疗效无差异。

2. **维持期治疗** 经过急性期治疗,临床症状完全或明显好转,社会功能基本不受影响的情况下,可进入维持期治疗。依据目前的循证证据,治疗药物应该保持原治疗剂量持续治疗至少 1~2 年,以预防复发和使病情进一步改善。在长期治疗研究中,发现短期(20~24 周)和长期维持治疗(1 年)期间,症状均有持续改善,可以显著预防复发。

3. **停药及其策略** OCD 是一种慢性高复发性精神障碍,经过药物治疗病情改善或获得痊愈的患者,停药后有很高的复发风险(24%~89%),经过长期维持治疗、病情保持痊愈的患者,在评估后可尝试停药。应采用逐渐减量的策略,如每 1~2 个月减掉药物治疗剂量的 10%~25%,如果监测到症状波动,需加回到原来的治疗剂量,并延长维持治疗的时间。如果出现停药反应,加回到前一个剂量范围,延长治疗时间。再次减量时,以更缓慢的速度,逐渐减量直至停药。停止 SSRI 治疗后,也可考虑换为认知行为疗法(CBT)长期治疗,继续长期治疗,可进一步降低复发风险。

(三) 药物治疗

OCD 的治疗药物包括 SSRI、三环类抗抑郁药及非典型抗精神病药物。主要依据潜在的不良反应、患者对某些不良反应的态度和接受性、药物潜在的相互作用风险、患者或其亲属既往对治疗的反应，以及患者是否伴有躯体疾病和接受治疗躯体疾病的药物来选择适宜的治疗药物。

1. 选择性5-羟色胺再摄取抑制剂 舍曲林、氟西汀、氟伏沙明和帕罗西汀是推荐的一线 OCD 治疗药物，具有耐受性、安全性、有效性和无滥用潜在风险的证据，获得了 CFDA 批准治疗 OCD，治疗日剂量较用于治疗抑郁障碍时更高。研究证据提示不同 SSRI 类药物在治疗 OCD 上的疗效并没有显著差异，在急性期治疗 OCD 具有显著疗效。

2. 氯米帕明 属于三环类抗抑郁药，对 5-HT 转运体的选择性抑制作用更强，是第一个被 FDA 和 CFDA 批准治疗 OCD 的药物，与 SSRI 类药物疗效相当。但由于其心脏毒副作用等诸多不良反应，目前仅作为治疗 OCD 的二线药物。

3. 抗精神病药 在 SSRI 治疗的基础上联合小剂量抗精神病药物可以显著提高 OCD 患者的治疗效果，有效率为 40%~55%，其中最有力的证据支持使用利培酮、阿立哌唑和氟哌啶醇，但这些药物均未被美国 FDA 批准用于治疗 OCD，因此属于超适应证应用。

4. 其他药物 针对谷氨酸能系统的药物也受到较多关注，非盲或小型随机试验显示，乙酰半胱氨酸、D-环丝氨酸、美金刚(非竞争性 NMDA 受体拮抗剂)、利鲁唑、米诺环素(调节谷氨酸盐)可能适合用作单药治疗，或 SSRI/ERP 的辅助治疗。也有研究发现，OCD 患者在接受了单剂静脉给予氯胺酮(NMDA 受体拮抗剂)治疗后，强迫思维得到了迅速缓解，但以上药物均有待进一步大样本研究验证。

(四) 心理治疗

1. 认知行为疗法 是目前强迫症一线推荐的疗法，但实施前需要评估患者的认知功能，要求患者能理解 OCD 的概念模型和治疗的基本原理；有一定的自知力，能认识到自身强迫症状没有意义；当患者以囤积症状为主或共病焦虑抑郁障碍时，CBT 的疗效下降。CBT 的理论基础是闯入性体验是大多数人不时出现的正常经历，当个体认为闯入性体验会带来威胁且由自己负责时，这些正常的闯入性想法则发展为令患者痛苦且耗时的临床强迫思维，因此，通过纠正引起其 OCD 症状的不合理信念，帮助患者在不依赖回避或仪式性行为的情况下控制自己的恐惧，产生新的安全学习模式。

(1) 暴露反应预防(exposure and response prevention, ERP)疗法：是 CBT 用于治疗 OCD 时最重要的部分，是指在治疗师的指导下，让患者重复并长时间暴露于引起强迫性恐惧的情景，并且不进行强迫行为(反应预防)。暴露包括现实暴露和想象暴露，反应预防是预防/阻止原来用于缓解焦虑、恐惧等情绪的反应，包括回避、仪式化行为、仪式化思维等。

(2) 认知治疗(cognitive therapy, CT)：适用于增强暴露反应预防治疗，帮助解决针对强迫想法的非常顽固的错误信念，使患者能够坚持暴露练习并更好地从中获益。认知治疗中，有多种技术用于帮助患者纠正其错误的信念和评价，目标是帮助患者发现自己平时不能觉察的习惯性自动思维,通过学习对这些自动思维的知觉、监测技术,掌握用理性的思维评价来自自身或环境的各种刺激,有效阻断这些不合理思维引发的痛苦情绪和行为,并通过反复训练这种新的认知图式达到治疗的目的。

2. 基于东方文化的心理治疗　　包括道家认知疗法,森田疗法、精神交互作用等。

(五) 物理治疗

1. 重复经颅磁治疗(rTMS)　　是一种通过调控突触强度变化来改变大脑皮质兴奋性的非侵入式的神经调节技术,具有安全性高、定位相对精准等优势,已被 FDA 批准用于强迫症的二线治疗。目前大部分临床证据显示,低频 rTMS 刺激辅助运动区(SMA)及眶额皮质能显著改善强迫症状;而对背外侧前额叶皮质行 rTMS 治疗的效果并不一致。

2. 经颅直流电刺激(tDCS)　　是一种较为成熟的无创神经调控技术,通过直接置于大脑表面的直流微电刺激器输出微弱电流(1~2 mA),电流从阳极流动到阴极,形成一个环路,具有无创性、易于操作、平稳过渡、适合便携式使用等优势,被认为是强迫症治疗领域最有希望的物理干预方法之一。tDCS 技术治疗强迫症常用的刺激靶点主要包括:眶额回、背外侧前额叶及前辅助运动区,均有研究提示获得一定的临床疗效。

3. 脑深部电刺激(DBS)　　是一种通过植入电极向脑部特定部位释放电脉冲的治疗方法,起初是为治疗运动障碍而开发的。多项临床前和临床研究表明,DBS 除了可以缓解去甲肾上腺素能的病理异常外,还可以挽救 BDNF 信号传导的有害缺陷,美国 FDA 在 2009 年批准了 DBS 作为难治性 OCD 患者的人道主义豁免治疗方法,最常用的刺激靶点包括内囊前肢(ALIC)、伏隔核(NAc)、丘脑底核(STN)、腹侧囊/腹侧纹状体(VC/VS)和丘脑下脚(ITP)。

六、病程及预后

OCD 是慢性疾病,始于儿童期的 OCD 往往持续至成年期,病情常时轻时重,OCD 发病年龄较早、基线时病程较长和住院治疗与 OCD 持续存在率更高有关。若不经过充分治疗,儿童期 OCD 是一种严重的失能性疾病,多数患者的病程呈慢性但具有波动性,症状可能在数月甚至数年间略有好转,随后却又加重,而后再次好转。在缺乏有效治疗的情况下,儿童 OCD 的慢性风险会明显增加。

成人 OCD 的预后也并不乐观,即使经过足量、足疗程药物治疗 1~2 年,仍有 60%的患者在停药 2 年内复发。长期随访提示,仅有 20%左右的患者能获得完全缓解,其中接受恰当治疗的成年患者可能预后更好。

第二节　疑　病　症

疑病症(hypochondriasis)又称健康焦虑障碍(health anxiety disorder),是一种慢性精神疾病,其主要临床表现是坚信或担心自己患有一种或多种严重的、进行性的或威胁生命的疾病。ICD-11将其定义为一种对患有危及生命的进行性疾病存在过度恐惧的状态,并伴有不适应的健康行为,属于强迫及相关障碍。疑病症的病程具有慢性、波动性的特点,可引起患者明显的痛苦、焦虑及寻求保证的行为,甚至有部分患者会支配或操纵家庭和社会关系。

疑病症患者通常会不断地从网络、医疗期刊杂志及向医生寻求反复检查及疾病相关信息,以确诊自己所认为的疾病,即使多次阴性的检查报告仍然无法消除他们对自身患病的先占观念,并伴有焦虑和抑郁情绪。

早在希波克拉底的时代,就有患者抱怨莫名的肋弓下区域疼痛。Galenus von Pergamon(131—215)首次阐明了疑病症的概念,将症状与忧郁联系起来。Erst Thomas Sydenham(1624—1689)将疑病症解释为一种与脾脏有关的神经疾病或神经障碍。直到19世纪,疑病症成为了一个公认的术语;可供选择的名称是"忧郁的胃肠胀气""风的忧郁"或"学者的疾病"。在中国古代,也有关于疑病症的描述,如《聊斋志异》中《病梅馆记》讲述了一个官员因疑心生病,将自己的病症描述得非常夸张,最终导致家庭破裂、身败名裂的悲剧。

(一) 患病率

疑病症是一种常见的精神疾病,患病率差异较大,普通人群中的患病率为0.04%～4.5%,在医疗环境下为2.95%(范围0.3%～8.5%),在性别间无显著差异。国外资料显示,内科门诊者中有3%～13%为疑病症;国内报道的疑病症患病率为1.02‰～2.59‰。疑病症常与抑郁症、焦虑症和其他躯体形式障碍共病。与未患疑病症的人相比,疑病症患者由于自然和非自然原因死亡的风险增加,其中自然死亡的原因多见于循环、呼吸系统,目前假设认为是慢性压力导致了下丘脑-垂体-肾上腺轴功能失调、免疫功能障碍、慢性炎症、生活方式改变等,而非自然原因死亡大多数为自杀,其风险比普通人群高出4倍多。

有关疑病症的病因及发病机制目前研究仍较局限,生物、心理社会、人格特点、医源性诱因、躯体疾病均易促发本病。遗传学研究尚无确切结论;神经影像学研究发现,疑病症患者垂体体积更小,眶额回和丘脑也存在体积异常;在功能磁共振中,疑病症表现出与OCD相似的额纹状体脑区改变;神经生化研究显示,与健康对照者相比,疑病症患者的血浆神经营养因子-3和血小板5-HT水平降低。心理学认为,疑病症患者存在认知偏差,选择性关注错误地暗示疾病的信息,将良性的、暂时的感觉误解为严重疾病的证据,导致焦虑加剧、觉醒增加和寻求医疗保证的冲动;童年创伤及负性生活事件也是疑病症的危险因素。

(二) 临床表现

疑病症的特征是相信或担心罹患严重疾病的先占观念,轻微的躯体症状可被解释为一种严重的疾病。这种先占观念没有相应的器质性病理依据,尽管获得多次的医学保证,但患者仍坚信不疑。疑病性主诉可导致以下表现。

1. 生理性警觉 对身体健康的侵入性想法和过度的关注会导致频繁的生理性警觉,如心悸、紧张、颤抖、出汗、睡眠障碍和无法解释的躯体不适,而这些自主神经过度活动的症状可再次被视为一些未确诊的严重疾病的迹象,导致恶性循环。

2. **反复的担心及行为** 患者过度注意与所担心疾病一致的信息,反复思考有关躯体的主诉,密切监测自身躯体情况,如测量体温、观察皮肤颜色等,并主动寻求反复的、不必要的医学检查,过度向医务人员寻求身体健康的保证,即使各种检查结果阴性和医生的解释也不能打消其疑虑,或觉得当前医疗技术不足以检查出其问题,转而查看相关疾病的其他信息来源(如搜索健康和医疗网站),并探索各种"补救"措施,如中草药制剂等。

3. **回避行为** 也有部分患者会出现回避行为,如极力避免与疾病接触,回避体检、健康设施和健康相关信息,用刻板的观点和行为来指导饮食或生活方式来应对他们对健康的焦虑。

(三) 诊断标准

(1) 认为自己可能罹患一个或多个严重的、进行性的或威胁生命的疾病,该观念及伴随的行为持续存在(如每天出现1小时以上)。

(2) 先占观念可以伴随以下任何一种形式。

1) 反复或者过度地进行与身体健康有关的行为,如反复体检寻找疾病证据,花费大量时间查阅疾病的资料,反复去确认(如安排多项医疗门诊)。

2) 不恰当地回避证明其健康的相关行为(如回避医生门诊预约)。

(3) 症状引起明显的痛苦,或导致个体、家庭、社交、教育、职业或其他重要功能方面的损害。

(四) 鉴别诊断

1. **正常反应** 如果患者确实患有某种慢性或急性疾病,或是某类疾病的高危人群(如有明显的遗传风险,或者近期曾暴露于某种传染病下),可能会对自身健康产生焦虑情绪,这是很常见的,此时诊断疑病症需更加慎重。只有当先占观念及反复检查行为或回避的程度明显过分或不恰当时,才诊断为疑病症。

2. **广泛性焦虑障碍(GAD)** GAD患者也会担心自己或者家庭成员的躯体疾病,但是健康状况仅是患者担忧的多个方面之一,GAD患者几乎会对所有日常生活问题都有过度的担忧和恐惧。此外,GAD患者可有心悸、头痛、胃肠道不适、失眠和肌肉紧张等躯体焦虑症状。

3. **惊恐障碍** 疑病症和惊恐障碍都可以出现惊恐发作,且特征都是对良性躯体感觉过度警觉(即害怕死去、发疯或失控)。两者的区别在于:疑病症患者常有对健康状况的恐惧,这种恐惧持续存在,经医生或其他人再三保证也无法消除。尽管惊恐障碍患者可能对即将发生的严重躯体问题(如心肌梗死)感到恐惧,但这种恐惧仅出现在惊恐发作时;如果向患者再三保证其症状属于惊恐发作而非心肌梗死,则一般能消除这种恐惧。当反复的惊恐发作是临床表现的一部分时,疑病症可使用"伴有惊恐发作"的限定。

(五) 治疗

由于疑病症患者会不自主地屏蔽/否定医生提供的信息和保证,坚定地认为自己的问题就是躯体疾病所致,解决的办法很难找到,因此在治疗过程中,治疗师需要从获得患者的信任入手,表现出对患者的理解和同情,建立良好的治疗关系。主要的治疗目标是提高患者应对健康恐惧的能力,而不是消除恐惧;以及防止患者适应"患者角色",成为慢性患者。

1. 心理治疗

(1) 认知行为疗法:是治疗疑病症的一线推荐疗法,有限的证据表明 CBT 优于药物治疗。CBT 是认知与行为疗法的结合,CBT 的认知部分运用认知重建等技术来解决适应不良的认知过程,例如对健康的不良信念和对信息的选择性注意,这些认知导致患者持续存在自己有严重疾病的先占观念,帮助患者认识到,自己对健康或疾病的病态担忧、焦虑及行为反而会带来躯体不适和疾病,目前的痛苦是患者过度的关注所引起的。行为部分则使用暴露和反应预防等技术解决适应不良行为(如过度检查自己是否有疾病迹象或寻求医生的保证)。已有荟萃研究提示,CBT 治疗疑病症具有良好的疗效,有效率可达 66%,多中心 RCT 研究也显示 CBT 治疗后在 5 年随访中也有持续获益。

(2) 正念疗法:被认为是一种经济适用的治疗方案,更容易减少疑病症患者的症状,对认知重塑的效果也非常显著。治疗周期是 8 周,目的是改变思维过程,通过指导患者重复训练对事物的观察能力,帮助患者转移注意力,暴露躯体感觉,而不是过度寻求保证或反复检查。当消极应答被激活时,正念训练能够帮助患者从错误的思维模式中脱离出来,帮助患者意识到自身的歪曲信念,找到有效应对不良反应的策略。

(3) 接纳与承诺疗法(ACT):使用正念训练,以及接受恐惧的想法和感受、澄清价值观和承诺改变行为。一项为期 4 个月的随机试验比较了常规治疗合并接纳承诺疗法与单独常规治疗,在 6 个月随访时,接纳与承诺疗法组对疾病的担心明显改善的患者比例高于对照组。

(4) 人际心理治疗:是治疗疑病症的一种有效治疗选择,可减轻患者对躯体症状的持续抱怨和关注,改善患者人际关系,缓解疾病焦虑症状。

(5) 其他选择:如果疑病症患者不能从以上疗法获益,可以尝试选择以下心理治疗。

1) 问题解决疗法:在问题解决疗法中,患者努力识别和定义他们的问题,对于每个问题,考虑解决问题可能遇到的障碍,设定一个可实现的目标,列出并评估所有可用解决方案的利与弊(头脑风暴),选择一个解决方案,制订行动计划并实施,以及评估结果。

2) 放松训练:放松训练包括渐进式肌肉放松、单纯肌肉放松和腹式呼吸。

3) 行为压力管理:行为压力管理结合了放松、问题解决、自信训练和时间管理等要素。

2. 药物治疗

在目前的文献中,有关于选择性 5-羟色胺再摄取抑制剂(SSRI)、5-羟色胺去甲肾上腺素再摄取抑制剂(SNRI)、三环抗抑郁药(TCA)、普瑞巴林和加巴喷丁在疑病症患者治疗中均有所报道,虽然确切的机制尚不清楚,但有人提出抗抑郁药可以缓解疼痛症状,并对患者起到镇静作用,从而最大限度地减少寻求健康的行为。部分疑病观念顽固的患者可尝试合并使用小剂量的非典型抗精神病药,以减轻疑病症状。

SSRI 类药物中,氟西汀研究较多,在急性期和维持期对改善疑病症、其他疾病伴发的疑病症状具有中等疗效、良好的耐受性和益处,对拥有较多躯体症状的患者更适用,且氟西汀在高剂量(40~80 mg)使用时更有效,症状迅速减轻。其余药物如帕罗西汀、舍曲林、氟伏沙明也被证明可能对改善疑病症症状有效,但仍需大样本 RCT 研究验证。

需要注意的是,有时使用抗抑郁药治疗疑病症可能适得其反,因为药物对每个患者的作用可能不一样,而且药物的不良反应可能被误认为是疾病的征兆,并导致更多的疾病焦虑。

(六) 预后

疑病症多为慢性波动性病程,多数成年患者在长期随访时仍满足该疾病的诊断,提示较好预后的因素包括:较轻的疾病信念,更少的躯体症状,较低的疾病恐惧,基线时更好的社会功能,更好的身体机能,早期转诊接受精神科治疗。此外,伤害回避(即恐惧、胆怯和脆弱)和依赖性人格评分较低,合作性(即乐于助人、宽容和宽恕)评分较高的患者预后更好。但以上因素均需更大样本重现,因此还不清楚这些因素对患者的预测价值有多大。

第三节 其他强迫相关障碍

一、躯体变形障碍

躯体变形障碍(body dysmorphic disorder, BDD)是一种强迫相关障碍,其临床特征是存在持续的先占观念,认为存在一个或多个感知到的身体外观缺陷或瑕疵,或者整体外貌丑陋,而这些缺陷或瑕疵在他人看来是观察不到的或看起来很轻微的。BDD 多起病于青春期,平均发病年龄 16 岁,患病后 6 年左右才会到精神科或心理咨询就医。美国社区样本中 BDD 患病率为 0.7%~3%,男女患病率研究结果并不一致,部分研究提示 BDD 在女性中更常见,也有研究表明两性的患病率相当。在皮肤科和整形外科的患者中,BDD 的患病率更高,可达 3.2%~53.6%。

BDD 双生子研究提示遗传率为 40%~50%,BDD 先证者的一级亲属患病率是普通人群的 4~8 倍;神经影像学研究显示,BDD 患者的大脑额叶-纹状体和颞顶枕通路受损;童年创伤经历(低自尊、家庭不和谐、不良的童年创伤经历、外貌遭到家人反复批评)可能也是 BDD 患病的危险因素。

BDD 患者的临床表现包括对轻微的或自己想象出的外表缺陷予以过分关注,主观上认为自己外表的某些地方是丑陋的,常因此苦恼,并花费大量的时间进行重复和隐秘的行为,如过度照镜子、打扮、遮掩、寻求安慰、触摸或测量身体部位、研究改善躯体的方法,为此甚至到皮肤科治疗或进行整形手术,或出现明显的回避行为,导致患者的生活质量和社会心理功能明显降低。

ICD-11 将 BDD 作为一种独立的精神障碍(6B21),强调对外表某处或多处"缺陷"

的持续先占观念,且必须伴有重复或过度行为(如反复照镜子),或过度伪装或改变(不适宜的整容手术),或明显回避引起焦虑的场景(更衣室、泳池)。诊断BDD,先占观念及相伴随的行为反应必须是耗时的(例如,每天出现1小时以上),并且引起显著的痛苦,或导致个人、家庭、社交、学业、职业或其他重要领域功能的显著损害。

BDD的治疗包括药物治疗和心理治疗。目前美国FDA并没有批准任何一种药物用来治疗BDD,但有相当多的研究提示5-羟色胺再摄取抑制剂治疗有效,且耐受性好,响应率50%～80%,但需要高剂量、长疗程服药。非典型抗精神病药物可尝试作为增效剂使用。心理治疗中,认知行为疗法是BDD的首选心理治疗方案,核心是解决和改变潜藏的特殊观念和假设,通过逐渐面对引发恐惧的情况(如明亮的灯光、镜子、社交场合),有意识地抵制寻求"安全"的行为(如伪装、过度化妆等),以消除痛苦的冲动,达到习惯焦虑的目的;其次,接纳和承诺疗法、社会心理治疗也可能有效。

BDD的康复及预后并无性别及种族差异。但BDD常为慢性病程,即使长期维持治疗,也有部分患者会出现症状复发。发病初期症状越严重,病程越长,共病人格障碍等情况时康复概率更低。因此,早期诊断,长期持续治疗可能是最佳治疗的关键。

二、嗅觉牵连障碍

嗅觉牵连障碍(olfactory reference disorder,ORD)患者会持续地认为自身存在异味或其他令人不快的气味。嗅觉牵连障碍的流行病学研究较少,其社区患病率为0.5%～2.1%。ORD多起病于青春期,平均发病年龄为21岁,男性患病率高于女性,但女性症状更严重。ORD的病因与发病机制尚缺乏确切研究,很可能是遗传、神经生物、心理社会等多种因素共同所致。

ORD患者存在持续的先占观念,认为那些讨厌的"异味"来源于自己身体的某个部位,常反复检查以确认气味的存在或来源,或为根除气味花费大量的时间,如反复洗澡、刷牙、更换衣物,回避进食某些特殊食物,过度使用香水、除臭剂、漱口水、口香糖等进行掩盖,患者常因此出现回避行为,伴随严重的痛苦和各个领域的功能损害,自杀意念、消极行为也很常见。

ORD是ICD-11中的一个新的诊断名词,其特征是患者对自身感觉到的臭味或令人不愉快的体味/口臭存在持续的先占观念,而这些气味在他人看来是微不足道的。强调这种持续的关注必须伴随相关的重复且过度行为(反复检查气味来源),或过分掩盖、改变、避免,或明显回避引起焦虑的场景(乘坐公共交通或他人接近时)。诊断嗅觉牵连障碍,先占观念及相伴随的行为反应必须是耗时的(例如,每天出现1小时以上),并且引起显著的痛苦,或导致个人、家庭、社交、学业、职业或其他重要领域功能的显著损害。

ORD的治疗研究目前仍较局限,SSRI、抗精神病药物及两者联合均有报告,大多数患者对SSRI类药物有治疗应答,一些病例报道提示抗精神病药物可用于增效治疗。心理治疗的主要方法是认知行为疗法,用于减轻症状体验导致的抑郁情绪及社交回避行为。

ORD为慢性持续性障碍,患者常辗转于其他医疗科室尝试消除"异味",导致了该疾病被长时间延误诊断,而ORD会随时间推移逐渐进展。

三、囤积障碍

囤积障碍(hoarding disorder,HD)患者感觉到自己需要积攒物品,会不顾物品的实际价值或因难以丢弃而将其积攒在自己居住的地方,导致生活空间杂乱,造成临床上显著的痛苦或损害。HD发生于1%～3%的人群中,囤积症状存在于5%～10%的人群中。HD寻求医疗帮助时往往已经是年龄较大的成人,回顾性研究表明,强迫性囤积行为始于早年(如11～15岁),并且常延续至后期阶段,其症状的平均发作年龄为16.7岁,到25岁左右开始干扰日常功能,到35岁左右引起有临床意义的功能损害。

双生子研究估计囤积症状的遗传度为30%～60%;部分研究提示HD与神经发育障碍相关,注意缺陷障碍可预测囤积行为;神经影像学研究提示,腹内侧前额叶、前扣带皮质及颞内侧区域可能与囤积行为有关;早年创伤经历、应激生活事件、优柔寡断的人格可能是HD的危险因素。

HD的主要特征是持续地难以丢弃物品或与所有物分离,不管其实际价值如何;患者在即将丢弃物品或与所有物分离时,通常会十分痛苦或有强烈的依恋感;囤积物无序堆积在正在使用的生活空间内,甚至侵入其他场所,使人难以在其中进行日常活动。也有部分患者会囤积动物,即饲养很多动物,却无法为其提供最低标准的营养、卫生和兽医护理,且/或在动物及其环境恶化时未能采取行动。

ICD-11将HD单独列为一种精神障碍,其特征包括患者过度积攒物品导致生活区域拥挤杂乱,不管其实际价值如何,且强调堆积物品源于与购买、偷窃或积攒相关的反复冲动或行为,因物品可能会用到而难以丢弃,丢弃时感到非常痛苦或导致患者的个人、家庭、社会、学业、职业或其他重要方面的功能严重损害。

HD的治疗与其他强迫及相关障碍略有不同,需要纳入患者教育、让亲属或其他重要支持者参与治疗、定期家访以评估患者对社会服务和支持服务的需求。认知行为疗法是HD的一线推荐疗法,纠正患者与囤积相关的歪曲认知,逐级暴露的方法帮助患者处理分类、丢弃物品所带来的焦虑;也可尝试互助小组、认知矫正等心理治疗方法。药物治疗上,有小样本研究尝试使用SSRI、托莫西汀、哌甲酯等取得了部分症状缓解,但仍需大样本RCT研究验证。

HD是一种典型的心理行为发展障碍,在不同的年龄段其症状严重程度不同,是终身进展型疾病。在没有干预的情况下,囤积症状会随着年龄增长而逐渐加重,呈现慢性、进行性病程。其预后情况仍有待研究。

四、以身体为中心的重复行为障碍

包括拔毛癖(拔毛障碍)和皮肤搔抓(抠皮)障碍,两者具有较多的相似性,都是以反复、习惯性地拔除毛发或搔抓皮肤动作为特征,伴有减少或停止所涉及行为的意图或不成功的尝试,并导致毛发缺失或皮肤破损。

1. **拔毛癖（trichotillomania，TTM）**　TTM 患者的主要表现是反复拔除自己或他人的毛发，导致脱发或斑秃，造成社会功能受损。国外流行病学研究显示，TTM 通常起病于青春期，平均发病年龄为 5～13 岁，在普通人群的患病率为 1%～2%。在儿童期，男女发病率基本相当，寻求治疗的男性较少；而在成年患者中，女性更为常见，男女比高达 1∶9。

TTM 病因和发病机制尚未明确，已有的证据表明 TTM 具有家族遗传性，先证者一级亲属的患病率是普通人群的 8 倍；动物研究中，*Sapap3*、*34Slitrk535* 和 *Hoxb8* 等多个基因的单基因敲除已被证明可诱导强迫性梳理行为；有限的证据显示，TTM 的发病机制可能涉及神经递质系统的异常，如 5-HT、DA、NE 及谷氨酸等；神经影像学研究提示 TTM 患者的右侧额叶大脑皮质增厚，壳核、杏仁核、海马、小脑等多个区域有灰质异常；心理学假说认为拔毛行为是应对环境压力的自我抚慰行为，可能与焦虑、抑郁、紧张等不良情绪有关，并受到童年期创伤性和负性生活事件的影响。

TTM 患者的拔毛行为可能会发生在身体任何毛发生长的部位，通常较为隐匿，有时会在无意识的状态下出现，拔毛后可能会有反复检查、摆弄、咀嚼、吞服等仪式行为，当拔毛行为严重时可能会引发脱发或斑秃，加重患者的社交回避或伪装行为。

ICD-11 中 TTM 的特征包括反复、习惯性拔除毛发，导致明显的毛发缺失脱落。患者试图停止或减少拔毛行为，但并不成功。症状引起患者明显的痛苦，或导致患者的个人、家庭、社会、学业、职业或其他重要方面的功能严重损害。

治疗上，目前美国 FDA 并未批准任何药物用于 TTM 的治疗，选择 SSRI、抗精神病药物、三环类抗抑郁药是目前研究的主要选择，但其效果并不尽如人意。心理治疗上，习惯逆转训练（habit reversal training，HRT）是适合所有年龄段（年幼的儿童可能需要家庭的参与）的一线心理疗法，疗效较为显著，包括意识训练、刺激控制、竞争反应训练、社会支持和技能概括。此外，家庭治疗、辩证行为疗法和接纳与承诺疗法等也可辅助使用。

TTM 的治疗有效率较高，但仅有少数患者能获得拔毛冲动的完全消除，复发率尚不确切。治疗初期症状严重程度低、治疗结束时的拔毛欲望控制良好、求治动机强、治疗依从性好等均提示预后良好。

2. **皮肤搔抓（抠皮）障碍[excoriation(skin picking)disorder，SPD]**　SPD 患者常以反复搔抓皮肤而造成组织损害为特征，也有减少或停止搔抓行为的意图和尝试，但常不成功，仍会导致皮肤损伤，患者因此感到痛苦，并导致功能受损。SPD 多起病于青春期，美国的社区流行病学调查研究显示，SPD 的患病率为 1.25%～5.4%，其中 3/4 以上的患者均为女性，但男性患者的发病年龄更早。

SPD 目前病因未明，有限的证据表明其可能具有家族遗传性，双生子研究提示遗传方差约为 40%，先证者一级亲属同病率为 28.3%～43%；动物实验发现，*SAPAP3* 基因缺陷可能与 SPD、TTM、病理性咬指甲间存在联系；神经影像学研究显示，SPD 患者在前额叶-纹状体环路上存在脑白质损伤；心理易感因素、压力及创伤也可能与 SPD 的发生有关。

患者一般会使用指甲、镊子、针或其他工具反复地搔抓皮肤造成皮损，抠皮后患者常检查、揉搓、吞下皮屑或皮痂,反复的搔抓可能继发皮肤破损、感染等严重的躯体疾病,严重时可发展为硬脑膜外脓肿和瘫痪,需要局部使用或口服抗生素进行治疗,部分患者会试图通过化妆或衣物遮蔽受损严重的部位,明显干扰患者的日常工作和生活。

ICD-11中SPD的特征包括反复、习惯性抠抓皮肤,导致明显的皮肤损伤。患者试图停止或减少抠皮行为,但并不成功。症状引起患者明显的痛苦,或导致患者的个人、家庭、社会、学业、职业或其他重要方面的功能严重损害。

SPD的治疗以药物和心理疗法为主。同时应治疗皮肤破损、感染等躯体症状。习惯逆转疗法及接纳承诺疗法均对搔抓障碍有效。药物治疗方面,目前尚无FDA推荐用于治疗SPD的药物,小样本研究或病例报道提示SSRI、拉莫三嗪等药物可能对SPD有效,但疗效有待进一步验证。

目前尚缺乏有关SPD的长期自然随访研究。横断面研究显示,与其他强迫及相关障碍类似,未经治疗的SPD也具有慢性迁延性病程,大多数患者并没有意识到治疗的必要性和有效性,其严重程度随时间而波动,时好时坏。

(王　振)

主要参考文献

[1] 陆林,李涛,王高华. 牛津精神病学[M]. 7版. 北京:北京大学医学出版社,2022.

[2] 陆林. 沈渔邨精神病学[M]. 6版. 北京:人民卫生出版社,2018.

[3] BELLIA F, VISMARA M, ANNUNZI E, et al. Genetic and epigenetic architecture of obsessive-compulsive disorder: in search of possible diagnostic and prognostic biomarkers [J]. J Psychiatr Res, 2021, 37: 554-571.

[4] MATAIX-COLS D, ISOMURA K, SIDORCHUK A, et al. All-cause and cause-specific mortality among individuals with hypochondriasis [J]. JAMA Psychiatry, 2024, 81(3): 284-291.

[5] ROBBINS T W, VAGHI M M, BANCA P. Obsessive-compulsive disorder: puzzles and prospects [J]. Neuron, 2019, 102(1): 27-47.

[6] STEIN D J, COSTA D L C, LOCHNER C, et al. Obsessive-compulsive disorder [J]. Nat Rev Dis Primers, 2019, 5(1): 52.

[7] World Health Organization. ICD-11 for mortality and morbidity statistics [OL] (Version: 01/2023). [2023-4-9] https://icd.who.int/browse/2025-01/mms/en.

[8] ZABOSKI B A 2ND, MERRITT O A, SCHRACK A P, et al. Hoarding: a meta-analysis of age of onset [J]. Depress Anxiety, 2019, 36(6): 552-564.

第九章　应激相关障碍

> **本章重要知识点：**
> （1）创伤后应激障碍的基本特征是创伤经历的再体验、回避行为及高水平觉察；核心特征是经历极具威胁性或恐怖性的事件或情境（短期或长期）。心理行为治疗通常是创伤后应激障碍的首选治疗方法，包括暴露疗法、眼动脱敏和再加工、催眠疗法、应激接种疗法、家庭式心理教育治疗、集体与家庭治疗等。
> （2）适应障碍通常发生在遭受应激性生活事件（如疾病、婚姻困扰、转学）后的1个月内，并且不同年龄段的人群有不同的临床表现。
> （3）延长哀伤障碍的临床特征是与丧亲相关的情感、认知和行为反应，这些反应表现出持久和强烈的特点，持续时间明显超过个体所属社会团体、文化、宗教群体所预期的水平，可对个体的社会功能造成显著影响。通常，哀伤反应的时间应大于6个月（在某些文化背景下时间可能更长），方可符合诊断要求。延长哀伤障碍的治疗策略主要包括心理疗法和药物疗法，目前，认知行为治疗被视为首选治疗方案，而药物治疗被视为心理治疗的有效辅助手段。

第一节　概　　述

应激相关障碍与暴露于应激性或创伤性事件或不良经历直接相关。这些事件常引起强烈的情绪反应，但其性质或严重程度未达到诊断为焦虑症或心境障碍所需的水平。应激相关障碍的区分基于应激事件引起的症状的性质、模式和持续时间及相关的功能损害。本组精神障碍的应激源有些是日常生活经历的事件（例如，离婚、社会-经济问题、哀伤反应等），而另一些是具有创伤潜力的、极端威胁或恐怖性质的事件。在ICD-11中，应激相关障碍的分类如下表所示。本章将重点讨论创伤后应激障碍、适应障碍及延长哀伤障碍。

需要注意的是，在ICD-11的诊断标准中，急性应激反应不再被认为是一种精神障碍，而是被列入非疾病或障碍但可能在临床上遇见的情况，它描述了患者在创伤暴露后第1个月内发生的应激反应。这一诊断最初出现在DSM-Ⅳ，通过此种方法来描述那些在最初的1个月里无法被诊断为创伤后应激障碍（post-traumatic stress disorder,

PTSD)的严重痛苦的人群,同时也用来识别那些在后期可能发展为 PTSD 的高危人群。随后的纵向研究表明,这种情况仅仅是对 PTSD 的适度预测:至少有一半的 PTSD 患者一开始并不符合急性应激障碍的标准。

Box1:ICD-11 中,应激特有相关障碍包括如下。

6B40 创伤后应激障碍

6B41 复杂性创伤后应激障碍

6B42 延长哀伤障碍

6B43 适应障碍

6B44 反应性依恋障碍

6B45 脱抑制性社会参与障碍

6B4Y 其他特定的应激特有相关障碍

6B4Z 应激特有相关障碍,未特定

第二节 创伤后应激障碍

创伤后应激障碍是一种可能在暴露于单个或一系列极端威胁或恐怖的事件后发生的障碍。它表示对强烈压力事件的长期、有时延迟的反应。PTSD 的基本特征如下:创伤经历的再体验、回避行为及高度警觉性,其核心组成部分是在当下重新经历创伤事件的记忆。PTSD 一词起源于对美国越战期间和越战后退伍军人的研究。这一诊断为他们提供了医疗和社会支持,而不会被诊断为患有精神疾病。类似的心理效应也曾在经历过两次世界大战的士兵及和平时期经历过灾难的幸存者中有所报道。

一、流行病学

近年来,随着自然灾害、社会暴力事件、重大疾病及交通事故发生频率的增加,PTSD 发病率也逐年上升。在美国成年人中,PTSD 的患病率为 3%～12%,而在美国军队中,这一比例更高。在不同文化背景下,存在流行病学数据的跨文化差异。流行病学研究表明,女性终生 PTSD 患病率为 13.0%～20.4%,男性为 6.2%～8.2%。世界心理健康调查发现,高收入国家 12 个月患病率较高(北爱尔兰:3.8%;美国:2.5%;新西兰:2.1%),高于中低收入国家(哥伦比亚:0.3%;墨西哥:0.3%)。

在我国,流行病学调查显示,地震灾害幸存者中 PTSD 的发病率约为 24%,而火灾受伤者中高达 100%。另外,由职业暴露导致的 PTSD 给工人、家庭、工作场所和整个社会带来了相当大的负担,如我军参加海难救援后的官兵中,PTSD 的患病率高达 17.95%,而参与地震救援的人群的患病率约为 3.42%,运输工人的患病率估计值 0.7%～17%,护士的患病率为 18%。受害者在暴露于创伤事件后,不仅遭受到心理创伤,还可能遭受身体伤害,这可能会增加患 PTSD 的风险,继而对受害者的身心健康和社会功能造成严重的负面影响。

二、病因及发病机制

(一) 创伤事件

PTSD 的核心特征是经历极具威胁性或恐怖性的情境或事件(短期或长期)。这些事件包括但不限于:直接参与战争、人为灾害(如重大火灾和严重交通事故)、自然灾害(如洪水和地震);目睹他人在意外、突然、暴力方式下被威胁或实际受到伤害或死亡;得知亲友遭受暴力死亡或突然意外死亡等。有证据表明,酷刑是与 PTSD 相关的最强因素,其次是累积暴露于潜在的创伤性事件。

(二) 遗传因素

运用家系调查、双生子研究和寄养子研究等方法来研究 PTSD,揭示了其遗传学基础,证明了 PTSD 易感性差异在一定程度上与遗传有关。True 等研究了曾在越南战争期间服役于美国军队的 2 224 对同卵双胞胎和 1 818 对异卵双胞胎。在考虑到暴露于战斗中的次数后,遗传变异约占自我报告的 PTSD 易感性变异的 1/3。PTSD 的遗传易感性在一定程度上可以用基因对人格的影响来解释,因为基因可以改变个体从事危险行为的倾向。当然,在特定创伤事件后,也会有其他的影响因素导致 PTSD。

(三) 神经生物学相关因素

迄今为止,PTSD 的神经生物学研究主要集中在单胺类神经递质和下丘脑-垂体-肾上腺(HPA)轴,这 2 种神经递质系统都会介导应激事件的防御反应。目前主要有 2 种假设:单胺病理改变(MBP),包括 NE 增高、钙-cAMP 信号增强、DA 局部区域激活(VTA-NAc),氨基酸病理改变(ABP),包括 HPA 失调、神经炎性、谷氨酸缺乏和谷氨酸摄取减少、谷氨酸/GABA 神经传递减弱、细胞外谷氨酸增高和神经毒性等。

在大脑成像研究中发现,海马体和杏仁核参与了 PTSD 的发生。海马功能障碍可能阻碍了大脑的记忆处理功能,而杏仁核去甲肾上腺素能神经活动的增加可能增加了觉醒程度,促进了创伤记忆的自动编码和部分回忆。此外,PTSD 的功能成像研究表明,在腹内侧前额叶皮质对杏仁核和其他边缘区域的调控下降的背景下,杏仁核会过度活跃。由此可见,神经生物学因素也与 PTSD 的发病密切相关。

在脑功能网络假设研究中发现,PTSD 患者在凸显网络(SN)、中央执行网络(CEN)和默认模式网络(DMN)之间的"自上而下调节"(top-down regulation)出现了异常,如 SN 活动和连接性增强,会使患者对潜在威胁的敏感度提高,调节能力受损,CEN 的活动和连接性降低,会导致自上而下的调节功能丧失和认知的损害,DMN 的活动和连接性降低,会增加分离、回避行为和插入性思维(闪回)症状。

(四) 其他易感因素

曾有研究表明,并不是所有暴露在同一极端应激源下的人都会患上 PTSD,个体因素也起到了一定作用。Ahmed 等总结了影响 PTSD 发生发展的危险因素,包括:个人情绪和焦虑障碍史、创伤史、神经质、智力低下、缺乏社会支持等,其中患有 PTSD 的女性功能缺损时间更长,负面情绪和躯体症状的表现水平更高。另外,还有一些心理因素在疾病的发生发展中起到一定的推动作用。例如,恐惧条件反射,即一些 PTSD 患者对与压力情境相关的感觉线索会作出相关反应,如气味和声音等;对创伤事件有生动的记忆。这一发现表明,经典条件反射可能与 PTSD 有关,也可能与无法消除条件反射有关;错误的负性认知,即患者对创伤事件的记忆往往是不完整且无序的,且会对早期症状产生负面评价和特定的灾难性认知,这也就解释了为什么这些症状在某些患者身上持续的时间更长。

三、临床表现与诊断

PTSD 的临床表现复杂多样,不同患者、不同发病阶段的临床表现可以有很大差别。经历创伤性事件或情境后,症状至少会持续数周,但典型症状主要包括以下 3 个关键要素:①创伤经历的再体验,即创伤事件以栩栩如生的侵入性记忆、闪回或梦魇等形式在当下再现。通常会有强烈的、压倒性的情感,多为恐惧或恐怖,以及伴有强烈的生理反应。患者会产生思维反刍、对创伤性事件的沉思及对当时所经历情感的重新体验,可能并不完全等同于再体验。②回避行为,即回避对创伤事件相关的思维或记忆,或回避与创伤事件有关的活动、情境或人物。在极端情况下,个体为回避创伤提示物,可能会改变其环境(比如搬到别的城市或换工作)。③对目前威胁的持续性高水平觉察,即可表现为高度警觉,或在面临刺激(如突发的响声)时出现强烈的惊跳反应。过度警觉使个体始终处于保护自己免受危险的防御状态,并且在特定情境或更广泛的情境下也会感觉自己或亲近的人受到即刻的威胁。PTSD 其他临床特征还包括:创伤记忆或提示物引起的焦虑症状(包括惊恐、强迫思维或强迫行为)、分离性症状、躯体不适主诉、自杀观念和行为、社交退缩,以及过度使用物质或药物以免再体验创伤事件或应对情感反应。这种困扰导致个人、家庭、社会、教育、职业或其他重要领域功能的严重损害。病程至少持续数周或更长时间。

PTSD 在暴露于创伤事件后发生,可出现在生命周期中任何时间,但通常发生在经历创伤事件后 3 个月内,但也可以在数年后延迟出现。约半数患者在发病 3 个月内可完全恢复。若仅仅暴露于极其威胁性或恐怖性质的事件或情境本身,并不预示会发展成 PTSD。许多个体经历类似的应激源后并未出现精神障碍,其必须符合上述诊断要求方可诊断为 PTSD。

四、鉴别诊断

1. **正常心理反应** 面对异常灾难性事件,正常心理反应持续时间短,社会功能保持相对完整,经过有效的心理危机干预能迅速缓解,多表现为一般性的生理心理反应。

2. **其他精神障碍**

(1) 抑郁障碍:抑郁发作时,闯入记忆不被体验为当前再次发生,而是属于过去,且常常伴随着思维反刍。然而,抑郁发作常常与 PTSD 同时发生,如果同时符合 2 种疾病的诊断标准,则需另外诊断心境障碍。

(2) 特定恐惧症:有时暴露于创伤性事件(如曾经有溺水经历)后,个体可能会经历情境相关的或条件性的特定恐怖。通过缺乏再体验症状,我们可以对 PTSD 和特定恐惧症进行区分。尽管在特定恐惧症中可能有对创伤事件的详细记忆，个体通常对此体验感到焦虑，但这些记忆会被体验为过去的经历。

五、治疗

基于 PTSD 的病因及临床表现，针对疾病早期阶段采取干预措施，防止早期创伤应激反应发展成慢性 PTSD，患者未来的生存质量会有相应的提升。在 PTSD 患者接受治疗时，心理行为治疗通常是 PTSD 的首选治疗方法，而在 PTSD 与物质使用障碍并存时，建议在提供心理治疗之前先治疗物质滥用。值得注意的是，大多数治疗 PTSD 的研究都是在"单发作"事件后进行的，而那些暴露在多重创伤事件下的人，如逃离人道主义灾难、冲突和长期性虐待的人，可能需要不同的治疗方式。

（一）心理行为治疗

目前循证依据较多支持的 PTSD 治疗选择是以创伤为中心的认知行为疗法（TF-CBT），包括暴露疗法、眼动脱敏和再加工等。

1. **暴露疗法（exposure therapy）** 暴露疗法是反复将患者置于无实际威胁的模拟创伤情境中，通过学习恢复原有的恐惧条件反射模式，以改变触景生情的歪曲认知与躯体反应的警觉性，逐渐使病理性恐惧反应消退。这种策略通常被理解为一种"消失学习"的形式，通过此种方式患者会意识到创伤提醒不再是威胁的信号。这种治疗方法包括正常应激反应的解释与教育、放松和焦虑的管理技巧、对病理观念的认知治疗，以及对创伤事件的想象和情境接触。其中，叙事暴露疗法是一种新近发展的治疗方法，旨在通过将创伤嵌入由患者和治疗师共同开发的时间线生活叙事中，来增强创伤的自体记忆处理。

对于那些回忆创伤时极度痛苦，且表现出回避行为的患者，治疗师应采取循序渐进的脱敏方式，降低患者的焦虑和恐惧反应。

2. **眼动脱敏和再加工（eye movement desensitization and reprocessing, EMDR）** 眼动脱敏和再加工结合了认知治疗成分，并引入了眼球运动。在治疗中，患者被要求想象一个创伤场景，同时追踪治疗师快速移动的手指进行眼球运动，这一过程旨在通过多次重复，使患者的正面思维与恐怖场景相关联，以减轻警觉反应。

还有一些心理和物理治疗方法也有所报道，如正念疗法、经颅磁刺激、音乐疗法、催眠疗法、应激接种疗法、家庭式心理教育治疗、集体与家庭治疗等，同样也对减少 PTSD 症状和相关问题有效。

（二）药物治疗

患者应避免使用苯二氮䓬类抗焦虑药物，因为长期使用可能会对药物产生依赖。一些抗抑郁药物在临床试验中显示有效，选择性 5-羟色胺再摄取抑制剂（SSRI）中舍曲林和帕罗西汀是美国 FDA 批准的可治疗 PTSD 药物。另外，5-羟色胺和去甲肾上腺素再摄取抑制剂（SNRI）文拉法辛、三环抗抑郁药（TCAs）、单胺氧化酶抑制剂（MAOI）、第二代抗精神病药（如利培酮、奥氮平、阿立哌唑等）对 PTSD 的临床症状有不同程度的改善。近年来，有研究提示，氯胺酮能快速缓解 PTSD 的相关抑郁和焦虑症状，并能显著降低自杀风险。

有研究显示,β受体阻滞剂(如普萘洛尔)能够减少患者对情绪刺激的回忆,这或许是因为其阻断了记忆巩固过程。同时有研究表明,在经历过机动车事故后的低皮质醇水平与PTSD之间存在关联。糖皮质激素氢化可的松通过增加消除引起恐惧的记忆来减弱增强的恐惧反应,从而发挥预防此类疾病发生的作用。因此在没有处方禁忌的个体中,氢化可的松可以被认为是一种预防干预,用于有严重身体疾病或外伤,且在经历过创伤事件后不久的患者。

有分析表明,在创伤后应激障碍患者中,结构化心理治疗通常比药物治疗效果更好,而且在患者停用药物后,潜在的药物不良反应和疾病的复发支持了这样一种观点。因此,药物治疗并非一线治疗方法,除非患者愿意接受或心理治疗不可用或无效。

第三节 适应障碍

一、概述

适应障碍(adjustment disorder,AD)是一种对可识别的心理社会应激源或多个应激源(例如,离婚、患病、残疾、社会-经济问题、在家庭或工作中发生冲突)的适应不良性反应,通常在接触应激源后的1个月内出现。适应障碍表现为对应激源及其后果的先占观念,包括过度的担忧、反复而痛苦地想有关应激源的事情、不断地对它们的"含义(implications)"思维反刍;也表现为难以适应应激源,导致个人、家庭、社交、职业、学业或其他重要领域功能的显著损害。国外研究表明,青少年情绪障碍发生率为2%~8%,其中大部分是经历了应激事件后的适应不良性反应,严重影响着青少年的学习、家庭生活和人际关系。国内一项针对老年人的社区研究表明,AD的患病率约为2%,而在对转介到精神科会诊的综合医院住院患者的研究中,AD的比例为11.5%~21.5%。

二、病因及发病机制

AD常在应激性生活事件发生后的1~3个月出现,发病严重程度往往与生活事件的严重程度、个体的心理素质、应对方式、来自家庭和社会的支持等因素密切相关。

(一)应激源

应激源的性质、持续时间和个体特征是影响AD的关键因素。应激源可以是单个,如丧偶;也可以是多个事件的叠加,如事业上的失败和亲人的死亡接踵而来。应激源可以是突然发生的,如自然灾难;也可以是长期的,如家庭内部关系不和。某些应激源可能伴随特定的生活时期,患者需要适应新的生活规律,如新婚期、毕业就业期、离退休后等。

(二)个性心理特点

个体的心理特点也对AD的发生起着重要作用。在相同的应激事件下,有的人可以较好适应,有的人则适应不良,也说明了患者病前个性心理特征也起着不可忽视的作用。

例如，部分青少年本身性格脆弱，或者过去的生活经历使他们更容易受到应激事件的影响，即便应激源的强度并不是很大，也有可能引发 AD。

三、临床表现

适应障碍的具体表现为各种情绪障碍，如焦虑、抑郁心境、无能为力感、不知所措、害怕。严重的 AD 可能会对认知功能产生影响，表现为注意力不集中、学习工作效率低下、人际关系紧张和适应不良行为，虽然常有一定程度的行为变化，但通常不出现典型精神病性症状。

在不同年龄段的人群中，AD 表现出与年龄相适应的临床特征。在儿童中，AD 不会直接表现为与特定应激源或应激后果相关的先占观念或对应激源的思维反刍等特征性症状；相反，儿童可能表现为躯体化症状（如胃痛或头痛）、破坏性或对立性行为、多动、易怒、注意问题、易激惹、过分依赖、尿床和睡眠紊乱等。对于青少年来说，可能包括物质滥用、多种形式的冒险和挑战性行为；在成年人中，AD 常常以对身体不适的先入观念为主，这种观念与应激源相关，往往会表现为对健康的过度担心，常伴有显著的消沉情绪，且经常表现为心理症状的持续躯体化。鉴于儿童和青少年可能不会明确讲述应激性事件与其症状和行为之间的关系，要做出儿童及青少年的 AD 诊断，明确应激源和症状出现之间的时间关系及其对功能的变化的影响程度至关重要。

四、诊断与鉴别诊断

在 ICD-11 中，AD 的诊断核心特征包括如下几点。

(1) 个体对可识别的心理社会应激源或多重应激源（如单个应激事件、持续的心理社会困境或同时存在的多个应激性生活情境）表现出适应不良的反应。这一反应表现为对应激源或应激后果的先占观念，包括过度担忧、反复出现有关应激源的痛苦念头或持续的思维反刍。

(2) AD 的发作通常发生在遭受应激性生活事件（如疾病、婚姻困扰、转学）后的 1 个月内，也可能有较长的延迟（如暴露后 3 个月）。这些症状在应激源及其后果消除后，通常在 6 个月内消失。

(3) 个体的人际、家庭、社会、教育、工作或其他重要方面的功能明显受损。如果功能得以维持，则只能通过付出大量的额外努力。

(4) 这些症状不能由其他精神障碍（如心境障碍、其他应激相关障碍）更好地解释。

需要注意的是，如果对负性生活事件情绪反应不符合上述要求，并且症状为一过性反应，几天内可以消退，则不能诊断为 AD。另外，AD 的诊断要与其他障碍相区别。根据应激源的严重程度，个体对创伤事件的反应被认为是正常的，则可以诊断为急性应激反应。同样，AD 和 PTSD 也需要加以鉴别。AD 的应激源不一定具有威胁性或恐怖性，可以是任何严重程度或类型的事件或情境。如果对一个相对不严重的事件或情境的反应不符合 PTSD 的诊断要求，则应诊断 AD。

五、治疗

本病病程一般不超过 6 个月,随着时间推移,AD 可自行缓解;若得不到及时治疗或受到更严重的应激源影响,患者可能会出现更严重的精神障碍。心理治疗和药物治疗可提高患者处理应激事件的能力,使其早日恢复到发病前的水平。心理治疗通常包括心理咨询、心理治疗、危机干预等,这些方法对改善社会功能有积极作用。对于青少年的行为问题,临床上除进行个别指导外,还应进行家庭治疗,定期进行心理咨询,给予鼓励和支持治疗。对于情绪异常较明显的患者,或经过心理治疗或支持性治疗 3 个月后仍没有缓解的情况下,可根据具体病情选用抗焦虑或抗抑郁药物,以低剂量、短疗程为宜。

六、预后

临床经验表明,在大多数情况下,AD 会持续数月,如果压力或其后果无法消除,少数患者的症状会持续数年。Strain 等在一篇文献综述中得出结论,尽管患有 AD 的成年人的预后通常较好,但大多数患有 AD 的青少年在成年生活中会发展为精神障碍。除此之外,AD 可能与自杀意念和行为有关。因此,临床评估应当进行仔细的风险询问。

第四节 延长哀伤障碍

哀伤(grief)又称悲痛,是个体在经历丧亲(bereavement)事件后出现的,与个体精神活动密切相关的一系列心理生理反应。大多数人都会经历一个痛苦但自然的悲伤过程,与悲伤相关的痛苦强度通常会随着时间逐渐减少。然而,在某些情况下,悲伤反应变得持续,并显著干扰个人的生活功能。这种异常哀伤反应是持续的、难以缓解的,伴随与丧亲相关的痛苦和损害,包括情感痛苦、孤独感、无意义感、自杀意念、社交功能减退等。近年来,延长哀伤障碍(prolonged grief disorder, PGD)这一术语开始流行,研究者们认为"延长的(prolonged)"一词更能准确反映这类异常哀伤反应持续性的特点,并被 ICD-11 纳入其中。

一、概述

PDG 又称复杂性哀伤、持续性复杂丧亲障碍、持续性哀伤障碍、病理性哀伤、创伤性哀伤、慢性哀伤和未解决的哀伤,是一种在至亲之人(配偶、父母、儿女,或其他关系亲密以至于去世后会为之哀伤的人)辞世后,个体出现持续而广泛的哀伤反应,表现为对辞世之人的极度想念、与辞世之人有关的持续性先占观念,伴强烈的情感痛苦(如悲伤、自罪内疚、愤怒、否认、责咎、难以接受其死亡、感到失去了自己的一部分、不能体验正性情绪、情感麻木、难以参与社交或其他活动)。PGD 的临床特征是与丧亲相关的情感、认知和行为反应,具体表现为难以参与社交或愉快的活动,体验积极情绪的能力降低,难以接受所爱之人的死亡等,这些反应表现出持久和强烈的特点,持续时间明显超过个体所属社会团体、文化、宗教群体所预期的水平,可对个体的社会功能造成显著的损害,因此他们需要更多的临床关注和治疗。多项研究表明,突然或暴力地失去亲人会对丧亲者的精神健康产生不良影响,除增加多种精神障碍的患病风险外,有些人难以摆脱悲痛,导致患有PGD。

一项元回归分析发现,年龄是一个显著的调节因素,年龄越大,PGD的发病率越高,衰老和丧亲之痛可能存在相互作用。在失去亲人的成年人中,PGD的患病率为9.8%,说明在成年期经历丧亲的成年人中,有1/10的人会表现出临床显著水平的PGD症状。而对于老年人来说,疾病的发生通常与社会接触的减少有关,强调了老年人可能更加脆弱,这应当引起临床医生的特别注意。

二、病因及发病机制

PGD的发病机制尚不明确,主要的机制研究集中在神经生物学和临床心理学这两个领域。在神经生物学方面,重点关注神经奖赏系统相关脑区的功能改变。目前已经靶定的神经奖赏系统相关脑区包括基底节、杏仁核、扣带回和眶额皮质。其中,有研究者提出基于基底节的脑环路假说,认为PGD的发生、发展与基底节及其组成脑环路的调节失衡有关,强调PGD的发生、发展与神经奖赏系统功能异常的相关性。另外,还存在神经内分泌系统的功能改变,表现在催乳素和唾液皮质醇水平的改变。目前,关于PGD的心理学解释模型,主要有3种,分别是哀伤阶段模型、哀伤任务模型、双重过程模型。研究证实,基于双重过程模型的心理干预能够有效降低丧亲群体的哀伤水平。

三、临床表现及诊断

丧亲后最初的反应是剧烈的急性悲伤,表现为对死者充满强烈的渴望、悲痛及产生持续的思想和记忆。其他痛苦的情绪也很常见,包括焦虑、愤怒、同情、内疚或羞愧。随着时间的流逝,大部分人可以逐渐投入正常生活,进入哀伤整合期。当哀伤反应的强度或持续时间偏离了所处文化中的常态,并且对个体的社交、职业或其他重要的功能造成一定的损害,需考虑是延长哀伤,此时丧亲者渴望死者还活着或一直沉迷于想念死者,甚至否认亲人死亡的事实,可伴有强烈的情感痛苦(如悲伤、内疚、愤怒、否认、自责、难以接受死亡、感觉已经失去了一部分自我、无法体验积极的情绪、表现麻木和迟钝、难以参与社交或其他活动)。一般通过询问病史和系统的精神检查可以识别与诊断,也可以使用一些问卷来筛查或评估,如哀伤认知问卷(grief cognitions questionnaire, GCQ)、延长哀伤障碍问卷(prolonged grief disorder questionnaire)、复杂性哀伤问卷(inventory of complicated grief, ICG)等。

根据ICD-11的相关标准,诊断PGD需符合下列要求:

(1) 在伴侣、父母、子女或其他关系亲近的人去世后,曾有丧亲之痛。

(2) 持续的、广泛的哀伤反应,其特点是对已故者的渴望或持续的先占观念并伴有强烈情绪痛苦。这种哀伤反应可能包括多种情绪体验,如悲伤、内疚、气愤、否认、责怪、难以接受死亡事实、感觉失去了自身的一部分、无法体验到正性情绪、情感麻木,以及参与社交或其他活动的参与减少。

（3）丧亲后，弥漫的哀伤反应持续时间明显超过个体所属社会、文化或宗教的正常预期。通常，哀伤反应的时间应大于 6 个月（在某些文化背景下时间可能更长），方可符合诊断要求。需要注意的是，根据个体的文化和宗教背景，若其经历的哀伤反应的持续时间在正常范围内，则不应该诊断此精神障碍。

（4）这种困扰导致个体在个人、家庭、社会、教育、职业或其他重要方面的功能严重受损。

此外，不同年龄段的哀伤反应也有所不同，这取决于特定年龄的死亡观念。在幼儿中，强烈的悲伤或苦痛可能会以貌似正常的心境间歇性浮现，情绪可能表现为易激惹、抗议行为、发脾气、对立行为或行为问题；儿童通常不会明确描述对死者的怀念或持续的先占观念等体验，这些症状通常会表现在行为方面，如在游戏或其他行为中涉及分离或死亡的主题，出现担心其他人也死亡的情况发生、产生迷信的想法、以担心照顾者福祉与安危为中心的分离焦虑；在成年人中，PGD 可表现持续的抑郁，感觉失去了自身的一部分及严重的空虚感。同时，PGD 的其他临床特征在诊断的过程中也具有一定的辅助作用。例如，持续的先占观念可表现为对死亡环境的先占观念，患者会表现为保留死者的一切物品，就像去世之前一样，也可能在过度的先占观念和回避死者提示物之间摇摆；此外，可能会增加烟草、酒精和其他物质的使用，或者自杀意念和行为增加等。

四、鉴别诊断

在诊断 PGD 之前，需要注意与其他精神障碍进行鉴别。

1. **创伤后应激障碍**　与 PTSD 类似，PGD 可发生于有爱人因创伤性事件所致死亡的丧亲经历的个体中。然而，与 PTSD 不同的是，PGD 患者可忧心于与死亡相关的情境记忆，但没有将其再体验为此时此地再次发生。

2. **抑郁发作**　PGD 和抑郁发作之间存在一些症状上的相似之处，如悲伤、丧失活动兴趣、社会退缩、感到内疚和自杀意念。然而，有所不同的是，PGD 的症状明显聚焦于丧失爱人，而抑郁的思维和情感反应通常围绕生活的多个方面，而且 PGD 的其他常见症状并不是抑郁发作的典型症状（如难以接受丧亲、对丧亲感到愤怒、感觉自身的一部分好像已经死去）。另外，症状开始时间与丧亲之间的关系，以及以前是否存在抑郁或双相障碍的病史对于鉴别也很重要。需要注意的是，PGD 和心境障碍可以共病，如果分别符合各自诊断标准，则需同时诊断这两种疾病。

五、治疗

PGD 的治疗策略主要包括心理疗法和药物疗法，目前，心理健康教育、认知行为治疗和人际心理治疗等可作为首选治疗方案，药物治疗一般作为辅助，除非抑郁或焦虑等症状达到相关疾病诊断的标准需考虑对症处理。

值得重视的是，近年来 MK Shear 提出的短期复杂性哀伤治疗（complicated grief

treatment，CGT)对这类患者有显著疗效，这是一种基于哀伤依恋理论模型进行的为期16周的个体心理治疗，旨在解决哀伤自然愈合过程中出现的各类障碍，最终使丧亲者找到与丧失后果和平共处的方法，摆脱哀伤。该疗法整合了人际心理治疗(IPT)、认知行为疗法和动机访谈(motivation interview，MI)等技术。其中围绕或侧重丧失的技术包括：想象与死者重逢和汇报、想象与死者对话，翻阅整理照片来回忆过去。围绕或侧重恢复的技术包括：重新确定未来个人目标和学会自我照料，建立或改进新的人际关系。疗程一般为期4个月，共16次面谈。总体框架包括：①提供有关悲伤、复杂性哀伤和复杂性哀伤治疗的信息；②使用悲伤监控日记；③安排其他家庭重要人员的参与；④促进最佳人际交往；⑤致力于个人目标和自我照顾；⑥回顾死亡的故事、含义和后果；⑦重访回避的场所和活动；⑧处理回忆和照片等；⑨与死者虚拟对话。

第五节　其他应激相关障碍

一、反应性依恋障碍

反应性依恋障碍(reactive attachment disorder)表现为童年早期特别异常的依恋性行为，常发生于儿童的照顾方式严重不当的背景下(例如，严重的忽视、虐待、机构剥夺)，以社会关系行为的持续异常，伴有相应的情绪障碍，并与环境变化有关为特征的综合征。反应性依恋障碍的诊断只适用于儿童，且要求儿童在5岁前就已表现出相关特征，儿童已经达一定发育水平，具有与照顾者正常建立选择性依恋的能力。患儿多出现难以安抚、紧张、恐惧的情绪，他们与其他儿童的社交人际关系常常不良，尽管他们本身可能有与同龄人玩耍的兴趣，但其表现妨碍了与同龄人进行交往。尽管目前已有新的主要照顾者，儿童仍难以向照顾者寻求安慰、帮助或喂养，极少有向成人寻求安全的行为，对照顾者给予的安慰没有回应。如果提供足够的照顾，患儿的症状通常可接近或完全缓解，反之亦然，若不能提供足够的照料，该障碍会持续数年。

此外，实足年龄1岁以下或发展年龄(developmental age)9月龄以下的婴儿不适用于该诊断，应考虑这些婴儿的选择性依恋功能仍在发育，或有孤独症谱系障碍的可能。但此类患儿与患有孤独谱系障碍的儿童不同点在于，他们具备发起和维持社会交往及交互的社会互动能力。尽管某些患有反应性依恋障碍的儿童可能由于曾经的社会忽视而出现语言发育延迟，但他们并未表现出孤独症谱系障碍的特征，如社交沟通缺陷，或持续受限的、重复的、刻板的行为、兴趣和活动模式。

除此之外，该精神障碍还需与社交焦虑障碍进行鉴别。儿童的社交焦虑障碍可表现为由于明显和过度的恐惧或焦虑，而在社交场合或预期的社交接触中出现情绪退缩行为，在苦恼时会向父母或者照顾者寻求安慰，但通常会害怕不熟悉的人。患有反应性依恋障碍的儿童在所有社交场合都会表现出情绪退缩行为。

二、脱抑制性社会参与障碍

脱抑制性社会参与障碍(disinhibited social engagement disorder)表现为特别异常的社交行为,发生于儿童时期、照顾方式严重不当的背景下(如严重的忽视、虐待、养育人员比例不足的孤儿院)。儿童表现出不加选择地接近成年人、对接近成年人缺乏拘谨与矜持、和不熟悉的成人外出,以及对陌生人表现出过度熟悉的行为。脱抑制性社交参与障碍的诊断只适用于儿童,且要求儿童在 5 岁前就已表现出相关特征。此外,实际年龄 1 岁以下或发育年龄小于 9 个月的婴儿不适用于该诊断,应考虑这些婴儿的选择性依恋功能仍在发育,或有孤独症谱系障碍的可能。

在 ICD-11 中重点讲述了此精神障碍的几点核心特征:

(1) 有被严重照顾不足既往史,包括始终漠视孩子对舒适、刺激和感情的基本情感需求,始终漠视孩子的基本生理需求,反复更换主要照顾者,实施虐待,在异常环境中养育而无法形成稳定的选择性依恋。

(2) 明显异常的、持续且泛化的社会行为模式,在这种模式下,儿童在与陌生成年人接触和互动表现出较少或缺乏必要含蓄,包括以下 1 项或多项:与陌生成年人过度熟悉的行为,言语或肢体行为违反社交界限;即使在陌生环境中,也会毫不犹豫地离开照顾者,几乎不回头确认;很少犹豫或毫不犹豫地愿意与一个陌生成年人一起走。

(3) 症状在 5 岁之前已显现,可持续整个儿童期和青春期。

(4) 儿童已达到一定的发育水平,具有可以与照顾者正常发展并形成选择性依恋的能力,通常发生在 1 岁的生理年龄或至少 9 个月的发育年龄。

(5) 脱抑制的社交参与行为不能被其他精神障碍(如注意缺陷多动障碍)更好地解释。

三、复杂性创伤后应激障碍

复杂性创伤后应激障碍(complex post-traumatic stress disorder)的概念最初由美国精神病学家 Judith L. Herman 在 1992 年首次提出,该疾病是 ICD-11 新增的诊断单元,由 ICD-10 中成人人格与行为障碍章节中的灾难性经历后的持久的人格改变修订而来,但较其有更广泛的症状反应。它是指在遭受持续时间较长的、反复发生的、起始于幼年时期的、无法逃离的创伤性事件(如酷刑、奴役、种族灭绝活动、长期的家庭暴力、重复的童年期性或身体虐待)后,患者会表现出超过单纯型 PTSD 定义范围的症状群,除了表现出与事件直接关联的症状外,还伴有显著的自残、暴力、酗酒或其他物质滥用等行为问题,以及对自身认同和情感感受的认知改变等方面的慢性和普遍性障碍。这种疾病的人群患病率为 1‰~8‰,而在精神卫生机构中的患病率高达 50%。

临床上对于该疾病的诊断必须首先满足 PTSD 的所有诊断需求,同时存在以下特征:①情绪调节上的异常;②存在一些信念,认为自己是渺小的、失败的、无价值的,对创伤性事件有愧疚感、自责自罪或失败感;③难以与他人保持亲密的人际关系。这些症状导致个人、家庭、社交、学业、职业或其他重要领域功能的显著损害,因此需要临床医生早期识别、早期预防该精神疾病,以提高患者生活质量及改善疾病预后。

(刘志芬 季建林)

主要参考文献

[1] 肖春风,魏镜. 延长哀伤障碍的诊疗研究进展[J]. 中华精神科杂志,2023,56(3):205-213.

[2] 陆林,李涛,王高华. 牛津精神病学[M]. 7版. 北京:北京大学医学出版社,2022.

[3] 陆林. 沈渔邨精神病学[M]. 6版. 北京:人民卫生出版社,2018.

[4] 熊婉婷,吴和鸣,陈静. 延长哀伤障碍的诊断评估与治疗研究进展[J]. 神经损伤与功能重建,2023,18(4):213-215+226.

[5] BISSON J I, BAKER A, DEKKER W, et al. Evidence-based prescribing for post-traumatic stress disorder [J]. Br J Psychiatry, 2020, 216(3):125-126.

[6] BRYANT R A, KENNY L, JOSCELYNE A, et al. Treating prolonged grief disorder: a randomized clinical trial [J]. JAMA Psychiatry, 2014, 71(12):1332-1339.

[7] CLOITRE M. ICD-11 complex post-traumatic stress disorder: simplifying diagnosis in trauma populations [J]. Br J Psychiatry, 2020, 216(3):129-131.

[8] LUNDORFF M, HOLMGREN H, ZACHARIAE R, et al. Prevalence of prolonged grief disorder in adult bereavement: a systematic review and meta-analysis [J]. J Affect Disord, 2017, 212:138-149.

[9] MAERCKER A, CLOITRE M, BACHEM R, et al. Complex post-traumatic stress disorder [J]. Lancet, 2022, 400(10345):60-72.

[10] RUBIN S S, MALKINSON R, WITZTUM E. Prolonged grief disorder [J]. Lancet Psychiatry, 2022, 9(9):696-697.

[11] VAN EERD D, IRVIN E, HARBIN S, et al. Occupational exposure and post-traumatic stress disorder: a rapid review [J]. Work, 2021, 68(3):721-731.

第十章　躯体痛苦障碍与分离障碍

本章重要知识点：

(1) 躯体痛苦障碍表现为患者反复陈述躯体症状、不断要求给予医学检查，并且无视检查的阴性，尽管医生反复说明其症状并无躯体基础，并给予再三保证，仍不能减轻患者的忧虑和躯体症状。或者，某些躯体情况能够引起或能解释这些症状，但患者要求关注的程度明显超出该症状的性质和进展。

(2) 躯体痛苦障碍根据严重程度分为轻度躯体痛苦障碍、中度躯体痛苦障碍、严重躯体痛苦障碍。

(3) 分离障碍表现为以下一种或多种精神过程在正常整合过程中出现的、非自主的扰乱或中断，包括：身份、感觉、知觉、情感、思维、记忆、躯体活动控制或行为。这种扰乱或中断可能是完全的，但更多情况下是不完全的，可以每天甚至每小时发生变化。

(4) 分离障碍根据发作形式及临床表现分为分离性神经症状障碍、分离性遗忘症、出神障碍、附体出神障碍、分离性身份障碍、部分分离性身份障碍、人格解体-现实解体障碍、其他特定分离障碍、未特定的分离障碍等。

第一节　躯体痛苦障碍

躯体痛苦障碍(bodily distress disorder)是以持续存在的令个体感到痛苦的躯体症状为特征的精神障碍，患者对躯体症状过度关注，产生反复寻求医疗的行为。即使由于躯体健康状况导致了躯体症状，患者的关注程度明显超过了躯体疾病的性质及进展程度。患者的过度关注不能通过适当的医学检查和解释来缓解。躯体痛苦障碍可涉及多种躯体症状，这些症状可能随时间变化，也可表现为单一症状，通常是疼痛或疲劳，至少持续几个月。患者对症状感到苦恼，导致家庭、社会、教育、职业或其他重要领域的功能损害。

Box1：在ICD-11中，躯体痛苦障碍包括如下。

6C20.0 轻度躯体痛苦障碍

6C20.1 中度躯体痛苦障碍

6C20.2 严重躯体痛苦障碍

一、流行病学

躯体痛苦障碍是ICD-11提出的新疾病名称,目前还没有躯体痛苦障碍的流行病学资料。在DSM-5中,原躯体形式障碍分类改为躯体症状障碍(somatic symptom disorder,SSD),SSD不再要求排除躯体不适的医学原因,ICD-11也将ICD-10中的躯体形式障碍分类修改为躯体痛苦障碍,部分疾病重新归类,与SSD相似。国外的研究显示,在基层医疗门诊患者中,估计有7.7%的患者符合SSD的诊断;在社区普通人群中,SSD的患病率估计为4.5%;不过,大约20%的普通人有时会担心健康,关注躯体症状,以及对躯体症状有较高程度的焦虑,但不一定达到疾病的诊断标准。

国内社区的前瞻性研究显示,老年人SSD的患病率高于非老年人(分别为63.2%和45.3%),且SSD的严重程度有随年龄增长而加重的趋势,高龄、女性、糖尿病、心血管疾病、高血压是老年人SSD的危险因素。来自我国5个城市的699例门诊患者的多中心横断面研究中,33.8%的患者被诊断为SSD。由于躯体痛苦障碍和躯体症状障碍的诊断标准更为宽松,因此患病率可能较躯体形式障碍等旧的诊断有所升高。

二、病因与发病机制

(一)遗传因素

躯体痛苦障碍具有家族聚集性,有研究表明,约20%的躯体痛苦障碍患者的女性一级亲属也达到躯体痛苦障碍的诊断标准。尽管有研究表明5-羟色胺功能低下和5-羟色胺通路基因是躯体症状的基础,但采用单核苷酸多态性基因分型评估5-羟色胺相关多态性的研究显示,多种5-羟色胺相关的基因途径不太可能是躯体形式障碍的明确遗传危险因素。因此,推测疾病的发病机制可能与表观遗传因素有关。

(二)个体因素

1. **生物学因素** 早期的心理动力学模型认为,一种自上而下的机制,即外周生理的心因性激活,来自伤害感受器和其他传感器的外围输入被认为心理社会因素过度放大,是持久身体症状体验的主要机制。近年来感知障碍模型越来越受到重视,感知被认为是由预测和外周感觉输入决定的,大脑不断"构建"其环境,包括身体状态。在这个模型中,由于过于精确地预测可能导致的推理失败,从而出现感知障碍。

神经心理学研究显示,躯体痛苦障碍患者多伴有大脑半球双侧额叶的功能缺陷及非优势半球的功能减退。有些研究证明,以左侧躯体症状为主的患者大脑右侧半球受累较左侧严重。基础研究证实躯体痛苦障碍患者多伴有皮质功能和结构异常,主要分布在与疼痛感知和情绪调节相关的区域,包括前额叶、躯体感觉皮质、边缘区及运动皮质。影像学研究提示,小脑后叶微结构改变和功能模式的改变也可能是发病机制。还有一些研究发现,躯体形式障碍患者体内较高水平的炎症引发了氧化应激,导致了5-羟色胺能神经元的损伤。

2. **个性特征与心理因素** 有研究显示,躯体主诉增多与下列因素有关:独居、接受外界环境刺激较少、抑郁和焦虑情绪等。另外，神经过敏及内向性格的人，其躯体感觉阈值较低。一些研究提示患者可能对体感信号的敏感度高于正常水平，患者身体高度警觉，注意力集中在身体感觉上，同时感知处理可能存在缺陷。愤怒抑制和焦虑也与躯体痛苦障碍患者的躯体症状有关，愤怒抑制和焦虑引起的交感神经系统活性增加可能在疾病的躯体症状中发挥作用。有时患者可能运用躯体症状或躯体主诉来表达他们的情感状态，或利用躯体主诉来处理应激以缓解心理冲突。经典的心理动力学理论认为患者用躯体症状替代了被压抑的非本能性冲动。此外，不安全依恋类型和累积的创伤事件也可能参与发病过程。器质性疾病、工作紧张和不良的生活事件是躯体痛苦障碍的重要诱因。

（三）环境因素

儿童期的创伤可导致成年后日常生活压力水平的升高，研究提示压力水平升高、交感神经和下丘脑-垂体-肾上腺轴活动减弱可能在疾病的发生和发展中起部分作用，影像学可见患者下丘脑-垂体-肾上腺轴结构的体积减小。社会支持作为一种缓冲中介，可以缓解各种应激性生活事件造成的负面影响，有研究表明，躯体痛苦障碍患者的社会支持情况较差。

三、临床表现

躯体痛苦障碍的特征是存在一种或多种躯体症状，其中许多无法用医学来解释。常见症状为头痛、腹部不适、其他部位疼痛、头晕、心悸、其他焦虑症状、便秘或腹泻（肠易激综合征）、肌肉和骨骼疼痛（纤维肌痛）、抑郁或焦虑、慢性疲惫状态（慢性疲劳综合征）等。特别是焦虑感，部分患者会出现躯体完整性焦虑，即对健康、完整的身体反而感到不舒服，感觉肢体"不属于"自己，甚至会产生将这一部分与自己身体分隔开的渴望，自我主观感觉与身体感觉强烈背离。如果上述问题严重和持续存在，有必要考虑诊断躯体痛苦障碍。如果患者有多种、反复和频繁变化的躯体症状几年，适用躯体痛苦障碍的诊断，这些患者的处理比特定、孤立的躯体症状困难得多。另外，也可因对自己健康有特定、反复的担心而出现生理（躯体的）主诉。

躯体痛苦障碍患者有多种、反复和频繁变化的躯体症状许多年，有些情况下患者完全沉浸在躯体症状的体验中，他们不愿意将疾病和心理因素相联系。因此，精神科的诊断是没有帮助的。患者的经治医生在处理这种情况时将起关键作用。经治医生可以限制患者进一步做检查和药物治疗，提供限时、有规律的约诊，对出现的新体征和症状合理处理。对躯体症状和心理痛苦之间的联系无法认识和处理不当，会使患者反复去许多医生和专家处就诊，造成过度的干预，接受过多的药物治疗及损伤性的医疗检查和手术，更使躯体不适固化，强化了主观痛苦体验，社会功能进一步受损。

四、诊断与鉴别诊断

（一）诊断标准

ICD-11中躯体痛苦障碍（编码6C20）位于章节"躯体痛苦或体验障碍"（编码6C2），其具体诊断标准如下。

1. 核心特征

(1) 存在使个体痛苦的躯体症状。通常涉及多种躯体症状，这些症状可能随时间而变化。偶尔会局限于单一症状，通常是疼痛或疲劳。

(2) 过度关注症状，可能表现如下：

1) 持续关注症状的严重程度或其不良后果。已经确定存在可能导致或引发症状的躯体疾病者，对症状的关注程度明显超出所患躯体疾病的性质和严重程度。

2) 因躯体症状反复不必要的就医。

(3) 对躯体症状的过度关注不因正常的医学检查或医生给予的解释和反复保证而减轻。

(4) 躯体症状持续存在，即症状（尽管不一定是相同的症状）已至少存在几个月（比如3个月或更长时间）。

(5) 躯体症状及相关的痛苦和专注导致个人、家庭、社会、教育、职业或其他重要领域的功能严重损害。

(6) 症状或相关的痛苦和关注不能被另一种精神障碍（如精神分裂症或其他原发性精神障碍、心境障碍或与焦虑或恐惧相关的障碍）更好地解释。

2. 其他特征

(1) 虽然患者可能会专注于任何躯体症状，但是与躯体痛苦障碍有关的最常见的躯体症状包括疼痛（如肌肉骨骼痛、背痛、头痛）、疲劳、胃肠道和呼吸道症状。个体通常可以明确地描述症状，但临床医生可能很难从解剖学或生理学的角度来解释它们。

(2) 患有躯体痛苦障碍的个体经常对他们的躯体症状进行过度解读或灾难化，并且纠结于最极端的消极后果。

(3) 患有躯体痛苦障碍的个体可能会对其症状进行一系列归因，包括心理和生理上的解释。随着严重程度的增加，他们更有可能拒绝心理上的解释。一些患有躯体痛苦障碍的个体认为尽管尚未被发现，但他们的躯体症状提示潜在的躯体疾病或损伤（即疾病信念），坚持症状是由未确诊的疾病或损伤引起的，可能会导致多次的医学检查和检验。这种模式在严重躯体痛苦障碍患者中最为常见，他们可能有长期而复杂的基层和专科医疗机构就诊史，在此期间可能会进行针对各种那个躯体症状的许多阴性检查或徒劳的手术。

(4) 躯体痛苦障碍患者常就诊于综合性医疗机构，而非精神卫生服务机构。他们拒绝认同心理因素的可能，并可能对向精神卫生专业人员转诊的建议产生负面反应。

(5) 躯体痛苦障碍患者经常表达对以前接受的医疗服务不满，并可能频繁更换就诊医生。

(6) 在获得医疗保健服务有限的社区，患有躯体痛苦障碍的个体可能无法与正规医疗保健系统进行广泛的互动，但可以从其他来源寻求护理。

(7) 躯体痛苦障碍往往发生于共病临床疾病和其他精神障碍的情况下，特别是抑郁和焦虑或与恐惧有关的障碍。

3. 躯体痛苦障碍的严重程度　躯体痛苦障碍的严重程度应根据躯体症状的困扰或

先占程度,疾病的持久程度以及受损程度进行分类。考虑到这些不同的维度,临床医生应根据全部的临床表现恰当评定严重程度,给出整体判断。

(1) 6C20.0 轻度躯体痛苦障碍(mild bodily distress disorder):存在所有躯体痛苦障碍的核心特征。个体过度关注令其烦恼的症状及后果,导致频繁的医疗就诊,但其并没有专注于症状(例如,每天花在这个问题上的时间1~2小时)。个体表示对症状感到苦恼,对其生活产生影响(如人际关系紧张、学习或职业功能表现欠佳、放弃特定的休闲活动),但其个人、家庭、社会、教育、职业或其他重要功能领域仅有轻度损害。

(2) 6C20.1 中度躯体痛苦障碍(moderate bodily distress disorder):存在所有躯体痛苦障碍的核心特征。个体对痛苦症状及其后果的持续关注通常与频繁就医有关。患者投入大量的时间和精力关注症状及其后果(例如,每天花几个小时)。症状及相关痛苦和专注造成个人、家庭、社会、教育、职业或其他重要领域的功能中度损害(如关系冲突、工作中的表现问题、放弃一系列社交和休闲活动)。

(3) 6C20.2 严重躯体痛苦障碍(severe bodily distress disorder):存在所有躯体痛苦障碍的核心特征。普遍和持续地专注于症状及其后果,个人兴趣变得异常狭窄,几乎完全集中于他/她的躯体症状及其不良后果上。以至于它们成为其生活的唯一焦点,通常会导致频繁的医疗就诊。症状、相关的痛苦和专注导致个人、家庭、社会、教育、职业或其他重要领域功能严重损害(如无法工作、疏远朋友和家人、放弃几乎所有的社交和休闲活动)。

(二) 鉴别诊断

1. **心境障碍** 心境障碍患者的躯体症状可能是临床表现的主要方面,特别是在综合医院或基层医疗门诊的患者。此外,一些心境障碍患者可能因出现自主神经症状(如体重减轻、疲劳)或其他相关的躯体症状(如疼痛),转而关注这些症状。只有当专注于心境发作情况之外的躯体症状时,例如,先于抑郁发作或在抑郁发作缓解后持续存在,才诊断躯体痛苦障碍。

2. **广泛性焦虑障碍** 患有广泛性焦虑障碍的个体可能会报告他们所关注的躯体症状(如心悸或腹痛),但他们也报告对日常事务(如工作、人际关系、财务)的担忧。与患有躯体痛苦障碍的个体不同,尽管接受医学评估和安慰,但广泛性焦虑障碍的患者通常不会固执地专注于躯体症状的持续存在。然而,躯体痛苦障碍和焦虑障碍共病是常见的,尽管患有躯体痛苦障碍的个体可能不认同焦虑的心理成分,只为恼人的症状而苦恼。

3. **惊恐障碍** 惊恐障碍的特点是反复的、不期而至的、自限性的强烈恐惧或忧虑发作,伴有明显的躯体症状和迫在眉睫的大难临头的感觉(如昏厥、卒中、心脏病发作或死去)。惊恐障碍患者常专注于他们在惊恐发作期间经历的一过性的躯体症状,并可能担心这些不适症状的危险性,提示即将发生伤害。对惊恐发作期间所体验症状的关注不应附加躯体痛苦障碍的诊断。然而,如果惊恐障碍患者过度关注或先占于不同于典型惊恐发作相关症状的其他持续性躯体症状,且都符合两者的全部诊断标准,则可以同时诊断2种疾病。

4. 疑病症（健康焦虑障碍） 与疑病症患者一心认为自己可能患有一种或多种严重的、进行性或危及生命的疾病不同，患有躯体痛苦障碍者的典型表现是专注症状本身及症状对他们生活的影响。疑病症患者也会寻求医疗关注，但其主要是为了得到保证，即他们没有患所怀疑的重病。躯体痛苦障碍患者典型的求医目的是缓解症状，而不是求证他们患有严重疾病的信念是错误的。

5. 针对自身的做作障碍 针对自身的做作障碍患者也可能出现躯体症状。如果所呈现的症状是捏造的、伪造的或故意诱导或加重的，作出针对自身的做作障碍的诊断是合理的，而不是躯体痛苦障碍。

五、治疗

对躯体痛苦障碍主要的处理原则是帮助患者应对他们的躯体症状，处理的目标不是即刻缓解症状，而是帮助患者从慢性的功能障碍中康复。处理策略应根据每个人的特定问题而定，无法解释的躯体主诉的处理一般包括以下几个方面。

1. 必要的医疗检查 通常患者已经在经治医生那里进行了全面医疗检查，可以排除潜在的躯体疾病。如没有做过，则需要先进行彻底的医疗检查。根据所有的检查结果和患者讨论他们的症状，这种讨论最好由他们自己的经治医生来进行。宣教的要点包括：①对医疗检查或体格检查的结果进行解释；②着重说明未发现有威胁生命的症状存在；③认可患者的症状体验是真的；④适当地从生理角度对症状进行解释（如"肌肉紧张常引起疼痛"，想一想长时间提很重的购物袋后，你的手臂会有怎样的感觉）。在这种情况下，综合性医院医生的任务是支持患者的经治医生所做的宣教和提供的信息，强化精神因素与躯体症状之间的联系，侧重帮助患者应对其症状，鼓励患者采取健康的生活方式，进行适当体育锻炼、社交和其他活动。

2. 承认症状或体验的真实性并给予必要的对症治疗

（1）承认患者躯体症状的体验是真的，这些症状不是说谎、虚构或想象。

（2）找出患者认为引起这些症状的原因。通常需要说明引起症状的原因尚不知道，但可以谈及是什么因素使这问题持续存在。

（3）关注患者的患病经历而不是从医学角度看待疾病，允许医患双方一起对疾病作出合理解释。

（4）讨论以前专业医疗人员对这些症状有何反应，使患者"感觉被倾听"。

3. 确定症状持续存在的影响因素

（1）系统地确认使症状持续存在的因素，包括心境低落、应激、睡眠不好、对身体感觉的曲解和无助于事的应对行为（如整天躺在床上），讨论当症状出现或加重时是否存在情绪性应激（对症状和生活事件记日记有助于阐明这种联系）。

（2）针对使症状持续存在的因素制订一个处理计划，用逐级暴露的原理鼓励患者参加日常活动，通过结构式问题解决法促进计划的实施。

（3）放松法有助于缓解与紧张有关的症状。

（4）使用抗抑郁药可能有帮助。

（5）除非有新的症状或体征出现，避免转诊给专科医生。对躯体主诉的最好处理方法是患者定期与经治医生接触。

4. 药物治疗　躯体痛苦障碍患者的药物治疗涉及各系统症状的相应药物，例如消化系统药物和呼吸系统药物，分别来减轻消化和呼吸系统症状。研究显示躯体痛苦障碍与情绪有一定的关系，少量抗抑郁药物能减轻患者的躯体症状，主要应用新一代抗抑郁药，如艾司西酞普兰、度洛西汀、帕罗西汀、舍曲林、氟伏沙明、氟西汀等。使用帕罗西汀时，建议同时合并加巴喷丁，可提高帕罗西汀疗效。另外，有学者提出小剂量舒必利合并5-羟色胺再摄取抑制剂疗效明显。近年有研究显示，针对持续性的躯体痛苦障碍度洛西汀的治疗效果显著，能明显改善焦虑情绪、缓解躯体疼痛，且药物安全性较高，同样作为推荐用药。

患有多种功能性躯体综合征（functional somatic syndromes, FSS）的患者药物使用情况存在明显不同。使用阿片类药物和镇静类药物的患者，长期持续的治疗效果并不佳。近年来有个案报道神经外科双侧前囊切开术或神经调控治疗可改善躯体症状，或许未来可能作为难治性躯体痛苦障碍的补充治疗。

5. 心理治疗

（1）团体身体心理治疗（group body psychotherapy, BPT）是以身体为导向的心理治疗方法，丰富和完善了患者的对躯体不适解释的信念，引导他们走向更具包容性的生物-心理-社会模式的方向，比"谈话疗法"更容易被接受。

（2）合并正念疗法包括正念认知疗法（mindfulness-based cognitive therapy, MBCT）、正念减压疗法（mindfulness-based stress reduction, MBSR）及接纳与承诺疗法（acceptance and commitment therapy, ACT），以上被称为"第三波"疗法，强调正念和接纳作为重要的改变机制，该合并疗法可能具有改善身体不适的潜力，可成为有益的治疗方法。

6. 心率变异性生物反馈（heart rate variability biofeedback, HRV-BF）　呼吸时将横膈膜深而慢的呼吸幅度与心率反馈相结合，从而使患者可以控制自身的信号。HRV-BF直接影响自主神经系统，可以改善情绪，促使身体康健，是治疗躯体痛苦障碍的有前途的方法。

7. 脑机接口技术/神经反馈　是一种实现对脑部信息提取和脑神经调控的技术，使用者需实时给予脑活动反馈以自我调节部分神经功能，改变大脑活动模式，使大脑重新"拥有"肢体，从而减轻痛苦体验。基于脑电图的脑机接口技术是目前最常用的设置模式，可以根据呈现的反馈结果对不同方面的脑活动作出相应修改。总之，其危险性较小，不会使躯体大脑投射区活动发生永久性变化，可有效缓解躯体不适，减少不愉快感。

8. 镜像疗法（mirror therapy）　是一种介入治疗，将一面镜子放在矢状面上划分身体，疼痛的肢体被镜子中投影的健康肢体隐藏代替，让患者健康一侧的肢体运动并同时观察镜像，给人以疼痛肢体正在进行运动的错觉，从视觉上传输患侧肢体可以无痛地运动的信号进而减轻痛感，恢复感觉输入和运动输出，促进功能康复。

9. 情绪意识和表达疗法(emotional awareness and expression therapy, EAET)
EAET 以情绪为中心，并结合了暴露疗法，即情绪表达得越多，越了解自己的感受，躯体不适的症状就越少，是一种新型的治疗方法。

六、预后

躯体痛苦障碍是一种长期反复迁延的慢性疾病，持续时间久，超过一半的患者 2 年后仍未被治愈，多器官的躯体痛苦障碍患者持续性患病的概率更高，约 1/3 的患者出现类似亚临床症状。预后受多方面因素影响，较短的教育年限、偏小的年龄、独居、学生身份、失业等出现躯体痛苦障碍的可能性较大，后续对医疗服务的使用率更高。另外，在这些患者中，高水平的基线血清 hsCRP 往往提示预后更差。对于青年人群体，父母对疾病的接受程度对预后也可以产生一定的影响。

第二节 分离障碍

分离障碍(dissociative disorder)是患者在意识清晰状态下出现部分或全部心理功能整合能力的非自主、间断丧失，在感知觉、思维、记忆、情感、运动及行为、自我(身份)意识及环境意识等方面表现出失整合状态，即所谓的分离状态。这种整合能力丧失的程度、持续时间表现不一，可导致患者个人、家庭、社会、教育、职业或其他重要功能明显损害。需要注意的是，有些被特定文化习俗或宗教信仰等普遍认可的失整合状态或有"灵性"的体验等一般不纳入分离障碍的诊断。

分离障碍这一诊断术语不断发生变化，最初文献记载为"歇斯底里(hysteria)"，由于歇斯底里是通俗化的日常语言，且描述为无理行为的贬义词，中文翻译为癔症。从 ICD-10 开始，癔症的概念已被废弃，取而代之的是分离(转换)障碍[dissociative (conversion) disorder]，但在 ICD-11 中，改称为分离障碍。并且将 DSM-5 中"躯体症状及相关障碍"下的转换障碍归入分离障碍下的亚类，改称为分离性神经症状障碍。

在意识清晰状态下，人的意识、感知觉、记忆、身份是一个统一体，能够进行有机地整合。分离障碍是一类复杂的心理-生理紊乱过程，出现了失整合。分离障碍患者多有以下特点：①起病与明显的心理社会因素相关，可由直接的压力、刺激、他人暗示或自我暗示诱发。②临床表现具有表演色彩、做作和自我为中心。③常急性起病，症状复杂多样，病程多反复迁延，常见于青春期和更年期，女性多见。④文化程度偏低。⑤共病现象突出，常与边缘型人格障碍、表演型人格障碍、抑郁障碍、焦虑障碍、双相障碍、酒依赖等共病。

Box2：在 ICD-11 中，分离障碍包括如下。

6B60 分离性神经症状障碍

6B61 分离性遗忘症

6B62 出神障碍

6B63 附体出神障碍

6B64 分离身份障碍

6B65 部分分离身份障碍

6B66 人格解体-现实解体障碍

6B6Y 其他特定分离障碍

6B6Z 未特定的分离障碍

一、流行病学

国外的研究中,一项加拿大研究显示分离障碍的终身患病率为11.2%,另一项土耳其研究显示分离障碍的终身患病率为18.3%,总体上估计分离障碍的终身患病率约为10%。1982年我国12个地区精神疾病流行病学调查发现,在15~59岁人口中的患病率为0.355%,农村(0.5%)高于城市(0.21%),大多数在35岁前发病。部分地区儿童、青少年在接种疫苗或注射预防针时有集体分离障碍发作的报道。一般人群中,人格解体-现实解体障碍的患病率在几项研究中相对一致,患病率为0.76%~1.9%。

二、病因与发病机制

(一) 遗传因素

部分患者有遗传素质及先天易感性。有家系研究发现,男性一级亲属的患病率为2.4%,而女性一级亲属的患病率为6.4%。研究报道了分离性症状与个体基因变异之间存在关联,所涉及的基因与单胺能传递、神经可塑性、神经肽受体、下丘脑-垂体-肾上腺轴、第二信使信号和突触整合相关的调节有关,分离性症状可能是由这些基因的功能变异与早期的生活逆境,特别是童年虐待之间的相互作用所引起。

(二) 个体因素

1. **生物学因素** 分离障碍的神经相关机制知之甚少,近来有影像学研究提示,分离性身份障碍的患者海马区体积减小,海马CA1区的体积与分离性遗忘高度相关。海马CA1区是自传体记忆的重要区域,其损伤已被证明会导致记忆障碍。因此,海马CA1区的损伤可能参与分离机制和分离性人格状态的形成。在一些影像学研究中,尽管分离性遗忘症的患者脑形态学影像正常,但在双侧海马、右颞区和外侧前额叶皮质区域存在代谢改变。

2. **个性特征与心理因素** 分离障碍的病因与精神因素关系密切,各种不愉快的心境如愤怒、惊恐、委屈等精神创伤常是初次发病的诱因,以后因联想或重新体验初次发作的情感可再发病,且多由于暗示或自我暗示而引起。童年期的创伤经历,如遭受精神虐待、躯体虐待或性虐待,可能是成年后发生分离障碍的重要原因之一。分离障碍的患者多具癔症性格特征,其性格的主要特点为:①情感丰富,但肤浅易变,行为表演夸张。②人际关系中以自我为中心。③暗示及自我暗示性强。④想象丰富,爱幻想,甚至以幻想代替现实。

3. **精神活性物质使用障碍和其他因素** 有个别案例报道显示,农药、阿片类物质、大麻、中枢神经系统兴奋剂、致幻剂使用，以及电休克治疗等可诱发分离障碍的发作，提示这些也是分离障碍发作的重要危险因素。

（三）环境因素

社会文化环境，如风俗习惯、宗教信仰、生活习惯等，对本病的发生与发作形式及症状表现等也有一定影响。文化教育程度较低的患者较文化教育程度高的患者更多见；生活在封闭环境（如边远地区）的人群较生活在开放环境（如沿海城市）的人群容易发生此类障碍。分离障碍的集体发作可见于儿童、青少年和成人，男性、女性均可发生。人格解体-现实解体障碍的研究中，中东国家人群有较高患病率，可能是由于中东一些独特的社会原因，如战争和冲突，这些因素将导致创伤经历和压力，并增加患病的风险。

三、临床表现

在 ICD-11 诊断系统中，分离障碍包括分离性神经症状障碍（dissociative neurological symptom disorder）、分离性遗忘症（dissociative amnesia）、出神障碍（trance disorder）、附体出神障碍（possession trance disorder）、分离身份障碍（dissociative identity disorder）、部分分离身份障碍（partial dissociative identity disorder）、人格解体-现实解体障碍（depersonalization-derealization disorder）、其他特定分离障碍（other specified dissociative disorders）、未特定的分离障碍（unspecified dissociative disorders）。

（一）分离性神经症状障碍

可表现为各种视觉症状（如视盲、视野狭隘、视觉扭曲或幻视）、各种听觉症状（如听力减退、幻听）静止时旋转感或目眩的感觉、其他感觉的异常（如麻木感、紧绷感、刺痛感、烧灼感、疼痛等）、抽搐、肢体粗大震颤、肌阵挛、步态异常、瘫痪或无力运动不能、言语困难、丧失发音能力或语音嘶哑不清晰、记忆、语言或其他认知领域的损害等，症状与神经解剖特征或生理功能不相符。如果没有得到及时、充分的治疗，分离性神经症状会持续多年。

（二）分离性遗忘症

患者不能回忆重要的个人信息，通常是最近的创伤性的或应激性事件的记忆。可表现为无法回忆特定时间段的相关事件或全部事件，甚至无法回忆起一生的全部事情，或无法回忆某一系统性信息，如与家人或某人相关的所有信息。遗忘内容广泛，甚至包括个体身份。分离性遗忘无法用正常的遗忘来解释，且不是由精神活性物质或神经系统及其他疾病导致的。有的患者出现分离性神游（dissociative amnesia with dissociative fugue），这是分离性遗忘的另一种形式，患者除具有分离性遗忘的特征外，还有突然发生的、似乎有目的地离开家或工作场地一段时间（数天或数周），或漫无目的地漫游。

（三）出神障碍和附体出神障碍

出神障碍患者表现为反复或单次的意识状态的明显改变，意识狭窄，丧失个体身份感，出现不受自我控制的体验，患者的注意和意识活动局限于当前环境，只对环境中的个别刺激有反应，对过程全部或部分遗忘。出神障碍患者的身份如果被外来的"附体"身份替代,通常归因于"某种灵魂、超自然力量、神明或其他灵性实体"的影响,被称为附体出神障碍患者。

(四) 分离身份障碍

分离身份障碍表现为出现2个或多个独立的人格状态(身份分离),反复地操控个体的意识和与他人及环境互动的功能,如掌控日常生活的一些具体方面(如育儿、工作)或对特定情境的反应(如令个体感受到威胁的情境)。人格状态的改变常伴有感觉、知觉、情感、认知、记忆、运动控制和行为的转换。患者对原来的身份无法识别,遗忘既往的事情,以其他身份进行日常活动。2个或多个人格各自独立、互无联系、交替出现。

(五) 部分分离身份障碍

部分分离身份障碍有一种人格是主导的,行使日常生活功能,但会被另一种非主导性的人格侵入(分离性侵入),这种侵入可涉及认知、情感、知觉、感觉、运动和行为,不会对个体的意识和功能反复掌控,主导人格常对侵入人格感到反感。

(六) 人格解体-现实解体障碍

人格解体-现实解体障碍是持续或反复出现人格解体和/或现实解体的分离障碍,主要表现为个体感知到自己的完整性和/或个体对环境的感知出现非现实感。人格解体的临床表现包括对身体完整性的感知分离、自己置身于自我之外看自己、觉得自己不存在,没有灵魂,或与自己的情感分离,自己体验不到自己的情感,或者体验到的情感是虚假的。现实解体表现为感到他人、物体或世界是"陌生的"或"不真实的",或感到"脱离了周围的环境"。

四、诊断与鉴别诊断

ICD-11中分离障碍(6B6)的诊断分类与标准如下。

(一) 分离性神经症状障碍(6B60)

1. 诊断标准

(1) 核心(必要)特征:

1) 患者正常的整合运动、感觉或认知功能出现非自主的扰乱或中断,持续至少数小时。

2) 临床诊察的结果与已知的神经系统疾病(如卒中)或其他医疗状况(如头部外伤)不相符。

3) 症状不是仅在出神障碍、附体出神障碍、分离性身份障碍或部分分离性身份障碍的发作中出现。

4) 症状不是物质或中枢神经系统用药的效应,包括戒断反应;亦不是催眠或睡眠前后的梦样状态下出现的或某种睡眠-觉醒障碍所致的(如睡眠相关节律性运动障碍、复发性孤立性睡眠瘫痪)。

5) 症状无法更好地被另一种精神障碍所解释(如精神分裂症或其他原发性精神病性障碍、创伤后应激障碍)。

6) 症状导致个人、家庭、社交、学业、职业或其他重要领域功能的显著损害。

(2) 病程特征：

1) 分离性神经症状障碍通常起病于青春期与成年早期之间。尽管有案例在童年早期起病（例如，3岁的儿童），但这是极端罕见的。35岁之后起病亦不常见。

2) 分离性神经发育障碍通常急性起病，病程可呈短暂性（一过性）或持续性。症状通常仅持续较短的时间（如在2周内缓解），但通常会复发。

3) 分离性神经症状障碍通常在创伤性或不良生活事件后起病。危险因素包括：曾经历躯体伤害，或儿童期经历被虐待、忽视。此外，曾患神经系统疾病亦可为本障碍的危险因素，例如，曾患过癫痫（epilepsy）的患者更可能出现非癫痫性的发作（non-epileptic seizures）。患者也可出现与其亲人、友人曾患有的躯体疾病极为相似的症状。

4) 相较于运动症状，非癫痫性发作通常在生命周期中更早的时期起病。

5) 积极的预后因素包括：较小的年龄、急性起病、发作伴随着明显可识别的应激源、早期诊断、表现为单一的症状、症状持续时间短，以及症状发作与开始治疗之间的间隔较短。病前适应良好、智力高于平均水平的患者，以及接受该障碍心理性质的患者也有较好的预后。消极的预后因素包括：症状是非一过性的、表现为多个症状、存在躯体共病的医疗状况，以及同时共病其他精神障碍（如心境障碍、焦虑及恐惧相关障碍）。在诊断前有不良人格特征、性虐待史或躯体功能不良的患者，预后亦较差。

6) 表现为瘫痪、失音症、盲、耳聋的个体比表现为震颤或非癫痫性发作的个体预后相对更好。

2. 鉴别诊断

(1) 神经系统疾病和其他躯体疾病：在诊断分离性神经症状障碍前，需经临床评估排除神经系统疾病及其他疾病引起的运动、感觉或认知症状的可能。在分离性神经症状障碍中，临床与实验室的检查结果与已知神经系统疾病及其他医疗状况是不相符的，比如用另外的实验方式检查到了不相符的结果（例如，在癫痫或抽搐发作时测脑电图，测试结果却是正常的）。

(2) 做作障碍和诈病：在分离性神经症状障碍中，虽然存在症状（如癫痫性发作、瘫痪），且与神经科或其他学科病理生理学的诊察结果不相符，但与做作性障碍和诈病的区别是：这些症状不是假装的、伪造的或故意诱发的。

(3) 其他精神障碍：在躯体痛苦障碍中也可以出现躯体化症状，这些症状也与相应的疾病或临床情况是不相符的。此外，在精神分裂症及其他原发性精神病性障碍、心境障碍、焦虑及恐惧相关障碍、强迫及相关障碍、应激伴发障碍中，也可以出现不同程度的躯体化症状。如果这些症状可以归为另一种精神障碍，则不应诊断分离性神经症状障碍。

(二) 分离性遗忘症(6B61)

1. 诊断标准

(1) 核心(必要)特征：

1) 患者无法回忆起重要的自传体记忆，通常是关于最近的创伤或应激事件的记忆。这种记忆缺陷与平常的遗忘不相符。

2）这种记忆缺陷不是仅仅出现在出神障碍、附体出神障碍、分离性身份障碍或部分分离性身份障碍的发作期间,也不能被其他精神障碍更好地解释［如创伤后应激障碍、复杂性创伤后应激障碍、神经认知障碍(如痴呆)］。

3）这些症状不是由于某种物质(如酒精)或药物作用于中枢神经系统的效应,包括戒断反应;也不是某种中枢神经系统疾病(如颞叶癫痫)或其他医疗状况(如脑肿瘤)或脑外伤导致的。

4）这种记忆缺陷导致个人、家庭、社交、学业、职业或其他重要领域功能的显著损害。

(2) 其他特征:

1）在少数案例中,遗忘症会泛化,影响个体的身份和生活史。通常情况下,遗忘症是局限的(即无法回忆起某一段时间的事件)或具有选择性的(如无法回忆起某一段时间的部分事件而非全部事件)。遗忘症的程度可随着时间发生变化。

2）分离性遗忘症个体可能对自身的记忆问题仅有部分察觉。那些察觉到自身记忆问题的个体可能会轻视问题的重要性,且在被提醒去关注这些问题时感到不适。

3）分离性遗忘症通常与负性生活事件、个人或人际的冲突或与应激事件有关。但对于个体而言,该病与这些事件、冲突和应激事件的关联可能并不明显。以下情况与更为持续和难治的遗忘症具有相关性:个体反复经历创伤、长期处于创伤事件、创伤是多个加害者导致的或个体与加害者有亲近的关系。

4）分离性遗忘症的个体通常在建立和维持正常的人际关系上有长期的困难。此障碍亦与以下情况有关:自伤行为、自杀尝试和其他高风险行为、抑郁症状、人格解体及性功能障碍。

(3) 病程特征:

1）分离性遗忘症通常急性起病,在创伤或应激事件(如战争、自然灾害或虐待)后出现。既可能在暴露于这些事件后即刻起病,也可在延迟了一段时间后才出现症状。

2）虽然分离性遗忘症在整个生命周期都可能出现,但常见的被诊断的年龄是20～40岁。

3）在分离性遗忘症中,丢失记忆的长短及遗忘的持续时间有很大的差异。在急性起病的案例中,遗忘症往往会突然自发地好转(例如,在应激源消失后立即好转),但在慢性病程的案例中,患者重新获得回忆的能力往往较为缓慢,甚至无法完全回忆起来。伴有分离性漫游的患者,往往病程更为持久。

4）尽管有些案例报告了仅有单次分离性遗忘症发作的情况,但往往经历了1次分离性遗忘症发作的个体,之后会再次出现遗忘症发作。大多数分离性遗忘症的患者都有2次以上的发作经历。

5）患分离性遗忘症的个体在重获记忆后,可能会出现创伤后应激障碍。在这些案例中,重获的记忆可能会以闪回的形式出现。

2. 鉴别诊断

(1) 急性应激障碍:急性应激障碍可能涉及对应激事件和该段时刻的短暂性遗忘

症,应鉴别。急性应激障碍的发生、发展和精神刺激因素关系非常密切,病程短暂,无反复发作病史,预后良好。

(2) 神经认知障碍、头部外伤及归于他处的医疗状况中的记忆缺陷:神经认知障碍包括谵妄、遗忘症性障碍和痴呆,表现为获得性的临床认知功能缺损,通常包括显著而广泛的记忆受损。在神经认知障碍中,可以找到特定的病因或背后的病理过程。记忆丧失也常由颅脑损伤或某些神经系统疾病或分类于他处的各种医疗状况(如脑肿瘤)引起。分离性遗忘症的记忆丧失主要是自传体记忆,且无法找到作为记忆损害的潜在病因的病理过程或外伤。

(3) 分离性神经症状障碍中的记忆缺陷:分离性神经症状障碍可以出现认知症状,且这些症状不是物质的直接效应或神经系统疾病所造成的。如果这些认知症状仅限于自传体记忆,则分离性遗忘症的诊断更为适合。

(4) 附体出神障碍:附体出神障碍中可以出现遗忘症。但是附体出神障碍的遗忘症与一种新身份侵入体验的发作有关,例如归因为某个灵魂、某种力量、神明或其他灵性实体的身份的侵入。附体出神障碍中的行为、动作体验像是被"占据物"所控制,而分离性遗忘症通常没有这些症状。

(5) 分离身份障碍、部分分离身份障碍:遗忘症发作在分离身份障碍和部分分离身份障碍中也较常见。然而,部分分离身份障碍的遗忘症通常是短暂的,局限于极端的情绪状态或自伤行为的发作中。分离性遗忘症不会表现为2个或以上的独立的、交替出现的身份状态。如果在遗忘症的发作中有2个或以上的独立人格状态反复掌控个体的意识和功能,分离身份障碍是更为合适的诊断。

(6) 物质使用所致障碍:遗忘症在物质使用所致障碍中很常见,尤其是在酒精相关障碍中,如"喝断片"。如果遗忘症仅在酒精或物质使用情境下出现,则不应诊断为分离性遗忘症。但是,在有分离性遗忘症既往史又使用酒精或其他物质的案例中,鉴别可能是复杂而困难的。

(三) 出神障碍(6B62)与附体出神障碍(6B63)

1. 诊断标准

(1) 核心(必要)特征:

1) 出神障碍核心(必要)特征:

A. 个体出现一种出神状态,其意识状态明显改变或丧失正常的个人身份感,且同时符合以下两项:

a. 对当下所处环境的意识变窄或异常狭窄地和选择性地关注特定的环境刺激。

b. 有不受自我控制的体验。在这种体验下,个体的动作、姿势、言语的范围缩减至对一小套内容的重复。

B. 这种出神状态的表现不包括被另一种替换性身份取而代之的体验。

C. 这种出神状态的发作是反复的。如果仅根据单次发作作出诊断,那么该次发作应至少持续数天。

D. 这种出神状态是非自愿、不想要的,也不能作为集体文化或宗教活动的一部分被接受。

E. 这些症状不是物质或药物作用于中枢神经系统的效应,包括戒断反应所致的;不能归因于躯体极度疲惫的耗竭状态;不是催眠状态或睡眠前后的梦样状态所致;亦不是由于某种神经系统疾病(如精神运动性癫痫)、头部外伤或某种睡眠-觉醒障碍所致。

F. 症状导致了个人、家庭、社交、学业、职业或其他重要领域功能的显著损害。如果功能得以维持,则只能通过付出大量的额外努力。

2)附体出神障碍核心(必要)特征:

A. 个体出现的一种出神状态,其意识状态明显改变。同时,个体正常的个人身份感被某个外在的"附体者"身份所替代。在这种出神状态中,个体对其行为和动作的体验是"被附体者所控制的"。

B. 这种出神发作被归因为某种外来"附体者"的影响:灵魂、超自然力量、神明或其他灵性实体。

C. 这种出神状态的发作是反复的。如果仅根据单次发作作出诊断,那么该次发作应至少持续数天。

D. 这种出神状态不是个体自愿的,是不必要及不想要的,也不能作为集体文化或宗教活动的一部分被接受。

E. 这些症状不是某种物质或药物作用于中枢神经系统的效应,包括戒断反应;不能归因于躯体极度疲惫的耗竭状态;不是催眠状态或睡眠前后的梦样状态所致;亦不是由于某种神经系统疾病(如精神运动性癫痫)、头部外伤或某种睡眠-觉醒障碍所致。

F. 症状导致了个人、家庭、社交、学业、职业或其他重要领域功能的显著损害。如果功能得以维持,则只能通过付出大量的额外努力。

(2)出神障碍和附体出神障碍的其他特征:

1)出神障碍和附体出神障碍更倾向于反复发作,持续性出神或附体出神状态相对较少。如果仅依据单次发作诊断本类障碍,则出神或附体出神的状态应至少持续了数天。

2)附体出神障碍的出神发作中通常伴有完全或部分的遗忘症。出神障碍也可以有完全或部分的遗忘症。

3)出神状态个体的动作通常不具复杂性(例如,跌倒、盯着某物发呆)。而附体出神状态个体的活动更为复杂(例如,做出文化上通常被认为的特定附体者会做的事情:连贯的对话、做某些特征性的手势、面部表情、特定的语言表达)。这些行为和动作通常是刻板的,并可能反映出文化的影响。

4)在附体出神障碍中,推定的附体者通常具有"灵体"的性质(例如,亡灵、神明、魔鬼或其他灵性实体),并且常常会提出要求或表达憎恶的情绪。

(3)出神障碍和附体出神障碍的病程特征:

1)出神障碍和附体出神障碍的患病率在年轻人中较高,平均起病年龄在20~25岁。

2)出神障碍和附体出神障碍的长期病程有较大的差异,一些人仅经历1次较长时间的发作,另一些人在多年间多次、反复发作。

3) 出神发作的持续时间和强度也有较大的差异。大多数的反复发作都是短暂的,而且在一次发作中,个体可以多次陷入和脱离这种出神状态。

4) 急性而反复的出神发作通常持续几分钟到几小时,之后会有一段让个体感到精疲力竭的耗竭期。而附体出神的发作通常持续得更久,个体在几天到几周的时间中反复陷入和脱离出神状态。

5) 显著的情感应激、愤怒或强烈的挫败感可激发出神状态。目前已知,家庭不和、战争相关的创伤及与宗教、文化因素相关的人际冲突,在诱发出神状态和附体出神状态中有显著的作用。

6) 出神状态可以集体发生(即在空间和时间相近的环境下发生多个案例),这可能与群体暗示有关。

7) 曾经暴露于出神状态的个体或宗教/灵性的从业者,在文化认可的仪式之外有较高风险出现非自愿的出神状态。

8) 出神障碍和附体出神障碍的患者常报告前驱期症状。常见的有躯体不适的主诉,以及一种"存在感"(sense of presence):一种"我不是孑然一身"的感觉。然而,是否存在前驱期症状并不能预测出神发作的次数。

9) 附体出神障碍中通常有非自主的肢体动作、不明意义的言语、幻听或遗忘症。附体出神状态个体在身份感被取代前,通常先有一段不同的、被动的分离性体验(例如,感受到来自外在的力量或灵体的影响、听到声音、无法说话)。

2. 鉴别诊断

(1) 分离身份障碍、部分分离身份障碍:在附体出神障碍中,个体的正常个人身份感有明显的转换,并归因于某个外在的"附体者"。这点与分离身份障碍、部分分离身份障碍不同。后两者表现为体验到2个以上或更多的、独立的、交替的人格状态,且并非归因于外在的"附体者"。

(2) 精神分裂症和其他原发性精神病性障碍:附体出神障碍中可有侵入性的症状,如听到声音、感觉和想法的插入或表现出归因于"附体者"的行为,它们有别于精神分裂症及其他原发性精神病性障碍的症状,这些症状仅在附体出神的状态时才出现,持续时间通常也很短暂。与精神分裂症、分裂情感性障碍的另一个不同是,附体出神障碍不会表现出其他类型的精神病性的阳性或阴性症状。

(3) 谵妄:谵妄与出神障碍均可表现为个人意识的短暂而显著的改变,但谵妄通常表现为严重的意识模糊或全面的认知缺损。相反,出神障碍表现为丧失正常的个人身份意识、意识狭窄和行为受限。与出神障碍不同,谵妄通常是躯体疾病、精神活性物质或药物(包括戒断)使用等所致的直接生理效应。

(四) 分离身份障碍(6B64)

1. 诊断标准

(1) 核心(必要)特征:

1) 患者出现身份的中断,表现为出现2个或更多独立的人格状态(身份分离),这也包括其自我感及代理感有明显的不连续。对于自我、身体和环境,每种人格状态均有自己的体验、感知、计划及讲述的模式。

2)至少有 2 种独立的人格状态反复地操控个体的意识和与他人及环境互动的功能,如掌控日常生活的一些具体方面(如育儿、工作)或对特定情境的反应(如令个体感受到威胁的情境)。

3)这些症状不能更好地用其他精神障碍(如精神分裂症或其他原发性精神病性障碍)来解释。

4)人格状态的改变常伴有感觉、知觉、情感、认知、记忆、运动控制和行为的转换。通常会出现遗忘症的发作,这种遗忘症不同于正常的忘记,有时可以很严重。

5)症状不是物质或中枢神经系统用药的效应,包括戒断反应(例如,物质过量中毒时出现的"断片"或混乱的行为);亦不是某种神经系统疾病(如复杂性部分性癫痫发作)或睡眠-觉醒障碍所致(如催眠或睡眠前后的梦样状态下出现的症状)。

6)症状导致了个人、家庭、社交、学业、职业或其他重要领域功能的显著损害。如果功能得以维持,则只能通过付出大量的额外努力。

(2)其他临床特征:

1)不同人格状态之间的交替不总是伴有遗忘症。

2)对于患有分离身份障碍的个体,常发生一种人格状态被另一种非主导型、替代的人格状态侵入,但后者并不取得掌控权,此种情形与部分分离身份障碍类似。

3)分离身份障碍通常与严重和长期的创伤性生活事件相关,包括躯体虐待、性虐待或情感虐待。

(3)病程特征:

1)分离身份障碍的起病通常与创伤性的经历有关,特别是躯体虐待、性虐待、情感虐待或童年期的忽视。一些情况也可能诱发身份的改变,例如,在某些正在发生的创伤性环境被突然消除后、加害者罹患严重的疾病或死亡或在之后的生活中遭遇与之前的创伤不相关的其他创伤性事件。

2)分离身份障碍的临床病程通常是反复而易波动的。

3)一些个体即使经过治疗,大多数功能领域仍遭到显著损害。分离身份障碍个体有高风险的自伤行为和自杀企图。

4)尽管一些症状可以随着年龄增长自行缓解,但是在应激增加时,这些症状可能依旧会复发。

5)反复的或长期的正在发生的创伤性经历与较差的预后相关。

6)分离身份障碍通常与其他精神障碍共病。在这些情况下,人格的交替可能对共病的障碍的症状表现造成影响。

2. 鉴别诊断

(1)出神障碍和附体出神障碍:出神障碍不表现为 2 个或更多的独立人格状态。附体出神障碍中,个体原来的个人人格身份感被外在的"附体"身份所取代,个体的行为或动作受到"附体者"的控制。如果个体描述其受到内在的人格状态的掌控,同时也有被外部"附体者"控制的发作性体验,应诊断为分离性身份障碍,而不是附体出神障碍。

(2) 部分分离身份障碍:部分分离身份障碍中,有一种人格状态是主导的,行使正常的日常生活功能(如育儿、工作),但会被另一种非主导性人格侵入(分离性侵入)。非主导性的人格状态不会对个体的意识和功能反复掌控,不会具体到可以完成日常生活的各个特定方面(如育儿、工作)的程度,这点与分离身份障碍不同。

(五) 部分分离身份障碍(6B65)

1. 诊断标准

(1) 核心(必要)特征:

1) 患者出现身份的中断,表现为出现2种或更多独立的人格状态(身份分离),这也包括其自我感及自我代理的感觉有明显的不连续。关于自我、身体和环境,每种人格状态均有自己的体验、感知、计划及讲述的模式。

2) 有一种人格状态是主导的,行使正常的日常生活功能(如育儿、工作),但会被另一种非主导性的人格侵入(分离性侵入)。这种侵入的特征可以是认知的(侵入性思维)、情感的(侵入性情感,如恐惧、愤怒或羞愧)、知觉的(侵入性的言语或一瞬间的视觉体验)、感觉的(侵入性感觉,如感觉被触摸、疼痛或感到身体或部分身体部位的大小发生了改变)、运动的(如一只手臂的不自主运动)和行为的(如在缺乏对自我的掌控下的行为)。被这种方式侵入的主导人格状态常对侵入感到反感。

3) 非主导性的人格状态不会对个体的意识和功能反复掌控,不会具体到可以完成日常生活的各个特定方面(如育儿、工作)的程度。然而,可以偶然出现局限而短暂的发作,为了投入某些局限的活动(如作为对强烈的情绪状态、自伤行为的发作或创伤记忆再体验的反应),而让某个非主导的人格状态获取掌控权。

4) 这些症状无法用其他精神障碍(如精神分裂症或其他精神病性障碍)更好地解释。

5) 症状不是物质或药物作用于中枢神经系统的效应,包括戒断反应(例如,物质过量中毒时出现的"断片"或混乱的行为),亦不是由某种神经系统疾病(如精神运动性癫痫)或睡眠-觉醒障碍所致(如催眠或睡眠前后的梦样状态下出现的症状)。

6) 症状导致了个人、家庭、社交、学业、职业或其他重要领域功能的显著损害。如果功能得以维持,则只能通过付出大量的额外努力。

(2) 其他临床特征:

1) 部分分离身份障碍个体中,非主导人格状态导致的分离性侵入性症状是一种内在的体验,可能不被他人明显地观察到。

2) 部分分离身份障碍患者在分离性侵入的发作期间通常不会出现遗忘症。如果发生了遗忘症,它通常是短暂的,仅限于极端的情绪状态或自伤行为的发作中。

3) 部分分离身份障碍通常与严重和长期的创伤性生活事件相关,包括躯体虐待、性虐待或情感虐待。

(3) 病程特征:

1) 部分分离身份障碍的起病通常与创伤性的经历有关,特别是躯体虐待、性虐待、情感虐待或儿童忽视。一些情况也可能诱发身份的改变,例如,在某些正在发生的创伤性环境被突然消除后,加害者罹患严重的疾病或死亡或在之后的生活中遭遇与之前的创伤不相关的其他创伤性事件。

2）部分分离身份障碍的临床病程通常是反复而波动的。尽管一些症状可以随着年龄增长自行减轻,但是在应激增加时,这些症状可能依旧会复发。反复或长期的正在发生的创伤性经历与较差的预后相关。

3）部分分离身份障碍通常与其他精神障碍共病。在这些情况下,人格的交替可能对共病的障碍的症状表现造成影响。

2. 鉴别诊断

同分离身份障碍。

(六) 人格解体-现实解体障碍(6B66)

1. 诊断标准

（1）核心（必要）特征：

1）患者经历人格解体或现实解体,或两者兼具。这种体验是持续或反复的。

A. 人格解体表现为一种认为自我（自己）是"陌生的、不真实的"的体验,或感到"脱离身体",或"从体外观察自己的思维、情感、感觉、身体或行动"。人格解体的一些形式可能表现为情感麻木和/或躯体麻木,像是"在一定距离外观察自己"或"在一场戏中"的体验；或有一些知觉的变化（如时间扭曲感）。

B. 现实解体表现为感到他人、物体或世界是"陌生的"或"不真实的"（例如,感到"如梦一般、有距离感、模糊朦胧、了无生机、黯淡无色、扭曲的"）,或感到"脱离或疏离了周遭的环境"。

2）在人格解体或现实解体的体验中,个体的现实检验能力仍保持完整。这种体验与"被外在的某人或力量控制"妄想或信念无关。

3）人格解体或现实解体的体验不是由另一种精神障碍（例如,创伤后应激障碍、某种焦虑及恐惧相关障碍、另一类分离性障碍或人格障碍）导致的。

4）这些症状不是物质或药物在中枢神经系统的效应,包括戒断反应所致的,也不是某个神经系统疾病（如颞叶癫痫）、头部外伤或某个其他临床问题所致的。

5）症状导致了个体显著的痛苦,或个人、家庭、社交、学业、职业或其他重要领域功能的显著损害。如果功能得以维持,则只能通过付出大量的额外努力。

（2）其他临床特征：

1）人格解体-现实解体的一个相关症状是对时间感知的改变。个体的主观体验可能是时间"走得更快"或"变慢了"。

2）可能发生灾难性认知（例如,对"我要发疯了"的恐惧）,伴自传体记忆缺乏生动性。对一些记忆,也可能丧失"拥有"的感觉,或对情绪刺激仅有低水平的生理反应。

3）在人格解体-现实解体障碍中,发作性的人格解体和现实解体可能与不良生活事件或人际冲突相关。

（3）病程特征：

1）人格解体-现实解体障碍可以童年起病,但最常见的是在青少年中期起病,平均起病年龄约为16岁。25岁后起病者较为罕见。

2）人格解体-现实解体障碍的起病有较大差异，可急性起病、缓慢加重或呈隐匿性病程。最初，发作的严重程度和频率是有限的，随着病程进展，发作可越发极端且持久。

3）人格解体-现实解体的个别发作的持续时间可能不同，可以是短暂的（如数小时到数天）或较久的（如数周、数月或数年）。本障碍的病程通常是慢性而持续的。

4）多数患者的病程是连续性的，他们可能从最初发作时症状就会持续一段时间，或最初呈发作性的病程但逐渐进展为持续一段时间的症状。一直呈发作性病程者则相对少见，约占1/3的案例。症状的强度有很大差异，部分案例每次发作都有差异，另一些则在数年甚至数十年内保持稳定。

5）内部和外在因素，如情绪应激、焦虑或负性情绪、感觉过敏、睡眠剥夺或物质的使用，都可能加剧症状的强度。一些人格解体-现实解体障碍的个体报告表明，躯体性刺激（如运动锻炼、轻度的自伤行为）或安慰性的人际互动可以降低症状强度。

6）人格解体-现实解体障碍常与心境障碍、焦虑及恐惧相关障碍或人格障碍同时出现。尽管如此，这些共病诊断似乎不会改变人格解体或现实解体症状的严重程度。

7）尽管言语或情感虐待、忽视和其他形式的儿童人际创伤史与人格解体-现实解体障碍的发展有关，但这种相关性的强度不如在其他分离性障碍（如分离性遗忘症、分离性身份障碍）中那么强。在一些病例中，人格解体-现实解体障碍的起病似乎是突然的，与任何可识别的诱发因素都没有联系。

8）精神活性物质的使用（特别是大麻类或致幻剂）常导致人格解体-现实解体的症状。然而，只有当症状的持续超过了这种物质的过量中毒和/或戒断期时，方能作出人格解体-现实解体障碍的诊断。

2. 鉴别诊断

（1）精神分裂症和其他原发性精神病性障碍：精神分裂症和其他原发性精神病性障碍精神病性发作期间出现的非短暂的人格解体或现实解体的体验是常见的，通常伴有妄想性解释，如果个体的人格解体和/或现实解体症状仅局限在精神分裂症和其他原发性精神病性障碍的精神病性症状的发作期间，则不应给予人格解体-现实解体障碍的附加诊断。

（2）抑郁障碍：人格解体和现实解体的症状在抑郁障碍中很常见，并且可以持续存在。若人格解体和现实解体症状可以被抑郁障碍更好地解释，则不应给予人格解体-现实解体障碍的附加诊断。

（3）惊恐发作：惊恐障碍或其他精神障碍的惊恐发作中，可包括明显的人格解体-现实解体症状，并且可以在惊恐发作结束后持续存在一段时间。若人格解体和现实解体症状仅在惊恐发作中出现，且在惊恐发作结束后仅持续短暂的时间，则无须另外作出人格解体-现实解体障碍的诊断。

（4）焦虑及恐惧相关障碍：短暂的人格解体或现实解体的体验也可出现在各类焦虑与恐惧相关障碍中，包括惊恐障碍、社交焦虑障碍及广泛性焦虑障碍。若人格解体和/或现实解体可以被某种焦虑或恐惧相关障碍更好地解释（例如，这些体验仅在聚焦于某个忧虑时出现），则不应给予人格解体-现实解体障碍的附加诊断。

(七) 其他特定分离障碍(6B6Y)

(1) 患者存在的一些症状与其他分离障碍有共同的主要临床特征(即以下一种或多种精神过程在正常整合过程中出现的、非自主的扰乱或中断,包括身份、感觉、知觉、情感、思维、记忆、躯体活动控制或行为)。

(2) 这些症状不符合归类于分离障碍中任何一种其他障碍的诊断要求。

(3) 这些症状不能用另一种精神障碍更好地解释(例如,创伤后应激障碍、复合性创伤后应激障碍、精神分裂症、双相障碍)。

(4) 症状是不自主的、是个体不必要及不想要的,亦不是被认可的集体文化或宗教活动的一部分。

(5) 这些症状并非某种物质或药物作用于中枢神经系统的效应,包括戒断反应(例如,物质过量中毒的"断片"或紊乱行为),也不是由某种神经系统疾病(如精神运动性癫痫)、睡眠-觉醒障碍(如催眠状态或睡眠前后的梦样状态)、头部外伤、或其他躯体疾病所致。

(6) 症状导致了个人、家庭、社交、学业、职业或其他重要领域功能的显著损害。如果功能得以维持,则只能通过付出大量的额外努力。

五、治疗

分离障碍临床表现丰富多样,且容易变化,但起病通常与社会心理因素有关,病程的持续也与心理因素有关。因此治疗以心理治疗为主、药物治疗为辅,心理治疗和药物治疗可以联合使用。多数患者以门诊治疗为主,少数严重、复杂的患者可住院治疗。要注意建立良好的医患关系,制订治疗计划,避免过多讨论发病原因,尽快完善体格检查和辅助检查排除器质性损害,以消除症状为主。

1. 心理治疗　持续提供支持性心理治疗,建立有效的治疗关系。给患者以心理治疗时,需得到其家属配合,允许患者谈论不愉快的经历或面临的压力,这有助于将当前的症状与心理压力源头及冲突联系起来。针对不同病程选择干预重点。急性发作期可用直接暗示技术迅速缓解症状,反复发作或慢性化的患者,需要综合、长程的心理治疗。根据不同的症状选用专门的心理治疗技术,处理特殊症状或人格、关系等方面的问题,可单独或联合使用暗示-催眠、认知行为治疗、精神动力学心理治疗、家庭治疗、团体治疗、格式塔疗法、危机干预等方式。

2. 药物治疗　目前没有治疗分离障碍的特效药物,主要是对症治疗。焦虑或抑郁症状严重者,可给予抗焦虑、抗抑郁药物。睡眠障碍可给予促进睡眠的药物。SSRI类抗抑郁药对人格解体-现实解体障碍有效。非典型抗精神病药对分离性身份障碍、行为紊乱等精神症状有效。氯氮平可能对分离性身份障碍的长期患者有效。有时药物暗示也可收到一定的效果。

阿片类受体拮抗剂纳曲酮也可以改善症状,平均剂量 120 mg/d,最大剂量 250 mg/d,但目前尚未广泛应用,仅应用于部分个例,部分患者反映疗效佳,但其有效性和安全性有待考究。有研究表明,在抗抑郁药物(帕罗西汀 20 mg/d 或氟西汀 20 mg/d)和抗焦虑药物(阿普唑仑 0.5~1.5 mg/d)治疗失败后可以使用劳拉西泮辅助治疗,最小剂量的劳拉西泮 2.125 mg，目前已成功治愈 1 名患有分离性遗忘症的 15 岁小女孩。

六、预后

分离障碍通常预后良好，60%～80%患者可能在 1 年内自发缓解。病前无明显人格缺陷、病程短暂、治疗及时的患者大多预后良好。

（陈　敏　柯晓燕）

主要参考文献

[1] 万礼霞,朱相华,胡存昆,等. 躯体形式障碍患者社会支持与功能失调性认知、人格障碍倾向的相关性研究[J]. 中华行为医学与脑科学杂志,2020,29(5):448-452.

[2] 王建俊,倪晶晶,李瑢,等. 度洛西汀对持续性躯体形式疼痛障碍患者 SF-36 及 TESS 评分的影响[J]. 中国医师杂志,2021,23(1):122-124.

[3] 世界卫生组织. ICD-11 精神、行为与神经发育障碍临床描述与诊断指南[M]. 王振,黄晶晶,译. 北京:人民卫生出版社,2023.

[4] 史继红,岳阳. 帕罗西汀单独或联合加巴喷丁治疗躯体形式障碍的疗效比较[J]. 中国医师杂志,2022,24(10):1527-1531.

[5] 陆林. 沈渔邨精神病学[M]. 6 版. 北京:人民卫生出版社,2018.

[6] 国家卫生健康委. 精神障碍诊疗规范(2020 年版)[S],2020-11-23.

[7] 郝伟,陆林. 精神病学[M]. 8 版. 北京:人民卫生出版社,2018.

[8] 胡昊,王振,苏姗姗,等. ICD-11 精神与行为障碍(草案)关于分离性障碍诊断标准的进展[J]. 中华精神科杂志,50(6):424-416.

[9] AGGER J L, FINK P K, GORMSEN L K, et al. The use of prescription medication in 239 patients with multiple functional somatic syndromes [J]. Gen Hosp Psychiatry, 2018, 51:96-105.

[10] BRAND B, LOEWENSTEIN R J. Does phasic trauma treatment make patients with dissociative identity disorder treatment more dissociative? [J]. J Trauma Dissociation, 2014, 15(1):52-65.

[11] BUDTZ—LILLY A, VESTERGAARD M, FINK P, et al. The prognosis of bodily distress syndrome: a cohort study in primary care [J]. Gen Hosp Psychiatry, 2015, 37(6):560-566.

[12] CAO J, WEI J, FRITZSCHE K, et al. Prevalence of DSM-5 somatic symptom disorder in Chinese outpatients from general hospital care [J]. Gen Hosp Psychiatry, 2020, 62:63-71.

[13] CASSEL A, HUMPHREYS K. Psychological therapy for psychogenic amnesia: Successful treatment in a single case study [J]. Neuropsychol Rehabil, 2016, 26(3):374-391.

[14] CHAKRABORTY S, SAETTA G, SIMON C, et al. Could brain-computer

interface be a new therapeutic approach for body integrity dysphoria? [J]. Front Hum Neurosci, 2021, 15:699830.

[15] DIMITROVA L I, DEAN S L, SCHLUMPF Y R, et al. A neurostructural biomarker of dissociative amnesia: a hippocampal study in dissociative identity disorder [J]. Psychol Med, 2023, 53(3):805-813.

[16] FISCHER S, ALI N, FENEBERG A C, et al. Does childhood trauma impact daily psychobiological stress in somatic symptom disorder? An ambulatory assessment study [J]. Front Psychiatry, 2022, 13:954051.

[17] HENNINSEN P. Management of somatic symptom disorder [J]. Dialogues Clin Neurosci, 2018, 20(1):23-31.

[18] HESELTINE-CARP W, DALE V, VAN ECK VAN DER SLUIJS J, et al. Are serum hsCRP and IL-6 prognostic markers in somatic symptom disorder and related disorders? an exploratory analysis in a prospective cohort study [J]. J Psychiatr Res, 2023, 157:88-95.

[19] HE W, SHAO L, WANG H, et al. Bilateral anterior capsulotomy for the treatment of refractory somatic symptom disorder: a case report [J]. Front Integr Neurosci, 2022, 15:721833.

[20] HO J T, SAETTA G, LENGGENHAGER B. Influence of bodily states on cognition: a web-based study in individuals with body integrity dysphoria [J]. J Psychiatr Res, 2023, 159:66-75.

[21] HORN M, WATHELET M, AMAD A, et al. Persistent physical symptoms after COVID-19 infection and the risk of Somatic Symptom Disorder [J]. J Psychosom Res, 2023, 166:111172.

[22] HUNTER E C M, WONG C L M, GAFOOR R, et al. Cognitive behaviour therapy (CBT) for depersonalization derealization disorder (DDD): a self-controlled cross-over study of waiting list vs. active treatment[J]. Cogn Behav Ther, 2023, 52(6):672-685.

[23] JIANG S, GUNTHER S, HARTNEY K, et al. An intravenous lorazepam infusion for dissociative amnesia: a case report [J]. Psychosomatics, 2020, 61(6):814-818.

[24] KABADAYI SAHIN E, CAYKOYLU A, SENAT A, et al. A comprehensive study of oxidative stress in patients with somatic symptom disorder [J]. Acta Neuropsychiatr, 2019, 31(2):100-105.

[25] KOH K B, CHOI E H, LEE Y J, et al. Serotonin-related gene pathways associated with undifferentiated somatoform disorder [J]. Psychiatry Res, 2011, 189:246-250.

[26] KREMPEL L, MARTIN A. Efficacy of heart rate variability biofeedback for

somatic symptom disorder: a pilot randomized controlled trial [J]. Psychosom Med, 2023, 85(1): 61-70.

[27] LEHMANN M, POHONTSCH N J, ZIMMERMANN T, et al. Estimated frequency of somatic symptom disorder in general practice: cross-sectional survey with general practitioners [J]. BMC Psychiatry, 2022, 22(1): 632.

[28] LIANG H B, DONG L, CUI Y, et al. Significant structural alterations and functional connectivity alterations of cerebellar gray matter in patients with somatic symptom disorder [J]. Front Neurosci, 2022, 16: 816435.

[29] MAAS GENNANT BERMPOHL F, HÜLSMANN L, MARTIN A. Efficacy of mindfulness- and acceptance-based cognitive-behavioral therapies for bodily distress in adults: a meta-analysis [J]. Front Psychiatry, 2023, 14: 1160908.

[30] MA J, ZHENG L, CHEN R, et al. A multicenter study of bodily distress syndrome in Chinese outpatient hospital care: prevalence and associations with psychosocial variables [J]. BMC Psychiatry, 2022, 22(1): 733.

[31] MARKOWITSCH H J, STANILOIU A. Behavioral, neurological and psychiatric frailty of autobiographical memory [J]. Wiley Interdiscip Rev Cogn Sci, 2023, 14(3): e1617.

[32] MAROTI D, LUMLEY M A, SCHUBINER H, et al. Internet-based emotional awareness and expression therapy for somatic symptom disorder: a randomized controlled trial [J]. J Psychosom Res, 2022, 163: 111068.

[33] MILLMAN L S M, HUNTER E C M, ORGS G, et al. Symptom variability in depersonalization-derealization disorder: a latent profile analysis [J]. J Clin Psychol, 2022, 78(4): 637-655.

[34] MYRICK A C, CHASSON G S, LANIUS R A, et al. Treatment of complex dissociative disorders: a comparison of interventions reported by community therapists versus those recommended by experts [J]. J Trauma Dissociation, 2015, 16(1): 51-67.

[35] NACAK Y, MORAWA E, TUFFNER D, et al. Insecure attachment style and cumulative traumatic life events in patients with somatoform pain disorder: A cross-sectional study [J]. J Psychosom Res, 2017, 103: 77-82.

[36] PEREPELKINA O, ROMANOV D, ARINA G, et al. Multisensory mechanisms of body perception in somatoform disorders [J]. J Psychosom Res, 2019, 127: 109837.

[37] RAJKUMAR R P. The Molecular genetics of dissociative symptomatology: a transdiagnostic literature review [J]. Genes (Basel), 2022, 13(5): 843.

[38] RÖHRICHT F, SATTEL H, KUHN C, et al. Group body psychotherapy for the treatment of somatoform disorder - a partly randomised-controlled feasibility pilot study [J]. BMC Psychiatry, 2019, 19(1): 120.

［39］RIEF W, BURTON C, FROSTHOLM L, et al. Core outcome domains for clinical trials on somatic symptom disorder, bodily distress disorder, and functional somatic syndromes: European network on somatic symptom disorders recommendations［J］. Psychosom Med, 2017, 79(9): 1008 – 1015.

［40］ROSETTI M G, DELVECCHIO G, CALATI R, et al. Structural neuroimaging of somatoform disorders: a systematic review［J］. Neurosci Biobehav Rev, 2021, 122: 66 – 78.

［41］RUF S P, HETTERICH L, MAZURAK N, et al. Mirror therapy in patients with somatoform pain disorders-a pilot study［J］. Behav Sci (Basel), 2023, 13(5): 432.

［42］SALVATO G, ZAPPAROLI L, GANDOLA M, et al. Attention to body parts prompts thermoregulatory reactions in body integrity dysphoria［J］. Cortex, 2022, 147: 1 – 8.

［43］SEO Y, SHIN M H, KIM S G, et al. Effectiveness of lorazepam-assisted interviews in an adolescent with dissociative amnesia: a case report［J］. Neural Regen Res, 2013, 8(2): 186 – 190.

［44］SIMEON D, KNUTELSKA M. An open trial of naltrexone in the treatment of depersonalization disorder［J］. J Clin Psychopharmacol, 2005, 25(3): 267 – 270.

［45］SIMEON D, PUTNAM F. Pathological Dissociation in The National Comorbidity Survey Replication (NCS-R): prevalence, morbidity, comorbidity, and childhood maltreatment［J］. J Trauma Dissociation, 2022, 23(5): 490 – 503.

［46］THOMAS-ANTÉRION C. Dissociative amnesia: disproportionate retrograde amnesia, stressful experiences and neurological circumstances［J］. Rev Neurol (Paris), 2017, 173(7 – 8): 516 – 520.

［47］World Health Organization. ICD – 11 for mortality and morbidity statistics［OL］(Version: 01/2023). [2023 – 4 – 9] https://icd.who.int/browse/2025-01/mms/en.

［48］WU Y, TAO Z, QIAO Y, et al. Prevalence and characteristics of somatic symptom disorder in the elderly in a community-based population: a large-scale cross-sectional study in China［J］. BMC Psychiatry, 2022, 22(1): 257.

［49］YANG J, MILLMAN L S M, DAVID A S, et al. The prevalence of depersonalization-derealization disorder: a systematic review［J］. J Trauma Dissociation, 2023, 24(1): 8 – 41.

第十一章 喂养及进食障碍

> 本章重要知识点：
> （1）喂养及进食障碍（feeding or eating disorder）包括异常的进食或喂养行为。喂养障碍涉及的进食行为紊乱与对体重或体型的担忧无关，主要包括回避-限制性摄食障碍、异食癖、反刍-反流障碍。进食障碍包括异常的进食行为、在大多数情况下伴随的对体重或体型的显著担忧及伴有显著体重改变，主要包括神经性厌食症、神经性贪食症及暴食障碍。
> （2）神经性厌食症的核心症状为对于体型和体重的过度关注及不客观评价，在行为上主要表现为限制进食、过度运动、催吐、滥用减肥药或泻药等。
> （3）神经性贪食症的主要特征为反复发作的难以控制、冲动性的暴食行为，继之采取防止增重的不恰当补偿行为，这些行为与其对自身体重和体型的过度关注和不客观的评价有关。
> （4）暴食障碍是以反复发作性暴食为主要特征的一类进食障碍，以短时间内摄入大量食物、无法控制进食为特征，并伴随羞耻、厌恶、内疚等情绪，但没有对暴食后的补偿行为。
> （5）喂养及进食障碍的治疗始终以综合治疗为原则，包括营养治疗、躯体治疗、精神药物治疗、社会心理干预和物理治疗等。

喂养及进食障碍（feeding or eating disorder）包括异常的进食或喂养行为，这些行为不能更好地由其他医疗状况来解释，也不符合正常的生长发育进程或被文化标准认可。喂养障碍涉及的行为紊乱通常与对体重或体型的担忧无关，例如，进食不能食用的物质或自发反刍食物。进食障碍包括异常的进食行为和/或对食物强烈的先占观念，大多数情况下伴随对体重或体型的显著担忧。

在 ICD-11（international classification of diseases 11th revision）中，喂养及进食障碍分类如下：

6B80 神经性厌食症

6B81 神经性贪食症

6B82 暴食障碍

6B83 回避-限制性摄食障碍

6B84 异食癖

6B85 反刍-反流障碍
6B8Y 其他特定喂养及进食障碍
6B8Z 未特定的喂养及进食障碍

第一节 神经性厌食症

神经性厌食症(anorexia nervosa，AN)即厌食症，最早由法国医生 Charles Lasegue 和英国医生 Willianm Gull 于 1874 年提出。AN 是以持续性的能量摄取限制、过度害怕体重增加的情绪或行为、对自我的体重或体型产生感知紊乱为临床特征的一类进食障碍，患者有意造成体重明显减轻，导致长期处于营养不足的状态，这对患者的健康甚至生命构成严重威胁。当前，国内 AN 的发病率和病死率呈上升趋势，成为当今人类健康状况的严重威胁之一。

一、流行病学

AN 终身患病率为 0.6%，发病年龄早，为 13～20 岁，存在 2 个发病高峰，分别出现在 13～14 岁和 17～18 岁。这种疾病在女性中最为常见，尤以 15～24 岁女性为著，其患病率为 0.4%，是同年龄男性患病率的 10 倍。另外，AN 的流行病学数据存在跨文化差异。例如，在高收入和全球化程度较高、社会文化价值观、性别角色、工作和生活方式变迁较大的国家和地区，该疾病的发病率较高。

二、病因

1. **生物学因素** 进食障碍的发病具有家族聚集性，其遗传度为 28%～74%。临床样本的研究发现，AN 的同卵双生子同病率约 55%，异卵双生子同病率约 5%。一项全基因组遗传研究确定了 8 个全基因组显著位点，包括 4 个单基因位点：*CADM1*、*MGMT*、*FOXP1* 和 *PTBP2*。有研究发现 AN 相关基因在前额叶皮质中富集。许多对 AN 脑影像学及神经生物学的研究报告了一系列脑结构、功能、生化的异常，然而，很难确定这些异常表现是病因还是饥饿和体重下降的结果。

2. **环境因素** 在当今社会，新媒体迅猛发展，在青少年群体中日益增加的不满在进食障碍的发生中发挥着重要作用。它不仅通过塑造社会对美的标准直接影响青少年对身体形象的看法，且通过影响同伴及家庭观念加剧这一问题。此外，AN 患者常存在不稳定的家庭关系，一些研究者认为这种关系是疾病发生的重要原因。家庭状态、社会压力与媒体影响错综复杂地交织在一起，塑造着青少年的心理和行为，影响他们的心身健康。

3. **个体心理因素** 大多数患者会共同表现出两个主要性格特征：低自尊及完美主义。其中完美主义可能是此类疾病持续存在的一个强烈的危险因素。Kreipe 等还总结了一些导致患病风险增加的人格特征，如难以调节自我负性情绪、依赖性强、不成熟的行为方式和思维、自我控制与约束能力不足、社交融入程度较低等，这些特性与患病风险增加密切相关。

三、临床表现

AN通常发生在青春期或成年早期，通常在一件应激性生活事件之后。患者通常从日常节食开始，然后逐渐失去控制。临床表现可以从多个方面进行划分，包括行为方面、精神心理方面及生理方面等。

首先，在行为方面，患者表现为刻意减少热量摄入和增加能量消耗，以达到理想的体重和体型。为了实现目标，患者常采用一些极端、不理智的方法限制饮食，包括对食物总量和食物种类的限制，回避高热量的"发胖"食物；过度运动，除过度锻炼外还可表现为大量做家务劳动、长时间站立等；催吐，后期可无诱导下自然呕吐；导泻，包括口服各种缓泻剂、使用灌肠剂等方法；滥用药物，包括利尿剂、食欲抑制剂、各种减肥药等。除此之外，患者还可能存在热衷于观看美食节目、强迫他人进食自己不敢吃的食物、反复检查测量自己身体各部分的尺寸等行为。

其次，在精神心理方面，患者常出现对于体重和体型的先占观念，从而导致体像障碍。他们对自己的身体存在扭曲的认知，无休止地追求自己最满意的体重，并过分恐惧体重的增长。这种状况常伴随焦虑、恐惧情绪，随着身体日渐消瘦和虚弱，这种情绪通常有增无减。他们对自己的身体存在认知偏差，这可能导致体型障碍的持续发展，使得未来的生活质量受到影响。除此之外，还包括抑郁、强迫、情绪不稳定、易激惹、不愿与人交往等情绪问题。每当父母或亲近的人劝其进食，患者情绪往往容易出现较大波动；若患者病前存在完美主义特性，病后会更加要求生活各方面的整洁和秩序，出现与体重无关的强迫症状；有些患者还会出现记忆力及注意力的下降。随着病程的进展，上述问题会逐渐凸显。

最后，在生理方面，AN通常表现为体重的下降，并伴有营养不良等相关躯体症状。具体表现：①外表。消瘦、虚弱、脸色苍白、毛发稀疏。②消化系统。腹胀、便秘最多见，也可见恶心、呕吐、腹泻等。③内分泌系统。女性闭经，以第二性征消退最多见，也可见甲状腺功能减退的症状（如怕冷），或雄激素水平增高的症状（如髯毛、痤疮等）。④心血管系统。可表现为皮温低、肢端发绀、心率及血压下降等，疾病晚期和再喂养阶段可有心力衰竭表现（如呼吸困难）。⑤血液系统。三系均可减少，红系减少可见贫血表现，白系减少可增加感染概率，血小板减少可见皮下出血、紫癜现象。⑥泌尿系统。肾脏浓缩功能下降表现为多尿，后期肾衰竭时表现为少尿和水肿。⑦骨骼系统。骨量减少和骨质疏松导致骨痛和骨折风险增加。⑧生殖系统。子宫幼稚化、不孕不育等。此外，呕吐、过度运动、药物滥用也会带来相应的躯体问题，可表现为电解质紊乱造成的虚弱无力、抽搐、心慌、心律失常、多尿、腹泻、兴奋，甚至出现精神病性症状。

四、诊断及鉴别诊断

(一) 诊断

ICD-11 对 AN 的诊断标准做了重要修订,确诊需满足以下 3 项主要条件。

(1) 相对于个人的身高、年龄和发育阶段,成人体质指数(BMI)低于 $18.5\,kg/m^2$,儿童和青少年的 BMI 低于相应年龄 BMI 的 5 个百分数。需要注意的是,只要符合其他诊断要求,快速减重(如在 6 个月内减重超过总体重的 20%)可以取代低体重的基本特征。儿童和青少年可能表现为体重不增加,这是由于个人的生长发育的原因,并非体重减轻。

(2) 持续地限制进食或维持异常低体重的行为模式通常与极度害怕体重增加有关。行为上可能是以减少能量摄入为目的,如禁食、选择低热量的食物、过慢进食少量食物及藏匿或吐出食物,以及一些清除行为,如自我诱发呕吐,滥用泻药、利尿剂、灌肠剂或糖尿病患者遗漏胰岛素剂量;也可能以增加能量消耗为目的,如过度运动、过度活动、故意暴露在寒冷的环境中,以及使用增加能量消耗的药物(如兴奋剂、减肥药、减轻体重的草药产品、甲状腺激素)。

(3) 对体重和体型存在过度的先占观念。低体重被过度评价并成为其自我评价的核心,或者其体重或体型被不正确地感知为正常体重,甚至过重。

AN 所造成的严重的低体重状况是增加躯体并发症和死亡风险的一个重要的预后因子。ICD-11 将 AN 的限定情况分为明显低体重 AN(成年人 BMI $14\sim18.5\,kg/m^2$,或儿童青少年 BMI 低于 0.3~5 个百分位点)、危险性低体重 AN(成年人 BMI$<14\,kg/m^2$ 或儿童青少年 BMI 低于 0.3 个百分位点)和体重正常的恢复期 AN(已达到健康体重,即成年人 BMI$\geqslant18.5\,kg/m^2$,或儿童青少年高于 5 个百分位点,应继续保持该诊断,直至实现全面而持久的恢复。该恢复是指维持健康的体重,且在不提供治疗 1 年的情况下停止以减轻体重为目的的行为)3 种情况。

根据患者不同的行为模式,ICD-11 和 DMS-5-TR 均将 AN 分为 2 种亚型:限制型和暴食-清除型。限制型是指患者仅仅通过限制食物摄入或禁食,加之过度能量消耗来保持或减轻体重,而并没有暴食或清除行为。而暴食-清除型是指符合 AN 所有诊断标准,并出现暴食或清除行为。这类患者通过限制食物摄入,并伴有清除行为(如催吐、过度运动、滥用泻药等)来减轻心理负担。这一类型也包括只有暴食而无清除行为的患者。

在临床上,需要结合患者相应的文化背景才能作出准确的诊断。例如,在亚洲地区,部分 AN 患者不会以体重的增加作为减少能量摄入的原因;与此相反,他们限制饮食摄入源于宗教文化(如禁饮食)或者胃肠不适。但如果临床上观察附带病史能够说明他们的动机是减肥或者防止体重增加,仍应视为符合对体重或体型的先占观念。

(二) 鉴别诊断

1. 神经性贪食症 AN 患者也会存在暴食-清除行为,但通过其显著的低体重等临床特点可以区别于神经性贪食症。部分 AN 患者体重恢复之后,可能仍存在暴食-清除行为,当显著低体重症状的时间不符合 AN 的诊断标准 1 年以上,才可诊断为神经性贪食症。

2. 回避-限制型摄食障碍　两者最显著的区别在于对体重或体型是否存在强烈担忧的情绪。对于符合 AN 诊断的患者但对体重或体型不太关注的时候，只有临床观察或有证据支持他们的行为有意地改变或控制体重时，才可诊断 AN。通常在经过治疗后，患者体重有所增加，且仍然没有对体重的过分关注，方可诊断为回避-限制型摄食障碍。

3. 强迫性障碍　对于 AN 患者，通常会出现长期反复思考体重、体型、所摄入的食物数量及种类等，从而出现一些重复的行为去回应自己思想，如过度运动、反复的清除行为。但如果这些重复想法及行为仅限于对体重或体型的改变，而不涉及其他强迫性思维，则不应诊断为强迫性障碍。

4. 躯体变形障碍　两种疾病的区别在于躯体变形障碍更多关注的是容貌问题（如对眼睛、鼻子或皮肤等的先占观念），而 AN 更多关注自身整体体重的变化。躯体变形障碍患者表现为肌肉变形症状，通过频繁进食蛋白粉或过度运动（如举重、游泳）以满足对体型的需求，但其根本区别在于 AN 患者想要保持低体重的观念。如果患者同时满足对低体重的先占观念且拥有足够低的体重时，则应诊断为 AN。

5. 抑郁障碍　抑郁障碍患者也会表现为进食减少，体重下降、恶心、呕吐等症状，但与 AN 最大的区别在于，抑郁障碍不存在对体重或体型的认知障碍。抑郁障碍继发的营养不良往往在消极情绪逐渐消失时恢复正常。

6. 重性精神障碍　精神分裂症患者可因存在幻觉、妄想等精神病性症状影响进食的数量或模式，从而造成体重的下降，需要特别与 AN 相鉴别。另外，还有一些患者由于"宁死不吃"被视为存在精神病性症状，或者服用了含有精神活性物质的减肥药而出现一过性幻觉，而被误诊为重性精神障碍。因此，在面对体型较为消瘦的女性患者时，临床医生应重点询问是否服用过减肥药等精神活性物质。

除此之外，AN 还需与可导致消瘦和营养不良的躯体疾病，如肿瘤、甲状腺功能亢进症、营养不良综合征、慢性感染等躯体疾病鉴别。

五、治疗

针对 AN 的病因及临床表现，治疗应遵循多学科协作和综合治疗的原则，需要精神科、营养科、内科、社会工作者等的共同协作。有充分的证据表明，针对疾病早期阶段采取干预措施，包括营养治疗、社会心理干预、药物治疗及其他治疗，患者未来的生存质量会有相应的提升。

AN 应尽早确诊，尽早开始营养重建，纠正躯体症状。营养治疗一般遵循经口进食、起始少量、逐渐增加的原则。目前临床上对于显著低体重的个体，营养重建至少要经历 3 个阶段——稳定化阶段、恢复阶段、巩固维持阶段，整个能量摄入呈一个由少到多，再恢复至常规水平的过程。稳定化阶段的目标是纠正患者的脱水、维持电解质平衡，阻止体重进一步下降和促进体重初步恢复，稳定生命体征，本阶段应保证患者热量摄入在每天 1400～1500 kcal，分 5～6 餐完成；恢复阶段的目标是增加热量摄入，恢复正常的饮食结构，保证体重稳定恢复；巩固维持阶段的目标是维持体重，练习自主进食和自我监控，热量摄入通常为每天 1 800~2 500 kcal。由于患者极度害怕体重的增加,在进行营养治疗时必须与其他治疗方式联合进行,从而帮助患者更好地应对自己的情绪。

实现全病程管理是至关重要的。治疗过程中更为重要的是,精神科医生应为患者及整个家庭提供全面的心理教育,建立治疗联盟,提供系统的心理行为干预,实现全病程管理。心理治疗主要包括家庭治疗、基于家庭的治疗(family based therapy,FBT)、认知行为疗法(CBT)、精神动力性心理治疗(psychodynamic psychotherapy,PDT)、辩证行为疗法(dialectical behavior therapy,DBT)和人际心理治疗(IPT)等。对于青少年患者,中国 AN 诊疗专家共识将 FBT 列为青少年 AN 心理治疗的首选方案。对于成年 AN 患者,不同类型的心理治疗对体重增加均有一定的积极作用,但尚无证据表明某一种治疗优于其他治疗。

本病尚无针对性的治疗药物,但 AN 共病率高,常共病心境障碍、焦虑障碍、强迫障碍、孤独症谱系障碍等,这种情况严重妨碍 AN 的治疗,故应重视共病问题的识别和治疗,可在心理治疗的基础上,针对妨碍治疗的情绪困扰、睡眠问题、行为问题给予对症药物治疗。在用药过程中,应当定期评估患者心理和生理情况,视情况调整治疗方案。

近年来,神经影像学的发展表明,AN 患者在额顶叶区域、脑岛、顶叶和前扣带回皮质等脑区存在结构和功能异常,导致患者出现与进食相关的自我控制、情绪调节等功能异常。因此,国外有学者针对这一发现开展物理治疗,但对 AN 患者的治疗尚处于起步阶段。目前使用较多的是非侵入性神经调控技术,如重复经颅磁刺激(rTMS)和经颅直流电刺激(tDCS),治疗靶点多为高频刺激背外侧前额叶皮质(DLPFC)。

此外,当今社会"以瘦为美"的文化渗入、媒体影响与进食障碍发生发展密切相关。汲取中国文化哲学的智慧或许能为我们提供有效的解决途径。中国传统哲学的"中庸之道"倡导寻求平衡,道教理念提倡"顺应自然",儒家理念推崇"以和为贵",即相互理解和接纳。这些原则共同强调了适度、自然与接纳的重要性,推广这些价值观或许是一种好的策略。

六、预后

AN 是慢性迁延性疾病,一项 20 年的纵向研究表明,30%~60%的患者可完全缓解,20%的患者发展为慢性疾病,其余的患者有残留症状。对于疾病的恢复通常是循序渐进的;一项长期随访研究显示,约 31% 的患者在 19 岁时恢复,但近 2/3 的患者在 22 岁时恢复。但 AN 的复发率较高,有研究发现,治疗成功后 6 个月到 6 年内的复发率为 30%~50%,因此,AN 患者需要长期维持治疗,以减少复发可能,提高生活质量。除此之外,AN 与高死亡率有关。一项 1995 年的荟萃分析表明每十年死亡率增加 5.6%;随访 20 年以后,死亡率高达 20%。当存在以下情况时提示预后不佳:青春期前或成年期发病、病史较长(>3 年)、发病前存在人格问题、共病物质滥用和儿童肥胖等。识别和管理严重和持久 AN 的患者群体是当今社会急需重点关注的问题之一。

第二节 神经性贪食症

神经性贪食症(bulimia nervosa,BN)又称贪食症,最初是由 Russell(1979)在一篇颇具影响力的论文中描述的。BN 是以反复发作的暴食和防止体重增加的代偿行为,以及对体型和体重过度关注为主要特征的一类进食障碍。BN 患者体重正常或轻微超重,多数患者有神经性厌食症(anorexia nervosa,AN)病史。BN 患者紊乱的进食行为,可导致电解质异常、胃肠道疾病、代谢和内分泌紊乱等躯体问题,同时 BN 也常共病多种精神问题,如抑郁障碍、焦虑障碍、双相情感障碍、物质使用障碍等。一般来说,BN 发病年龄常较 AN 晚,发生在青少年晚期和成年早期,发病年龄跨度较 AN 大,为 12～35 岁,中位年龄为 18 岁。BN 患病的具体原因尚不清楚,主要考虑为社会、文化环境、心理及生物等多种混合因素造成。

一、流行病学

在患有 BN 的人群中,女性患病的比例明显高于男性。在欧美国家 35 岁以下女性中,BN 的患病率为 1‰～2‰,男性中约为 0.5‰。近年来,由于对男性人群中 BN 的识别增加,其患病率可能较既往增高。BN 的加权粗死亡率为 1.74 人/1 000 人年,总体标准化死亡率为 1.93。BN 影响着年轻人群的身心健康甚至是生命。然而,在临床诊疗过程中存在不能早期识别、早期诊治的问题,导致患者病程迁延、社会功能受损、缓解率低。

二、病因

与 AN 一样,BN 似乎是暴露于精神疾病的一般危险因素的结果。研究发现,BN 同卵双生子与异卵双生子之间的同病率分别约为 35% 及 30%,表明 BN 比 AN 具有更高的遗传性。BN 也与紊乱的家庭关系、童年创伤等相关。流行病学研究表明,与 AN 患者不同,BN 患者更多地暴露于特异性促进进食的因素,如儿童肥胖、父母肥胖和初潮过早。与 AN 相比,完美主义似乎不是危险因素。

三、临床表现

BN 通常发生在青春期或青春期后不久,女性比男性更常见。BN 主要特征为难以控制的、冲动性的反复暴食,继之采取防止增重的不恰当的代偿行为,这些行为与其对自身体重和体型的过度关注和不客观的评价有关。

(一) 心理和行为症状

1. **频繁的暴食发作** 暴食是指在特定时间段内(如 3 小时)个体感到无法控制的大量进食,进食总量或种类大于平时或不同于平时。患者开始进食后难以停止,而且有时他们预知会发生暴食行为,就会放弃控制与自我约束。暴食发作是 BN 的核心特征,常在情绪不佳时发生。暴食发作常具备以下几点特征:进食量为正常人数倍,进食速度较平时加快,食物种类多为易发胖食物,强烈的失控感,掩饰暴食行为来减少羞愧、耻辱的情绪等。

2. 暴食后代偿行为　暴食后,患者为了减少心理负担及防止体重增加,常采取一些极端行为来进行代偿。包括用手指诱导催吐、禁食、滥用泻药、减肥药(如食欲抑制剂、加速代谢的甲状腺素片等)、利尿剂等,糖尿病患者会遗漏胰岛素剂量和剧烈运动以增加能量消耗。其中,自我诱导催吐和滥用泻药、利尿剂被称为清除性抵消行为,而进食和过度运动被称为非清除性抵消行为。有研究显示,在不同的性别中,抵消行为的方式和频率也有所不同。相对于女性,男性进行清除行为的可能性较小,更倾向于通过使用类固醇类药物或过度运动作为暴食后代偿行为。当食物被清除或消耗掉后,患者又可产生暴食行为,继之再采取各种代偿行为,形成恶性循环。

3. 对体重和体型的先占观念　患者常对自己的体重和体型不满意,有时即使没有明确陈述,也可转化为一些常见行为,如称体重和照镜子的频率增加、搜索减重的方法或者过分关注食物的卡路里数值。有时患者以逃避的态度来面对问题,如遮挡家里所有镜子、避免穿紧身衣物等。

4. 情绪症状　BN患者情绪波动明显,易产生不良情绪及冲动行为,如愤怒、焦虑不安、抑郁、孤独感、自伤、自杀等行为。其中自杀、自伤行为比AN发生率高。患者常在伴有负性情绪时,更加难以控制地进食大量食物,或进行诱吐等行为,之后又会产生羞愧自责感。这些情绪的变化对患者的生活、社会交往等造成了巨大困扰,也更好地解释了一部分患者共病抑郁障碍的原因。

(二) 躯体症状

BN患者在短时间内进食大量食物,并且采取极端不恰当抵消行为,体重波动大,长期往复将会造成躯体器质性损伤。

1. 消化系统　①急性胃扩张:暴食后,患者会出现急性胃扩张,表现为上腹部饱满、疼痛,查体可发现胃肠型,局部有压痛,严重者可导致胃穿孔等。②反流性食管炎:还有部分患者在频繁诱导呕吐后,会出现自发性呕吐,常有反酸、烧心、吞咽困难等症状,严重时会出现呕血、胃或食管溃疡甚至休克死亡。长期反流的胃液还会侵蚀咽部、声带和气管,从而出现慢性咽炎、慢性声带炎和气管炎,临床上称为Delahunty综合征。③食管贲门黏膜撕裂综合征(Mallory-Weiss综合征):患者在剧烈呕吐后可导致食管、贲门撕裂,甚至出现呕血和黑便。出血量与黏膜撕裂位置、范围和程度有关,严重者可引起休克甚至死亡。④胰腺炎:急性胰腺炎多在大量进食后突然发作,腹痛性质多为持续性刀割样,以上腹部为多,伴有发热、呕吐等,检查时有腹部深压痛。部分患者可能出现胰腺组织和功能的持续性损害。

2. 皮肤和头面部　用手指诱导呕吐的患者可能在手背出现牙齿咬伤瘢痕,被称为Russell征。频繁呕吐患者容易出现龋齿、牙齿过敏、咽痛、咽部红斑、唾液腺分泌增多等。约25%的BN患者还可表现为腮腺的良性肿大。

3. 电解质紊乱　由于反复暴食、呕吐、导泻,BN患者容易出现电解质紊乱,如低钾血症、碱中毒、低钠血症、低镁血症和低磷血症,严重时可出现癫痫发作。

4. 心血管系统　BN 患者由于呕吐、导泻等行为会导致脱水、电解质紊乱,可诱发心脏功能异常。催吐药如吐根可导致心脏传导阻滞和心律失常,具体可表现为心悸、体位性眩晕、心律失常、心肌病等,甚至严重威胁到患者生命安全。

5. 生殖系统　一部分女性患者由于长期能量消耗大于摄入,体重短期内大幅度减少,从而造成月经周期不规律、雌激素水平降低及生殖能力减退等严重后果。

四、诊断与鉴别诊断

(一) 诊断

在 ICD-11 中,BN 的诊断标准如下。

(1) 频繁、反复出现暴食发作(如每周 1 次或更多,持续至少 1 个月)。暴食发作定义为在独立的一段时间内,体验到对进食行为失去控制,个人进食明显增多,或较平常明显不同,并无法停止进食或对进食类型或数量进行控制。

(2) 反复出现不恰当的代偿行为以防止体重增加,最常见的方式是主动诱导催吐,通常发生在暴食后 1 小时内。

(3) 存在对体重或体型的先占观念,这种先占观念对自我评价有强烈的影响。

(4) 存在由暴饮暴食模式和不适当的代偿行为带来的痛苦,或在个人、家庭、社会、职业或其他重要功能领域造成明显损害。

(5) 症状不符合 AN 的诊断标准。

BN 患者可能随着病程的发展出现体重增加,也可能体重保持正常甚至偏低(但仍不符合 AN 的诊断要求)。但 BN 的诊断不依赖于体重的变化,而是在于暴食行为及不合适的代偿行为。除此之外,还要与正常进食增多相区别,如在一些文化节日或者庆典上进食多于平时水平,不应视为 BN 的暴食行为特点。

此外,DSM-5-TR 根据不适当代偿行为的频率进行了严重程度划分(ICD-11 中无严重程度划分):

轻度:每周平均有 1~3 次不适当的补偿行为的发作。

中度:每周平均有 4~7 次不适当的补偿行为的发作。

重度:每周平均有 8~13 次不适当的补偿行为的发作。

极重度:每周平均有 14 次或更多不适当的补偿行为的发作。

(二) 鉴别诊断

在诊断 BN 前,应根据病史、躯体检查、精神检查、体重特点与类似疾病相鉴别。

1. AN　AN 可以存在暴食和清除行为,但其极低的体重可与 BN 区分开来。如果暴食、清除行为与极低体重(如成人 BMI<18.5 kg/m^2,儿童和青少年的 BMI 低于相应年龄 5 个百分位点)有关联,那么应该诊断为 AN 的暴食-清除型,而不是 BN。此外,有一部分 AN 患者在体重恢复正常后,仍继续存在暴食/清除行为,在这种情况下,其体重不符合 AN 足够低的要求达 1 年以上时,诊断可以改为 BN。

2. 暴食障碍　BN 和暴食障碍均有反复的暴食行为,但暴食障碍在进食后无防止体重增加的代偿性行为。

除此之外，BN还应与临床上某些食欲增加或者下降、进食模式改变、进食后呕吐等躯体疾病相鉴别，如糖尿病、甲状腺功能亢进症、慢性感染（如肺结核）、肿瘤等。很多患者以"不能进食"或"难以控制的呕吐"频繁就诊于消化内科，还有一些女性患者因为长期闭经就诊于妇科。因此，临床医生在面对存在进食问题的青少年或成年早期女性，应在排除器质性疾病的情况下，警惕进食障碍的可能。

五、治疗

在进行临床干预前，医生对患者进行全面的评估是必要的，这是判断疾病严重程度、制订治疗计划的前提和基础，包括躯体评估和精神状况评估。首先是进行躯体评估，评估患者是否因为反复暴食和清除等行为产生全身多个系统并发症。需常规检查血细胞计数、电解质、肝肾功能、甲状腺、心电图等以了解患者躯体情况。对有清除行为的患者还需注意是否存在低钾血症、QTc延长及心律失常等。其次是一般精神病理评估，BN常与一些精神疾病共病，需要评估是否共病抑郁障碍、双相情感障碍、焦虑障碍、创伤后应激障碍、酒精或物质滥用、人格障碍等。最后是精神病理评估，评估患者暴食的频率和每次暴食的食物量、清除食物的方法、有无过度运动、对体重和体型的评判、相关的心理社会因素。

BN的治疗包括营养状况的恢复、药物治疗、综合心理治疗及物理治疗。目前对于青少年BN患者的药物治疗尚无明确的证据，因此建议青少年BN患者的一线治疗方法为心理治疗；对成人患者，心理治疗有确定的短期和长期疗效，且风险较小。对于不同的人群，认知行为疗法（CBT）是目前研究最多的心理治疗方法，也是推荐为BN的首选治疗方法，大约需要20次的一对一访谈，可使暴食和清除行为得到中度以上缓解。CBT治疗的目标就是要打破暴食-清除恶性循环，控制BN症状，降低对自身体重和体型的过度关注。若CBT治疗无效，也可换用其他治疗方法，如人际心理治疗、辩证行为疗法和精神动力性心理治疗。

在BN的药物治疗中，研究最多的是选择性5-羟色胺再摄取抑制剂（SSRI），氟西汀是唯一被FDA批准用于治疗BN的药物，推荐剂量60 mg/d。需要注意的是，建议治疗时间维持2年，就可以减少暴饮暴食的次数。同时在使用氟西汀时，要注意药物的不良反应，如恶心、腹泻、食欲不振、体重减轻等。当氟西汀疗效不佳时，可以考虑其他的SSRI类药物。一般来说治疗BN的SSRI类药物剂量要高于治疗抑郁症的剂量，由于BN患者对氟西汀60 mg/d的耐受性较好，因此临床上可使用推荐的最大剂量，根据患者对药物的不良反应下调剂量。此外，托吡酯也被证明对BN有效、耐受性良好，但临床上少数加量过快的患者出现找词困难和感觉异常现象，所以只有在证明其他药物无效时使用。有研究报道，地昔帕明等三环类药物、曲唑酮对BN有效，但这些药物的不良反应尤其是心血管方面的不良反应较多，使用较少。去甲肾上腺素和多巴胺再摄取抑制剂（NDRI）类药物安非他酮能显著降低暴食频率，但会增加癫痫风险，因此不被推荐。

另外，物理治疗是近年来研究的热点。物理治疗是任何旨在"通过电能、磁场或其他的能量场来改变神经系统功能的干预措施",主要包括脑深部电刺激、rTMS、tDCS等。治疗方法主要为高频 rTMS,目标靶点多选择 DLPFC,但缺少设计良好的 RCT 研究。因此,还需继续开展相关研究以获得循证证据。

六、预后

BN 是一种慢性疾病,呈波动性,表现为周期性发作和缓解交替。总体而言,相对于 AN,BN 的预后较为良好。影响预后的因素有:治疗开始时患者心理社会功能是否良好、症状严重程度,以及是否出现躯体症状等。对于未治疗的 BN 患者,自然缓解通常在发病后 1~2 年。但在很多病情缓解的患者中,仍可能保留部分疾病特征,如对体重、体型过分关注,倾向于限制饮食且有清除行为等。基于以上情况,给予 AN 患者适当长期的治疗能明显改善预后。

第三节 其他喂养及进食障碍

一、暴食障碍

(一)概述

暴食障碍(binge-eating disorder, BED)是一种很常见的进食障碍,以短时间内摄入大量食物、无法控制进食为特征,并伴随羞耻、厌恶、内疚等情绪,但没有暴食后的代偿行为。BED 的显著特征是在进食过程中失去控制。已有研究表明,冲动是 BED 发展和维持的重要因素,且冲动进食的人群患该疾病的患病率是其他进食障碍的 1.33 倍。暴食行为常受到以下因素的影响:应激事件、负性情绪、冲动性人格、体型不满意与限制性进食及父母的喂养方式等,从而导致暴食行为的持续发生。

(二)流行病学

世界健康组织对 14 个国家的调查发现,BED 在全球的发生率约为 1.4%,发病的平均年龄约为 23 岁。在西方,BED 十分常见,一般人群的终身患病率接近 3%。另一项国内研究以 2 103 名青少年为样本进行调查研究,发现 0.7% 的青少年符合 BED 诊断标准。BED 多发生在年轻、女性群体及受过高等教育的人群中。

(三)临床表现

BED 患者一般在青春期或青年期发病,也可在成年后发病,其核心特征为对于暴食行为无法控制。具体是指患者一旦开始就无法停止进食,或者无法限制食物的数量和类型;或放弃控制饮食最终暴饮暴食。BED 患者通常会伴随产生负性情绪,影响个体对自我的评价,并且负性情绪与暴食并不是简单的因果关系,患者在体验负性情绪后,可能会采用暴食行为来缓解消极情绪,但暴食行为并不能真正解决负性情绪背后的问题事件,并且暴食行为本身也可能引起负性情绪。因此,在发生暴食行为后,一些个体可能会陷入更强的负性情绪中。患者暴食发作的其他临床表现还包括进食速度比平时快、持续进食直到出现饱腹感或身体感到不适为止、在没有饥饿感时也会大量进食,以及为了避免尴尬而偷偷躲在角落进食等。

对于儿童青少年,临床表现为体重增加、体脂增加、隐瞒饮食及利用暴食行为来缓解自身消极情绪等。与成年人不同的是,他们有时无法在没有家长帮助下获取大量食物,因此暴食次数更少、时间相对更短。

(四) 诊断与鉴别诊断

BED 在 ICD-11 中的诊断标准有如下几点。

(1) 频繁、反复出现暴食行为发作(例如,3 个月的时间内每周 1 次或更多次),定义为个体在特定时间内(如 2 小时)体验到对进食行为失去控制,并且进食较平常明显增多或不同。

(2) 暴食发作并不会定期伴随不恰当的防止体重增加的代偿行为。

(3) 暴食症状和行为不能更好地被其他医疗状况或精神障碍来解释,也不能归因于某种物质或药物对中枢神经系统的影响,包括戒断反应。

(4) 存在与暴食模式相关的显著的痛苦,或在个人、家庭、社会、教育、职业或其他重要功能领域有明显损害。

暴食发作可以是客观的,也可以是主观的,无论哪种情况,暴食发作的核心特点是对于进食的失控体验。

BED 通常和体重增加、肥胖有关,但患者体重也可能正常或者偏低(尚未达到 AN 的诊断标准)。BED 的诊断是基于是否存在定期暴食,而不伴有定期不恰当的代偿行为,无论患者是否超重。对于可以抵制或停止无意识进食(例如,有分心或干扰),或在没有失控感的情况下进食较原来增多,即使这种进食方式令人痛苦,其症状也不符合 BED 的诊断标准。肥胖症是 BED 的常见结果,但如果引起肥胖症的原因不符合 BED 的进食模式,则不能诊断为 BED。另外,BED 患者常对体重或体型有先占观念,但这并不是诊断 BED 的必要标准。

(五) 治疗

BED 总体以综合治疗为原则,包括心理治疗和药物治疗,治疗目标在于减少暴食行为、改正不良认知、防止体重过度增加或适当减轻体重、恢复身体健康状态等。尽管暴食发作持续存在,但 BED 的缓解率相比较其他进食障碍要高得多。

心理治疗是 BED 的首选治疗方法。研究表明,认知行为疗法、人际心理治疗、辩证行为疗法和行为减重治疗(BWL)均对 BED 有一定的治疗效果。

除此之外,有多种药物可以短期内改善患者的症状,当 BED 患者对心理治疗效果欠佳或存在其他严重精神疾病共病时可以考虑。常选用的药物种类有:抗抑郁药、食欲抑制剂、抗癫痫药(如托吡酯)、阿片受体拮抗剂(如纳洛酮)等。二甲磺酸赖右苯丙胺(LDX)(50~70 mg/d)是美国 FDA 唯一批准用于暴食症的药物。在药物治疗过程中,应谨慎选择合适的药物,以预防严重不良反应。

二、回避-限制性摄食障碍

(一) 概述

回避-限制性摄食障碍(avoidant/restrictive food intake disorder, ARFID)表现为异常的进食或喂养行为，导致摄入食物的量或种类不足，无法满足个体充分的能量和/或营养需要。限制性的进食模式导致明显的体重减轻、在童年期或孕期不能达到预期体重、临床上特定营养素的显著缺乏，需以口服营养补充剂或导管(胃肠管)喂养，或对个体的健康有其他的负面影响，或导致显著的功能损害。这种异常的进食行为模式并不反映出对体重、身材的担忧。此类进食障碍通常从儿童早期开始，但也可能在年龄较大的儿童、青少年和成人中出现早期症状。常见症状包括回避食物、食欲不振、恐惧性呕吐及腹痛、腹泻等。有研究表明，回避-限制性摄食障碍的患病率占进食障碍的13.8%，且未见明显性别差异，但当与孤独症谱系障碍共病时，男性患病率更高。

(二) 临床表现

ARFID以进食量减少或回避食物为特征，具体表现为经口腔摄入的能量不足，或者无法满足营养的需求，导致发育的停滞或体重的改变。然而，患者对于自己喜欢的食物不会产生回避行为，因此一般不会出现体重减轻。对于患有ARFID的婴儿及儿童，在进食时可能会试图协商食物种类及数量，从而表现出烦躁的情绪，影响正常的家庭关系。随着症状加重，他们的社会心理功能可能明显受损，如无法适应幼儿园、学校生活等。

(三) 诊断

在临床实践中，我们应该严格遵循ARFID的诊断标准，从而作出对疾病正确的判断。ICD-11中ARFID的诊断标准具体如下。

(1) 由于避免或限制食物摄入，会导致以下任一或两种情况发生：

1) 摄入的食物种类及数量无法充分满足能量或营养的需求，导致显著的体重减轻、临床意义上营养不足、需依赖口服营养补充剂或管饲，或对个人生理健康产生负面影响。

2) 导致个人、家庭、社会、教育、职业或其他重要领域功能的明显损害(例如，因避开与饮食相关的社交活动而感到痛苦)。

(2) 进食行为模式并非源于对体重或体型的关注。

(3) 限制食物摄入导致体重下降(或体重不增加)，或对身体健康或相关功能造成影响，并非因无法获得食物；不是其他疾病(如食物过敏、甲状腺功能亢进症等)或精神障碍的所致；不是由于某种物质或药物的影响，包括戒断反应。

诊断时除上述典型的临床表现外，应注意排除食物缺乏或文化相关的食物限制。比如由于宗教原因而回避某种食物，除非限制食物摄入的模式影响了个体生理健康，或对患者造成了一定的社会功能损害，否则不符合ARFID的诊断标准。

(四) 鉴别诊断

1. 孤独症谱系障碍 两者的相似点在于都会对食物的气味、味觉、温度、质地或者外观等过度敏感，例如，患者可能仅仅食用特殊质地或颜色的食物，或者只接受某种特定包装的食物等。不同之处在于，孤独症谱系障碍患者同时存在与食物无关的持久性缺陷,包括回避社会活动和交流,持续、反复和刻板行为模式、兴趣和活动。如果孤独症谱系障碍患者特殊的进食模式导致其健康问题或体重的改变,则可以追加 ARFID 的诊断。

2. AN　AN 与 ARFID 的相似点在于两者都涉及对体重的关注和限制进食的饮食模式,并在临床意义上对身体造成一定的损害。不同点在于 AN 受到对于体重增加的恐惧和追求瘦的体型的愿望的驱使,而保持不正常的低体重。若最初诊断为 ARFID,随着治疗的进程,患者体重增加,若出现对体重和体型的过分关注,此时符合 AN 的所有诊断,则更改诊断是合理的。

3. **特定恐惧症和焦虑及恐惧相关障碍**　部分 ARFID 患者通常伴有焦虑症状,担心与进食后的不良结局有关(如担心进食而导致窒息、呕吐或呛噎,或担心进食后产生的危害健康问题,如心脏病或者癌症),这些症状会随着疾病的发展逐渐加重。若 ARFID 患者焦虑症状模式和强度符合特定恐惧症、焦虑及恐惧相关障碍的诊断要求,可以同时给予 2 个诊断。

4. **其他精神障碍**　全面的精神检查是准确判断疾病的重要方面之一,针对喂养及进食障碍需要仔细评估个体限制进食的原因和动机,以便与以下情况相区分。抑郁发作的患者通常有食欲下降和体重减轻的症状,这种抑郁情绪常与患者的认知息息相关;躁狂发作的患者也会出现食欲下降的症状,并有双相障碍的其他症状;精神分裂症患者可能因产生偏执想法(如担心食物被下毒)而限制进食。如果限制进食是由明确的其他精神障碍导致的,一般不做出 ARFID 的附加诊断。

(五) 治疗

目前对于 ARFID 的干预手段是有限的,由于该疾病的核心特征是对于食物的回避行为,进行一些行为干预,如暴露疗法,可能会起到一定的作用。对于伴有情绪问题的患者,如焦虑、抑郁等情绪,可以采用心理干预治疗和药物治疗的综合模式,其中认知行为疗法是治疗此疾病的有效方法。

三、异食癖

(一) 概述

异食癖(pica)是一种进食障碍,多发生于婴幼儿和儿童时期,以持续性嗜食非食用性物品或无营养物质为特征,可导致贫血、腹泻、便秘、铅中毒、肠梗阻、寄生虫感染等多种并发症。异食行为与患儿的年龄及发育水平不符,且非其他精神障碍所致,以 5～10 岁儿童多见。发育迟滞及家长疏于照料均可能增加罹患此症的风险。

(二) 临床表现

异食癖的核心特征是持续进食一种或多种非营养性、不可食用的物质,并且个体对食物没有抵触和厌恶的情绪,最终会导致患者个体、家庭、教育、社会功能的损害。常见的异食物质有纸张、肥皂、头发、绳子、泥土、金属、石头、淀粉、冰块等。多数患儿性格怪异,伴有行为障碍和情绪上的问题,这些症状具有顽固性和持续性的特点。异食癖可在其他方面发育正常的患儿中出现,在成年人中则多见于智力障碍或其他精神障碍的背景之下。

(三) 诊断与鉴别诊断

在 ICD-11 中,异食癖的核心特征具体如下。

(1) 经常食用非营养物质,如非食品物体或材料(黏土、泥土、粉笔、塑料、汽油、金属或纸张等)或者从未加工过的食物添加剂(如大量的盐或玉米粉)。

(2) 持续摄入非营养物质至需接受临床关注程度,即摄入物质或物体的频率、数量或性质危害到身体健康或导致功能损害。

(3) 基于年龄和智能水平判断个体是否具备准确区分可食用和不可食用的物质的能力,例如,婴幼儿将非食品物体放进嘴里进行感觉的探索属于正常现象。

(4) 症状或行为不是其他医疗状况(如营养缺乏)的表现。

在某些情况下,食用非食品物质被文化所认可时不应诊断为异食癖。例如,在非洲地区及美国和印度的偏远地区,人们认为吃黏土或泥土对健康、精神或社会有一定的益处;孕期妇女渴望食用非营养物质(如冰块);只有存在持续摄入或显著危险性需要临床特别关注时,方可诊断异食癖。

另外,还需与临床上的常见疾病进行鉴别。如果个体摄取非营养物质是医学上可以解释的特定营养缺乏,除非在恢复身体健康后该行为仍然存在,否则不能诊断为异食癖,例如,由于维生素 B_{12}、叶酸或铁缺乏引起的贫血患者吃泥土的情况;对于做作障碍或诈病的患者,也会有吞食有害物品或非营养物质的行为,以逃脱惩罚,此时也不应诊断为异食癖。

(四) 治疗及预后

目前,针对异食癖的患者缺乏特异性治疗措施,常用的治疗方法有一般性治疗(包括改善生存环境,对父母和患儿进行教育指导和改变不良的进食方式)、病因治疗(如补铁、补锌等)、行为治疗(选用奖励或惩罚措施或厌恶治疗)、营养治疗及处理并发症。

随年龄增长,经过积极的治疗,异食癖患者的症状一般多可自行缓解,多数患者症状会持续数月,少数患儿可持续到少年,甚至持续到成年。若再次出现引起异食癖的诱因,一定程度上会有复发的可能性。

四、反刍-反流障碍

(一) 概述

反刍是反刍动物(如牛、羊、骆驼、鹿)的消化特点,它们会在进食一段时间后,将未经消化的食物返回嘴里再次咀嚼。这种行为对于这些动物而言是正常的,用以检验消化功能是否正常。但如果类似现象出现在人类身上,则应视为一种病态行为。

反刍-反流障碍是指在个体无器质性疾病的前提下,把刚摄入、咽下不久的食物持续或反复地从胃反流至口腔,进行再次咀嚼,吞咽或吐出。此种疾病常发病于婴儿期及儿童期,大部分情况可以自行缓解。

(二) 临床表现

反刍-反流障碍发作过程对于患者来说毫不费力,不会伴有腹部不适、烧心、恶心等症状。当食物变酸时,反刍行为通常会停止,且夜间睡眠时一般不会发作。患者对于反流及反刍症状接受程度高,可能会感到愉悦或减轻焦虑,但他们会回避在社交场所进食,试图隐瞒这种行为,以免感到尴尬。在一些情况下,父母照顾不周可能导致患者为了寻求自我满足和自我刺激而出现反刍行为。长期的反刍-反流行为可能会影响到患儿的生长发育。尤其在婴儿中,可能会导致重度营养不良且存在潜在的致死可能性(如无法控制吞咽而导致窒息的重大风险)。青少年和成人可能不会重新咀嚼反刍食物,而是选择吞咽或吐出,这取决于个体所处的社会状况。

需要注意的是,反刍和反流行为与呕吐不同,呕吐是将已经在胃中分解后的食物通过胃的强有力收缩排出体外的过程,常伴有恶心的症状。

(三) 诊断

ICD-11中反刍-反流障碍的核心诊断标准如下:

(1) 有意且反复把之前咽下的食物返回到口腔(即反流),这些食物可以被再咀嚼和再吞咽(即反刍),或者可以被故意吐出来(但不像呕吐)。

(2) 反流行为经常发生(至少每周数次),且持续至少数周。

(3) 该诊断应只适用于发育年龄至少为2岁的个体。

(4) 该反流行为不能由其他直接引起反流(如食管狭窄或影响食管功能的神经肌肉障碍)或者由引起恶心或呕吐的躯体状况(如幽门狭窄)更好地解释。

(四) 鉴别诊断

反刍-反流障碍与以反流或呕吐为特征的其他躯体疾病在临床表现上有着相似之处,因此在做出准确诊断之前,与其他躯体器质性疾病鉴别显得尤为重要。

反刍-反流障碍与胃食管反流病(gastroesophageal reflux disease,GERD)的鉴别要点如下:①反流的物质。前者为刚摄入、咽下不久的食物;后者可反流食物、胃酸、胆汁甚至气体。②症状出现及持续的时间。前者在进餐后十几分钟便可发生,逐渐终止,后者多在进餐结束后及夜间,呈持续性反流,且症状与体位相关。③患者的主观感受。前者是患者主观因素所致,因此患者接受程度较高,后者出现反复反酸、烧心等症状,患者往往感受到的是痛苦的情绪。④实验室检查。前者不存在食管运动障碍及食管24小时动态pH正常,后者与之相反,但两者均会存在食管括约肌(LES)张力明显下降。

除此之外,还需要与一些躯体疾病如胃轻瘫、幽门梗阻、食管裂孔疝及婴儿的裂孔疝-斜颈综合征等进行鉴别,也可以借助恰当的体格检查和实验室检查排除躯体疾病。

BN和AN的患者也可能出现反流症状,吐出食物以减轻对体重变化的恐惧情绪,此种情况下不应诊断为反刍-反流障碍。

(五) 治疗及预后

一般情况下,患者预后较好,随着年龄的增长及适当对他们进行临床干预,症状通常都可逐渐缓解。对于婴幼儿,其常常因为与照料者关系疏远所致,照料者应与患儿建立良好的亲子关系,增强父母纠正孩子反刍的信心。除此之外,还可以使用厌恶疗法,当反刍或反流症状出现时,可在口腔内滴入苦味剂,建立起厌恶性的条件反射,以减少反流或反刍症状发生频率。

(刘志芬)

主要参考文献

[1] 中华医学会心身医学分会进食障碍协作学组,中华医学会精神医学分会进食障碍研究协作组,陈妍等. 中国 BN 诊疗专家共识 [J]. 中国全科医学,2023,26(36):4487-4497.

[2] 孔亚如,施春华,秦浩峰. 认知矫正疗法辅助治疗神经性厌食症研究进展 [J]. 新乡医学院学报,2023,40(2):181-186.

[3] 陆林,李涛,王高华. 牛津精神病学[M]. 7 版. 北京:北京大学医学出版社,2022.

[4] 陆林. 沈渔邨精神病学[M]. 6 版. 北京:人民卫生出版社,2018.

[5] 陈涵,陈妍,韩慧琴,等. 中国 AN 诊疗专家共识 [J]. 中国全科医学,2024,27(05):509-520.

[6] 美国精神医学学会. 精神障碍诊断与统计手册[M]. 5 版. 张道龙,刘春宇,张小梅,译. 北京:北京大学出版社,2015.

[7] 梅莉,陈珏. 中国大陆进食障碍患者患病状况调查 [J]. 临床精神医学杂志,2021,31(01):80-81.

[8] BECKER K R, BREITHAUPT L, LAWSON E A, et al. Co-occurrence of avoidant/restrictive food intake disorder and traditional eating psychopathology [J]. J Am Acad Child Adolesc Psychiatry,2020,59(2):209-212.

[9] CHEN J, PENG S, WEI Y. New media facilitate adolescents' body dissatisfaction and eating disorders in Mainland China [J]. Trends Mol Med,2024,30(4):314-316.

[10] FRANKO D L, KESHAVIAH A, EDDY K T, et al. A longitudinal investigation of mortality in anorexia nervosa and bulimia nervosa [J]. Am J Psychiatry,2013,170(8):917-925.

[11] HALMI K A, SUNDAY S R, STROBER M, et al. Perfectionism in anorexia nervosa: variation by clinical subtype, obsessionality, and pathological eating behavior [J]. Am J Psychiatry,2000,157(11):1799-1805.

[12] HSU L K, LEE S. Is weight phobia always necessary for a diagnosis of anorexia nervosa? [J]. Am J Psychiatry,1993,150(10):1466-1471.

[13] HUANG Y, WANG Y, WANG H, et al. Prevalence of mental disorders in China: a cross-sectional epidemiological study [J]. Lancet Psychiatry,2019,6(3):211-224.

[14] MÜHLAU M, GASER C, ILG R, et al. Gray matter decrease of the anterior cingulate cortex in anorexia nervosa [J]. Am J Psychiatry,2007,164(12):1850-1857.

[15] MITCHELL J E, PETERSON C B. Anorexia nervosa [J]. N Engl J Med,2020,382(14):1343-1351.

[16] SONG W, WANG W, YU S, et al. Dissection of the genetic association between anorexia nervosa and obsessive-compulsive disorder at the network and cellular levels [J]. Genes (Basel), 2021, 12(4):491.

[17] THE LANCET. Eating disorders: innovation and progress urgently needed [J]. Lancet, 2020, 395(10227):840.

[18] TREASURE J, DUARTE T A, SCHMIDT U. Eating disorders [J]. Lancet, 2020, 395(10227):899-911.

[19] VAN HOEKEN D, HOEK H W. Review of the burden of eating disorders: mortality, disability, costs, quality of life, and family burden [J]. Curr Opin Psychiatry, 2020, 33(6):521-527.

[20] World Health Organization. ICD-11 for mortality and morbidity statistics [OL] (Version: 01/2023). [2023-4-9] https://icd.who.int/browse/2025-01/mms/en.

第十二章　物质使用和成瘾行为所致障碍

> 本章重要知识点：
> (1) 物质使用和成瘾行为所致障碍(disorder due to substance use and addictive behaviour)是一组精神-行为障碍，在使用占主导地位的精神活性物质(包括药物)后出现，或在反复尝试某特定的奖励或强化的行为后出现。
> (2) 物质使用所致障碍和成瘾行为所致障碍的主要表现为：滥用、依赖、耐受性增加、戒断状态、强化、渴求与敏化、复发。
> (3) 两者的区别在于：即使所摄入的物质具体类别不同，但物质使用所致障碍的共同点是过度摄取物质，而成瘾行为所致障碍(如赌博、游戏)并不涉及精神活性物质的摄入。
> (4) 两者的共同特点是：临床表现、神经生物学机制(如都会激活奖赏系统)、共病特质、生理和治疗方面都类似，但不同类型的物质使用障碍或成瘾行为所致障碍存在一定的特征性表现。
> (5) 总体治疗原则为：个体化治疗原则、综合性治疗措施(如药物和心理治疗相结合)、治疗方便性与可及性原则、积极治疗共病的精神障碍、长期性治疗原则。

物质使用或成瘾行为所致障碍俗称成瘾(addiction)，是反复使用成瘾物质或从事成瘾行为导致的一种复杂的、慢性、复发性脑部疾病。根据ICD-11的分类和诊断，物质使用所致障碍包括的种类更多，成瘾行为所致障碍包括赌博障碍和游戏障碍(见Box1)。

成瘾问题是全球面临的一个严峻的社会问题与公共卫生问题，也是一个重要的科学问题。毒品成瘾是社会危害最大的一类，烟草成瘾是人数最多且健康危害最大的一类，而酒精是世界上使用人数最多的成瘾物质。成瘾的机制极为复杂，涉及脑部奖赏、动机、记忆与渴求等相关神经环路，这些环路功能异常导致生物学、社会、心理层面的特征性表现。病情随着反复复发而不断恶化，应及早进行有效干预，预防复吸。

Box1：在ICD-11诊断标准中，物质使用所致障碍(disorder due to substance use)包括如下。

6C40 酒精使用所致障碍
6C41 大麻使用所致障碍
6C42 合成大麻素使用所致障碍
6C43 阿片类使用所致障碍

6C44 镇静、催眠药或抗焦虑药所致障碍

6C45 可卡因使用所致障碍

6C46 兴奋剂(包括苯丙胺类、甲基苯丙胺或甲基卡西酮)所致障碍

6C47 合成卡西酮类使用所致障碍

6C48 咖啡因使用所致障碍

6C49 致幻剂所致障碍

6C4A 尼古丁使用所致障碍

6C4B 挥发性吸入剂使用所致障碍

6C4C MDMA 相关物质(包括 MDA)所致障碍

6C4D 解离性物质,包括氯胺酮及苯环己哌啶(phencyclidine,PCP)使用所致障碍

6C4E 其他特定精神活性物质(或药物)使用所致障碍

6C4F 多种特定精神活性物质(或药物)使用所致障碍

6C4G 未特定或不明精神活性物质使用所致障碍

6C4H 非精神活性物质使用所致障碍

6C4Y 其他特定的物质使用所致障碍

6C4Z 物质使用所致障碍,未特定

6C50 赌博障碍

6C51 游戏障碍

第一节 基本概念

1. 精神活性物质(psychoactive substance) 又称成瘾物质(addictive substance)或物质(substance)、药物(drug),是指能影响人类的情绪、行为,改变人的意识状态,并导致依赖作用的一类化学物质。人们使用这些物质的目的是取得或保持某些特殊的心理、生理状态。其类别包括烟草、酒精与毒品等(表 12-1),其中毒品是社会学概念,指具有很强成瘾性并在社会上禁止使用的化学物质,我国常见毒品包括阿片类、兴奋剂等。

表 12-1 精神活性物质分类

种类	举例
酒精	啤酒、葡萄酒、白酒、黄酒、威士忌酒、伏特加酒、杜松子酒
苯丙胺类药物	苯丙胺、右旋苯丙胺、甲基苯丙胺、摇头丸、减肥丸
咖啡因	咖啡、茶、软饮料、镇痛剂
大麻	
可卡因	可卡叶、盐酸可卡因、可卡因碱
致幻剂	麦角酸二乙酰胺、仙人掌毒素

续 表

种类	举例
吸入剂	汽油、胶水、油漆、油漆稀释剂
尼古丁	香烟、电子烟及其他烟草制品
阿片类	海洛因、吗啡、美沙酮、可待因、芬太尼、镇痛新、丁丙诺啡
苯环己哌啶（PCP）及类似物	PCP、氯胺酮
镇静催眠剂	苯二氮䓬类、巴比妥类
其他	促合成代谢类固醇、一氧化二氮（笑气）、依托咪酯

2. **依赖（dependence）** 是一组由反复使用精神活性物质引起的一组认知、行为和生理症状群，个体尽管明白使用成瘾物质或者从事成瘾行为会带来明显的后果但仍继续使用，难以控制，出现强烈渴求、耐受性增加、戒断症状和强迫性觅药行为（即使用者失去自我控制、不顾一切后果地冲动性使用药物，并不一定是常人理解的意志薄弱或道德败坏）。

一般将依赖分为躯体/生理依赖（physical dependence）和心理/精神依赖（psychological dependence）。躯体依赖是由于反复用药或从事成瘾行为导致的一种病理性适应状态，主要表现为耐受性增加和戒断症状。心理依赖是指使用者对精神活性物质或成瘾行为的强烈渴求（craving）状态，以期获得使用后的特殊快感。

3. **有害使用（harmful use）或滥用（abuse）** 是一种适应不良的方式，由于反复使用成瘾物质或从事成瘾行为导致了躯体或心理方面的不良后果。如不能完成重要的工作、学业，损害了躯体、心理健康，导致法律上的问题等。滥用强调的是不良后果，无耐受性增加、戒断症状或强制性觅药行为，反之就是依赖状态。

4. **耐受性（tolerance）** 是一种状态，是指反复使用某种成瘾物质或从事某种成瘾行为后，其效应逐渐降低，如欲得到与初期使用相同的效应，必须加量。交叉耐受性是指对某种精神活性物质产生耐受，往往对同类的精神活性物质也产生耐受性，如吗啡与其他镇痛剂、酒精与许多镇静催眠药之间常发生交叉耐受现象。

5. **中毒（intoxication）** 是指由近期摄入物质引起的一种短暂综合征，会导致明显的心理和身体功能受损。

6. **戒断状态（withdrawal state）** 是因停用或减少成瘾物质、成瘾行为，或使用拮抗剂所致的综合征，其表现有精神症状、躯体症状、社会功能受损。如果是使用成瘾物质，症状和病程与成瘾物质的种类和剂量有关，通常表现为与所使用物质的药理作用相反的症状。

第二节 酒精使用所致障碍

酒精（alcohol）是一种中枢神经系统抑制剂，过量饮酒可导致躯体、心理、社会等多方面损害，特别是对消化系统和神经系统损害更明显。酒精使用所致障碍（alcohol use disorder，AUD)常称酒精中毒(alcoholism)，是一种导致严重损害或痛苦的酒精使用问题模式，是指过量使用酒精或酒精饮品引起的各种精神障碍，包括停止或控制饮酒的能力受损、依赖、戒断综合征及精神病性症状，并产生不利的社会、职业或健康后果。

一、流行病学

酒精(乙醇)是世界上应用最为广泛的成瘾物质。根据WHO的报告，饮酒与64种疾病与伤害有关，酒精不仅损害人们的身体健康，导致躯体多系统的并发症，而且还给家庭、社会带来沉重负担，如与饮酒有关的犯罪、交通肇事等。Lancet杂志公布2019年全球疾病总负担排行表明，从1990—2019年的29年间，在所有年龄段的主要风险中，饮酒从第十五位上升至第九位，而在25~49岁年龄段的主要风险中，饮酒为第一位。

中国酒精相关问题的形势令人担忧，我国酒生产量及消耗速度比世界上其他任何地区都快。在15岁以上的人群中，人年均酒精消耗量从1952年的0.4L纯酒精增加到目前6L左右。根据最新统计，从1992—2012年，我国饮酒量增加了60%，而发达国家都在负增长，如意大利减少了40%。因此饮酒问题已成为我国重要的公共卫生问题之一。

二、病因与发病机制

(一) 遗传因素

家系研究表明，酒精中毒具有明显的家族聚集性。酒精中毒发生率在一级亲属中比一般人群高3~4倍，单卵双生子的酒中毒发生率比一般人群高6~8倍。寄养子研究显示，酒精依赖者的子女被非酒精依赖者收养后，发生酒精中毒的危险性依然明显增高。它们可能涉及多个基因或几个重要基因的不完全表达，而且与环境因素有关。

(二) 代谢与营养

酒精中毒可引起躯体多个系统生化与代谢方面的变化。饮酒后几分钟内，酒精就能通过胃黏膜直接吸收进入血液循环，很快分布全身。酒精主要在肝内代谢，乙醇脱氢酶将酒精转变成乙醛，乙醛脱氢酶又使之转变成乙酸，最终氧化成水和二氧化碳。乙醛大量蓄积可引起"酒精红晕"反应，其表现为血管扩张、面红发热、心动过速、头晕、嗜睡、恶心、呕吐等不适症状。乙醛脱氢酶缺乏者，饮酒后更容易出现"酒精红晕"反应，甚至出现酒精过敏现象。

慢性酒精中毒患者容易发生不同程度的营养不良。常出现的营养缺乏主要包括维生素、蛋白质、微量元素和矿物质。维生素缺乏最多见的是硫胺(维生素B_1)，其次为叶酸、烟酸和维生素B_{12}，少见的是维生素A、D、E、K。并发肝病的酒精中毒患者容易发生脂溶性维生素缺乏。蛋白质缺乏一般是人血白蛋白减少。缺乏的微量元素和矿物质有锌、硒、铜、镁、磷，其中锌缺乏较多见。

(三) 中枢神经递质

近年来，关于酒精依赖与中枢神经递质改变的研究已成为热点。酒精依赖与5-羟色胺(5-HT)、多巴胺(DA)、谷氨酸及阿片肽系统等中枢神经递质改变关系比较密切。

许多研究发现，5-HT与饮酒行为有着密切关系，酒精能够异化5-HT_3受体的活性,进而增加边缘系统 DA 释放,这与酒精所致快感与强化作用密切相关。对灵长目动物研究发现,脑内 5-HT 活性低的动物,饮酒量就大。酗酒者脑脊液中 5-HT 代谢产物处于低浓度水平,其对 5-HT 前体色氨酸的利用率也低于常人。

伏隔核分泌的主要神经递质是 DA,被认为是酒精刺激大脑的主要区域。饮酒后能使大脑富含 DA 的区域兴奋,兴奋的 DA 系统能够产生一连串强烈而短暂的刺激高峰,刺激大脑奖赏中枢发出愉悦信号,使饮酒者产生陶醉感和欣快感,并产生对饮酒的欲望(奖赏效应)。在动物实验中,给予 DA 受体激动剂,可导致动物伏隔核和黑质的 DA 水平下降,使饮酒行为减少;给予 DA 受体拮抗剂,可导致边缘系统及皮质 DA 水平上升,使饮酒行为增多。

谷氨酸是中枢神经系统重要的兴奋性氨基酸。近年来一些研究表明,酒精可引起谷氨酸及其受体 N-甲基-D-天冬氨酸(NMDA)功能变化,而该系统功能异常又可促使饮酒者对酒的渴望,导致戒断后复发。研究发现,酒精对谷氨酸及受体的直接作用是抑制。小剂量的酒精即可抑制 NMDA 受体,减弱兴奋电信号,使突触后神经元递质释放减少。

酒精与阿片类物质的作用极为相似,使用后也可引起欣快、耐受和依赖,因而可以推测酒精依赖的形成可能与内源性阿片系统有关。内源性阿片系统主要包括 β-内啡肽、脑啡肽和强啡肽。有研究发现,长期戒断达 10 年以上的嗜酒者与对照组相比,仍有较低的血浆 β-内啡肽水平。酒精依赖高危人群(有明显的酒精依赖家族史)血浆 β-内啡肽水平明显低于对照的低危人群(家族史阴性);而且高危人群的 β-内啡肽对中等剂量酒精的反应水平与低危人群相比,随着酒精剂量的增加而升高。

(四)酒精所致脑损害

神经影像学技术为检测慢性酒中毒患者大脑功能和行为之间的关系提供了一种科学的工具。头部 CT 和 MRI 研究发现,慢性酒精中毒患者均有大脑皮质萎缩,白质与灰质损害,脑室扩大,两侧大脑半球间距、大脑外侧裂和脑沟增宽。大脑皮质萎缩为弥漫性的,额叶、颞叶、顶叶和枕叶皮质均有不同程度的萎缩,其中最明显的部位是额叶和顶叶。SPECT 研究表明,慢性酒精中毒患者存在多个脑区的大脑皮质和深部灰质脑结构的局部脑血流(regional cerebral blood flow,rCBF)减少,其中 rCBF 减少最显著的区域是额叶。PET 研究证明,慢性酒精中毒患者的全脑葡萄糖利用率降低,以额叶降低最明显。

在神经病理研究方面,尸检研究发现慢性酒精中毒患者均有大脑皮质萎缩、大脑重量减轻、大脑周围空间扩大、脑室扩大和脑内白质容量减少,这些结果与神经影像学的研究结果基本一致。从细胞水平看,慢性酒精中毒患者的大脑有多种神经病理学方面改变,其主要改变是大脑皮质神经细胞萎缩、缺失,神经细胞轴突和树突减少。

(五)社会心理因素

社会、家庭、经济及民族文化习俗等因素均与酒精所致精神障碍的发生有关。国内外研究发现,男性、受教育程度较低、童年时期暴露于潜在的创伤性事件、婚姻破裂、重体力劳动、社会对醉酒者的容忍度、发达国家的低收入者等与饮酒相关问题关系较大。此外,某些少数民族或某些地区的饮酒好客习惯,以及家庭成员饮酒的相互影响也是酒精相关问题的危险因素。我国是世界上最早掌握酿酒技术的国家之一,中国的酒文化博大精深。虽然文明饮酒、预防酒驾的倡议与举措对饮酒相关问题起到保护作用,但经济发展带来的购买力增加、制酒工业的突飞猛进等因素导致我国饮酒相关问题有增无减。

三、临床类型及临床表现

(一) 急性酒精中毒

1. 普通性醉酒(common drunkenness)　又称单纯性醉酒或生理性醉酒,是由一次大量饮酒引起的急性酒精中毒。一般来说,酒精首先抑制的是大脑皮质,随后经皮质下释放,初期表现出自制能力差,兴奋话多、言行轻佻、不加思考等类似轻躁狂的兴奋期症状;随着饮酒量增多,抑制加深后出现言语零乱、步态不稳、困倦嗜睡等麻痹期症状,可伴有轻度意识障碍,但记忆力和定向力多保持完整,多数经数小时或睡眠后恢复正常。中毒症状的严重程度与血中酒精浓度有关,血中酒精浓度上升越快、浓度越高,症状就越严重,但存在一定的个体差异(表12-2)。

表12-2　血中酒精浓度与中毒症状的关系

酒精浓度(mmol/L)	中毒症状
4.4~6.6	动作缓慢、思考能力下降
6.6~17.6	动作笨拙、认知损害
17.6~44	共济失调、判断错误、心境不稳、认知严重损害
44~66	眼球震颤、口齿不清、短暂性记忆丧失
>66	影响生命体征,可能致死

2. 病理性醉酒(pathological drunkenness)　是个体特异性体质引起的对酒精过敏反应。发生于极少数人,以往从不饮酒,一次少量饮酒就出现较深的意识障碍,多伴有紧张惊恐、片断的幻觉和被害妄想,常突然产生目的不明的攻击、伤人等行为,受害人多为其亲友或陌生人。病理性醉酒发生突然,持续时间不长,数十分钟至数小时,多以深睡告终。醒后患者对发作过程不能回忆,或只能忆及片断情节。

3. 复杂性醉酒(complex drunkenness)　是介于普通性醉酒和病理性醉酒之间的一种中间状态。一般患者均有脑器质性疾病或躯体疾病,如癫痫、颅脑外伤、脑血管病、肝病等。在此基础上,对酒精耐受力下降,当饮酒量超过以往的醉酒量时,便发生急性中毒反应,出现明显的意识障碍。常伴有错觉、幻觉、被害妄想,可出现攻击和破坏行为。发作常持续数小时,醒后对事件经过可存在部分回忆,而不是完全遗忘。

(二) 慢性酒中毒

1. 酒精依赖(alcohol dependence)　俗称"酒瘾",由于长期反复饮酒所致的对酒渴求的一种特殊心理状态。其特征有:①对饮酒的渴求,强迫饮酒,无法控制。②固定的饮酒模式,定时饮酒。③特征性寻求饮酒行为,饮酒高于一切,不顾事业、家庭和社交活动。④对乙醇耐受性逐渐增加,饮酒量增多,但酒精依赖后期耐受性会下降。⑤反复出现戒断症状,当患者减少饮酒量或延长饮酒间隔、血液乙醇浓度下降明显时,可出现手、足和四肢震颤、出汗、恶心、呕吐、易激惹、情绪不稳等戒断症状。若及时饮酒，此戒断症状迅速消失。此现象常发生在早晨，称之为"晨饮"现象。⑥为了避免戒断症状而重饮，很难保持长期戒酒。如戒酒后重新饮酒，就会在较短的时间内再现原来的依赖状态。⑦这些依赖的特征通常明显持续至少 12 个月，但如果酒精使用是持续的（每天或几乎每天），则至少 1 个月即可进行诊断。

2. 酒精所致谵妄(alcohol-induced delirium)　在酒精过量中毒、戒断的期间或之后不久出现，也可在饮酒时出现。表现为急性的注意、意识状态的紊乱，伴谵妄的特征性表现。饮酒的量与持续时间必须足够产生谵妄。酒精所致谵妄的特征为伴有意识受损、定向障碍、生动的幻觉和错觉、失眠、妄想、易激惹、注意紊乱、震颤及酒精戒断的生理症状。有些酒精戒断可能发展为严重的谵妄。上述症状不能由某种原发性精神障碍及其他物质的效应（包括戒断反应）来解释，也不能用某种不属于精神、行为及神经发育障碍的疾病或健康情况更好地解释。

3. 酒精所致精神病性障碍(alcohol-induced psychotic disorder)　以精神病性症状群（如错觉、幻觉、思维和行为紊乱而缺乏组织性）为特征，在酒精戒断、酒精过量中毒期间或其后不久出现。这些症状不能用某个原发性精神障碍（如精神分裂症、伴精神病性症状的心境障碍）更好地解释。

(1) 酒精所致精神病性障碍——幻觉：长期饮酒引起的幻觉状态，也可在突然停饮或减少酒量之后 24～48 小时发生，表现为意识清醒的情况下出现视听幻觉。幻视内容多为原始性或各种小动物，幻听多为对患者不利的言语性内容。病程长短不定，少则几小时，但一般不超过 6 个月。

(2) 酒精所致精神病性障碍——妄想：慢性酒中毒患者在意识清晰情况下出现嫉妒妄想、被害妄想等症状，受其支配可出现攻击、凶杀等行为。起病缓慢，病程迁延，长期戒酒后可逐渐恢复。

4. 相关障碍

(1) 人格改变(personality changes)：患者只对饮酒有兴趣，逐渐丧失其他喜好和兴趣，变得以自我为中心、不关心他人、责任心下降、说谎等。

(2) 酒精所致心境障碍(alcohol-induced mood disorder)和酒精所致的焦虑障碍(alcohol-induced anxiety disorder)：表现为情感症状（如抑郁心境或情感高涨、对愉悦活动的参与减少、精力充沛或减退），或者焦虑症状（如忧虑或担心、恐惧、过度自我觉察、回避行为），在酒精戒断、酒精过量中毒期间或其后不久出现。部分抑郁、焦虑的患者为了改善情绪而过度饮酒，而过量饮酒可能会导致持续的抑郁或焦虑。曾有酒精依赖病史的患者患重度抑郁症的风险会增加，即使是不再饮酒的人，这种风险仍然很高，且患焦虑症的风险也显著增加。

5. 酒精中毒性脑病(alcoholic encephalopathy)　长期（一般多于 5 年）大量饮酒引起严重的脑器质性损害，临床以谵妄、记忆缺损、人格改变、痴呆为主要特征。

(1) 认知功能障碍(cognitive disorder)：慢性酒精中毒患者的认知功能损害是逐渐发展的，其早期临床表现很轻微，常不被人们注意，在日常生活中一般无异常，但神经心理测验可以测出其异常表现。慢性酒精中毒患者认知功能损害的早期标志是记忆障碍,其主要表现是外显记忆和回忆记忆信息来源能力下降。随后出现认知功能障碍,其主要表现是学习、抽象、思维灵活性、注意力、视觉空间协调性、视觉运动协调性、空间知觉等方面的能力下降,但没有语言和阅读功能障碍。随着饮酒年数的增加,酒精中毒所致的认知功能障碍就会逐渐加重。其主要表现是计划、组织、决定和解决问题的能力下降,行为刻板、僵化,自控能力差,容易冲动,被动依赖,适应困难,没有能力调整行为模式,除饮酒外,几乎没有新的方式处理应激。

(2) 韦尼克脑病(Wernicke's encephalopathy, WE):慢性酒精中毒常见的一种代谢性脑病,一般在慢性酒精中毒基础上,连续几天大量饮酒,又不进食,引起维生素 B_1 缺乏,而维生素 B_1 缺乏放大酒精的神经毒性所致。如能及时诊断和治疗,有些患者可以完全恢复,有的则转为柯萨可夫综合征或痴呆。WE 发病年龄多为 30～70 岁,男性比女性稍多。临床上以突然发作的神经系统功能障碍为主要表现,典型的急性 WE 患者可出现三组特征性症状:眼肌麻痹、精神异常和共济失调。眼肌麻痹最常见的是双侧展神经麻痹和复视。精神异常主要表现为情感淡漠、定向力障碍、精神涣散、易激惹。这种异常有时很难与戒断状态区别,常被称为"泛发的混乱状态"。精神异常多伴有意识障碍,常表现为意识模糊、嗜睡或昏迷。共济失调以躯干和下肢为主,上肢较少受累,患者站立、行走困难。这三组症状在少数 WE 患者中才可见到,仅有不到 20% 患者同时表现出这三组症状。

(3) 柯萨可夫精神病(Korsakoff psychosis):也称柯萨可夫综合征,又称遗忘综合征,多在酒精依赖伴有营养缺乏的基础上缓慢起病,也可在震颤谵妄后发生。临床以近记忆缺损、顺行性或逆行性遗忘、虚构和错构等记忆障碍为主要表现,还可表现为幼稚、欣快、时间定向力障碍。往往经久不愈,仅有少数患者可恢复正常。

(4) 酒中毒性痴呆(alcoholic dementia):在长期慢性酒中毒之后缓慢起病,先是记忆障碍、人格改变,随后逐渐发展成痴呆。严重者个人生活不能自理,预后极差,多因严重的躯体并发症而死亡。

6. **消化道疾病** 饮酒后消化道暴露于高浓度的酒精之下,食管和胃首当其冲。食管病变可由酒精的直接化学作用所引起,如食管炎、反流性食管炎。过度饮酒后 6～12 小时,胃黏膜出现充血、红斑、糜烂、溃疡和出血,产生急性胃炎及急性胃溃疡,表现为心口疼痛、恶心、呕吐甚至呕血等。醉酒后大量呕吐,可使食管与胃的黏膜破裂,出现贲门黏膜撕裂综合征(Mallory-Weiss syndrome),引起上消化道出血。长期饮酒可致慢性胃炎,表现消化不良、食欲不佳、贫血等。大量饮酒与食管癌及其他多器官的肿瘤发生也有一定的关系,特别是长期大量饮用高度酒。

(1) 脂肪肝:脂肪肝的肝细胞内有大量的脂肪滴,脂肪含量比正常肝脏增加 30%～50%,故而肝脏大。脂肪肝患者多数没有症状,部分患者仅表现为轻度的疲倦感、腹胀、肝部疼痛等,体检发现肝大,但表面较光滑,伴有轻度的压痛,严重脂肪肝患者出现黄疸。肝功能检查可见转氨酶、血胆红素等轻度升高。由于脂肪肝可能转变为肝硬化,故应早期诊断、早期治疗。

(2) 酒精性肝炎:乙型或丙型肝炎病毒感染所致的病毒性肝炎均使酒精中毒患者慢

性肝损伤的发生率增加。酒精性肝炎较脂肪肝更为严重，甚至可危及生命，需要慎重对待。持续大量饮酒后，如出现食欲缺乏、恶心、呕吐、全身倦怠无力，伴有腹痛、腹泻等消化道症状，体检发现有发热、黄疸、肝大，可出现腹水。合并症有上消化道出血、食管静脉破裂出血。实验室检查可见贫血、白细胞计数增加，肝功能检查可见转氨酶、血胆红素等明显增高。

（3）肝硬化：肝硬化在酒精依赖者中发生率约为30%。饮酒时间越长，发生率越高。发生肝硬化的平均年龄为50岁，初期常无症状，所以多数肝硬化患者是在不知不觉的情况下发生的。等到出现症状时已到了晚期了，很多患者首次住院的原因是黄疸、腹水、浮肿或上消化道出血。

（4）胰腺炎：酒精性胰腺炎多数在大量饮酒后8~10年发生，急性酒精性胰腺炎为饮酒后出现胰腺的急性水肿、坏死、出血。慢性酒精性胰腺炎为胰腺炎反复发作，出现胰腺腺泡萎缩、纤维化和钙化。其临床表现与一般的胰腺炎的临床表现无明显差异，典型的症状为在饮酒后剑突下和左季肋部强烈疼痛，向背部放射，前屈位疼痛减轻，常伴有恶心、呕吐、便秘。无痛性胰腺炎为无明显腹痛的病例。体征上可见腹部膨胀、肠胀气、麻痹性肠梗阻，有明显的压痛、反跳痛，重度的病例可有休克、肾功能不全等。在胰腺炎的早期，实验室检查可发现有血、尿淀粉酶增加，白细胞计数增加等。必要时应做腹部X线、CT检查和其他实验室检查以确定诊断。

7. **心血管疾病**

（1）冠心病：自古以来，我国就推崇酒的活血化瘀作用，认为饮酒以减少心血管疾病。最近的研究发现，任何程度的饮酒都对健康不利，饮酒对冠心病的作用可能仅表现为减少精神紧张、减少应激及减轻疼痛。饮酒可诱发冠状动脉痉挛，诱发心绞痛、心肌梗死并不少见。因此，冠心病患者应该戒酒，以减少心脏病的发作。

（2）心功能不全和心肌肥大：长期大量饮酒可引起酒精性心肌炎，表现为左心室扩大、心肌肥大，主要出现呼吸困难、浮肿等心功能不全症状，20%~30%的慢性酒精中毒患者有这种问题。无特殊治疗酒精性心肌炎的方法，要点是戒酒。总的来说，酒精性心肌炎的预后较其他心肌炎为好，在戒酒后可见心脏明显缩小，心功能也随之好转，但再次饮酒后数月，心肌炎症状很快恶化。

（3）心律不齐、突然死亡：健康人在大量饮酒后，可出现一过性的期前收缩的心律不齐症状。动物实验发现，大量饮酒后出现心率下降、传导阻滞、期前收缩，甚至心脏停搏。即使是健康的年轻人也可出现这种情况。大量饮酒者在饮酒后猝死例子并不少见，其原因可能与饮酒后诱发心律不齐有关。

四、诊断与鉴别诊断

（一）诊断

1. **明确的饮酒史** 酒依赖或过度饮酒者常常向医生隐匿饮酒史，或降低饮酒量，必要时应向家属或知情人询问情况，以核对实情。

2. **确定躯体或精神症状由饮酒或戒断引起** 急性酒精中毒与饮酒在时间、剂量上密切相关,一般在一次大量饮酒后急剧发生。极少数在器质性疾病的基础上,或对酒精特别过敏者,少量饮酒后出现严重中毒反应。慢性酒精中毒是长期饮酒,形成酒依赖后逐渐出现精神异常,或者突然停止或减少饮酒而出现躯体或精神症状。

3. 特定的躯体体征或精神症状　出现特定的症状,如单纯醉酒、酒依赖、戒断反应、震颤谵妄、酒中毒性幻觉症、酒中毒性妄想症、酒中毒性脑病等。

4. 实验室检查　60%～80%的嗜酒者出现γ-谷氨酰胺转移酶(GGT)、糖缺陷铁传递蛋白(CDT)升高,70%出现平均红细胞容积(MCV)增大,其他还有尿酸、谷草转氨酶(AST)、谷丙转氨酶(ALT)、甘油三酯(TG)升高。血液酒精浓度测定虽不能区分偶然饮酒和慢性酒中毒,但如酒精浓度高于17.6mmol/L而无急性中毒症状,提示是长期饮酒或酒依赖。

饮酒所致精神障碍的诊断与鉴别诊断可以参考ICD-11诊断标准。

(二) 鉴别诊断

1. 反社会人格障碍　80%以上的反社会人格障碍在其一生中会继发性出现严重饮酒问题,可能与他们对物质滥用的控制能力较弱有关。反社会人格障碍一般在15岁之前就出现冲动、暴力、冒险等反社会行为,持续到成年。它在酒精滥用或酒依赖形成之前已经存在,酒依赖是其共病现象。

2. 精神分裂症　患者可能是为了减轻孤独感,或将饮酒作为控制精神分裂症症状的手段。精神分裂症出现酒精滥用或依赖的发生率高于一般人群。

3. 双相Ⅰ型情感障碍　在躁狂发作时,由于情感高涨、冲动、活动过度、判断力和自控力下降,会出现短暂的酒依赖问题。

4. 焦虑障碍　近来研究数据显示,惊恐发作、社交恐惧与酒依赖发生显著相关,惊恐发作、社交恐惧患者酒依赖的发病率显著高于一般人群,患者可能是企图通过饮酒来缓解紧张焦虑情绪。

五、病程与预后

(一) 病程

1. 早期　大多数酒依赖者首次饮酒在13～15岁,首次中毒在15～17岁,首次出现酒依赖问题在16～22岁,25～40岁是形成酒依赖问题的主要年龄阶段。

2. 晚期　一旦形成酒依赖,饮酒明显影响生活、社会功能,患者会进行短暂的戒酒,然后一段时间的小量饮酒,再出现饮酒问题,周期性循环。多项研究表明,一旦达到酒依赖的程度,长期戒酒非常难。酒依赖可增加心脑血管病、癌症、事故、自杀等的发生率,可缩短寿命10～15年。

(二) 预后

有下列特点者提示预后较好,能够持续戒酒1年以上的机会较大:①无反社会人格障碍和其他物质的滥用或依赖;②生活、工作稳定,家庭关系密切,无严重的违法问题,身体状况良好;③能够顺利完成初期康复(2～4周)的整个过程。在酒依赖形成之前就存在精神障碍(如反社会人格障碍、精神分裂症、双相Ⅰ型情感障碍等)的酒依赖患者,其预后取决于原发性精神障碍的控制情况。

六、治疗与预防

(一) 治疗

戒酒是治疗的重要手段,一般情况下,戒断症状通常会在4~6天消退,但是任何可能出现严重戒断症状的患者,尤其是有震颤性谵妄或癫痫发作史的患者,均应住院采用综合性治疗。

1. **戒酒** 先要保证断绝酒的来源。一般根据酒中毒的程度控制戒酒进度。轻者可一次性戒酒;重者可用递减法逐渐戒酒,避免出现严重的戒断症状,危及生命。在戒酒过程中,特别是在戒酒开始的第1周,应密切观察与监护,注意患者的生命体征、意识状态等。

2. **戒断症状的处理** 使用苯二氮䓬类药物进行治疗,可以预防戒酒的主要并发症,如癫痫发作或震颤性谵妄。苯二氮䓬类药物的作用持续时间各不相同,虽然长效制剂可能会给老年人或患有严重肝病的人带来过度镇静的风险,但它们也有停药更顺畅的优点。地西泮剂量一般为每次10 mg,3~4次/天。首次剂量可更大些,口服即可,用药时间不宜超过5~7天,以免发生对苯二氮䓬的依赖,门诊戒酒地西泮常用剂量如表12-3所示。

表12-3 门诊戒酒地西泮用药剂量与时间(mg)

时间	6am	12am	6pm	睡前
第一天	—	7.5	7.5	7.5
第二天	5	5	5	5
第三天	5	2.5	2.5	5
第四天	2.5	2.5	0	5
第五天	0	2.5	0	2.5

3. **拮抗剂治疗** 戒酒硫(tetraethylthiuram disulfiram,TETD)在最后一次饮酒后24小时服用,每天1次,每次0.25~0.5 g,连用1~3周。戒酒硫可抑制乙醛脱氢酶,服药后再饮酒,数分钟内体内乙醛聚积产生恶心、呕吐、心悸、焦虑、脸红等"酒精红晕"反应,使之厌恶饮酒。服戒酒硫后5天不能饮酒,如饮酒量多,产生乙醛综合征,可危及生命。有心血管疾病、躯体功能较差者禁用。

长效阿片类受体拮抗剂纳曲酮(naltrexone)于1994年被美国FDA批准用于治疗酒依赖,它可以降低嗜酒者对饮酒的渴求。酒依赖可引起抑制性γ-氨基丁酸(GABA)能系统活动的降低,GABA受体激动剂乙酰基高牛磺酸钙(阿坎酸,acamprosate)可有效治疗酒依赖,是一种较安全、有效的戒酒巩固治疗药物。而抗抑郁药(如SSRI)用于提高5-HT浓度和活性,不仅治疗抑郁及焦虑性障碍,也能降低对饮酒的渴求。

阿片受体拮抗剂纳洛酮(naloxone)用于急性酒中毒的救治,一般用法为肌内注射每次 0.4~0.8 mg,也有用 0.4~0.8 mg 溶解在 5% 的葡萄糖溶液中静脉滴注,可重复使用,直至患者清醒为止。

4. **对症支持治疗**　改善患者的营养状态,促进大脑代谢,补充大量维生素,尤其是 B 族维生素。对慢性酒精中毒患者均应首先采用肌内注射维生素 B_1 100 mg,一是补充可能存在的维生素 B_1 缺乏,二是防止韦尼克脑病的发生。如果有韦尼克脑病发生的可疑,可立即静脉注射维生素 B_1 100 mg。在开始治疗的 12 小时之内,静脉滴注维生素 B_1,安全剂量可达 1 g。一般每日肌内注射维生素 B_1 100 mg,持续 2 周或到患者能进食为止。

对出现戒断症状、抽搐发作者,肌内注射地西泮 10~20 mg,每 2~4 小时注射 1 次。对兴奋躁动或伴有幻觉妄想者,可用小剂量抗精神病药物治疗;对紧张、焦虑、失眠者,可用抗焦虑药;对情绪抑郁者,可用抗抑郁剂。注意纠正代谢紊乱,维持水、电解质平衡。对合并胃炎和肝功能异常者,也应对症治疗。

5. **急性酒精中毒的治疗**　急性酒精中毒治疗原则基本上与其他中枢神经抑制剂中毒的抢救相同,主要包括催吐、洗胃、生命体征的维持和加强代谢等措施。

6. **社会心理干预**

(1) 社区强化方法:一种广泛的治疗方法,其总体目标是改变饮酒者的社交环境,使戒酒的行为得到奖励。治疗的组成部分包括沟通技巧、解决问题、坚定地拒绝饮酒,以及预防复饮的培训。

(2) 社会行为和网络治疗:利用饮酒者的社交网络来帮助他们改变饮酒习惯。促进社交网络内的沟通,与饮酒者达成共同目标,并利用愉快的社交活动来代替饮酒。

(3) 认知行为疗法:认知行为疗法被广泛认为是戒酒的首选心理治疗方式。帮助患者识别和解决扭曲的模式思想,这往往会影响他们的行为,导致他们酗酒。正念防复吸、接纳承诺疗法等"第三浪潮"认知行为疗法也常用于戒酒。

(4) 行为自控训练:主要用于控制饮酒,减少有害饮酒,而不是实现戒酒。可以小组、个人或自助形式进行。主要内容包括设定饮酒限度、制订控制饮酒率的方法、拒绝饮酒技能训练,以及对取代饮酒的成功行为进行自我奖励。

(5) 应对和社交技能培训:可以小组或个人形式使用。通过培养人际交往技能的方式来改善人际关系,并利用认知情绪的方法来调节情绪,还可以通过训练应对技巧,增强日常生活能力。这样有助于饮酒者处理生活压力事件,以及应对那些可以促使饮酒的线索带来的不利影响。

(6) 人际心理治疗:人际心理治疗主要基于社会学习理论,通过邀请酗酒者及其伴侣共同参与,使用行为契约、沟通技巧培训和行为演练的方式进行治疗,这种方式尤其适用于同时存在酗酒问题和人际关系问题的饮酒者。

(7) 线索暴露:基于巴甫洛夫条件反射理论,将对酒精的渴望视为对特定环境线索的条件反射。目的是在没有酒精强化作用的情况下,采用虚拟现实技术等,通过提供相关线索来"熄灭"条件反应,改善对酒精的渴求。

(8) 预防复发:以认知行为技术为基础,涉及社交技巧、应对方式和行为演练方面的培训,是许多其他方法的重要组成部分。

(二) 预防

加强酒精对人体损害的宣传,提倡文明饮酒和以饮料代酒。严禁未成年人饮酒。提倡生产低度酒,打击非法造酒和生产劣酒、假酒等违法行为。减少有害饮酒或尽早戒酒,防止酒依赖发生。

第三节 阿片类物质所致精神障碍

阿片类物质(opiates)是指对机体产生类似吗啡效应的一类物质。阿片是从罂粟果中提取的粗制脂状渗出物。有天然和人工合成 2 种,可分为 3 类:①天然的阿片生物碱,如阿片、吗啡、可待因;②吗啡衍生物,如海洛因(二醋吗啡);③合成的具有吗啡样作用的化合物,如哌替啶、美沙酮等。阿片的使用至少有数百年的历史,原产地在欧洲和西亚,公元 9 世纪传入我国,阿片依赖或戒断反应在 18 世纪首次被认识。

阿片类药物滥用是世界范围内的公共卫生和社会问题。旧中国人民饱受阿片之苦长达 1 个多世纪。中华人民共和国成立后,政府通过坚决有效的措施,在短短的 3 年内迅速清除了旧中国的阿片毒害。20 世纪 70 年代以来,毒品活动逐渐在全世界开始蔓延,国门打开、过境贩毒等因素使我国的吸毒问题死灰复燃。近年来,我国毒情形势整体向好、持续改善。目前我国滥用海洛因者已少于滥用冰毒者。

一、阿片类物质的药理作用

一系列研究认为,阿片类物质依赖是生物、心理、社会、文化等多种因素交互作用的结果,这些因素在阿片类物质使用的初始阶段、持续使用阶段和戒毒后的复吸阶段都起着非常重要的作用。

迄今为止,已发现了多种阿片受体和内源性阿片肽,这些受体主要分布在痛觉传导区,以及与情绪和行为相关的区域。已知阿片受体有 μ、κ、σ、δ、θ 等类型,其中以 μ 受体与阿片的镇痛、欣快作用关系最密切,在中枢神经系统分布也最广。

阿片类物质可通过如口服、注射或吸入等途径给药。口服时以非脂溶性形式存在于胃内,而很少从胃吸收入血液,因此吸收缓慢,大部分从肠道吸收。由于口服给药吸收不完全,口服阿片制剂时的血药浓度一般只有同剂量注射给药的一半或更少。阿片类制剂吸收后以非脂溶性形式存在于血液中,很难通过血脑屏障,但当吗啡被乙酰化成为海洛因后,则较易透过血脑屏障。阿片类物质可分布到机体的所有组织,还可以透过胎盘屏障,影响胎儿,使胎儿形成依赖。阿片类物质在由肾脏排泄之前,大部分由肝脏代谢。代谢较为迅速,平均代谢时间是 4~5 小时,故阿片类物质依赖者必须定期给药,否则就会出现戒断症状。

阿片类物质的主要药理作用如下。

1. **镇痛镇静作用** 阿片类药物都有不同程度的镇痛、镇静效果,可减轻机体对疼痛的反应,在医疗领域应用范围较广。用药后患者多处于安静状态,易入睡,但睡眠较浅。

2. 抑制呼吸中枢　显著减慢呼吸频率,大剂量使用时可使呼吸变慢而不规则。吸毒者如掌握不好吸食剂量,导致吸毒过量时可出现呼吸衰竭。

3. 抑制咳嗽中枢　可作为镇咳药,长期服用可抑制咳嗽反射,可导致吸毒者出现呼吸道感染。

4. 抑制胃肠蠕动　阿片类药物能明显抑制胃肠蠕动,使肠道紧张性增高,推进性蠕动减弱,导致服食者出现便秘、食欲下降等胃肠道症状。

5. 兴奋呕吐中枢　可兴奋呕吐中枢,产生呕吐,在服用初期呕吐现象明显,随着服用次数的增多,机体出现适应,呕吐反射随之明显减弱。

6. 缩瞳作用　阿片类物质可作用于第Ⅲ对脑神经产生缩瞳作用,临床上将针尖样瞳孔或瞳孔较小作为吸食阿片类毒品及吸毒过量的最重要的体征之一。

7. 欣快作用　作用于中脑边缘系统,提高 DA 水平,从而产生强烈的快感。

二、临床表现

(一) 戒断症状

由于使用阿片类物质的剂量、对中枢神经系统作用的程度、使用时间、使用途径、停药的速度不同,戒断症状的强烈程度也不一致。短效药物如海洛因、吗啡通常在停药后 8~12 小时出现,极期在 48~72 小时,症状持续 7~10 天。长效药物如美沙酮的戒断症状出现在停药后 1~3 天,性质与短效药物相似,极期在 3~8 天,症状持续数周。

戒断后最初表现为哈欠、流涕、流泪、寒战、出汗等轻微症状。随后各种戒断症状陆续出现,典型的戒断症状可分为两大类:①客观体征,如血压升高、脉搏增加、体温升高、瞳孔扩大、流涕、震颤、呕吐、腹泻、失眠等;②主观症状,如恶心、食欲差、疲乏、无力、腹痛、肌肉疼痛、骨头疼痛、不安、发冷、发热、打喷嚏,同时伴有强烈渴求药物与觅药行为等。在戒断反应的任何时期,若恢复使用阿片类物质,能迅速消除上述症状。

(二) 过量中毒

阿片类物质急性中毒是指近期使用阿片类物质后引起意识障碍或认知、情感、行为障碍,与剂量密切相关。临床表现为明显不适当行为或心理改变,如初期欣快,接下来淡漠、恶心、呕吐、言语困难、精神运动性激越或阻滞、判断障碍、损害社会或职业功能。严重者出现瞳孔缩小。伴嗜睡或昏迷、言语不清、注意和记忆损害,极严重的病例会出现昏迷、呼吸抑制、针尖样瞳孔。吸食阿片的患者可出现肺水肿、呼吸衰竭,伴有皮肤发绀、发冷,体温和血压下降,严重者最终导致死亡。

三、治疗和预防

(一) 脱毒治疗

脱毒(detoxification)是指通过躯体治疗来减轻戒断症状,预防因突然停药可能导致的躯体健康问题。阿片类的脱毒治疗一般在封闭的环境中进行。

1. 制订治疗方案　根据患者的具体情况来确定治疗方案,主要包括:①确定治疗目标。不再吸毒,治疗与吸毒相关的内科问题。②治疗与吸毒相关的精神问题。③帮助解决家庭问题。④治疗时间、治疗后康复和随访。治疗计划要详尽,应和患者共同制订,鼓励患者主动参与,治疗双方都要尽最大努力,最重要的是要按治疗计划执行。

2. **替代治疗** 替代治疗的理论基础是利用与阿片类物质有相似作用的药物来替代毒品,以减轻戒断症状的严重程度,使患者能够较好地耐受戒断反应。之后在一定的时间(14~21 天)内逐渐减少替代药物的剂量,直至停用。目前常用的替代药物有美沙酮(methadone)和丁丙诺啡(buprenorphine)。

美沙酮是合成的阿片类镇痛药,典型的 μ 受体激动剂,可产生吗啡样效应,使用适量时可控制阿片类戒断症状。特点是可口服,服用方便;半衰期长,每日只需服用 1 次;大剂量使用时,可阻滞海洛因的欣快作用;吸收和生物利用度稳定。按药理学剂量换算,1 mg 美沙酮可替代 2 mg 海洛因、4 mg 吗啡或 20 mg 哌替啶。但由于毒品的含量不一,这种换算没有实际的价值。一般美沙酮起始剂量为 10~20 mg 口服,如果戒断反应的症状和体征持续存在,2 小时后可重复给药。第一个 24 小时的总剂量一般不超过 40 mg,一旦戒断反应控制相对稳定,以后以每天 10%~20% 速度递减,先快后慢。当减至每日 10 mg 时,应放慢减药速度,每 1~3 天减少 1 mg,直至完全停用,一般在 2~3 周完成整个治疗。

丁丙诺啡是 μ 受体部分激动剂,镇痛作用是吗啡的 25~50 倍,特点是从阿片受体分离较慢,作用时间较长,每日使用 1 次即可;能阻滞海洛因产生的欣快作用;可用于短期阿片类药物戒断,戒断症状较轻;具有顶限作用,即达到一定效应时,即使增加剂量也不会使效应加强。丁丙诺啡的初始剂量一般为 0.9~1.5 mg,根据患者的躯体反应逐渐减量。原则是先快后慢,只减不加,限时(2~3 周)减完。

3. **非替代治疗** 可乐定(clonidine)是 α_2 肾上腺素能受体激动剂,能抑制蓝斑和交感神经系统活性,可以抑制阿片类物质戒断所引起的自主神经症状和情绪改变。可乐定对于渴求、肌肉疼痛等效果较差,也无证据表明它能抑制复发,目前主要用于脱毒治疗的辅助治疗,如停止使用美沙酮后使用。可乐定开始剂量 0.1~0.3 mg,每日 4 次口服,第 2 天加至每日 1~1.5 mg,严重者可达每日 2.5 mg,门诊患者建议不超过每日 1 mg,持续 3~4 天,以后逐渐以 20% 的速度递减,10~12 天结束治疗。可乐定主要不良反应是低血压(少数非常严重)、口干和镇静。还可以应用中草药、针灸,以及镇静催眠药、莨菪碱类药物等进行对症治疗。

(二)维持治疗

维持治疗的基本理论是基于减少危害策略。有很多毒品依赖者很难成功"戒毒"或者不愿意"戒毒"。吸毒常带来一系列问题,包括社会治安问题,传播艾滋病、肝炎病毒,社会功能受损等。因此,免费的美沙酮维持治疗、针具交换项目应运而生,对于减少毒品使用危害,特别是预防艾滋病起到了重要作用。目前我国的美沙酮维持治疗已经遍及全国。

(三)防止复吸

理论上,通过阻滞阿片类的欣快作用,条件反射就会消退。此类药物主要为纳洛酮和纳曲酮,后者口服有效。这些药物是 μ 受体阻滞剂,能阻止阿片类的效应,减轻心理渴求,而且毒性较低,被广泛应用于临床,但只有少数戒毒者能坚持使用此类药物。纳曲酮治疗的禁忌证包括使用阿片类物质的现症患者、产生急性阿片类物质戒断综合征者、阿片类物质依赖者、纳曲酮敏感试验呈阳性反应者、任何尿检有阳性结果者。

(四) 过量中毒

对于阿片类物质急性过量中毒,首先保证足够的肺通气,必要时气管插管、气管切开或使用呼吸机;其次给予阿片受体拮抗剂纳洛酮,按 0.8mg/70kg 体重缓慢静脉注射,疗效迅速出现,表现呼吸增快、瞳孔扩大。若对初始剂量无反应,可数分钟后重复给药。如果给予纳洛酮 4~5g 后,中枢抑制仍未解除,要考虑可能不是单一阿片类物质过量,而是多种药物过量中毒所致。对于阿片类物质依赖者,给予过多的纳洛酮会导致戒断反应的出现,反而恶化中毒症状。

(五) 社会心理康复治疗

从社会和心理两方面对脱毒者进行综合康复治疗,如改变环境、断绝与吸毒者的来往、认知行为治疗、家庭治疗、个体或集体心理治疗等,对戒毒的成功、避免复吸、促进康复具有重要意义。

1. **认知行为治疗**　主要目的是:①通过改变导致患者吸毒的不良认知方式来改变其行为方式;②帮助患者学会应付急性或慢性渴求;③促进患者社会技能和生活水平的提高;④对患者不吸毒行为进行奖励强化。

2. **动机强化治疗**　帮助阿片类物质使用障碍患者认识自己的问题,制订治疗计划并帮助其坚持治疗,有助于提高戒毒治疗的成功率。

3. **群体治疗**　群体治疗使患者有机会发现他们之间共同的问题,从而制订出切实可行的治疗方案;促进他们相互理解,学会如何正确表达自己的情感、意愿,使他们有机会共同交流戒毒的经验教训;在治疗期间相互监督、相互支持,有助于预防复吸、促进康复。

4. **家庭治疗**　强调改善家庭成员间的不良关系,因为这是导致吸毒成瘾和复吸的重要原因。有效的家庭治疗技术能促进家庭成员间的情感交流,打破否认和对治疗的阻抗性。

5. **社区治疗**　社区治疗的主要目的是全面改善患者的生活方式,消除其反社会行为,培养生活、工作技能和积极进取的价值观。在治疗社区中,建立严格的规章制度和奖惩条例,所有参与者必须绝对服从,并采用行为表现评定等级制度,参与者的等级不同,其身份、地位、责任和权利也不同,所有参与者须接受定期评定,沿等级逐步升降,直到合格方能离开社区。

(六) 预防

吸毒问题不仅是一个医学问题,而且是一个社会问题,仅靠医务人员是不可能彻底解决的,需要全社会乃至全球的共同努力。首先消除毒品供应,禁止非法种植罂粟及阿片类物质的加工、生产、运输和出售,加强医用麻醉品控制,以杜绝毒源;其次减少需求,加强毒品危害的宣传,使人们自觉远离毒品。对依赖者进行治疗,使其彻底戒除。

第四节　尼古丁使用所致障碍

烟草原产于南美洲，15世纪末，哥伦布发现美洲新大陆时没有找到黄金，却发现了南美印第安人吸食烟草的习惯，并把烟草带到了欧洲。16世纪末烟草传入我国，烟草的生产和销售量不断增加，我国已成为世界最大的烟草生产和消费国，我国卷烟消费比世界其他四大烟草消费国（印度尼西亚、日本、俄罗斯、美国）的总和还要多。2018年全球成人烟草调查（GATS）显示：我国15岁以上人群的吸烟率为26.6%，其中男性为50.5%、女性为2.1%。据估计，全国有超过3亿的吸烟者，而且有大约70%的不吸烟者暴露于二手烟的危害中。因此，目前有超过半数的中国人正在直接或间接遭受烟草的危害。

烟草使用是世界上导致可预防性死亡与疾病的最主要原因。据2018年WHO统计，烟草每年使世界上800万人失去生命，其中有700多万人源于直接使用烟草，有大约120万人属于接触二手烟雾的非吸烟者。我国2010年因吸烟而过早死亡的人数（绝大多数为男性）已经达到100万人，照此趋势发展，预计2030年这一数字将达到每年200万人，2050年将达到每年300万人。

一、病因和发病机制

吸烟是一种社会适应不良行为，吸烟所致的躯体损害多种多样。除了尼古丁可导致烟草依赖以外，纸烟的燃烟中所含化学物质达4 000种，其中至少有250种已知有害物质，50多种已知可致癌物质。吸烟会快速释放含有烟雾的蒸汽形式的尼古丁，会将尼古丁直接带到肺部和旁路静脉，且每一支烟需要反复抽吸，而且吸烟者可灵活掌握尼古丁摄入的时间和数量，每天吸一包烟的人每年大约有7 000次抽吸，世界上没有任何其他成瘾物质有如此高的使用频率，因此吸烟也可以改变大脑结构和功能。

尼古丁是烟草致依赖的主要成分，导致许多吸烟者难以戒烟。研究证明，吸烟对中枢神经系统（CNS）的作用是通过尼古丁与尼古丁受体相结合而产生的。尼古丁受体又称烟碱型乙酰胆碱受体（nACHRs）。nACHRs有多种不同亚型，其中α4β2型与尼古丁依赖的关系最为密切。尼古丁具有强化作用，既能增加正性情绪，又能减少负性情绪，还可以改善吸烟者的注意力和操作能力。像其他成瘾物质一样，尼古丁会刺激大脑奖赏回路，增强大脑伏隔核中的DA的效应，导致尼古丁依赖。尼古丁的关键影响在于吸烟时让吸烟者产生令人愉快的精神活性效应，从而导致依赖，但尼古丁本身不是危害健康、导致疾病的直接因素。尼古丁依赖性具有高度遗传性，遗传度估计值为60%～80%。

二、尼古丁依赖的临床表现

吸烟者对尼古丁产生依赖后，主要有以下三方面的表现：耐受性增加、戒断症状和行为失控。

(一) 耐受性增加

多数吸烟者在首次吸烟时不能适应烟草的味道，因此在开始吸烟的一段时间内，吸烟量并不大。但随着吸烟时间的增加，吸烟量也会逐渐增多，重度吸烟者甚至每天吸烟超过 60 支。然而，这对于一个非吸烟者来说是完全不能耐受的。

(二) 戒断症状

停用烟草后，体内的尼古丁水平会迅速下降。通常在停用后的 1 天内患者开始出现戒断症状，包括渴求、易激惹、焦虑、抑郁、不安、头痛、唾液腺分泌增加、注意力不集中、睡眠障碍、血压升高或下降、心率加快等。由于尼古丁有抑制食欲的作用，部分患者还会出现食欲增加、体重增加。戒断症状在停用烟草后的前 2 周内最为强烈，大约持续 1 个月后明显减退，但一些患者在特定环境下对烟草的渴求会持续更长时间，有些甚至超过 1 年。

(三) 行为失控

多数烟草依赖患者知道或部分知道吸烟的危害，并有意愿戒烟或控制吸烟量，但经多次尝试后往往以失败告终，部分吸烟者甚至在罹患吸烟相关疾病后仍不能控制自己的吸烟行为，无法做到彻底戒烟。烟草依赖是一种慢性高复发性脑病，大多数吸烟者在戒烟后会有复吸的经历。研究表明，在没有获得任何戒烟帮助的吸烟者中，只有不到 3% 的吸烟者能在戒烟后维持 1 年以上不吸烟。即使获得戒烟帮助，吸烟者在戒烟成功之前，一般也会经历多次戒烟失败。

三、尼古丁使用所致障碍的诊断

对尼古丁使用所致障碍的诊断标准主要包括 ICD-11 和 DSM-5。目前国内临床上最常采用的是 ICD-11。诊断标志物主要为尼古丁及其代谢物可替宁。最常用的诊断量表为烟草依赖测量问卷(FTCD)。

四、戒烟治疗

(一) 药物治疗

1. **尼古丁替代制剂** 包括尼古丁透皮贴、尼古丁口香糖、尼古丁鼻喷剂、尼古丁吸入剂和尼古丁舌下含片。可以单独或联合使用，疗程一般为 8~12 周，治疗时间不推荐超过 6 个月。

2. **非尼古丁替代制剂** 包括盐酸安非他酮缓释片、酒石酸伐尼克兰片。其他非一线戒烟药物包括：去甲替林、可乐定、美卡拉明、盐酸纳曲酮、利莫那班、尼古丁疫苗等。

(二) 心理治疗

旨在戒烟治疗的心理干预有：心理教育干预、行为技巧训练和认知行为干预，可采用面对面的干预，也可采用线上干预，如短信戒烟、微信戒烟或 APP 戒烟。

1. **心理教育干预** 包括对吸烟与健康关系的认识、了解戒烟策略和保持戒烟过程中可能遇到的问题，以及有关上述议题的讨论。

2. **基于认知行为治疗的理论** 着重于识别和改变引起吸烟或戒烟后导致复吸的想

法和行为,认知行为治疗的认知(或思维)组成部分主要是针对吸烟者关于吸烟和戒烟的态度和信念。认知行为治疗旨在察觉消极或自我挫败的想法,并用积极或中立的想法来取代消极的想法。识别促进或引起吸烟的行为,并用更健康或保护性的行为来代替产生吸烟冲动或引起吸烟的行为。

3. 5A's 干预　绝大多数戒烟指南都建议使用 5A's 框架来进行戒烟干预。5A's 框架提供基于证据的步骤来指导医务人员帮助吸烟者戒烟,以提高戒烟率。这些临床步骤总结为 5 个 A,具体如下:

(1) 询问(ask):向所有吸烟者询问他们的吸烟情况。
(2) 建议(advise):对个人和团体提供恰当的建议,建议每位吸烟者尽早戒烟。
(3) 评估(assess):评估这些吸烟者尝试戒烟的意愿。
(4) 帮助(assist):通过提供咨询服务和/或开药来帮助这些吸烟者。
(5) 安排(arrange):安排随访、复吸预防或重新戒烟。

五、康复与预后

若出现明显且持续的戒断症状、负性情绪或压力、缺少戒烟支持、处于吸烟环境、饮酒、吸烟冲动、存在吸烟的诱发因素和容易获得烟草等则可增加吸烟或复吸的危险。

戒烟后复吸是戒烟最大的挑战,除识别那些可能不利于成功戒烟的因素外,还要以治疗慢性疾病的心态治疗戒烟,否则会减少吸烟者的戒烟治疗积极性,使其对戒烟绝望,甚至望而却步。目前提高长期戒烟成功率的手段是使用最有效的戒烟治疗方法。对于近期成功戒烟的患者,医生应肯定患者取得的效果,回顾戒烟的益处,帮助患者解决遇到的问题。医生对患者的关注会使他们在出现复吸时主动寻求帮助。对已经戒烟成功且不再需要进行戒烟治疗的患者,医生可以与他们探讨戒烟成功的经验。这些已经戒烟的患者也可能遇到戒烟相关的问题,医生应对这些问题进行干预。

第五节　兴奋剂、其他物质使用所致障碍

一、兴奋剂使用所致障碍

苯丙胺类兴奋剂(amphetamine type stimulant,ATS)是一类基本化学结构以苯丙胺为主体,由不同官能团取代其化学结构中不同位置上的氧原子衍生而来的同一类化合物。因以苯丙胺作为基本合成原料,又称为合成毒品。主要包括苯丙胺类(安非他明,amphetamine)、甲基苯丙胺类(冰毒,methamphetamine)、甲基卡西酮(methcathinone)、麻黄碱(ephedrine)、3,4-亚甲二氧基甲基安非他明(摇头丸,MDMA,ecstasy)等。苯丙胺类药物在医疗上主要用于治疗儿童多动症、减肥、发作性睡病。近年来,此类药物在我国的滥用有明显增加的趋势,冰毒已取代海洛因成为我国滥用人数最多的毒品。

(一) 药理作用

苯丙胺可引起中枢神经兴奋、减少嗜睡和疲劳感、抑制食欲、提高思维敏捷度,并有致欣快作用。研究认为它有中枢和外周单胺类神经递质[DA、去甲肾上腺素(NE)、5-TH]活性的作用,使细胞间隙 DA、NE、5-TH 浓度升高,产生兴奋、自信心增加、激越甚至精神病症状。

(二) 临床表现

非依赖者早期常为体验性使用,特点为间歇性使用,单次用药也可发生苯丙胺类药物中毒,但大多数发生在滥用或依赖者身上,长期大量吸食后,发展为间歇性狂用,最严重者为依赖,常伴随生理或心理上的依赖。临床表现明显心理和生理改变,心理方面如欣快或情感迟钝、精力旺盛、紧张、焦虑、愤怒、刻板行为、幻觉等;生理方面出现心动过速或心动过缓、瞳孔扩大、血压升高或降低、出汗、寒战、恶心、呕吐、精神激越或阻滞、肌肉无力、呼吸抑制、胸痛、错乱、抽搐、谵妄、昏迷。苯丙胺中毒症状经 24~48 小时的机体排泄,通常能缓解,再次使用症状可重新出现。苯丙胺的有效剂量与致死量相差很大,直接中毒导致死亡的不多见。

使用苯丙胺类药物后,使用者可很快出现头脑活跃、精力充沛、能力感增强,可体验到腾云驾雾感或全身电流传导般的快感。但使用后数小时可出现全身乏力、疲倦、精神压抑而进入"苯丙胺沮丧期"。这种正性和负性体验让使用者陷入反复使用的恶性循环,是形成精神依赖的重要原因。戒断反应的严重程度取决于以前用药的剂量大小和时间长短。依赖者在停药后数小时至数天内出现严重的疲乏、噩梦、失眠或睡眠过多、精神激越或阻滞,患者有强烈的痛苦体验、焦虑、抑郁,甚至导致自杀。严重者还可出现定向或意识障碍、头痛、出汗、肌肉挛缩感、胃肠痉挛等。

(三) 治疗

对苯丙胺类药物依赖目前无特殊治疗,目前尚无推荐的替代药物,大部分患者经过休息、营养补充可自行恢复,多数不需要医疗帮助。苯丙胺类药物戒断反应相对较轻,只需对症处理。当滥用者出现幻觉、妄想等较严重的精神症状时,可选用第二代抗精神病药物如利培酮、奥氮平、喹硫平口服,也可以用氟哌啶醇进行治疗,根据病情轻重调整剂量。焦虑抑郁症状明显时可使用 5-羟色胺再摄取抑制剂、去甲肾上腺素和 5-羟色胺再摄取抑制剂、去甲肾上腺素、特异性 5-羟色胺再摄取抑制剂治疗。也可以使用苯二氮䓬类药物治疗严重戒断综合征引起的急性痛苦。

预防复吸是一个长期的治疗过程,可能需要综合开展社会和心理干预促进患者心理康复,包括使用认知行为治疗、动机强化治疗等。

二、氯胺酮使用所致障碍

解离性物质主要包括氯胺酮及苯环己哌啶(phencyclidine, PCP)。其中苯环己哌啶作为解离麻醉剂,由于谵妄和幻觉等不良反应而被弃用。氯胺酮俗称"K"粉,是于 1962 年首次合成的一种分离性麻醉药,氯胺酮注射液常用作手术麻醉剂或麻醉诱导剂,其为苯环己哌啶的衍生物,其半衰期比苯环己哌啶短,且发生严重行为紊乱的可能性小,两者均属于 N-甲基-D-天冬氨酸(NMDA)受体拮抗剂。

氯胺酮主要滥用于"俱乐部场合"。吸毒者常通过鼻吸或溶于饮料后饮用等方式进入人体后产生快感。因氯胺酮滥用可导致很多临床问题及躯体并发症，还会引发艾滋病等性传播疾病。长期吸食氯胺酮可引起膀胱刺激综合征、精神病性症状，以及脑结构与功能改变(特别是背外侧前额叶)等。2004 年我国将氯胺酮归为第一类精神药品。

(一) 临床表现

氯胺酮可抑制丘脑-新皮质系统，选择性阻断痛觉。其麻醉特点为痛觉消失、意识模糊而非完全丧失意识，呈现出一种意识和感觉分离状态，称为"分离性麻醉"，此外氯胺酮刺激大脑边缘系统产生快感和性冲动，因而又被称为"迷奸粉"。急性中毒在使用过程中或者使用后很快发生，包括行为增多、兴奋、话多、自我评价过高、冲动等躁狂行为；精神症状主要包括记忆问题、幻觉、妄想、怪异行为，甚至出现精神分裂症状。幻觉以生动、鲜明的幻视、幻听为主；妄想多为关系妄想、被害妄想，也可有夸大妄想等；行为紊乱主要表现为冲动、攻击及自伤、自杀行为等。少数患者可出现淡漠、退缩和意志减退等症状。部分患者存在感知综合障碍等；躯体症状包括心悸、气急、大汗淋漓、血压增加等；中枢神经系统表现为眼球震颤、构音困难、肌肉僵硬强直、共济运动失调、对疼痛刺激反应降低等。严重者可出现高热、抽搐发作、颅内出血、呼吸循环抑制，甚至死亡。意识障碍多表现为意识清晰度降低、定向障碍、行为紊乱、错觉、幻觉、妄想等谵妄综合征，严重者可出现昏迷。在长期使用后，滥用者常需要增加使用剂量和频度才能取得所追求的效果。氯胺酮戒断反应存在显著个体及性别差异，但戒断症状一般较轻微，戒断症状包括焦虑烦躁、食欲下降、精神萎靡、疲乏无力、皮肤蚁行感、睡眠障碍、心悸多汗、手脚震颤等，多在停用氯胺酮 48 小时内出现，也有文献报道大剂量滥用氯胺酮数年的使用者停用后，并无任何显著戒断反应出现。

(二) 治疗

治疗主要以预防为主，采用个体化和综合治疗的策略。对于急性中毒、病情危重者主要为支持性治疗，维持生命体征平稳，度过危险期。对氯胺酮戒断症状的治疗主要是对症处理，如镇静催眠类药物、抗焦虑药及抗抑郁药等，同时辅以支持治疗，补充水、电解质，加强营养等。

精神病性症状推荐第二代抗精神病药物对症处理。出现幻觉、妄想等精神病性症状时，可使用帕利哌酮、利培酮、喹硫平、奥氮平、阿立哌唑、齐拉西酮等药物。出现兴奋、激越症状者，可酌情使用氟哌啶醇 2.5 mg 或 5 mg 肌内注射，必要时给予保护性约束。出现锥体外系反应，可视情况使用苯海索(安坦)等。待精神病性症状消失后，抗精神病药物逐渐减量至停用。同时，可辅助心理治疗，如认知行为治疗、放松治疗和家庭治疗等。

三、大麻使用所致障碍

大麻(cannabis)又称印度大麻，为一年生草本植物。大麻含 400 种以上的化合物，其中的精神活性物质称为大麻类物质(cannabinoids)，主要成分为 Δ9 四氢大麻酚。用药方法包括咀嚼、口服和吸取，吸入比口服的作用强 3 倍。

大麻使用所致障碍(disorders due to use of cannabis)表现为大麻使用的模式和结果。除大麻过量中毒外,大麻诱导依赖性的特性也会导致一些个体大麻依赖,并在减少或停止使用时产生戒断症状。使用大麻会对身体的大多数器官和系统产生有害性影响,可分为大麻单次有害性使用和大麻有害性使用模式。大麻有害性使用也包括大麻过量中毒导致的行为对他人造成伤害。一些大麻所致的精神障碍已被认识。

(一)临床表现

吸食大麻的急性精神症状分为4期:①陶醉兴奋期,自身感觉特别愉快,出现欣快感,精力充沛,充满自信心,还可产生不同程度的梦样状态、松弛感和滑稽感;②发展期,视、听、嗅等感官敏感,外界微小刺激都可通过自身的想象扩大,将现实世界感知成一个不真实的、扭曲的世界;③深度幻觉期,通过想象,深深地进入虚无缥缈的境界,虽然保持一定的自知力,但有思维联想障碍;④沉睡期,陷入沉睡状态,醒后有疲劳感。

大麻急性中毒时有2个特征性的生理征兆:结膜变红和脉搏加快。而大麻长期大量使用可引起躯体和精神的变化,即慢性中毒。有的滥用者甚至在停止使用后仍长期残存躯体和精神改变,如易激惹、工作能力下降、精神活动迟钝等。严重时出现谵妄状态、痴呆状态、幻觉、妄想等症状。

(二)治疗

大麻滥用的治疗原则是脱毒和防复吸治疗。通过短期的住院或严格监督下的门诊治疗使患者摆脱毒品,同时通过家庭、集体心理治疗方式来给予支持、巩固疗效。对于出现焦虑、抑郁等精神症状的患者,可短期对症使用抗焦虑药、抗抑郁药。

四、镇静、催眠药或抗焦虑药使用所致障碍

镇静、催眠药或抗焦虑药使用所致障碍表现为镇静、催眠药或抗焦虑药使用的模式和结果。除这些药物的过量中毒外,药物的诱导依赖的特性也会导致一些个体出现依赖,并在减少或停止使用时产生戒断症状。本节所述主要指我国第二类精神药品,包括巴比妥类(barbiturates)、苯二氮䓬类(benzodiazepines)及非苯二氮䓬类中多种用于治疗焦虑症状、应激及睡眠障碍,具有中枢抑制作用的药物。此类药物滥用或依赖的形成与多种因素有关,苯二氮䓬类药物具有欣快和镇静作用是主要因素,其次是医源性因素,因此经常作为街头毒品使用。据估计,服用治疗剂量的苯二氮䓬类药物超过6个月的患者中,约有1/3可能会产生依赖。

(一)镇静催眠药种类

临床上最常用的镇静催眠药主要有两类,一类是以地西泮、劳拉西泮、奥沙西泮、阿普唑仑、氯硝西泮等为代表的苯二氮䓬类药物(benzodiazepine,BZD),作用于$GABA_A$受体$\alpha 1$、$\alpha 2$、$\alpha 3$、$\alpha 5$亚基发挥药理作用,起到镇静催眠、抗焦虑、抗惊厥、肌肉松弛等治疗效应,以及致遗忘、致成瘾等不良反应,主要适应证包括失眠、广泛性焦虑障碍、惊恐障碍、急性酒精戒断综合征、癫痫、肌痉挛及麻醉增强等;另一类是以唑吡坦、佐匹克隆、右佐匹克隆及扎来普隆等为代表的新型非苯二氮䓬类药物(non-benzodiazepine,nBZD),因这些药物的首字母都是Z而被简称为"Z类药(Z-drug)",该类药物与γ-氨基丁酸A

型受体(GABAA 受体)的 α1 亚基的结合力强,而对 GABAA 受体 α2、α3、α5 亚基的结合力弱,因此具有较强的镇静催眠作用而缺乏明显的抗焦虑、抗癫痫及肌肉松弛等作用,故目前获批的适应证只有失眠。巴比妥类是较早的镇静催眠药,按照半衰期的长短可分为超短效、短效、中效和长效药物。短效和中效巴比妥类药物更易产生依赖,并具有快速耐受性,主要包括司可巴比妥钠和戊巴比妥,主要用于失眠的治疗,药物的滥用现象常见,现很少用于临床。

(二)临床表现

以苯二氮䓬类药物为例,长期服用苯二氮䓬类药物可出现慢性中毒症状,表现为消瘦、疲乏无力、面色苍白、性功能下降、焦虑不安、失眠等。智能障碍不明显,但可有一定程度的人格改变。对苯二氮䓬类药物依赖的患者可在停药 1~3 天后出现戒断症状,主要表现包括:①焦虑症状:焦虑、易怒、出汗、震颤和睡眠障碍;②感知觉改变:人格解体、现实解体、对刺激过敏、身体感觉异常和运动感觉异常;③其他特征:抑郁、自杀行为、精神症状、癫痫发作和震颤性谵妄。其表现和巴比妥类戒断症状相似,但严重的戒断症状较少见。

(三)治疗与预防

脱瘾治疗的原则为逐渐减少剂量,或用长效制剂如地西泮替代短效、中效制剂,之后再逐渐减少长效制剂的剂量。更重要的是,科学地监管和预防镇静催眠药成瘾,包括加强对处方数据的利用与监管,加强对相关医生和药师的专项培训,临床医生诊疗过程中加强全面和个体化评估,早期识别易感患者,开发镇静催眠药成瘾预测、识别、诊断评估及治疗干预方法等。

第六节 赌博障碍

一、概述

赌博是指以赢钱为目的,参与由机会决定其结局的游戏或类似游戏的活动。广义的赌博还包括诸如商业投资、股票买卖、职业选择、福利彩票、赛马、军事、外交策略的选择过程。赌博障碍可能包括经常沉迷于赌博、用更多的钱赌博以获得相同水平的期望体验(耐受)、反复尝试控制或停止赌博但不成功、试图停止赌博时焦躁或易怒(戒断),以及赌博对生活功能的主要领域的影响。还包括通过赌博来摆脱烦躁的状态、通过赌博来挽回最近与赌博相关的损失("追逐"损失)、在与赌博有关的重要关系中撒谎,以及依靠他人资助获得赌博资金。

赌博障碍(gambling disorder)常与各种精神疾病同时发生,包括冲动控制、情绪、焦虑和人格障碍。有人认为情绪和焦虑障碍先于赌博问题,这可能表现为一种适应不良的应对机制。成人赌博障碍的患病率为 0.1%~2.7%。赌博者本人及其家庭成员均成为因这一疾病引起的巨大费用的受害者。对于病理性赌博者来说,生活受控于赌博行为,包括对下一次赌博的渴求和试图弥补以前损失的无休止的绝望。这一疾病所带来的严重个人和社会后果包括沉重的经济负担、无法维持一份工作和最终家庭关系的解体。赌博障碍也与自杀企图、法律问题和违法行为的高发率相关。

二、病因和发病机制

(一) 遗传易感性

赌博障碍的遗传概率为 50%～60%，与酒精和阿片相近。双胞胎流行病学研究表明，遗传因素可能比环境因素更能影响赌博障碍的发生，赌博障碍可能和药物成瘾、强迫症同样都存在着相关基因的异常。分子遗传学研究显示编码 5-HT、NE、DA 等神经递质系统的基因多态性与赌博障碍相关，并且作为赌博障碍的风险因素发挥了累加作用。据推测，与 DA 传递相关的基因多态性（如与 *Ankk1* 处于连锁不平衡的 *DRD2 Taq1A1*）与赌博障碍和游戏障碍有关。

(二) 神经认知

非理性认知/认知扭曲在赌博障碍发展和维持中起到了重要的作用。非理性认知包括迷信，赌博者谬论，控制错觉，对输、赢或者接近赢的非正确处理等。参赌并接近赢的经历可能激起了这种扭曲。赌博游戏的某些特征夸大了参与者对自己能够赢的信心。因此，即使赢的结果主要或者是完全由机会来决定，赌徒仍然产生了"控制错觉"，这使他相信自己能够掌控游戏并且赢回他输掉的。经常赌博者比偶尔赌博者具有更多的非理性的想法，所以会做出更加危险的行为。赢时，他想到赢的机会会再来；输时，他认为输是赢的先兆，从而继续赌博，甚至于他们输时比赢时押更多的钱。另外一种扭曲的想法是对结果的估定。赌博者往往记得和过高地看待其所得，而往往忘记、低估或合理化其所失。所以，错误的认知使得赌博得以继续。

赌博障碍患者在决策中表现出的风险偏好和决策冲动与其严重程度呈正相关，这与物质使用障碍者相似。此外，赌博障碍者中并发强迫障碍或伴有强迫症状的比率高于正常人群，表现出明显的反应持续重复和比较差的认知灵活性；难以抵制与克服对赌博的强烈期望，在赌博后心情放松。患者反复想赌博，难以摆脱，从而违背自己的意愿去赌博。因此有学者把病理性赌博看成一种强迫谱系障碍。赌博成瘾者通常在赌博前采用某些仪式性的行为，如相信需要幸运数字或者特定服装才能得到好的结果。

(三) 神经化学

多种神经递质系统参与赌博障碍的病理生理学，特定的神经递质可能与赌博障碍的不同方面有关。基于对赌博障碍和其他疾病的研究认为，DA 与奖赏、强化及执行功能相关；NE 被认为与觉醒和兴奋相关；5-TH 与冲动控制相关；阿片与欣快或者决策有关；谷氨酸与奖赏调节，以及强迫行为和认知功能包括认知灵活性有关；大麻素与奖赏有关。

(四) 神经影像学

目前已经确定有 4 个重要的认知-情绪过程在赌博障碍中发挥重要作用：第一个过程是奖赏和处罚过程及其与行为条件化的关系；第二个过程是对赌博环境线索的凸显和反应性增强，通常造成对赌博的强大驱动力和渴求；第三个过程是冲动性，因为这既是形成赌博障碍的易感个性,也是赌博问题的结果;第四个过程是受损的执行控制功能和冲动性选择,因为病理性赌博者在面对严重的负性结果时仍继续赌博。

研究显示赌博障碍患者在认知控制、赌博欲望、模拟赌博、冲动性选择及处理金钱奖赏和损失(金钱延迟奖赏任务)等多项任务的进行中,皮质纹状体-边缘系统特别是腹内侧前额叶皮质和腹侧纹状体的激活减弱了。这提示行为成瘾和药物成瘾之间共用神经环路(特别是额叶和纹状体区)。

三、诊断及鉴别诊断

(一) 诊断

1. DSM-5 DSM-5中,一个显著的改变就是将赌博障碍从冲动控制障碍这一类别疾病中移除,归为成瘾与相关疾病(addiction and related disorders),从而提出了一个全新的精神疾病类别-行为成瘾,且更名为赌博障碍。其理由是:赌博障碍在临床表现、病因学、共病、生理学和治疗上都与物质成瘾有共性。并且剔除了DSM-Ⅳ中关于违法犯罪如伪造、欺骗、偷窃或贪污以取得赌资的条目(A.8),原因是患者回答此条目的阳性率非常低,会使诊断阈提高,而且其对于诊断相关信息的效应也是微不足道的。在DSM-5中只需满足12个月内出现下面9项诊断标准中的4项或以上就可以明确诊断为赌博障碍。可预见的是,如果采用新的诊断标准,该障碍的患病率会大大增加。因此,在ICD-11依然坚持原来的名称与诊断条目。

(1) 持续和反复有问题的赌博行为,引起有临床意义的损害和痛苦,12个月内出现下列4项(或更多)者。

1) 需要加大赌注去赌博以实现期待的兴奋。

2) 当试图减少或停止赌博时,出现坐立不安或易激惹。

3) 多次努力去控制、减少或停止赌博,但都失败了。

4) 沉湎于赌博(例如,持续地重温过去的赌博经历、预测赌博结果或计划下一次赌博、想尽办法获得金钱去赌博)。

5) 感到痛苦(如无助、内疚、焦虑、抑郁)时经常赌博。

6) 输了钱后,常常在另一天又去赌博,想赢回来。

7) 撒谎以掩盖参与赌博的程度。

8) 因为赌博而使重要的人际关系、工作、受教育或发展事业的机会受到危害或丧失。

9) 依靠他人提供钱财来解决由于赌博引起的严重的经济困难。

(2) 赌博行为不能用躁狂发作来解释。

1) 标注如果是:

阵发性:符合诊断标准超过1次,在赌博障碍发作期间其症状至少有几个月的时间是减轻的。

持续性:持续有症状,且符合诊断标准数年。

2) 标注如果是:

早期缓解：先前完全符合赌博障碍的诊断标准，至少3个月不符合赌博障碍的任何一条诊断标准，但不超过12个月。

持续缓解：先前完全符合赌博障碍的诊断标准，在12个月或更长时间内不符合赌博障碍的任何一条诊断标准。

3）标注目前的严重程度：轻度，符合4~5项标准；中度，符合6~7项标准；重度，符合8~9项标准。

2. ICD-11诊断标准 赌博障碍表现为持续而反复的赌博行为模式，包括在线的（即互联网上进行的）或线下的，同时有以下表现。

1）控制赌博行为的能力受损（例如，对开始赌博、频率、强度、持续时间、结束赌博、赌博行为的背景失去控制）。

2）赌博在生活中的优先程度不断增加，超出其他的兴趣或日常活动。

3）虽然已出现负面后果，但赌博行为仍持续或不断升级。

这种行为模式必须足够严重，导致个人、家庭、社交、学业、职业或其他重要领域功能的显著损害。赌博行为模式可以是持续性、发作性或反复性的。诊断赌博障碍，要求赌博行为及其他相关特征是明显的，并且持续了一段时间（如至少12个月）。如果在满足所有其他诊断需求的基础上症状十分严重，则持续时间的需求可适当放宽。

（二）鉴别诊断

应与打赌、躁狂患者过度赌博、社会病态人格者的赌博，以及精神活性物质滥用伴发的赌博行为等相鉴别。

四、治疗

（一）药物治疗

迄今为止，临床上尚无获得批准的治疗药物，目前建议使用的药物主要为以下4种。

1. 阿片受体拮抗剂 阿片受体拮抗剂（如纳洛酮、纳美芬）作用于中脑边缘DA奖赏环路，减少DA的释放，能够降低成瘾行为的冲动性，并延长成瘾者的操守时间。研究表明，阿片受体拮抗剂纳洛酮和纳美芬疗效优于安慰剂。因此，阿片类药物可能是目前治疗赌博成瘾最有效的药物。

2. 心境稳定药 锂盐、丙戊酸钠等心境稳定药用来治疗病理性赌博是基于赌博障碍的冲动控制障碍特征，其临床特点与情绪障碍，特别是双相型人格很相似，比如冲动行为、情绪波动、判断力差和思考浮夸，且常与其他精神障碍疾病合并存在。

3. 抗抑郁药物 对多种抗抑郁药进行了赌博成瘾治疗的临床对照试验，如选择性5-HT再摄取抑制剂（SSRI）类的氟伏沙明、帕罗西汀、舍曲林、西酞普兰、艾司西酞普兰，以及NE-DA选择性再摄取抑制剂（NDRI）安非他酮。药物使用时通常是选择中-高剂量，疗程亦长于抑郁症，但临床效果不甚一致。

4. 谷氨酸能药物 前期研究提示谷氨酸能药物对于减少冲动症状、改善认知灵活性有一定的效果。金刚烷胺（amantadine）是谷氨酸NMDA受体拮抗剂，并兼具间接促DA释放的作用。研究发现，金刚烷胺消除或者显著减少了这类患者的赌博成瘾症状，改善了认知灵活性。其他药物包括 N-乙酰半胱氨酸、托卡朋、依考匹泮等。

(二) 心理治疗

心理治疗目前是赌博障碍的一线治疗方法,相关的荟萃分析显示心理治疗和行为治疗都能显著改善赌博成瘾。并且,随访中发现,疗效可保持至之后 2 年。

1. **认知行为疗法** 认知行为疗法在减少症状的严重程度和减少赌博输掉的钱数中都有效。这一半结构化的、以问题为导向的方法部分集中于挑战维持冲动行为的非理性想法过程和信念。治疗过程中,患者学会并且实施一些技巧和策略来改变前文所述的模式,从而干扰成瘾行为。治疗通过参与一些替代行为和一系列目标导向、直接、系统的过程促进了不良情绪、行为和认知过程的替代。认知治疗是矫正患者对赌博的不当预期心态,增强自我处理问题的能力,如社交技巧训练及压力调适等,需要患者有意愿配合,家人给予支持和帮助。目前临床上主要以与赌博行为相关的特异认知过程为靶点进行个体或者团体治疗。

2. **厌恶与想象治疗** 厌恶与想象治疗可以认为是认知行为疗法或者暴露治疗的一种形式或组成部分。治疗方法包括厌恶治疗、想象脱敏及实地暴露。阻断赌博与愉快情绪之间形成的条件反射,同时建立赌博与厌恶、恐怖情绪之间的条件反射。如此训练可能会改变与习惯相关的脑环路,包括眶额叶皮质和背侧纹状体功能,从而改变习惯反应。到目前为止,厌恶性刺激的治疗性应用在道德的合法性上仍然是一个问题。在某些情况下,厌恶刺激虽然很有效力,但如有可代替的、有效力的正强化物,我们仍然应实施正强化。

3. **动机治疗与短期心理干预** 动机性访谈是一种协作的、以咨客为中心的访谈技术,引导咨客改变内在动机。动机性技术通常包括化解患者的阻抗,并以无倾向性方式与患者探讨特殊行为的利弊,分 5 个阶段有计划、分步骤进行。

(1) 前沉思阶段——为试图改变的赌博成瘾行为提供某种特定的思想。

(2) 沉思阶段——引导赌博成瘾者开始考虑改变自己的行为。

(3) 积极考虑阶段——对戒赌做出周密而严格的计划。

(4) 行为改变阶段——赌博成瘾者不再恋赌、参赌。

(5) 巩固和维持阶段——以期达到戒赌成果的巩固。

短期心理干预通常持续不到 10 分钟,少于 4 次,其内容变异大,可能具有强化动机的作用。

4. **自助法** 尽管这一方法对于大范围人群都有效,但是对于那些不满足赌博成瘾诊断标准,并且认为心理干预花费太高或者太密集的人来说更有优势。最普遍的提供相互支持的自助组是戒赌者互诫会,是以戒酒互助会的 12 步模式为基础。

5. **婚姻家庭治疗** 此种治疗促进家属以积极态度对待患者、给予关心和支持,创造温馨的家庭环境对病理性赌博的治疗具有积极意义。

(三) 神经调控治疗

丘脑底核(subthalamic nucleus)脑深部电刺激(STN-DBS)是将电极植入丘脑底核以增加神经传递,常用来治疗顽固性赌博障碍患者。这种外科手术最初的目标是减少左旋多巴相关的运动症状,有研究发现 STN-DBS 可以减少患者的赌博障碍症状。然而,也有报道在 STN-DBS 之后继发了赌博障碍。

第七节　游戏障碍

游戏是人类行为和经验的一个组成部分。在过去二十年里,计算机技术的普及和使用急剧增加,改变了休闲活动的世界。除了传统的社交媒体外,互联网和网络游戏已经成为儿童和青少年的常见行为活动。研究表明,青少年娱乐性使用各种电子媒体(如手机、电视和视频、电脑、音乐播放器、网页、社交媒体,不包括手机通话和手机短信)比他们在学校或与朋友一起度过的时间更多。对于大多数人而言,游戏是一种令人愉悦且刺激性的活动。而部分人群过度追求游戏与游戏相关的乐趣,可能会忽略正常的社会关系、学习或工作任务,甚至连基本的身体需求都可以忽视。因此,游戏可以被概念化为从愉快的活动到病理性持续状态甚至导致成瘾行为。

2013 年 5 月,美国精神病协会(APA)提议将网络游戏障碍(internet gaming disorder)放在 DSM-5 附录中,作为一种需要进一步研究的临床现象,这也在一定程度认可了将网络依赖作为一种精神障碍的界定。ICD-11 将游戏障碍正式纳入为一种精神疾病。

游戏障碍(俗称游戏成瘾)是一种复杂的慢性、复发性脑病,其主要特征为过度专注于游戏、对游戏有强烈的渴求、难以控制自己不玩游戏。游戏成瘾对个体的生理、心理和社会功能造成极大的损害,给家庭和社会带来沉重的负担,已成为一个重大公共卫生问题。该病多发于儿童青少年群体,我国发病率为 2.2%～14.3%。目前该问题日趋严重,给儿童青少年健康带来严重危害。

一、危害

游戏障碍会对个体的生理、心理和社会功能造成极大损害。其危害已经引起了社会的广泛关注,其危害主要表现在以下几个方面。

(一) 影响身心健康

沉溺于游戏一般会伴随着长时间的连续上网,这一过程中,个体的新陈代谢、生物节律、饮食习惯都遭受破坏,进而容易导致体质下降。研究发现沉迷网络的人容易表现出内分泌紊乱、免疫力下降等特征。并且,这一影响对正处在生长发育期的青少年尤为严重。由于游戏活动更多在于人机互动,导致个体对现实刺激缺乏相应的情感反应。它会导致个体对亲友冷淡,对周围日常事物失去兴趣,甚至家庭关系紧张等后果。同时,过度沉溺于网络提供的虚拟角色往往容易导致迷失自我,导致对现实中的自我缺少正确的认识,进而诱发多种心理问题。

(二) 影响学业和工作成绩

长时间的网络游戏必然挤占人们正常的学习、工作时间,降低人们对学习和工作的兴趣，进而影响学习和工作成绩。沉迷游戏也是造成大中学生成绩下滑、辍学、肄业和无法按时毕业的主要原因。

(三) 诱发青少年犯罪

网络游戏应用不是免费的，很多网络游戏都需要大量的金钱付出。如果在正常渠道无法满足青少年对上网的金钱付出时，就可能诱发他们采取非法的手段获取上网需要费用的行为。

二、病因、病理机制

游戏障碍的发生受到环境和生物学因素的综合影响。儿童青少年前额叶自上而下的控制神经环路尚不完善，对于游戏奖赏的控制能力较弱，这使其成为网络游戏成瘾的最易感群体。与药物成瘾相似，游戏成瘾者常具有高冲动性、高感觉寻求、高神经质等特点，部分患者还具有暴力问题或情绪调节问题。影像学研究表明，游戏成瘾者表现出与物质成瘾和病理性赌博相似的大脑功能变化，主要存在奖赏系统、执行控制系统、情绪管理系统等相关脑区的异常。游戏成瘾者强烈而持久的成瘾记忆和渴求与前额叶、纹状体等奖赏相关脑区有关，其中背外侧前额叶皮质受损明显。

三、心理特征

(一) 奖赏寻求增加

奖赏系统在成瘾的形成和维持中发挥着重要作用。大量研究发现，游戏成瘾与传统成瘾个体在奖赏寻求上表现出极高的一致性，主要表现出奖赏寻求增加、耐受性增强、戒断反应和躯体症状等临床特征。研究发现，组成奖赏系统的大多数脑区，如纹状体、杏仁核、腹侧被盖区等都在网络依赖个体上表现出高激活特征。在以网络游戏成瘾个体为被试的研究中发现，网游成瘾被试表现出更高的奖赏寻求特征，而对惩罚却更不敏感。同时，网络游戏所带来的快感会增强个体玩网络游戏的欲望，进而驱动个体发展到成瘾状态。

(二) 冲动控制能力下降

成瘾的核心要素是人们对自身冲动控制能力的降低。有效的冲动控制能力会促使个体抑制自身的游戏冲动，制止过度玩游戏，进而达到远离游戏成瘾的结果。游戏成瘾个体无法对玩游戏冲动产生足够的控制力，不能有效控制自己的游戏行为。相反，他们容易被游戏吸引，沉溺其中无法自拔。而反过来，玩游戏产生的快感会进一步削弱个体对自身行为的控制能力，然后去进一步追求游戏所带来的快感。于是，最终形成一种恶性循环。

(三) 决策能力受损

决策过程是一个权衡利弊的过程。这类患者在行为上表现出宁愿选择当前即刻能够满足的短暂快感，也不愿为长远的大的收益而等待。对游戏成瘾个体来说，游戏行为可以迅速给他们带来快感和满足；相反，他们通常不选择为学业成绩、人际关系、事业发展等长远目标而努力。

四、诊断标准

游戏障碍是指持续或反复的游戏行为("数字游戏"或"电子游戏"),通常持续至少12个月,如果症状严重,所需的持续时间可缩短。

(一) DSM‑5 中对手机游戏成瘾提出 9 条诊断标准

(1) 对玩游戏的渴求(玩游戏的行为、回想玩游戏和期待玩游戏支配了个体的日常生活)。

(2) 不能玩游戏时出现戒断症状(表现为易怒、焦虑、悲伤)。

(3) 耐受症状(需要玩的时间越来越长)。

(4) 无法控制要玩游戏的意图。

(5) 因游戏而对其他爱好丧失兴趣。

(6) 即使知道玩游戏的潜在危害仍难以停止。

(7) 因玩游戏而向家人朋友撒谎。

(8) 用游戏逃避问题或缓解负性情绪。

(9) 玩游戏危害到工作、学习和人际关系。

(二) ICD‑11 对手机游戏成瘾提出 3 条诊断标准

(1) 对玩游戏的控制受损(如对时间、频率、场合等不能控制)。

(2) 玩游戏的重要程度高于其他兴趣爱好和日常生活。

(3) 即使导致了负面影响,游戏行为仍在继续和升级。

无论是 DSM‑5 还是 ICD‑11,都列出了区分病理性游戏行为的 2 条核心特征:一是游戏成瘾者不仅花费大量时间和精力用于玩游戏,更重要的是,他们忽略了现实生活,无法再承担以往的社会角色,也不再参与社会生活;二是他们丧失了对自我行为的控制,让游戏完全支配了生活。而共病方面研究显示,以下 5 类精神疾病患者是网络成瘾的高危人群:分裂型人格障碍者常常合并网络成瘾;不同程度的抑郁症,常常同时会引发成瘾行为;心理应激反应与适应障碍者将上网作为一种对心理应激的反应和应付挫折的手段,易成瘾;精神分裂症前驱期和慢性期可能会表现为上网成瘾及其他方面的异常;品行障碍者,青少年的心理特点使得上网成瘾行为是其突出的行为问题。

五、治疗

(一) 药物治疗

目前尚未获得批准的针对游戏障碍的治疗药物。采用药物治疗主要是针对合并抑郁障碍或其他精神障碍等,包括治疗抑郁症(安非他酮、艾司西酞普兰)或多动症(哌醋甲酯、阿托西汀)的药物。

(二) 心理治疗

心理治疗是目前应用最多的针对游戏障碍的治疗方法。

1. **认知行为疗法** 认知行为疗法是最常用的心理治疗,其有效性在其他成瘾类型,比如物质滥用、赌博成瘾等的治疗过程中得到了广泛验证。因此,很多研究者尝试将其应用到游戏障碍的治疗中来。认知行为治疗每个疗程需要 1～2 小时,通常要持续十几个疗程,数月的时间(如 12 步认知行为治疗)。

总体来说,认知行为治疗通常从以下几个方面着手:辨识危害,辨识由于不恰当玩游戏应用所带来的成瘾症状;尝试控制,如学会自我管理、自我控制玩游戏时间等;成功经验分享,与父母、同伴分享成功的经验;改变对游戏的认知,认识到游戏的多面性,尝试去处理游戏相关内容;停止不恰当玩游戏,促使他们意识到自己的成瘾行为并进行克制;其他问题,如学会制订学业计划、去参加能抑制玩游戏的活动等。认知行为疗法主要形式为个体咨询,由成年治疗者提供支持。多个研究证明,认知行为疗法在游戏依赖的干预中能有效改善症状、缩短玩游戏时间、降低游戏渴求等。

认知行为疗法的团体治疗分为学校和家庭两种情境。团体学校辅导主要是在学校情境中进行,参与者包括学生、学生的父母和老师等。每组 6～10 个学生,进行干预;学生的父母也需要参与,目的是让他们也加深对孩子玩游戏行为的认识;教师负责提供心理与教育方面的内容,比如举行健康讲座、分析和讨论的工作坊,为治疗提供支持。家庭环境下的团体治疗建立在 Bowen 的家庭系统理论之上,基于家庭成员间对家庭问题的分析和交流之上。它通过改善家庭成员间的交流行为、交流方式等来帮助个体克服对游戏的依赖。主要活动包括:加深对家庭成员存在游戏问题的认识,父母与孩子之间交流能力的培训,父母与孩子之间开展对成瘾问题的交流,父母与孩子之间良好关系的建立与训练,设置健康的家庭期望等。家庭和学校情境下的团体治疗都需要父母的参与,其目的在于促使父母认清孩子存在的问题,认清自己在子女游戏成瘾形成和戒断过程中的作用。同时,父母的参与还会增强家庭成员之间的和谐程度,促进游戏的戒除。

2. **动机增强治疗** 动机增强干预一般与认知行为疗法相结合。这一方法主要包括几个阶段:思考阶段(细致的访谈和案例构建);准备阶段(通过移情来诱发情绪激活);契约阶段(游戏行为修正,降低游戏时间、增加健康活动等)。通过这几个阶段的干预,个体表现出网游成瘾症状降低,学习成绩上升。

(三) 综合治疗

在认知行为疗法的基础上,大量的临床干预将其与多种干预手段相结合,包括其他类型的心理治疗、药物治疗、物理治疗等。最常用的是将认知行为疗法与抗抑郁药物治疗相结合。有研究尝试将认知行为疗法结合电针治疗对网络依赖进行干预,发现它能显著改善网络依赖个体的焦虑状态,其机制可能是通过降低体内的去甲肾上腺素起作用。也有学者尝试将电刺激厌恶治疗与其他治疗相结合,尝试建立上网行为与厌恶之间的条件反射,进而达到治疗网络依赖的效果。当然,这些方法也存在一定的争议。

由于目前对网络依赖的发病机制尚不清晰,同时网络依赖常伴随其他精神症状。因此,当前在游戏障碍的治疗手段上,主流的趋势是采取以心理治疗为主,药物治疗和物理治疗为辅的干预措施。

六、预防

"防"胜于"治",游戏成瘾的早期预防是关键。早期负性生活事件、社会关系不良、孤独感、社会应激、社会认知、不良心理状态、错误应对方式等是游戏成瘾的危险因素,减少这些危险因素有利于预防游戏成瘾。此外,对于儿童青少年的预防措施还包括:父母树立不沉迷游戏的好榜样、培养孩子兴趣爱好、监管孩子使用电子产品等。

(廖艳辉)

主要参考文献

[1] 中国国家禁毒委员会办公室. 2022年中国毒情形势报告[N]. 中国禁毒报,2023-06-30(003).

[2] 陆林,李涛,王高华. 牛津精神病学[M]. 7版. 北京:北京大学医学出版社,2022.

[3] 陆林. 沈渔邨精神病学[M]. 6版. 北京:人民卫生出版社,2018.

[4] 郝伟,陆林. 精神病学[M]. 8版. 北京:人民卫生出版社,2018.

[5] BRAND M, YOUNG K S, LAIER C, et al. Integrating psychological and neurobiological considerations regarding the development and maintenance of specific Internet-use disorders: an interaction of person-affect-cognition-execution (I-PACE) model [J]. Neurosci Biobehav Rev, 2016, 71: 252-266.

[6] DRUGS UNODC, CRIME. World Drug Report 2023 [M]. Vienna: United Nations, 2023.

[7] LESHNER A I. Addiction is a brain disease, and it matters [J]. Science, 1997, 278 (5335): 45-47.

[8] TANG J, YANG J, LIU Y, et al. Efficacy of WeChat-based online smoking cessation intervention ('WeChat WeQuit') in China: a randomised controlled trial [J]. EClinicalMedicine, 2023, 60: 102009.

第十三章 人格障碍、冲动控制障碍及性心理障碍

本章重要知识点：
(1) 人格障碍3个要素包括早年开始，于童年或少年起病；人格的一些方面过于突出或显著增强，导致牢固和持久的适应不良；给本人带来痛苦或贻害周围。
(2) 人格障碍形成的关键因素包括遗传因素、大脑的先天缺陷，以及心理、社会、文化、环境的潜移默化影响。
(3) ICD-11不再对人格障碍进行分类，而是把诊断划分为两阶段：第一阶段对人格障碍的严重程度进行识别，第二阶段通过衡量特质领域来界定在哪些领域更为凸显。
(4) ICD-11人格障碍的5个特质领域分别为负性情感、分离、去社会、脱抑制和强迫。
(5) 人格障碍的治疗效果有限，预后欠佳，因此强调早期预防，总体治疗原则在药物治疗和心理治疗的基础上促进人格重建，改善患者的社会心理环境，逐渐适应社会。
(6) 冲动控制障碍表现为个体难以控制的冲动和欲望，其行为目的在于获得自我心理的满足或解除精神紧张，与注意缺陷多动障碍、抑郁症和焦虑症等存在一定的关联，同时需注意鉴别诊断。
(7) 性欲倒错障碍表现为性对象的异常和性行为方式的异常。包括性行为、人格和情感调节等功能方面的损害。

人格障碍是指明显偏离正常且根深蒂固的心理行为方式，具有适应不良的性质。冲动控制障碍是反复无法抑制的有害冲动行为，性心理障碍涉及异常的性欲和行为模式。这三者都表现出情绪和行为异常，严重影响日常生活和人际关系，诊断和治疗复杂，常涉及神经生物学和心理社会因素。上述障碍通常开始于童年期或青少年期，并长期持续发展至成年，甚至终身。患者虽然没有智力障碍，但因为适应不良的行为模式难以矫正，仅少数患者在成年后一定程度上有所改善。

第一节 人格障碍

"人格"一词源自拉丁文"persona",最初指的是古希腊戏剧中演员所戴的面具。这些面具在戏剧中代表着不同的角色和个性特征。如今的人格一词用来描述一个人的思维、情绪和行为的特征模式,这些特征通常会在不同状况下表现出稳定性和一致性。人格的形成受到先天生物因素、后天自然和社会环境因素,以及个人需要和动机因素的综合作用。一个成熟的人格是在一定的社会环境影响下,通过实践活动逐渐形成和发展起来的。

人格障碍的现象从精神病学发展初始就引起了学者的关注。1835 年,J. C. Prichard 提出"悖德症(moral insanity)",在定义中提出患者在自然感受、情感、(行为)倾向性、脾气、习惯、道德准则和正常冲动方面存在病态歪曲的表现,同时剔除了关于智力、学习能力、推理能力方面的障碍或缺陷,不存在任何病态的妄想或幻觉。Schneider 在 20 世纪初提出的病态人格,将人格界定为"稳定的情感、价值倾向和意志的混合"。他认为病态人格并非病理性,因此应当排除在疾病模式之外。这是将人格障碍与一般精神疾病进行区分的早期观点。从 ICD—9(1978)和 DSM—Ⅲ(1980)开始,这两个疾病分类系统均采用"人格障碍"一词来取代广义的病态人格。而在 ICD—10(1992)和 DSM—Ⅳ(1994)中,对人格障碍提出了三个要素:①早年开始,于童年或少年起病;②人格的一些方面过于突出或显著增强,导致牢固和持久的适应不良;③给本人带来痛苦或贻害周围。在 DSM-5(2013)中,人格障碍被分为三大类:A 类为偏执型、分裂型和分裂样人格障碍;B 类为反社会型、边缘型、表演型和自恋型人格;C 类为回避型、依赖型和强迫型人格障碍。但 DSM-Ⅳ、DSM-5 和 ICD-10 中,当前的人格障碍诊断在长时间的使用之下,缺乏可靠性、有效性和临床效用,很多社会功能受损严重的患者往往同时存在多种人格障碍,并且难以进行精细的区分。DSM-5 也由此提出一种人格障碍替代模型(alternative model for personality disorders, AMPD),该模型提出 2 个新的评估标准,标准 A 为人格功能障碍的严重程度连谱系(a severity continuum),将障碍程度区分为从微小或无损害到极度损害的 5 个程度;标准 B 为适应不良人格特征的分层模型(a hierarchical model),将人格特质分为消极情感(negative affectivity)、分离(detachment)、对抗(antagonism)、脱抑制(disinhibition)、精神病(psychoticism)这 5 个更高阶的特质域(trait domains)。基于上述考虑,ICD-11(2018)对人格障碍又进行了大的调整,不强调具体的人格类型,而是通过严重程度的划分和进一步的特质划分对人格功能受损进行诊断。后文中将会进一步阐述 ICD-11 相关诊断细则。

一、流行病学

人格障碍患病率的研究主要通过临床晤谈和问卷评定,不同方法之间一致性较差,抽样和诊断标准也缺乏一致性,使研究得到的患病率高低不一。国外发达国家的调查数据表明，人格障碍总患病率为2%～10%。2000年美国精神病协会公布的人格障碍在整个人群中的比例为0.5%～2.5%，其中10%～30%为住院患者，2%～10%为门诊患者。2000年Jackson等在澳大利亚的一项全国性调查显示，澳大利亚成人人格障碍的患病率为6.5%。

1986年我国进行的12个地区流行病学调查结果显示人格障碍患病率为0.13‰，1993年我国7个地区精神疾病流行病学调查的结果为0.1‰。当时有关专家认为，我国人格障碍的患病率如此低的原因可能与调查人员对人格障碍的认识和评价方法有关。2021年的研究综述表明，人格障碍在我国一般人口中的比例为4.1%，在美国的一般人口中的比例为7.6%。

1992年，Maier等分析得到人格障碍患病率的年龄分布结果为：19～24岁年龄组为8.5%，25～44岁年龄组为11.6%，45～64岁年龄组为8.5%，65岁及以上为6.8%。另外，有研究提示，有婚姻问题（分居、离婚、过婚龄而未婚）者、受教育水平低者及经济状况差者的人格障碍患病率较高。人格障碍往往与其他常见精神疾病存在共病。2019年我国的一项研究发现，10名抑郁症患者中有9人在人格问题筛查上是阳性的，其中有54%达到边缘型人格障碍的诊断标准。

二、病因和发病机制

与很多精神障碍相似，人格障碍的病因是多因素的，涉及生物、心理、社会各个方面。目前认为它是异源性的集合体，在大脑先天性缺陷的基础上，遭受环境有害因素（特别是心理社会因素）的影响而形成。人格障碍的各个类型具有共同的病原因素。

（一）遗传因素

对人格障碍患者的家谱调查，双生子、寄养子的研究和染色体分析的研究结果认为，人格障碍与遗传有关。家谱研究发现，人格障碍患者的亲属中人格异常的发生率与血缘关系的远近成正比，血缘关系越近，发生率越高。对同卵双生子与异卵双生子的研究也表明，前者比后者在人格障碍方面的一致率更高。对寄养子的研究发现，人格障碍患者的子女寄养出去后，人格障碍的发生率仍较高。

（二）生物学因素

脑电图检查发现，人格障碍患者常有慢波出现，与儿童脑电图相似，故有学者认为人格障碍是大脑发育成熟延迟的表现。大脑皮质成熟延迟在一定程度上说明其冲动控制和社会意识成熟延迟。人格障碍者到中年以后情况有所改善，可能是大脑皮质成熟程度增高的结果，与临床观察一致。

人格障碍患者体内的神经递质代谢存在异常。1991年，Coccaro等研究表明，人格障碍患者去甲肾上腺素（NE）功能亢进，代谢物水平升高，对NE能激动剂可乐定的反应也增大。同样，这类人格障碍患者的5-HT功能也降低。

（三）心理因素

父母养育方式对人格的形成影响较大。粗暴凶狠、放纵溺爱或苛求都可导致人格的病态发展，其中重要的因素是父母亲给予的关爱和呵护，对爱体会得少与多种人格障碍密切相关。

童年经历和精神创伤对人格的形成具有重要作用。童年强烈的精神创伤,如家庭破裂、剥夺母爱或父爱、生活重大变故等通常会给人格发展带来严重影响,在持续处于焦虑、恐惧、压抑等心理状态下,逐渐形成病态的防御机制,难以适应正常的社会生活,逐渐发展成为人格障碍。

(四) 社会文化因素

社会文化的观点强调人格障碍与文化适应不良有关,不同的社会和文化塑造不同的性格。一些学者认为,人格障碍的异常情绪反应与行为方式都是儿童成长过程中从环境中习得的,通过条件反射机制巩固下来。另外,恶劣的生活环境也是人格障碍形成的原因之一。社会底层的弱势群体遭受失业、歧视、居住拥挤、受教育机会少等,也会对儿童的心理发育造成不良影响。

总之,人格障碍的形成有多方面的原因,它们相互影响、共同起作用。遗传因素、大脑的先天性缺陷,以及心理、社会、文化、环境的潜移默化影响,成为人格障碍形成的关键因素。

三、临床特征

人格障碍通常表现为人格各成分之间的失衡或人格性质上的失常,有明显的社会功能障碍,常使患者自己和社会蒙受损害,影响正常的人际关系。人格障碍一般特征如下。

(1) 人格障碍的患者在认知内容、情绪体验、冲动行为控制和人际关系等方面存在异常。这些异常显著偏离特定的文化背景和一般认知方式,具体表现视不同的人格障碍分型,详见本章第二节。

(2) 人格障碍的异常表现在各种场合都固定不变且广泛,在患者独自一人或参与社交活动等场合时均是恒定的,不随周围环境的改变而改变。

(3) 发病至少可追溯到青春期,一般始于青春早期,往往在儿童期就初露端倪,但由于这时人格的可塑性大,一般到青春期才引起注意。

(4) 患者因为其行为表现异常,严重影响其社会交往、职业发展或其他社会功能,常常难以适应家庭、工作和社会环境,部分患者为此感到痛苦。有些患者常伤及他人、危害社会,自己却若无其事。

四、诊断和鉴别诊断

人格正常与异常之间没有明确的界定方式,人格障碍主要依据病史和临床表现来诊断。正常人格的人有能力适应不同环境需要和生活的改变,而人格障碍患者的适应能力非常有限,甚至完全丧失。两者的区别主要在程度上而非结构上。

人格是从小逐渐发展形成起来的,人格障碍也是如此。一般来说,到了18岁,人格基本定型,因此,临床上以18岁作为诊断人格障碍的年龄下限。人格障碍的诊断必须满足18岁的年龄标准,18岁以下的患者必要时可诊断情绪障碍、行为障碍或品行障碍等。

(一) ICD-11 的相关诊断

ICD-11 不再对人格障碍进行分类,而是把诊断划分为两个阶段:第一阶段对人格障碍的严重程度进行识别,第二阶段通过衡量特质领域来界定在哪些领域更为凸显。在 ICD-11 中,人格功能水平构成了人格障碍概念的核心,主要包含自我功能与人际障碍两部分,第一部分为自我功能的问题,包括自我认同(指个人对自己的价值、能力、性格、身份、文化背景等多方面因素的肯定和认可)、自我价值(个体是否能够认识到自己的价值并给予肯定)、自我观点的准确性(客观、准确地了解自我品格、长处和欠缺,而非对自我进行夸大、贬低或歪曲)、自我导向(个体具备自我学习和自我发展的能力,并能够计划、选择并落实适当目标的能力)。第二部分为人际交往障碍,包括多种场合与关系中的人际失调程度和广度,如与他人建立联结,理解并体会他人看法的能力,发展和维持亲密和相互满意的关系的能力,管理关系中冲突的能力。

在严重程度识别的第一阶段(表 13-1),程度评定的前提是需满足人格障碍的全部一般性诊断需求。在诊断条目中,人格障碍标为未特定严重程度,通常而言,在临床工作中更容易遇到轻度和中度的人格障碍。严重人格障碍者尽管在多个领域都可能对自己或他人造成严重的伤害,但缺少求助的动机。

表 13-1 第一阶段人格障碍的严重程度

影响维度	轻度人格障碍	中度人格障碍	重度人格障碍
人格功能影响程度(自我认同、自我价值、自我观点的准确性、自我导向)	仅影响人格功能的一部分领域,且紊乱在一些情境中可不表现	影响人格功能的多个领域,但一些领域受影响相对较轻	个体的自我功能严重紊乱
人际关系影响程度(包括多种场合与关系中的人际失调程度和广度)	多种人际关系和/或职业、社会角色的预期表现是存在问题的,但也有一些人际关系能够维持,和/或一些社会角色是能够执行的	绝大多数人际关系存在明显的问题,以及绝大多数预期的社会、职业角色受到相当程度的影响。人际关系上可表现为冲突、回避、拒绝或极度依赖等特征	人际功能受到严重影响,以至于实质上所有的人际关系都存在问题,几乎没有履行预期的社会和职业角色的能力和意愿
人格紊乱的特征	通常为轻度	通常为中等严重的水平	人格紊乱的特征性表现是严重的,且影响到几乎全部的人格功能领域
危险性	通常不与对自我和他人的严重伤害相关	有时会对自我或他人造成伤害	重度人格障碍常与对自我和他人的伤害相关
其他重要领域功能	可与巨大的痛苦或与个人、家庭、社交、学业、职业及其他重要领域功能的损害相关	通常与个人、家庭、社交、学业、职业及其他重要领域功能的明显损害相关	与生活中几乎所有领域的严重损害相关
功能的损害	可表现为仅限于一部分领域的较严重损害;也可以表现为较多领域受影响,但程度相对较轻	可有一部分领域的功能,仍能维持	包括个人、家庭、社交、学业、职业,以及其他重要领域的功能

第二阶段（表13-2）对特质领域进行衡量时，ICD-11提供了5个病理特征域：分别为负性情感（negative affectivity）、分离（detachment）、去社会（dissociality）、脱抑制（disinhibition）和强迫（anancastia）。

表13-2 第二阶段人格障碍的病理特征域

病理特征域	核心表现	具体表现（并非一成不变的，在不同个体、不同时间可有一些差异）
负性情感	个体有经历范围广阔的负性情感的倾向。负性情绪是常见的表现	有些个体可经历广泛的负性情绪，频率和强度与所处的情境不匹配；有些个体表现为情绪不稳定和情绪调节的不良；有的表现为消极态度；或表现为低自尊、低自信；而另一些人则表现为对他人的怀疑和不信任
分离	个体有保持人际关系中距离（社交分离）及情感距离（情感分离）的倾向	社交分离（回避社交互动、缺少朋友、回避亲密关系）；情感分离（情感的保留、冷漠，受限的情感表达和体验）
去社会	个体不在乎他人的权益和感受，自我中心且缺乏同理心	自我中心（如权利感，期望他人的尊敬，积极或消极地寻求关注的行为，考虑问题时总是顾及自己的需要、欲望、便利，而不考虑他人的需要、欲望、便利）；缺乏同理心（即漠视自己的行为是否给他人带来不便，包括欺骗、操纵和剥削他人、刻薄和躯体攻击性、对他人的痛苦的反应冷漠，以及为实现目标冷酷无情）
脱抑制	个体在受到外在或内在刺激（即感觉、情感、思想）时鲁莽行动，不考虑潜在负性后果的倾向	冲动、分心、不负责任、鲁莽、缺乏计划性
强迫	个体狭隘地关注自己的严格的完美、对错标准，以及控制自己和他人的行为，并控制情境，以确保符合这些标准	完美主义（关注社会规则、义务、对错的规范，对细节一丝不苟，做事僵化而系统化，关注日常工作的流程、做事讲究日程与计划，强调组织性、纪律性和整洁性），约束情感和行为（例如，严格控制情感表达，倔强顽固和不懂变通，做事规避风险、持续而坚忍、小心谨慎）

（二）典型病例分析

由于出发点的不同，CCMD-3、ICD-11和DSM-5诊断系统对人格障碍的分类存在一些差异。在现实生活中，还存在多种人格障碍共病的情况。相对而言，以DSM-5为代表的个人分类能够更直观分辨出个体的主要人格特点，但对于多种人格特质共存的个体有判定上的遗漏，而ICD-11为代表的评定方式更能凸显出每一位个体的人格严重程度及特质，但同时对于评定和治疗的要求相对更高，也可能使得患者本人对自身的人格状况感到困惑。本节将同时结合DSM-5与ICD-11的人格障碍定义，对人格障碍典型病例进行分析。

（1）吴某，女，26岁，本科学历，公司职员。工作能力佳，但对他人不愿吐露心事，独来独往，无知心朋友，总是提防别人对她不利，周围人都说她性格古怪、没人情味，时常将别人的好意往坏处想,怀疑有特别动机。工作中老是怀疑别人动过她的电脑,修改过她的资料,工作上一直难以升迁会觉得是周围人故意在搞自己,且看不起自己,但没有真凭实据,并对这些同事心怀恨意。她要回娘家时,婆婆特意给她些东西捎去,她认为这是婆婆有意撵她走等。我行我素、随心所欲,说话办事全凭个人意愿及激情冲动,根本不考虑旁人的喜怒哀乐,不考虑社会影响,因此,与邻里、同事格格不入,婆媳关系紧张。当证明是错误时,却又不承认,经不起批评。最终,她原来唯一可信任的丈夫也无法容忍而离婚。

讨论:该患者在生活、工作、学习上普遍地及无根据地对别人不信任及怀疑,任性、自我中心,做事小心警惕,不愿透露内心想法,害怕被人所利用与欺骗,不能很好地处理人际关系。但她工作能力良好,一直未出现幻觉、妄想等精神病性症状的证据,符合DSM-5偏执型人格障碍的诊断标准。依照ICD-11的人格障碍评定标准,本案例在人格障碍严重程度上,可发现该患者人格功能层面自我认同、自我价值、自我观点的准确性受影响;人际关系(尤其在工作与婚姻关系中)上,绝大多数人际关系存在明显的问题,以及绝大多数预期的社会、职业角色受到相当程度的影响,但仍能履行职业角色,据此基本判定在中度人格障碍水平。病理特征域评定上,偏执型人格障碍典型表现反映在负性情感与分离这两项上,该患者表露出明显的多疑、愤怒、怨怼、好记仇的负性情感,并对实际或自感的他人轻慢或侮辱激动过头,其情感和人际疏离及回避亲密友谊则是分离的具体表现。该患者的ICD-11诊断描述为:中度人格障碍带有突出的负性情感和分离特质。

(2) 李某,男,29岁,未婚。自上学以来,他就孤僻离群,少言寡语,情感冷淡,爱好贫乏,对一切显得无兴趣,不关心其他人,对批评、赞扬及家人的关心均无动于衷,终日待在家中看书,自得其乐而不愿多出门,家中来客从不敢打招呼,几乎谈不上有社会和人际交往,无知心朋友,被人称为"木头人"。成绩一般,毕业后对工作抱无所谓态度,长期待在家里不去工作,后来在家人帮助下找了一份工作才去上班。工作中不修边幅,生活随便,房间里一片狼藉,疏于收拾,经常迟到,对领导提醒并不在乎。一次,别人给他介绍结婚对象,他却提出要过隐居生活做和尚,自认为没有对于恋爱及性方面的想法,引起家人注意后,劝说其去做心理咨询。

讨论:该患者长时间的表现为明显的情感冷淡,行为孤僻退缩,社会和人际关系缺损,尚未发现阳性症状,符合分裂样人格障碍的特点。依照ICD-11的人格障碍评定标准,本案例在人格障碍严重程度上,可发现该患者人格功能层面自我认同、自我价值、自我观点的准确性受影响;人际关系(尤其在工作与婚姻关系中)上,绝大多数人际关系存在明显的问题,以及绝大多数预期的社会、职业角色受到相当程度的影响,但仍能履行职业角色,据此基本判定在中度人格障碍水平。病理特征域评定上,偏执型人格障碍典型表现反映在分离与去社会这两项上,该患者分离特征的具体表现为不喜亲密或社会互动且对性关系无甚兴趣,冷漠、无情感表达、对事情表现出"木头人"反应,伴享受愉悦能力受限,除看书之外缺乏其他兴趣活动。去社会的突出特点为缺乏共情,不关心他人,也对他人的关心无动于衷。该患者的ICD-11诊断描述为:中度人格障碍带有突出的去社会和分离特质。

(3) 曲某,女性,32岁,单身,大专毕业,就职于一家网络公司。她很少主动与他人交往,对社交互动感到不适应,在公司中总是一个人行动,且在交往中显得拘谨和疏离,偶尔有同事主动与其交谈,但似乎很难听懂她在表达什么,给人一种冷冷的感觉,听不懂同事之前的玩笑话,也没有关心的人,且对于与人建立关系感到困扰,除了母亲之外与其他人几乎没有联系。她经常表达一些怪异的信念和想法,相信自己能够与超自然力量沟通,有时会觉得神灵通过网络与自己对话,或是觉得发生在自己身上的一些遭遇与神灵有关,也会觉得朋友圈看到的一些信息是神灵发出的启示,有时还能体验到"灵魂附体"。她对这些信念持坚定立场,拒绝接受其他的解释,并常常认为神灵在指引着自己取得成功,而现实中却造成对工作的失误,在一次公司系统升级过程中,王某出现了强烈的念头,坚信这是神灵对自己的惩罚,在公司主管的建议与家人的劝说下,王某前往医院进行就诊。

讨论:该患者表现有认知或知觉的特殊行为,在生活、工作中,除母亲外建立与维持关系的能力下降,情感冷淡,人际需求低,有明显的与神灵有关的思维、牵连观念及附体的躯体体验,及相关的言语表达,符合分裂型人格障碍的特点。依照ICD-11的人格障碍评定标准,本案例在人格障碍严重程度上,可发现该患者人格功能层面主要表现在自我观点的准确性和自我导向上,缺乏现实性且生活目标围绕着关于神灵的思想;人际关系(尤其在工作与婚姻关系中)上,绝大多数人际关系存在明显的问题,以及绝大多数预期的社会、职业角色受到相当程度的影响,对工作能力造成了损害,据此基本判定为中度人格障碍水平。病理特征域评定上,分裂型人格障碍典型表现反映在分离和去社会这两项上,该患者除母亲外与人保持人际距离,回避互动,缺乏友谊。情感分离包括隔阂、冷漠、情感表达和体验受限。去社会中主要表现为缺乏共情。该患者的ICD-11诊断描述为:中度人格障碍带有突出的分离和去社会特质。

(4) 刘某,男,25岁,初中文化,农民。自幼淘气,常与同学打架争执,破坏公共财物,上课坐不住,不遵守纪律,做恶作剧寻开心,拿着虫子在上课时戏弄女生。他经常说谎、盗窃他人物品,与一些流氓吸烟、酗酒,逃学夜不归宿,数次被学校处分。母亲已故,家里人对他缺乏关心,任其发展。对家里生病的父亲从不照顾,每次回家便向他姐姐强行要钱,对长辈的批评不在乎,无悔改之意。结婚后性情变得更加暴躁、粗鲁,不干农活,嗜酒如命,每次酒醉便撒疯,妻子就是受打击对象,体罚、侮辱妻子是常有的事,以致妻子不得不多次上法院要求离婚,最终法院判两人离婚后,对前妻仍继续骚扰,找其借钱不还。刘某在村里表现极差,邻里不敢惹他,村长多次找他谈话教育无效,并对村长进行打击报复,导致自己遭受了法律惩处,但不以为意,他姐姐则总是要为其善后,安抚对方并进行赔偿。

讨论:本例患者在家庭中缺乏关心,从小未受良好教育,表现为品行障碍,经常违法违纪。成年后表现为对妻子的冷酷虐待,屡教不改,不吸取经验教训,甚至振振有词。符合反社会型人格障碍的诊断标准。由于家庭和社会的纵容,该例患者估计预后差。依照ICD-11的人格障碍评定标准,本案例在人格障碍严重程度上,可发现该患者人格功能层面个体的自我功能严重紊乱,对于破坏、伤害行为不以为意且屡教不改;人际功能受到严重影响，以至于实质上所有的人际关系都存在问题，几乎没有履行预期的社会和职业角色的能力和意愿，对周围人具有很强的危险性，据此基本判定在重度人格障碍水平。病理特征域评定上，反社会型人格障碍典型表现反映在去社会和脱抑制这两项上，患者的去社会表现为缺乏共情，包括无情、欺诈、操纵、剥削他人、刻薄、残忍和躯体侵犯行为，有时还可以施加痛苦或伤害为乐；脱抑制表现为冲动、不负责任、鲁莽和缺乏计划，不顾风险或后果去做危险的事情。该患者的ICD-11诊断描述为：重度人格障碍带有突出的去社会和脱抑制特质。

（5）童某，女，24岁，研究生在读。幼年父母离异后由爷爷奶奶抚养长大，尽管她的成绩从小一直优异，但她常常感到自我厌恶，她对于拒绝和批评非常敏感，也由此情绪波动大，常常在愉悦和沮丧之间快速波动。她发现自己很难与他人建立深入的情感联系，并经常感到被孤立和排斥。她对自己的社交技巧和吸引力缺乏信心，经常担心自己会被人拒绝或被人评价。与目前的导师关系紧张，有时觉得导师非常完美，有时又觉得这个人一无是处。高中时有过进食障碍表现，之后有所缓解，有过三段恋爱，曾经因为失恋有过尝试超速驾驶及割腕自伤史。当前这一段恋爱中，男友对其较为关怀照顾，童某想维系好这段关系，但仍时常体验到孤独、空虚，尤其在男友出差时会体验到强烈的被抛弃感。她时常会冒出一些想法，不知道自己想要什么，也不知道自己的人生目标是什么。她对自己未来感到不确定，经常改变主意。

讨论：本例患者成长在离异家庭中，自我评价低，情绪及人际关系不稳定，有极端理想化和极端贬低的表现，表现出的冲动性行为都符合边缘型人格的诊断标准。依照ICD-11的人格障碍评定标准，本案例在人格障碍严重程度上，可发现该患者人格功能层面影响人格功能的多个领域，但学业领域受影响相对较轻；人际功能方面，绝大多数人际关系存在明显的问题，以及绝大多数预期的社会、职业角色受到相当程度的影响。人际关系上可表现为冲突、回避、拒绝或极度依赖等特征。病理特征域评定上，边缘型人格障碍典型表现反映在负性情感和脱抑制这两项上，患者的负性情感表现为情绪调节不足，包括对批评、难题和挫折反应过度及低容忍；常同时感到和显露多重情绪或短时期内在多种情绪间波动。一心烦就难以恢复镇定；脱抑制表现为与诸如物质滥用、意外性行为甚至有时蓄意自伤有关的冲动；缺乏计划。该患者的ICD-11诊断描述为：中度人格障碍带有边缘型模式，突出的负性情感和脱抑制特质。

（6）饶某，女，20岁，高中毕业。平时很讲究穿着打扮，炫耀自己，言语、行为和服饰总爱模仿影视明星和歌星，高谈阔论，爱出风头，有意无意标榜自己，一天到晚无安宁之时。个性要强、好嫉妒，只喜欢听到对她的赞扬声、甜言蜜语声。在爱情方面，吹嘘帅哥们是如何欣赏她、追求她，而她又是如何刁难他们，大放厥词。不爱听到反对她的声音，更不爱听到批评，主观臆断事情的对错及人的好坏，为了引人注意，甚至不顾个人尊严。喜怒无常，高兴时嘻嘻哈哈，劲头十足，稍不顺心，即大吵大闹，反目成仇，弄得人际关系十分紧张。一天，正当她瞎吹时，经一位朋友提醒，她顿时觉得自己并非魅力超群，立刻萎靡不振，非常难过，泪流满面，一副可怜相。经了解，饶某的表现欲更多在工作中展现出来，在家庭和其他领域表现并非如此高调。

讨论：该患者一贯表现为过分做作、夸张、情绪化，自我中心，不在乎别人的感受，有明显的暗示性，但无躁狂症的"三高"表现，故考虑为表演型人格表现。依照 ICD-11 的人格障碍评定标准，本案例在人格障碍严重程度上，可发现该患者人格功能层面仅影响人格功能的一部分领域，且紊乱在一些情境中可不表现。人际关系上，多种人际关系和/或职业、社会角色的预期表现是存在问题的，但也有一些人际关系能够维持，和/或一些社会角色的是能够执行的。病理特征域评定上，表演型人格障碍典型表现反映在负性情感、脱抑制和低分离上，患者的负性情感表现为情绪不稳，包括对外部事件反应过度；常同时感到和显露多重情绪，或短时期内在多种情绪间波动，一心烦就难以恢复镇定。脱抑制：易因他人谈话之类的外界刺激和察看环境、广找乐子而分神。基于当时任何吸引人的事物而草率行动，着眼于即刻的情绪和感受。低分离表现为反义的情感和社会分离，包括过多的社会互动、强烈的情感表达和体验。该患者的 ICD-11 诊断描述为：轻度人格障碍带有负性情感、脱抑制和低分离特质。

（7）贺某，女，24岁，博士学位，在生物技术实验室做研究助理。她表现出极度的自我中心和自我优越感，认为自己在实验室里是最优秀的人，对任何事情都要求完美，对自身有着极高的要求。她内心深处对于绝对完美的追求裹挟着自己极端严苛的自我批评，让她一直徘徊在痛苦的边缘。她花费很长时间研究和准备实验以博得自己导师的认可和支持，但是一旦实验结果不完美，她就会感到沮丧和自责。总体而言，她的学业仍能取得较高成就，在情感方面她与比她小2岁的男友的感情有时会有小的冲突，但相对而言，男友能够体谅她的自我中心并觉得这是她的一种人格魅力，她的感情生活目前是稳定的。

讨论：该患者的情况表现出的自我中心、对完美的极端追求、依赖他人认可、自我批评及情感不稳定，这些都指向了自恋型人格障碍的核心特征。依照 ICD-11 的人格障碍评定标准，本案例在人格障碍严重程度上，可发现该患者人格功能层面仅影响人格功能的一部分领域，且紊乱在一些情境中可不表现；人际功能方面，多种人际关系和/或职业、社会角色的预期表现是存在问题的，但也有一些人际关系能够维持，和/或一些社会角色是能够执行的，据此基本判定在轻度人格障碍水平。病理特征域评定上，自恋型人格障碍典型表现反映在去社会和负性情感这两项上，去社会表现为自大、主张特权感、相信其具备许多可敬素质、取得了丰功伟绩，或会取得成就并应受他人赞美；负性情感表现为失调的自尊，可涉及对他人能力与成功可能的嫉妒；个体可对实际或自感的轻慢或侮辱激动过头。该患者的 ICD-11 诊断描述为：轻度人格障碍带有突出的去社会和负性情感特质。

（8）肖某，女，21岁，学生。从小害羞胆小，上课时不敢举手回答问题，说话声音低，老师叫她起来回答问题时便异常紧张、吞吞吐吐地说不出话来。考试前紧张、出汗，双手发抖，脑子一片空白，结果往往发挥不了平时的正常水平。平常与陌生人讲话就不由自主脸红，出门要拉着父母，不敢一个人出门。同学邀她一起出去玩也担心出事，于是经常推却，也不敢结交男朋友，怕别人在背后说闲话，一点小事就提心吊胆，惶惶不知所措。

讨论：该患者有长期的各种过分紧张表现，为求得稳定与安全而回避社交，除非在有保护之下,明显与她的年龄不相符合,但尚未达到焦虑症的程度,应考虑为回避型人格障碍。依照 ICD-11 的人格障碍评定标准,本案例在人格障碍严重程度上,可发现该患者人格功能层面影响人格功能的多个领域,但一些领域受影响相对较轻;人际功能方面,绝大多数人际关系存在明显的问题,以及绝大多数预期的社会、职业角色受到相当程度的影响,据此基本判定在中度人格障碍水平。病理特征域评定上,回避型人格障碍典型表现反映在负性情感和分离这两项上,负性情感表现为失调的自尊,害羞、紧张导致人际关系中回避退缩;分离表现为回避社交互动,缺少朋友,回避亲密关系,同时还表现出与其当前年龄不相称的对父母的过度依恋。该患者的 ICD-11 诊断描述为:中度人格障碍带有突出的负性情感和分离特质。

(9) 毕某,男,22 岁,学生。从小受家人宠爱,饭来张口,衣来伸手,学习成绩也不错。但独立能力差,缺乏主见,喜欢大家一起干同样的事情,而当一件事情要他自己决定时,便怕干不好,不知所措。不论事情大小都要父母为他做决定。离家上大学后,在学校生活自理都成问题,担心学习跟不上,感到自己无助、无能,遇到一点困难就哭泣、厌学,打电话逃回家要父母帮忙。

讨论:该患者一直独立能力差,缺乏主见,小事也需要依赖父母,不能良好地适应成长过程中碰到的事情,符合依赖型人格障碍的诊断。这种现象的形成可能与父母的教养方式有很大的关系。依照 ICD-11 的人格障碍评定标准,本案例在人格障碍严重程度上,可发现该患者人格功能层面影响人格功能的多个领域,但一些领域受影响相对较轻;人际功能方面,绝大多数人际关系存在明显的问题,以及绝大多数预期的社会、职业角色受到相当程度的影响,据此基本判定在中度人格障碍水平。病理特征域评定上,依赖型人格障碍典型表现反映在分离和去社会这两项上,分离表现为回避社会互动和亲密、寻求不涉及与他人互动的职业,甚至拒绝需与他人更多互动的岗位提拔;去社会表现为自我中心,以寻求关注的行为来确保成为他人聚焦的中心,相信自己有许多突出才能,会取得成就并应受他人赞美。该患者的 ICD-11 诊断描述为:中度人格障碍带有突出的分离和去社会特质。

(10) 邓某,女,30 岁。她向来学习认真,成绩也不错。大学毕业后参加工作,在工作中一丝不苟,赢得领导的信赖和好评。领导提拔她后,她对下属要求过分苛刻,注意细节,一点小事都要自己过目,一定要按照她的方式或意愿做事,否则就不满意、发脾气。有时因不放心把任务交给别人去做,自己经常加班加点不休息。即便是休假时,她也难以放松,总担心哪儿出差错。在家里,东西收拾得井井有条,丈夫一搞乱便不开心,要立即纠正。朋友到她家来会感到很拘束、不自然,担心一不小心犯了什么错误,于是不愿去她家。

讨论:该患者做事仔细认真,过分要求自己和别人,甚至牺牲一些利益,明显超过了正常人的范围,但尚未发展到为某些固定的事情反复多次的程度,故属于强迫型人格障碍的表现。依照 ICD-11 的人格障碍评定标准,本案例在人格障碍严重程度上,可发现该患者人格功能层面影响人格功能的多个领域,但一些领域受影响相对较轻;人际功能方面,绝大多数人际关系存在明显的问题,以及绝大多数预期的社会、职业角色受到相当程度的影响,据此基本判定在中度人格障碍水平。病理特征域评定上,强迫型人格障碍典型表现反映在负性情感、强迫性和低脱抑制上。负性情感表现为苦恼、焦虑、涉及抵触他人建议或意见的消极态度;强迫性表现为完美主义,包括计划详细、周密、秩序和整洁;低脱抑制表现为反义负性情感、强迫性和低脱抑制特质。

(三) 鉴别诊断

人格障碍需与人格改变(表13-3)和其他精神疾病,如精神分裂症、双相情感障碍、抑郁症、焦虑症等相鉴别。

表13-3 人格障碍与人格改变的区别

区别维度	人格障碍	人格改变
起病原因和形式	原因不明,早年开始,属原发性	病因明显,患器质性疾病后出现,属继发性
起病时间和病期	无或不明显	有且明显
病程特点	一贯如此	逐渐加重
症状特征	以情感意志行为障碍为主,思维智能基本正常	思维、情感、意志行为和智能均有障碍

1. **人格改变** 人格改变(personality changes)是指人格发展完整,但在严重脑和躯体疾病、精神疾病或精神创伤后所致的人格特征偏离,不单独诊断为人格障碍,而作为原发性疾病的症状。人格改变有特定的原因,如严重或持久的应激、极度的环境剥夺、酒精中毒、脑炎、脑外伤、老年痴呆、癫痫、精神疾病等。

2. **精神分裂症** 精神分裂症早期可表现为人格和行为的改变,如淡漠无情、情绪不稳、态度恶劣、无理取闹、学习和工作效率下降、越轨行为等,易与人格障碍混淆(表13-4)。

表13-4 人格障碍与精神分裂症的区别

特征	人格障碍	精神分裂症
疾病性质	个性发展的偏离,不是一个疾病过程,属于量的变化	病前没有明显的社会适应不良,发病后有情感行为明显的、质的变化
病程特点	无明显病期,是自幼形成发展的表现。当处于困难环境或严重应激的情况下,精神障碍可较突出	有明显病期,在一段时间内逐渐出现行为改变和一系列精神障碍
思维活动	偏执型人格障碍是在过分敏感的基础上对日常事物和人际关系产生一些牵连观念。内容较接近现实,无幻觉等感知障碍	偏执型精神分裂症是在无明显原因的基础上出现幻觉妄想,其内容荒谬离奇
情感活动	分离现象	淡漠无情
协调性	精神活动大致协调	感知、情感、意志行为互不协调

3. **心境障碍** 轻型或不典型躁狂症可以表现为易激惹、好挑剔、惹是生非、攻击或侵犯他人等,须与人格障碍相鉴别(表13-5)。

表 13-5　人格障碍与心境障碍的区别

特征	人格障碍	心境障碍
病程特点	一贯如此,无明显病期,是自幼形成发展的表现	发作性病程,大多数患者有反复发作的倾向,间歇期社会功能良好
起病时间和病期	无或不明显	有且明显
症状特征	以明显偏离正常且根深蒂固的心理行为方式为主,情感症状可不突出	以明显而持续的心境高涨或低落为主,并有相应的思维和行为改变
治疗效果	治疗困难	药物、心理治疗有效,并可自行缓解

4. **神经症**　研究发现,许多人格障碍患者常并发神经症,而有些神经症患者常存在人格缺陷,诊断时须将两者进行鉴别(表 13-6)。

表 13-6　人格障碍与神经症的区别

特征	人格障碍	神经症
症状特征	持久和根深蒂固的适应不良模式	不固定的暂时性神经功能障碍
自我体验	对其偏离正常的行为缺乏自知	感到痛苦,主动求医
社会适应情况	社会适应不良	可较为正常地适应社会环境

五、治疗和预防

(一) 人格障碍的治疗

人格障碍的治疗是一项长期而艰巨的工作,其主要治疗原则是在药物治疗和心理治疗的基础上促进人格重建,改善患者的社会心理环境,使其逐渐适应社会。不同类型的人格障碍需要不同治疗方法的结合,要在全面了解病情、成长经历、家庭环境、教养方式、社会和心理环境的基础上,制订个性化的治疗策略。这种个性化的综合治疗涉及社会、家庭、心理和生物等多方面的方法,因此有人称人格障碍的治疗为"人格矫治",而非一般意义的"治疗"。

1. **药物治疗**　近年来精神药物的发展给很多精神疾病的治疗带来了希望,但目前仍未发现对人格障碍有特效的药物。临床实践证明,尽管药物不能改善人格结构,但作为改善某些症状的对症治疗并非无益。DSM 诊断系统根据人格障碍的症状和病因,将 10 类人格障碍亚型分为三群,临床上可依据症状群的情况选择药物治疗方案(表 13-7)。

表 13-7　人格障碍的症状群和推荐药物

分群	亚型	靶症状	药物
A 怪异型	偏执型、分裂样和分裂型	古怪和奇特,存在认知障碍、思维紊乱、人际不信任和冷漠	非典型抗精神病药

续 表

分群	亚型	靶症状	药物
B 混乱型	反社会型、边缘型、表演型和自恋型	行为带有夸张或表演色彩，情绪不稳定，人际关系敏感，冲动、敌对、攻击性	SSRI 或其他抗抑郁剂，可以考虑联用心境稳定剂或非典型抗精神病药
C 依附型	回避型、依赖型和强迫型	焦虑、压抑、无法摆脱的思想及对陌生事物的回避	SSRI 或其他抗抑郁剂，苯二氮䓬类短期使用可改善症状

2. 心理治疗　心理治疗必须个体化对待，不能想象一种治疗对所有人格障碍和同种诊断的不同人均有效。不同类型人格障碍，甚至同一种人格障碍都要根据患者的具体心理学资料进行不同的心理治疗。

人格障碍患者是自我协调的，一般不会主动就医，往往是在环境和社会适应上遇到困难，出现情绪、睡眠等方面的症状时才寻求治疗。心理治疗一方面创造真诚、共情、积极关注的治疗关系，帮助患者重建心理社会环境；另一方面，帮助其认识人格问题的根源和影响，鼓励改变不适应性的认知和行为模式，促进人格矫正，提高社会适应能力。传统主流的针对人格障碍心理治疗方法包括认知行为治疗、精神分析、家庭系统治疗、团体治疗、支持治疗等。近年来一些研究者对传统疗法进行改良与创新使其更加适用于人格障碍治疗，包括辩证行为疗法(DBT)、心智化疗法(mentalization-based treatment, MBT)、移情焦点疗法(transference focused therapy, TFP)、人际心理治疗(IPT)、图式聚集疗法(schema focused therapy, SFT)等，为人格障碍的心理治疗提供更多选择。

(二) 人格障碍的预防

由于人格障碍一旦形成就很难治疗，预防就至关重要。从人格障碍的成因中可知，人格障碍形成于个体早年的心理、社会、文化、环境的潜移默化的影响，因此，强调儿童早期教育、从幼年开始培养健全的人格对人格障碍发生发展的预防十分重要。良好的家庭教养方式，父母给予子女充分的关爱和呵护，避免家庭矛盾和破裂，为儿童创造良好的生活、居住、学习和人际环境，使儿童远离精神创伤，可很大程度上避免人格的不良发展。当儿童出现情绪或行为问题时，应及时进行矫正，不能漠不关心或任其发展，必要时应寻求专业医生的帮助。

(三) 人格障碍的预后

人格障碍是一种相当稳定的思维、情感和行为的异常状态，在没有干预的情况下可长年保持不变，即使治疗，改变也并非易事，仅少数患者会随着年龄的增长而有所缓和。总之，人格障碍的治疗效果有限，预后欠佳。

附录：DSM-5 典型人格障碍特点及诊断标准

(一) 偏执型人格障碍

偏执型人格障碍(paranoid personality disorder)在人群中的患病率为 0.5%～2.5%。Lenzenweger 在 2008 年综合多项研究指出，美国调查数据为 2.3%～4.4%，在

性别分布上，传统观点认为男性患病率高于女性，但2008年美国国家酒精及相关疾病调查中显示，女性患病率反超，提示性别差异可能受文化或诊断标准影响。此类患者在成长过程中可能受到过伤害，并逐渐形成一些自我防御的超价观念，如"人都是有恶意的、爱骗人的""一有机会他们就会攻击你""只有保持警惕，你才会没事"等，以这些适应不良的认知归因方式看待外界，在遇到生活事件后逐渐发展成为人格障碍。

1. **临床表现** 偏执型人格障碍者的主要特点是广泛的猜疑和极度的不信任。常表现为：过分敏感，疑心重，心胸狭隘，对批评、侮辱和伤害耿耿于怀；不信任别人，对他人充满敌意，认为别人存心不良，倾向于把良性的行为解读成隐蔽的贬低或者威胁，时刻留心别人是否藐视、陷害或欺骗自己，随时准备好反击；思维固执死板，嫉妒心强，对自己的能力估计过高，惯于把失败和责任归咎于别人和外界原因，在工作和学习上往往言过其实；常怀疑周围的人对自己不忠诚，没有任何证明，怀疑配偶或性对象的忠实。这种类型的人与家人不能和睦相处，在外与朋友、同事相处也不融洽。

2. **DSM-5偏执型人格障碍诊断标准**

（1）对他人的普遍的不信任和猜疑，比如把他人的动机解释为恶意，起始不晚于成年早期，存在于各种背景下，表现为下列4项（或更多）症状：

1）没有足够依据地猜疑他人在剥削、伤害或欺骗他或她。

2）有不公正地怀疑朋友或同事对他的忠诚和信任的先占观念。

3）对信任他人很犹豫，因为毫无根据地害怕一些信息会被恶意地用来对付自己。

4）善意的谈论或事件会被当作隐含有贬低或威胁性的意义。

5）持久地心怀怨恨（例如，不能原谅他人的侮辱、伤害或轻视）。

6）感到自己的人格或名誉受到打击，但在他人看来并不明显，且迅速做出愤怒的反应或做出反击。

7）对配偶或性伴侣的忠贞反复地表示猜疑，尽管没有证据。

（2）并非仅仅出现于精神分裂症、伴精神病性特征的双相或抑郁障碍或其他精神病性障碍的病程之中，也不能归因于其他躯体疾病的生理效应。

注：如在精神分裂症起病之前已符合此诊断标准，可加上"病前"，即"偏执型人格障碍（病前）"。

3. **治疗** 偏执型人格障碍患者对任何人都不信任，他们不太可能来寻求治疗，同样，发展出成功治疗必需的治疗关系也很困难。当他们真正寻求治疗时，常常是生活中出现了危机。治疗以心理治疗为主，通过认知治疗矫正他们对外界的错误假设，改变歪曲的、怀疑性信念，建立适应性的认知和归因，以健康的方式表达愤怒，增加人际信任，促进社会功能。非典型抗精神病药物对于消除较为顽固的超价观念有所帮助。

（二）分裂样人格障碍

分裂样人格障碍（schizoid personality disorder）是一种较为常见的人格障碍，在人群中的患病率为0.5%～7%。据上海市青少年心理健康调查资料显示，这种人格障碍占心理人格障碍总人数的29%左右。男性略多于女性。可能是一种遗传的生物学功能不良，联合学习或人际关系的早期问题共同产生了分裂性人格障碍。研究显示，多巴胺受体浓度偏低的个体有更高的社会分离表现,多巴胺似乎促进了患者的社会冷漠。孩童时期过度严厉的教养方式、得不到父母的爱、不公正的待遇,使儿童分离、独立、逃避,产生敌对情绪,可能在发展形成分裂样人格障碍中有一定作用。

1. 临床表现　分裂样人格障碍以外表、观念、行为的古怪,情感冷漠、敌意及人际关系明显缺陷为特点。主要表现为孤僻、胆怯、退缩,缺乏进取心,对竞争性处境回避,漠不关心;不爱社交,缺乏温情,缺乏知己,沉默,难以与人建立深切的情感联系;享受不了生活的乐趣,也缺乏表达细腻情感的能力,很多患者独身,即使结婚也多以离婚告终;不关心别人对他的批评、鼓励或赞扬;常有古怪的信念,将无意义的事件与自身相连(如认为不认识的人常谈论他或拥有心灵感应),但他们能够认识到这种情况不太可能;有反常的知觉经验,如独处时感觉到有他人存在;常常伴有明显的猜疑感,而且为了证实自己的猜疑,还自作聪明地扮演"侦探"的角色;讲话常离题、跳跃性、含混不清和抽象等。

当遇到严重生活事件时,他们可短时间出现精神病性障碍,有些人会发展为分裂症。国内外资料显示,半数以上精神分裂症患者的病前人格为分裂样的,半数以上的人一生中可出现1次抑郁发作。

2. DSM-5分裂样人格障碍诊断标准

(1) 一种脱离社交关系,在人际交往时情感表达受限的普遍模式,起始不晚于成年早期,存在于各种背景下,表现为下列4项(或更多)症状:

1) 既不渴望也不享受亲近的人际关系,包括成为家庭的一部分。
2) 几乎总是选择独自活动。
3) 对与他人发生性行为兴趣很少或不感兴趣。
4) 很少或几乎没有活动能够令其感到有乐趣。
5) 除了一级亲属外,缺少亲密的朋友或知己。
6) 对他人的赞扬或批评都显得无所谓。
7) 表现为情绪冷淡、疏离或情感平淡。

(2) 并非仅仅出现在精神分裂症、伴精神病性特征的双向障碍或抑郁障碍或其他精神病性障碍或孤独症(自闭症)谱系障碍的病程之中,也不能归因于其他躯体疾病的生理效应。

注:如在精神分裂症发生之前已符合此诊断标准,可加上"病前",即"分裂样人格障碍(病前)"。

3. 治疗　他们在平时的生活中处于自我孤立状态,一般不会主动寻求治疗,寻求治疗一般来自家人和朋友的建议。心理治疗着重于帮助他们增加情感体验和表达,通过社交训练减少社会退缩,增强人际交往能力。药物治疗与精神分裂症的治疗相似。但治疗困难,疗效不佳。

(三) 分裂型人格障碍

分裂型人格障碍(schizotypal personality disorder)患病率相对较低,为人群的0.6%~4.6%。该障碍在精神分裂症患者的生物学亲属中的发生率较在无血缘关系的寄养亲属及健康对照中高。有结构脑影像学研究结果发现,这种人格障碍患者的脑部异常大多与精神分裂症患者相似。在遗传学方面，双生子研究发现其遗传力评分为0.35～0.81。上述研究结果显示出，分裂型人格障碍与精神分裂症存在一定关联，可能是精神分裂症的一种潜在表现形式，其区别特征包括相对完整的现实感知、人际关系困难及轻微的思维障碍。分裂型人格障碍长期追踪的研究结果显示，分裂型人格障碍患者的预后与精神分裂症患者相似。而精神分裂症与分裂样人格则没有明显的遗传相关性。

1. 临床表现　分裂型人格障碍最为突出和典型的特征包括古怪的思维、离奇的信念、偏执的构思和与常人不同的体验。在这种人格障碍中，对现实的扭曲呈现较为轻微的形式，仅间歇显现为冷漠或古怪的行为。与分裂样人格障碍患者类似，分裂型人格障碍患者也往往不会主动寻求治疗。

2. DSM-5 分裂型人格障碍诊断标准

（1）一种社交和人际关系缺陷的普遍模式，表现为对亲密关系感到强烈的不舒服和建立亲密关系的能力下降，且有认知或知觉的扭曲和古怪行为，起始不晚于成年早期，存在于各种背景下，表现为下列5项（或更多）症状：

1）牵连观念（不包括关系妄想）。

2）影响行为的古怪信念或魔幻思维，及与亚文化常模不一致（例如，迷信、相信千里眼、心灵感应或"第六感"；儿童或青少年可表现为怪异的幻想或先占观念）。

3）不寻常的知觉体验，包括躯体错觉。

4）古怪的思维和言语（例如，含糊的、赘述的、隐喻的、过分渲染的或刻板的）。

5）猜疑或偏执观念。

6）不恰当的或受限制的情感。

7）古怪的、反常的或特别的行为或外表。

8）除了一级亲属外，缺少亲密的朋友或知己。

9）过度的社交焦虑，并不随着熟悉程度而减弱，且与偏执性的恐惧有关，而不是对自己的负性判断。

（2）并非仅仅出现于精神分裂症、伴精神病性特征的双相或抑郁障碍或其他精神病性障碍或孤独症（自闭症）谱系障碍的病程之中。

注：如在精神分裂症发生之前已符合此诊断标准，可加上"病前"，即"分裂型人格障碍（病前）"。

3. 治疗　分裂型人格障碍的个案往往未能引起足够的关注，因为这些个案的行为虽然异常，但倾向于在独自状态下表现。除非面临特殊压力，或者在家庭中有成员鼓励他们寻求医疗帮助，否则他们治疗意愿会很低。在面对压力时，这些个案可能会出现短暂的精神症状，症状持续的时间从几分钟到数小时不等，针对此类阳性症状的发作可使用抗精神病药物进行治疗，并帮助改善认知和知觉扭曲。心理治疗方面采取认知行为疗法、心理动力学支持性疗法等方式帮助改善认知。增强患者的现实检验能力，也可在稳定期采取团体治疗与人际取向治疗，帮助增强其人际联结并适应社会。

（四）反社会型人格障碍

反社会型人格障碍（antisocial personality disorder）是对社会危害最大的一类人格

障碍,男性多于女性,男性患病率估计为3%,女性低于1%。一般认为,家庭破裂、儿童被父母抛弃和受到忽视或虐待,从小缺乏父母在生活和情感上的照顾和爱护,遭受不合理的训练及管理,是反社会型人格形成和发展的主要心理社会因素。另外,遗传、脑损伤、中枢神经系统发育不良、恶劣的成长环境也影响其形成。

1. **临床表现**　反社会型人格障碍以冲动、欺诈、行为背离社会规范为特点。主要表现为:自幼存在行为问题,成年后冷酷无情、易怒、自我控制不良、与人格格不入;法纪观念差,行为受本能欲望、偶然动机和情绪冲动所驱使,具有高度的冲动性和攻击性;自私自利,无视别人利益,说谎、欺诈、坑骗别人以取得利益或快乐,做事不负责任,缺乏计划性和目的性,经常更换职业;无悔恨感与羞惭感,对自己损害他人的行为无悔改之意;无法遵守社会规则,多种形式的犯罪;趋向伴发药物或酒精滥用。

2. **DSM-5反社会型人格障碍诊断标准**

(1) 一种漠视或侵犯他人权利的普遍模式,始于15岁,表现为下列3项(或更多)症状:

1) 不能遵守与合法行为有关的社会规范,表现为多次做出可遭拘捕的行动。

2) 欺诈,表现出为了个人利益或乐趣而多次说谎,使用假名或诈骗他人。

3) 冲动性或事先不制订计划。

4) 易激惹和攻击性,表现为重复性地斗殴或攻击。

5) 鲁莽且不顾他人或自身的安全。

6) 一贯不负责任,表现为重复性地不坚持工作或不履行经济义务。

7) 缺乏懊悔之心,表现为做出伤害、虐待或偷窃他人的行为后显得不在乎或合理化。

(2) 个体至少18岁。

(3) 有证据表明品行障碍出现于15岁之前。

(4) 反社会行为并非仅仅出现于精神分裂症或双相障碍的病程之中。

3. **治疗**　反社会型人格障碍的治疗十分困难,疗效不佳。对程度较轻的患者,可通过认知治疗和行为管理帮助他们学会恰当处理愤怒情绪,控制冲动性行为,增进对友情的关注和人际合作。对于程度较重、情节恶劣的患者,可进行行为治疗的厌恶治疗技术,并进行行为管理和管制。药物治疗收效甚微。

(五) 边缘型人格障碍

边缘型人格障碍(borderline personality disorder, BPD)是一种复杂的人格障碍,普通人群中的患病率是0.5%~5.9%,随着研究的深入,关于边缘型人格障碍的生物学因素研究日益增多。证据显示,遗传学在BPD发病中占据关键地位。BPD患者的一级亲属患上BPD或"类似"人格障碍的概率比普通人高出10倍。此外,已经确定与疾病相关的特定基因。脑影像学研究揭示了BPD患者前额叶和边缘系统的微小灰质差异,以及与情绪调节相关的皮质-边缘环路功能异常。配体结合和PET影像研究进一步证实,特定脑区的阿片类受体调节异常。心理动力学理论认为,患者在儿童心理发育的关键阶段可能遭遇母婴关系紊乱。此外,多数BPD患者都有童年遭受虐待的经历,如身体虐待或性虐待。

1. **临床表现**　BPD典型特征被描述为"稳定的不稳定",表现为人际关系、情绪、自我意象和行为的不稳定性。

(1) ICD-11边缘型模式限定可用于表现为如下5条(或更多)人格失调的个体,以人际关系、自我形象、情感不稳和显著冲动的普遍模式为特点。

1) 极力避免实际或想象出的被抛弃。

2) 不稳而紧张的人际关系模式,通常以极度理想化和贬低交替为特点。

3) 身份紊乱,表现为显著而持久的自我形象或自我感觉不稳定。

4) 表现为潜在自我损害行为(如高危性行为、鲁莽驾驶、酒药滥用、暴食)的冲动性。

5) 反复发作的自我伤害(如自杀未遂或姿态、自残)。

6) 显著心境反应所致的情感不稳。心境波动可由内部(如自己的想法)或外部事件激起。个体因而感到强烈的烦躁情绪状态,通常持续数小时但也可长达几天。

7) 慢性空虚感。

8) 不恰当的强烈愤怒或难以节制的怒火,表现为频繁发脾气(如大喊或尖叫、抛甩或毁物、卷入斗殴)。

9) 高度情感唤起情境下的短暂解离症状或精神病样特征(如简单的幻觉、偏执)。

(2) 其他可部分见于特定个体某些时候的边缘型模式表现,包括下列:

1) 认为自己无能、坏、有罪、惹人厌和轻贱。

2) 自己跟他人迥异、格格不入的体验;疏离与寂寞无处不在的痛苦感觉。

3) 对拒斥高度敏感的倾向;在建立与维持人际关系中协调且水平恰当的信任上存在问题;频繁误解社交信号。

2. **DSM-5边缘型人格障碍诊断标准**　一种人际关系、自我形象和情感不稳定,以及显著冲动的普遍心理行为模式;始于成年早期,存在于各种背景下,表现为下列5项(或更多)症状。

(1) 极力避免真正的或想象出来的被遗弃(注:不包括诊断标准第5项中的自杀或自残行为)。

(2) 一种不稳定的紧张的人际关系模式,以极端理想化和极端贬低之间交替变动为特征。

(3) 身份紊乱:显著的持续而不稳定的自我形象或自我感觉。

(4) 至少在2个方面有潜在的自我损伤的冲动性(例如,消费、性行为、物质滥用、鲁莽驾驶、暴食)(注:不包括诊断标准第5项中的自杀或自残行为)。

(5) 反复发生自杀行为、自杀姿态或威胁或自残行为。

(6) 由于显著的心境反应所致的情感不稳定(例如,强烈的发作性的烦躁、易激惹或是焦虑,通常持续几个小时,很少超过几天)。

(7) 慢性的空虚感。

(8) 不恰当的强烈愤怒或难以控制发怒(如经常发脾气、持续发怒、重复性斗殴)。

(9) 短暂的与应激有关的偏执观念或严重的分离症状。

3. **治疗** 边缘型人格障碍的治疗上,药物治疗可以根据患者的具体症状进行对症治疗。例如,对于有冲动、激越行为的患者,可给予少量的抗精神病药物,如氯丙嗪、氟哌啶醇等;对于情绪不稳定的患者,可给予少量的心境稳定剂,如碳酸锂、丙戊酸钠;对于存在焦虑症状的患者,可给予少量的苯二氮䓬类药物,如氯硝西泮、阿普唑仑等;对于有抑郁症状的患者,可给予氟西汀、舍曲林、西酞普兰等抗抑郁药物。需要注意的是,药物治疗属于对症治疗,剂量宜偏小,用药时间宜短,不主张长期应用和常规使用。心理治疗方面,辩证行为疗法可以帮助患者学习放松和控制情绪的技巧;心智化基础疗法则关注患者的内心体验和自我觉察能力,帮助患者理解自己的情绪和行为反应之间的联系。此外,人际关系疗法和图式疗法等也可以帮助患者改善人际关系和提高自我认同感。总的来说,边缘型人格障碍的治疗需要综合考虑药物治疗和心理治疗的作用。在选择治疗方案时,需要根据患者的具体情况和医生的指导进行选择。同时,治疗效果有限,预后欠佳,因此幼年时期培养健全的人格尤为重要。

(六)表演型人格障碍

表演型人格障碍(histrionic personality disorder)在人群中的患病率为 2%~3%,男女比例在不同的研究中结果不一致,临床上以女性多见。他们的病态中心思维是认为自己不能被别人忽视,一般认为与早期家庭教育有关。父母溺爱孩子,使孩子受到过分保护,造成生理年龄与心理年龄不符,心理发展严重滞后,停留在少儿期的某个水平。

1. **临床表现** 表演型人格障碍以过分的感情用事或夸张言行吸引他人的注意为特征。主要表现为:戏剧化、表演性,常常用夸张的形式来表达自己的感情,肤浅且变化迅速;好炫耀自己,不断渴望受人称赞,强烈地想成为人们注意的中心;喜欢追求刺激,有的患者甚至通过卖弄或调情来吸引异性;自我中心,对别人则不关心,但又易过分轻信,易受别人暗示,情感用事,依赖性强,富于幻想;富有表现力,在公众场合的言语和行为表现十分具有感染力,也会用言语打击对手和同伴;当患者不被别人注意时,会表现出不快,甚至抑郁。有些患者在不如意时可表现为各种躯体不适和病症,但又与解剖和生理规律不符,其目的仍是引起别人的注意、关心和同情。此类人格障碍与癔症有一定的关系。癔症的病前人格为表演型者约占 20%,但非常严重的表演型人格障碍也可终身不发生癔症。

2. **DSM-5 表演型人格障碍诊断标准** 一种过度的情绪化和追求他人注意的普遍心理行为模式;始于成年早期,存在于各种背景下,表现为下列 5 项(或更多)症状:

(1) 在自己不能成为他人注意的中心时,感到不舒服。
(2) 与他人交往时的特点往往带有不恰当的性诱惑或挑逗行为。
(3) 情绪表达变换迅速而表浅。
(4) 总是利用身体外表来吸引他人对自己的注意。
(5) 言语风格是印象深刻且缺乏细节的。
(6) 表现为自我戏剧化、舞台化或夸张的情绪表达。
(7) 易受暗示(即容易被他人或环境所影响)。
(8) 认为与他人的关系比实际上的更为亲密。

3. 治疗　在心理治疗中寻找自我中心和需要被关注的原因,在加强自我知觉和自我意象的同时,矫正肤浅的认知方式,帮助他们认识到这种交往模式所得到的短时利益是要付出长期代价的,学会恰当的情绪表达方式和处理自己想法与需要的合适方法。减少以吸引他人注意为目的的刻意行为和诱惑行为,建立坦诚的社会关系。

(七) 自恋型人格障碍

自恋型人格障碍(narcissistic personality disorder)的患病率相对较低,在人群中的患病率为0.5%～1%。自恋型人格障碍在男性和女性中都可能发生,但一些研究表明男性患者的比例可能稍高。其特征包括对自己的过分自负和自我中心,严重依赖他人的认可和赞美,缺乏对他人情感的共情能力,以及对于他人的利用和操纵。这种人格障碍通常开始于成年早期,但可能会持续终身。

1. 临床表现　自恋型人格障碍的临床表现通常包括以下特征:①自我夸大和自负:患者常常对自己的能力、成就和魅力过分夸大,并认为自己与众不同、特别优秀。②强烈需求得到赞美和认可:患者对于他人的赞美和认可有着极端的需求,他们可能会不择手段地寻求这些肯定,甚至利用他人。③缺乏共情能力:患者往往缺乏对他人情感的理解和共情能力,他们很少关心或关注他人的感受和需求。④傲慢和自私:患者可能表现出傲慢自大的态度,认为自己高人一等,对他人持有轻蔑和鄙视的态度。⑤利用他人:患者可能会利用他人以满足自己的需要,而不顾及他人的感受和权益。⑥情感不稳定:尽管自恋型人格障碍的主要特征是对自己的过分自负,但在背后可能隐藏着情感的不稳定和脆弱。

2. DSM-5自恋型人格障碍诊断标准　一种需要他人赞扬且缺乏共情的自大(幻想或行为)的普遍心理行为模式;起自成年早期,存在于各种背景下,表现为下列5项(或更多)症状。

(1) 具有自我重要性的夸大感(例如,夸大成就和才能、在没有相应成就时却盼望被认为是优胜者)。

(2) 幻想无限成功、权利、才华、美丽或理想爱情的先占观念。

(3) 认为自己是"特殊"的和独特的,只能被其他特殊的或地位高的人(或机构)所理解或与之交往。

(4) 要求过度的赞美。

(5) 有一种权利感(即不合理地期望特殊的优待或他人自动顺从他的期望)。

(6) 在人际关系上剥削他人(即为了达到自己的目的而利用别人)。

(7) 缺乏共情:不愿识别或认同他人的感受和需求。

(8) 常常妒忌他人,或认为他人妒忌自己。

(9) 表现为高傲、傲慢的行为或态度。

3. 治疗　自恋型人格障碍的治疗通常需要综合的、长期的干预措施,包括心理治疗和可能的药物治疗。认知行为疗法(CBT)和心理动力治疗被认为是对自恋型人格障碍有效的心理治疗方法。认知行为疗法可以帮助患者理解和改变其自我认知和行为模式,而心理动力治疗则可以探索患者过去的经历和潜意识中的冲突。药物治疗通常用于处理伴随的焦虑、抑郁或其他情绪问题。抗抑郁药和抗焦虑药可能会在一些情况下被使用,但药物治疗通常与心理治疗结合使用。提供支持性的治疗环境及建立稳定的治疗关系对于治疗自恋型人格障碍也是非常重要的。参与支持性的团体治疗或者心理教育课程也可以对患者有所帮助。治疗自恋型人格障碍通常需要时间和耐心,因为患者的自我认知和情感问题往往比较复杂。重要的是,要寻求经验丰富的心理健康专业人士的帮助,他们可以根据患者的具体情况制订个性化的治疗计划。

(八)回避型人格障碍

回避型人格障碍(avoidant personality disorder)在人群中的患病率为 0.5%～1.5%,男女比例相当。许多理论都提出生物、社会、心理各因素整合是回避型人格障碍的病因。这些个体可能天生就有一种令人烦忧的生理、心理缺陷或人格特点,而产生轻视自己,认为自己不如他人的心理。在幼年时,父母可能没有提供给他们足够的、不加批判的爱,甚至排斥他们,如果这种情况持续到成年,这种排斥就可能导致低自尊、情绪不稳和社会疏远,受挫后发展为回避型人格障碍。

1. **临床表现** 回避型人格障碍以一贯感到紧张、提心吊胆、不安全及自卑为特征。主要表现为:缺乏自信,怀疑自身价值,认为自己是无能的、不吸引人的;需要被人喜欢和接纳,对拒绝和批评过分敏感,遭到拒绝和反对时,感觉受到了很深的伤害,情绪反应很大;由于害怕批评或排斥,尽管有交往的需要,但他们仍与周围环境保持一定的距离,回避人际关系,或者无条件地接受他人的意见,很难同别人进行深入的情感交流;有很大的社会不安感,在那些需要大量接触他人的工作面前常常因羞怯而逃避;有时他们对一些事物,尤其是社交表现出恐惧,有持续和广泛的紧张、忧虑和对自己生气的感觉。

2. **DSM-5 回避型人格障碍诊断标准** 一种社交抑制、自感能力不足和对负性评价极其敏感的普遍模式;起始不晚于成年早期,存在于各种背景下。表现为下列 4 项(或更多)症状:

(1) 因为害怕批评、否定或排斥而回避涉及人际接触较多的职业。
(2) 不愿意与人打交道,除非确定能被喜欢。
(3) 因为害羞或怕被嘲笑而在亲密关系中表现拘谨。
(4) 具有在社交场合被批评或被拒绝的先占观念。
(5) 因为能力不足感而在新的人际关系情况下受抑制。
(6) 认为自己在社交方面笨拙、缺乏个人吸引力或低人一等。
(7) 因为可能令人困窘,非常不情愿冒个人风险参加任何新的活动。

3. **治疗** 由于回避型人格障碍患者所经受的问题类似于社交恐惧患者的问题,所以相同的治疗可以应用于这两组人群。心理治疗可通过认知行为治疗改善自我认知,提高自尊和减少自我批评,增强人际交往中尝试努力的勇气,降低社交回避和社交不良事件的过度的情绪反应,并通过人际交往训练改善人际交往技能,减少社会孤独感,增加人际亲密度。若有明显的情绪问题,可考虑采用抗抑郁药和/或抗焦虑药改善症状。

(九) 依赖型人格障碍

依赖型人格障碍(dependent personality disorder)在人群中的患病率为2%~3%,男女比例在不同的研究中结果不一,临床上以女性多见。一般认为,成长过程中父母溺爱,鼓励子女依赖父母、不让他们有长大和自立的机会,久而久之,子女就会逐渐产生对父母或权威的依赖心理,成年以后依然不能自主,形成依赖性人格。

1. 临床表现　依赖型人格障碍以极端缺乏自信、顺从和依赖的行为模式为特征。主要表现为:顺从、怯懦,自我评价低,做事没有主见,不论秩序、不论场合地依附于别人;强烈地需要别人照顾,依赖于他人来承担起自己生活的责任;如果没有别人的建议和支持,很难做出日常生活的决定;经常自愿做一些别人看来不太舒适或降低身份的工作,以求得别人的赞许;他们对被遗弃怀有深深的恐惧,一旦某种关系破裂,会觉得自己也毁灭了,急切地寻求另一段关系作为关心与支持的来源。虽然都是自卑和对批评敏感,回避型人格障碍患者是回避人际关系,而依赖型人格障碍患者是黏着行为。依赖型人格障碍也常伴发抑郁。

2. DSM-5依赖型人格障碍诊断标准　一种过度需要他人照顾以至于产生顺从或依附行为并害怕分离的普遍心理行为模式;起自成年早期,前后过程多种多样,表现出下列5项以上。

(1)如果没有他人的大量劝告或保证,便难以做出日常决定。

(2)需要他人为其生活的大多数主要方面担当责任。

(3)难以表达对他人意见的不同看法,因为害怕失去支持或赞成(注:不包括有现实依据的恐惧)。

(4)难以开始一项事业或自己完成一件事情(因为对自己的判断缺乏信心,而不是因为缺乏动机或精力)。

(5)愿意不遗余力地争取他人的照料和支持(甚至为此主动去做会令自己不愉快的事情)。

(6)独处时感到不舒服,因为十分害怕不会照料自己。

(7)在一个亲密关系终结后,迫切地寻找另一个作为支持和照料的依靠。

(8)不现实的沉湎于害怕被人家遗弃以致不得不自己照料自己的恐惧。

3. 治疗　依赖型人格障碍患者在治疗中总是非常配合与顺从治疗师,但同时也习惯于将治疗的责任托付给治疗师,因此要注意不能让患者出现过度依赖的倾向。当他们有能力自己做出决定并发展出自信时,治疗才会真正取得进展。治疗师可在双方关系稳定后逐步让患者意识到其人际交往模式中的依赖特点及这种特点对人际交往的阻碍,从而提高患者主动改变的意愿,减少顺从和依赖的行为,并通过人际应对技巧和社交技能的学习与赋能,帮助患者减轻其对于失去依赖的恐惧,并增强患者的独立性和自信心。过程中若出现较严重的情绪波动时,可考虑采用抗抑郁药和/或抗焦虑药物以改善症状。

(十) 强迫型人格障碍

强迫型人格障碍(anankastic personality disorder)在人群中的患病率为2%左右,男女性之比约为2:1。一般形成于个体幼年时期,与家庭教育和社会生活经历有直接影响。家庭教育过分严厉，要求子女循规蹈矩，就会使孩子生怕犯错误受到惩罚，造成行为过分拘谨，情绪非常紧张、焦虑，遇事优柔寡断。另外，强迫型人格障碍有一定的遗传倾向，家庭成员中有患强迫型人格障碍的，其家属患此病的概率比普通家庭要高。

1. **临床表现**　强迫型人格障碍以过分的谨小慎微、严格要求与完美主义及内心的不安全感为特征。主要表现为：患者总有一种追求完美、求全和固执的表现，关注细节、规则、秩序，关注事情是否以正确的方式处理；行为刻板，缺乏想象力，在决断事情上往往需要再三思虑，有时反而误事；工作上他们只相信某一既成模式，而不能容忍任何变化；个人生活上过注重小节、过分讲究卫生，其完美主义的要求常使家人难以忍受；有些患者过度投入工作，排斥休闲或与朋友在一起。强迫型人格障碍者若受强烈刺激或持续的精神压力，容易导致强迫症。有关资料显示，约70%强迫症患者病前有强迫型人格障碍，强迫型人格障碍者也较易患抑郁症。

2. **DSM-5 强迫型人格障碍诊断标准**　一种沉湎于秩序、完美及精神和人际关系上的控制，而不惜牺牲灵活性、开放性和效率的普遍模式；起始不晚于成年早期，存在于各种背景之下，表现为下列4项（或更多）症状。

（1）沉湎于细节、规则、条目、秩序、组织或日程，以至于忽略了活动的要点。

（2）表现为妨碍任务完成的完美主义（例如，因为不符合自己过分严格的标准而不能完成一个项目）。

（3）过度投入工作或追求业绩，以至于无法顾及娱乐活动和朋友关系（不能用明显的经济情况来解释）。

（4）对道德、伦理或价值观念过度在意、小心谨慎和缺乏弹性（不能用文化或宗教认同来解释）。

（5）不愿丢弃用坏的或无价值的物品，哪怕这些物品毫无情感纪念价值。

（6）不情愿将任务委托给他人或与他人共同工作，除非他人能精确地按照自己的方式行事。

（7）对自己和他人都采取吝啬的消费方式，把金钱视作可囤积起来应对未来灾难的东西。

（8）表现为僵化和固执。

3. **治疗**　在心理治疗中寻找完美主义倾向和关注细节的来源，通过认知行为治疗降低其专注于规则、细节的程度，减少内疚和自责，增加在解决问题和人际关系方面的灵活性；通过情绪技术增强情感的表达和内心情感的体验，学习放松方法，使严肃、压抑的心境愉快起来。如果压抑、焦虑的情绪明显，或者出现明显影响工作和生活的强迫症状，可考虑采用抗抑郁和/或抗焦虑药物改善症状。

第二节　冲动控制障碍

冲动控制障碍（impulse control disorder）表现为个体难以控制冲动和欲望，导致一系列不当行为，这些行为可能违反社会规范或给自己造成危害，但其行为目的仅仅在于获得自我心理的满足或解除精神上的紧张感。这种障碍可能涉及多个领域，包括情绪、冲动性行为和社交关系。

一、流行病学

冲动控制障碍的病因比较复杂，可能与遗传、环境、神经生物学等多种因素有关。

1. **患病率** 一些研究发现，男性患者比女性患者更容易出现冲动控制障碍。但也有研究指出，在不同年龄段和特定人群中，女性患病率也较高。一般来说，在西方国家中，冲动控制障碍的患病率较高；而在亚洲国家中，该疾病的患病率相对较低。

2. **症状表现** 冲动控制障碍的症状表现主要包括无法控制自己的冲动行为，如病理性赌博、偷窃癖、纵火狂等。这些行为可能给患者自身和周围的人带来负面影响。

此外，家庭环境、遗传因素、心理创伤、药物或物质滥用等因素也被认为可能与冲动控制障碍的发病相关。一些流行病学研究还发现，冲动控制障碍与其他精神疾病，如注意缺陷多动障碍、抑郁症和焦虑症等存在一定的关联。

二、病因和发病机制

冲动控制障碍的病因和发病机制是一个复杂而多面的研究领域。目前的研究表明，多种因素可能与冲动控制障碍的发生和发展有关。

1. **遗传因素** 遗传学研究表明，个体在冲动控制方面的遗传因素可能起到一定作用。有家族史的个体更容易患上冲动控制障碍，提示遗传因素在疾病发生中的影响。

2. **神经生物学因素** 大脑结构和神经递质的异常可能与冲动控制障碍相关。神经系统的不正常功能可能导致对冲动的控制不足，从而表现为冲动控制障碍的症状。

3. **心理创伤** 个体在童年或成年阶段遭受的心理创伤，如虐待或重大生活事件，可能增加患上冲动控制障碍的风险。

4. **药物或物质滥用** 滥用药物或物质可能对神经系统产生影响，进而影响冲动控制。某些物质的滥用被认为与冲动控制障碍的发病有关。

5. **心理因素** 个体的心理特征和个性特点也可能在冲动控制障碍的发展中扮演角色。例如，缺乏情绪调节能力或对于挫折的不适当反应可能增加冲动行为的风险。

6. **环境因素** 家庭、社会和文化环境对于个体冲动控制的发展可能产生影响。不稳定或有冲突的家庭环境可能增加冲动控制障碍的风险。

综合而言，冲动控制障碍的发病机制是一个相互作用的复杂网络，涉及遗传、神经生物学、心理、社会和环境等多个方面。深入研究这些因素的相互关系将有助于更全面地理解和有效地干预冲动控制障碍。

三、临床特征

1. **难以抑制冲动行为** 患有冲动控制障碍的个体常常面临难以抑制冲动的挑战。

他们可能会在冲动的驱使下采取行动,而无法充分考虑后果。

2. 缺乏远见和计划性　　冲动控制障碍的人可能在行动前缺乏足够的远见和计划性。他们可能冲动地作出决定,而没有充分思考可能带来的影响。

3. 重复性冲动行为　　这种障碍通常表现为一种重复性的模式,个体可能陷入一再重复相似冲动行为的循环,难以打破这种习惯。

4. 社会和职业影响　　冲动控制障碍可能对个体的社会和职业生活产生负面影响。冲动行为可能导致人际关系的破裂、职业机会的丧失,甚至法律问题的产生。

5. 焦虑和自我感觉　　在冲动发生后,个体可能经历焦虑和内疚感。他们可能意识到自己的冲动行为对自身和他人造成的影响,从而导致负面的自我感觉。

6. 多因素影响　　冲动控制障碍的发展受到多种因素的影响,包括遗传、神经生物学、心理、社会和环境等方面。因此,临床特征可能在不同个体中表现出多样性。

四、鉴别诊断

冲动控制障碍的鉴别诊断是为了排除其他可能导致类似症状的心理健康问题。以下是一些可能需要与冲动控制障碍进行鉴别的情况。

1. 注意缺陷多动障碍　　注意缺陷多动障碍可能表现为注意力集中困难、过度活跃和冲动行为。在鉴别诊断中,需要注意区分冲动控制障碍与注意缺陷多动障碍的不同特征,以确保正确的诊断和治疗方案。

2. 强迫症障碍　　强迫症障碍患者可能表现出强迫性的思维和行为,而冲动控制障碍更侧重于难以抑制的冲动行为。区分这两者有助于制订相应的治疗计划。

3. 物质滥用障碍　　物质滥用可能导致冲动行为,并且某些物质的滥用可能与冲动控制障碍的症状相似。在鉴别诊断中,需要考虑个体是否有物质滥用史。

4. 反社会型人格障碍　　反社会型人格障碍的个体可能表现出冲动、冷漠和违法行为。在鉴别诊断中,需要注意个体是否满足反社会型人格障碍的诊断标准。

5. 情绪障碍　　某些情绪障碍,如爆发性情绪障碍,可能伴随冲动行为。鉴别诊断需要考虑个体的情绪状态和冲动行为之间的关系。

6. 其他神经精神疾病　　考虑其他可能导致冲动行为的神经精神疾病,如某些精神分裂症谱系障碍等。

五、治疗和预防

冲动控制障碍的治疗和预防涉及多种方法和策略,包括心理治疗、药物治疗和行为干预等。以下是一些常见的治疗和预防方法。

1. 心理治疗　　心理治疗是治疗冲动控制障碍的关键组成部分。认知行为疗法和行为疗法等心理治疗方法可以帮助个体识别冲动、学习控制冲动、改善决策能力,并提高情绪调节能力。

2. 药物治疗　　一些药物,如抗抑郁药、抗焦虑药和抗精神病药等,可能被用于治疗冲动控制障碍。然而,药物治疗应由专业医生根据个体情况进行精确调配和监控。

3. **行为干预** 行为干预可以帮助个体学会通过改变行为模式来应对冲动。例如，通过建立规划和目标，学会自我控制和应对冲动的技巧。

4. **家庭治疗** 家庭治疗可以帮助患者及其家人理解和应对冲动控制障碍，提供支持和促进家庭关系的健康发展。

5. **预防策略** 早期干预和预防策略对于减少冲动控制障碍的风险至关重要。包括提供心理健康教育、提倡健康生活方式、建立积极的社会支持体系等。

六、症状具体表现

ICD-11将冲动控制障碍定义为反复的难以抵抗冲动、驱动力或渴望去完成某种奖励性行为（至少能带来短时的奖励），尽管可能带来长时的有害性后果（既包括对个体的，也包括给他人带来的有害后果），或因这种行为模式导致明显的痛苦，或导致个人、家庭、社交、学业、职业或其他重要领域功能的显著损害。冲动控制障碍包括范围广阔的一系列的特定行为，包括纵火、偷窃、性行为或情绪的爆发。具体表现为如下几类：纵火狂、偷窃狂、强迫性性行为障碍、间歇性暴怒障碍、其他特定的冲动控制障碍及冲动控制障碍，未特定。

1. **纵火狂** 纵火狂（pyromania）表现为反复的难以控制强烈的纵火冲动，导致多种对财物或其他物体纵火的行为或纵火的尝试。纵火缺乏可理解的动机（例如，为金钱利益、复仇、为某种目的蓄意破坏、表达政治诉求、为引起注意或认可）。个体在纵火前有一种逐渐强烈的紧张感或情感被唤起，以及对火焰或相关刺激的持续迷恋或先占观念（包括观看火焰、房屋的火灾、迷恋消防设备等）；且个体在纵火期间或纵火后、观看纵火的后果时，或参与纵火的善后工作时，有一种愉悦感、兴奋感、放松感或满足感。这种行为不能用智力缺陷、另一种精神行为障碍或物质过量中毒更好地解释。村上春树的小说《烧仓房》及改编后的韩国电影《燃烧》中的主人公是纵火狂的典型代表。

2. **偷窃狂** 偷窃狂（kleptomania）表现为反复的难以控制强烈的偷盗冲动。偷盗缺乏可理解的动机（例如，为金钱利益或为非个人利益而偷盗）。个体在偷盗前有一种逐渐强烈的紧张感或情感被唤起；且个体在偷盗期间或偷盗后，有一种愉悦感、兴奋感、放松感或满足感。这种行为不能用智力缺陷、另一种精神行为障碍或物质过量中毒更好地解释。

3. **强迫性性行为障碍** 强迫性性行为障碍（compulsive sexual behaviour disorder）表现为一种持续性的（行为）模式，个体难以控制强烈而反复的性冲动或渴望，导致反复的性行为。症状可包括：反复的性活动成为个体生活的中心，导致对健康、自我照顾、其他兴趣活动、责任的忽视；试图显著减少重复性行为的，大量徒劳的努力；尽管出现不良后果或从性行为中仅得到很少的（或没有）满足感，仍进行反复而重复的性行为，这种难以控制强烈性冲动或渴望的模式导致的反复性行为持续了一段时间（例如，6个月或更多），且导致明显的痛苦或显著的个人、家庭、社交、学业、职业或其他重要领域功能的显著损害。如果痛苦完全与性冲动、性渴望或性行为引起的道德评判或不赞成相关，则不满足诊断需求。

4. **间歇性暴怒障碍** 间歇性暴怒障碍(intermittent explosive disorder)表现为反复而短暂的暴怒发作,发作的特点是:言语或躯体性的攻击(aggresion)、毁坏物品,显示出个体难以控制攻击的冲动。暴怒发作的强烈程度或攻击性的严重程度明显过激,与受到的挑衅及心理社会应激源不成比例。症状不能用另一种精神、行为或神经发育障碍更好地解释。症状不是慢性的愤怒、激惹性中的一部分(例如,对立违抗障碍中的慢性愤怒与激惹性)。这种行为模式足够严重,导致显著的个人、家庭、社交、学业、职业或其他重要领域功能的显著损害。

第三节 性心理障碍

一、性心理障碍的定义及分类

人类作为一种生命现象,其生命的存在、种族的延续都取决于人类的性行为。人类的性行为既具有生殖功能,又有享乐功能;既是本能行为,又是社会行为。一个完整的性行为由3个阶段组成:①具有能够导致性唤起的性刺激;②由性唤起而引起的性行为;③在性高潮中性行为达到顶点。其中任何一个阶段出现问题,都可能导致个体的性心理障碍。

在 ICD-11 中,性心理障碍(psychosexual disorder)被定义为:以两性性行为的心理和行为明显偏离正常,并以这类性偏离作为性兴奋、性满足的主要或唯一方式为主要特征的一组精神障碍,既往又称为性变态(sexual deviation)。

人类的性行为受到社会文化的影响和制约,在不同的国家、民族及宗教信仰对性心理和性行为有不同的评价准则,所以目前尚没有判断性心理正常与否的绝对标准。有学者认为,评价性行为异常与否的标准包括:①是否符合某一社会的道德准则;②是否给自己或性伴侣造成伤害和痛苦;③长时间反复、持续发生的、呈极端变异的性行为被视为异常性行为。

不同的诊断系统(如 CCMD-3、ICD-10、DSM-Ⅳ)对性心理障碍的分类略有不同(表13-8)。CCMD-3 将性心理障碍分为3种类型:性身份障碍(有变换自身性别的强烈欲望)、性偏好障碍(采用与常人不同的异常性行为满足性欲)及性指向障碍(不引起性兴奋的人或物,对这些人有强烈的性兴奋作用)。但不包括单纯性欲减退、性欲亢进及性生理功能障碍。DSM-5 对比 DSM-Ⅳ删除了性别认同障碍的内容,ICD-11 则删除了ICD-10 分类中涉及性身份障碍和性发育与性取向有关的心理及行为障碍内容,"性别认同障碍"更名"性别不符",且不再被视为精神疾病。两者均保留了性倒错障碍相关内容。性欲倒错障碍强调非常规的性欲唤起,而并非只是一般程度的性偏向,同理可发现恋物症和易装症在 ICD-11 中不再被归类为精神疾病。这是因为世界卫生组织认为,这两类性唤起和性活动并不会必然对其他个体或患者本身造成伤害,因此它们与疾病分类的宗旨和人文精神不符。此外,将这两类行为归为疾病可能导致标签化、社会歧视和个体羞耻感。表 13-8 比较了 DSM-5 和 ICD-11 有关性心理障碍的诊断分类。

表 13-8 DSM-5 与 ICD-11 性心理障碍上的具体类型

DSM-5	ICD-11
性欲倒错障碍	性欲倒错
302.82(F65.3)窥淫癖	6D30 暴露障碍
302.4(F652)露阴癖	6D31 窥视障碍
302.89(F65.81)摩擦癖	6D32 恋童障碍
302.83(F65.51)性受虐癖	6D33 强迫性性施虐障碍
302.84(F6552)性施虐癖	6D34 摩擦障碍
302.2(F65.4)恋童癖	6D35 涉及非同意个体的其他性心理障碍
302.81(F65.0)恋物癖	6D36 涉及单独行为或同意个体的性心理障碍
302.3(F65.1)异装癖	6D3Z 性心理障碍,未特定
302.89(F65.89)其他指定的性偏好异常症	
302.9(F65.9)未指定的性偏好异常症	

同时,ICD-11 还删除了受虐障碍这一诊断,并将双方自愿的性行为(如儿童除外)排除在疾病诊断之外。新的诊断标准规定,只有当行为涉及同意能力的个体时,施虐行为才不再被归类为精神疾病。研究表明,双方同意的施受虐行为与心理病态和虐待之间不存在相关性,将这些行为标记为疾病可能会增加病耻感,不利于心理健康。

总体而言,当前的诊断标准从发展角度区分了健康与疾病,体现了对个体权利的尊重,有利于社会的和谐发展。这一转变有助于减少社会对这类群体的歧视和羞辱,促进个体心理健康和社会融入。

二、性心理障碍的病因

性心理障碍的表现形式多种多样,形成原因也可能有多种,时至今日,关于性心理障碍的病因及其发病机制尚无定论。

1. **生物因素** 从横向上看,多种性心理障碍受到遗传、激素水平、母体免疫和解剖结构异常的影响。这些影响可以表现为特定神经递质功能异常、雄激素或皮质醇水平异常,以及脑结构或功能的异常等。而从纵向上看,性心理障碍患者通常具备独特的神经发育模式,这些生物因素构成了他们性心理异常的基础。

2. **心理因素** 心理因素是导致性心理障碍的主要原因之一。这类患者可能存在不同程度的人际关系缺陷、人格问题、情绪困扰和认知偏差。尽管他们通常不表现出显著的精神活动异常,但负性生活事件,如童年不良经历、被虐待史、亲密关系或性关系挫折、性生活异常等可能导致应激或创伤。如果这些生活事件持续存在且未得到恰当的处理和应对,它们可能会导致性心理和行为的异常。精神分析学派对性心理有深入的论述,例如,弗洛伊德认为在心理发育过程中遇到的挫折和发展受阻是导致性心理障碍的重要因素。他认为性欲倒错与力比多(一种内在的、原发的性本能力量)在某些异常对象上的固着有关。

3. 社会因素　家庭、社区、社群和文化背景等社会环境因素对性欲倒错障碍的形成有一定影响。例如，家庭氛围中的暴力、虐待等极端情况，性教育的偏差和缺失，以及文化社群中的不良示范和人际影响等，都在病因中起到不可忽视的作用。在某些文化中，过于严重的性压抑也可能与性欲倒错有关。有时，性欲倒错是在特定情况下由条件关联机制诱发的，例如某些窥阴障碍患者的最初行为动机是在无意中听到他人谈论此类事情时产生的。

多年来，学者们假设性心理障碍具有生物学的基础，并进行了深入的研究。相关研究发现，染色体的异常，尤其是性染色体的异常，影响了胚胎发育时的性激素水平，从而造成性欲倒错障碍。

目前，心理社会因素在性心理障碍的病因学中被认为占有主导地位，其中以心理动力学派和行为主义学派的影响较大。心理动力学派认为，性障碍可能涉及对特定性幻想或对象的强烈欲望，这在心理动力学视角下可能与个体的内在冲突和欲望有关。从客体关系的角度可以理解为性欲倒错的方式或对象与依恋及过渡性客体的概念有关，并逐渐固化下来。

行为主义学派用条件反射及社会学习理论来解释性心理障碍的成因和发病机制。该学派认为，性欲倒错障碍是一种条件反射建立的结果，如果个体早期的性经历与一种非常规刺激成对出现，那么这种刺激后来就变成了个体性唤起的敏感性刺激。新的行为主义理论则更重视认知因素在性行为模式发展中的作用。

当然，无论是哪种观点，都不能完全解释性心理障碍的成因。目前，对性心理障碍的病因及发病机制更多地强调整合模式。生物学特征、家庭环境、人际关系及社会交往等方面，共同导致了性心理障碍。对于性欲倒错障碍患者来说，可能存在一定的生物遗传学特征，同时早期不适当的性联系或经验、社交技巧发展的不足等，导致其正常的性行为模式受到抑制，而异常的性行为则得到相应的加强；其异常性行为不仅为自己提供了一种性需要的宣泄途径，同时还使其获得了性满足，如此这种异常的性行为便得以持续，进而发展为性偏好障碍。

三、性心理障碍的诊断

由于性心理障碍的确切发病率难以估计，对其各种类型的诊断更多的是依据详细的病史、生活经历及临床行为表现。不过在诊断性心理障碍前，先要排除脑器质性疾病产生的性欲改变、人格异常，脑器质性疾病的临床表现及各种辅助检查，如脑电图、头颅CT、头颅MRI，都有助于诊断及鉴别诊断。

虽然性心理障碍患者的临床表现各有不同，但他们都具有一些共同特征。这些特征包括：①患者产生性兴奋、性冲动的对象或性行为方式不同于一般正常人，且此种行为比较固定，不易纠正；②患者异常性行为的后果对其个人及社会可能带来损害，但患者无法控制；③患者对其异常的性行为有自知力，知道其行为不符合社会道德规范；④除了异常的性行为表现外，一般社会适应良好，无突出的人格障碍，无智能障碍。

四、性心理障碍的治疗

关于性心理障碍的治疗一直以来比较困难,药物治疗可以起到暂时对症作用。如服用抗焦虑药可以缓解患者紧张、烦躁等焦虑症状;情绪低落时,可以服用抗抑郁药以提高患者情绪等。近来发现,对于急性、强迫性的性心理障碍行为,锂盐、丙米嗪和氟西汀的效果较好;对于继发抑郁的易性症患者可使用抗抑郁药物。但是,长期使用药物治疗,效果并不能令人满意。

心理治疗是性心理障碍的主要治疗方法。心理治疗的目的是帮助性心理障碍患者减少其异常的性兴趣和性行为;增加其正常的性兴趣和性行为,包括改善患者的社交能力与人际关系;对于不愿放弃异常性行为活动的患者,则帮助他们遵守社会规范,避免侵犯他人,进而建立起正面的自我形象和生活方式。常用的心理治疗方法包括认知领悟疗法、厌恶疗法、系统脱敏疗法等。

性心理治疗是一种通过心理学和心理治疗方法来处理性方面的问题和挑战的治疗方法。性心理治疗旨在帮助个体解决与性相关的心理、情感和行为问题,提高其性健康和幸福感。以下是性心理治疗的一些方法。

认知行为疗法:通过帮助个体识别和改变不健康的性观念和行为,以促进积极的性体验。它关注个体的思维和行为之间的相互关系。

情感焦点疗法:侧重于改善个体和伴侣之间的情感联结,通过增进情感亲近和理解来解决性方面的问题。

性治疗:专业性治疗师通过与个体或夫妻进行面对面的对话,探讨性方面的问题,提供支持和指导,以促进性健康和满足感。

性教育和沟通技巧培训:通过提供关于性健康和性行为的教育,以及改善沟通技巧,帮助个体和伴侣更好地理解和满足彼此的性需求。

身体感知和放松技巧:帮助个体增强身体感知和通过放松技巧来减轻性压力和焦虑,从而促进更愉悦的性体验。

请注意,性心理治疗是一种专业服务,最好在合格的性治疗师的指导下进行。治疗的具体方法可能因个体情况而异,因此建议寻求专业意见以获得最合适的治疗方案。

认知领悟疗法是由钟友彬在精神分析理论的基础上,结合中国文化的特点创立的一种方法,它通过解释使患者改变认识,得到领悟,从而使症状得以减轻或消失,达到治病的目的。认知领悟疗法要找出患者不现实的、不合理的或非理性的、不合逻辑的思维特点,并帮助患者建立较为现实的认知问题的思维方法,从而消除各种不良的心理障碍。1992年,钟友彬用此方法治疗了33例性心理障碍患者,其中有27例发生明显的好转,表明这种方法治疗性心理障碍是有效的。

从行为主义的观点来看,大多数性心理障碍患者的行为是按条件反射原理形成的,是通过学习而习得的。所以,在治疗上可采用行为治疗的方式,其中厌恶疗法最为常用。当患者产生异常性行为的欲念时,便给患者一个恶性刺激,如拉弹橡皮圈去弹击患者的手腕,使之感到疼痛,从而控制这种欲念,直到病态现象消失为止。此外,还可以应用想象性内隐致敏法(covert sensitization),即想象达到兴奋高潮的性变态渴求体验场景与厌恶条件化疗法相结合。通过这种厌恶性条件化结合内隐致敏法,可增强消除性变态行为的效果,达到治疗的目的。不过这些方法很难让患者接受,而且远期效果较差,很容易旧态复萌。

在新的诊断条目删去性身份障碍和性发育与性取向有关的心理及行为障碍的同时,现代心理学和医学界亦普遍认为性取向和异性症是个体的一种自然属性,因此也改变了既往的"矫正"态度,尤其反对转换疗法、厌恶疗法等改变自然属性的实践,更多提供支持、理解和接纳,并关注在个人经历、人际相处及社会适应过程中,如何调试压力、建立自我认同与保持心理健康。

第四节 常见性心理障碍

一、性欲倒错障碍

性欲倒错障碍的特征是:对无生命物体长期而专注的性唤起幻想、要求或行为,在实际生活或想象中,折磨或羞辱个体自身或其性伴侣,或者性伴侣不当,并伴有临床上显著痛苦或无能。常见的性欲倒错障碍包括暴露障碍、窥视障碍、恋童障碍、强迫性性施虐障碍、摩擦障碍等(表13-9)。

表13-9 常见的性欲倒错障碍及描述

常见类型	描述
暴露障碍	通过反复在陌生异性面前暴露生殖器官引起性唤起和性行为
窥视障碍	通过窥视异性身体或他人性行为引起性唤起和性行为
恋童障碍	以儿童为对象获得性满足的一种病理性性障碍
强迫性性施虐障碍	通过向性爱对象施加强迫性虐待而引起性冲动
摩擦障碍	通过摩擦异性身体而引起性唤起和性行为

性偏好是一种普遍存在的现象。健康的性心理和性偏好是把性看作是美好生活的一部分,也是良好的人际关系和夫妻关系的一部分。但具有性欲倒错障碍的患者则大相径庭,其性欲十分离奇,性心理呈病态表现,他们对正常的性交并不感兴趣,而只青睐于离奇的性欲方式。其目的不是指向异性完整个体和正常性行为的替代的性满足方式,而是表现为性对象的异常和性行为方式的异常。性欲倒错障碍患者对性伴侣的示爱能力、情感回应和性行为全面受损,甚至荡然无存,患者的人格和情感调节的其他方面也受到损害。

1. **暴露障碍**(exhibitionistic disorder) 是一种持续的、目的明确而强烈的性唤起模式,表现为以下持续存在的,关于性的想法、幻想、冲动或行为:在公共场所,向不知情的他人暴露自己的生殖器。通常患者没有意愿、也不会邀请被害者进行更近的接触。此外，诊断暴露障碍还要求个体必须有基于这种关于性的想法、幻想或冲动的实际行为，或感到明显的痛苦。暴露障碍特定地排除涉及各方已同意基础上的暴露行为。此外在一些文化中，在公共场所的裸露是被社会认可的，不构成暴露障碍。

> **典型病例**
>
> 　　患者，周某，男性，45岁，无业人员。几年前的一个傍晚，在河边散步，患者向路过的年轻女性暴露自己的生殖器，但并无任何攻击行为。对方看到后惊叫，患者当时即感到兴奋，并伴手淫、射精，之后每周都出现2~3次类似行为。
> 　　大多数学者认为，典型的暴露障碍患者并不把暴露生殖器作为一种表示性需要的方式，患者希望引起受害人一些反应，如惊讶、恐惧、愤怒、窘迫等。通常患者在获得性满足后，并没有与受害人发生进一步性关系的企图，不会给受害人造成生理上的威胁。
> 　　暴露障碍患者个性多内倾，不善于与人交往，尤其是异性。在异性面前常表现腼腆、害羞、拘谨等，从不和异性开玩笑，更没有过分的举动。但是，对其露阴行为带有强迫性，自我没法控制。

2. 窥视障碍（voyeuristic disorder）　　是一种持续的、目的明确而强烈的性唤起模式，表现为以下持续存在的，关于性的想法、幻想、冲动或行为：在他人不知情的情况下，窥视其裸体（如窥视他人更衣或进行性行为），以获得性的刺激。此外，诊断窥视障碍还要求个体必须有基于这种关于性的想法、幻想或冲动的实际行为，或感到明显的痛苦。根据定义，窥视障碍特定地排除已获得行为中各方同意的窥视行为。

与暴露障碍一样，窥阴症患者通常为男性，多比较年轻，多有孤僻、不善交际的人格特征，其最显著的特征是多数具有不良社会性发育史。在社会交往中，他们常常不善于交际，与女性相处时感到害羞，并有强烈的自卑感。因此，他们通过偷窥而获得性满足，并且通过偷窥，他们可以避免由于和女性性接触而带来的恐惧。

> **典型病例**
>
> 　　患者，张某，男性，20岁。一次偶然机会，看到女性裸体解便，异常兴奋，此后经常到女厕所偷窥。每次偷窥前伴有心跳剧烈、呼吸急促、下身（外生殖器）隐隐发胀，此时，必须到厕所去偷看女性解便才行，只有在达到了目的，上述感觉才能消除，并且心里感到有说不出的舒服和满足。如此连续5年。

3. 恋童障碍（pedophilic disorder）　　是一种持续而强烈的性唤起模式，其表现为对青春期前儿童持续存在的、目的明确的性想法、幻想、冲动或行为。该障碍的诊断要求个体实际上展现了基于这些性想法、幻想或冲动的行为，或者感到明显的痛苦。通常，恋童障碍在男性中更为常见，常在青春期开始发病，并在成年早期趋于稳定。该诊断不适用于发育前或已开始发育的儿童与同龄人之间的性行为，并且不应在儿童中诊断，在青少年中应谨慎对其进行诊断。因此青春期前后年龄相仿的儿童之间的各种性行为不应被归类为恋童障碍。

在恋童障碍患者中，一些人只对男性感兴趣，一些只对女性感兴趣，还有一些对两者都感兴趣。一些患者只对家庭成员施暴，而另一些则可能伤害除直系亲属之外的受害者，有些患者两者兼有。随着年龄的增长，恋童障碍患者的性唤起和行为表现可能会减少。在临床上，通常将恋童障碍分为 2 种亚型：假性神经症型和稳定型。前者在性接触中常遭受挫折，与性伴侣关系不和谐，对自己的疾病感到羞耻和罪恶；而后者表现为对儿童有特殊、持久且强烈的性欲倒错。

恋童障碍患者的脑区功能与健康人存在差异，尤其在观看色情图片时，扣带回和岛回的激活模式不同。此外，在不同文化中，对儿童或青少年的法律定义也有所不同。谭纳阶段(Tanner stages)是一个用于衡量身体发育阶段的量表，以第一性征和第二性征的发育为标准，将生命周期划分为 5 个阶段。这为青春期提供了更细致的划分依据，相对于年龄而言，其在临床应用时可能更能提供客观的评估依据。成年人与儿童之间的互动程度在不同文化中被规定为适当或不适当，甚至可能涉及疾病表现或刑事侵犯。因此，在进行诊断时，有必要考虑文化因素。

4. **强迫性性施虐障碍**(coercive sexual sadism disorder)　　表现为持续而强烈的性唤起模式，其特征在于个体对非同意的他人实施躯体或心理上的虐待，这表现为持续存在的，关于性的想法、幻想、冲动或行为。为确诊该障碍，个体必须实际上展现出基于这些性的想法、幻想或冲动的行为，并且可能伴随着明显的痛苦。

在强迫性性施虐障碍中，常见的行为包括鞭打、绳勒、撕割性对象的身体等，通过使对方承受痛苦来获得性愉悦。需要明确的是，这里排除了双方在事先达成同意的基础上进行施虐癖和受虐癖的行为。对于患者来说，这些行为甚至可能成为满足性欲的必要手段。值得注意的是，部分患者可能在早期生活中就表现出对动物的虐待历史。

成年患者可能在与伴侣的性活动中不断施加虐待，这在严重的情况下甚至可能导致伴侣受到长期伤害，甚至致命。同样需要考虑的是，在正常的性活动中，有时人类也可能表现出攻击性倾向，如夫妻在性活动中可能采用挤压、撕咬等方式，给对方带来一定程度的痛苦。然而，这些行为如果是偶发性的且没有恶意攻击的意图，通常被视为调情方式，不符合强迫性性施虐障碍的诊断标准。

5. **摩擦障碍**(frotteuristic disorder)　　是一种持续的、目的明确而强烈的性唤起模式，表现为以下持续存在的，关于性的想法、幻想、冲动或行为：在公共场合，涉及对非同意的他人的触碰或摩擦。ICD-11 诊断标准：个体必须有基于这种关于性的想法、幻想或冲动的实际行为，或感到明显的痛苦。摩擦施虐障碍特定地排除行为中各方已同意基础上的触碰或摩擦。

摩擦障碍发生地点多是在拥挤的公共场所，如公共汽车、地铁、商场等，对象为陌生女性。摩擦障碍患者多数是青年人，他们往往服装整齐，表现彬彬有礼。但是，他们没有正常的性交对象或性发泄途径，常利用外出人多拥挤的自然条件与异性身体相接触，并由此获得性满足。患者的特点是具有反复发作的倾向，虽经多次处罚，仍不易悔改。对于有的男性青年在拥挤场合，特别是在夏天无意中触摸到女性臀部自发阴茎勃起甚至射精，不能诊断为摩擦症；有进一步的性侵犯动作甚至企图强奸对方是流氓行为，也不属于摩擦障碍。

> **典型病例**
>
> 患者，余某某，男性，30岁，未婚。因为在公共汽车上从身后猥亵一名女性，而被送到派出所。患者经常在公交车上选择年轻的女性作为目标，从身后将其阴茎顶在年轻女性的臀部，并利用汽车上下振动作掩护，在其臀部不停地摩擦，同时幻想着自己和该女青年做爱，并射精。每次患者都从中获得性满足，同时也多次因此而被扭送到公安机关。虽然患者感到很内疚，并发誓要痛改前非，但之后又会有铤而走险去摩擦异性的冲动。

6. **涉及非同意个体的性欲倒错障碍**（other paraphilic disorder involving non-consenting individuals） 是一种持续的、目的明确而强烈的性唤起模式，表现为持续存在的，关于性的想法、幻想、冲动或行为，性唤起的目的涉及意志被违背或无同意的能力的对象，内容未限定于其他已被命名的性心理障碍中（例如，涉及遗体或动物的性唤起模式）。基于这种关于性的想法、幻想或冲动，个体必须有实际行为或感到明显的痛苦。此障碍特定地排除了涉及各方有同意的能力，并且在同意的基础上进行的性行为，在一些案例中，患者展现出长期、集中且强烈的性唤起模式，该模式与动物或尸体产生关联。有些患者甚至通过与动物发生性行为来实现性满足，并将这种行为视为达到性满足的唯一方式，尽管这种情况相对罕见。另一些患者的性唤起模式则与尸体相关，他们渴求持久且强烈的性满足，并可能表现出猥亵、损毁尸体或奸尸等行为。值得注意的是，这些患者几乎全部为男性，而且部分患者还伴有精神发育迟滞等精神障碍。

7. **涉及单独行为或同意个体的性欲倒错障碍**（paraphilic disorder involving solitary behaviour or consenting individuals） 是一种持续的、目的明确而强烈的性唤起模式，表现为持续存在的，关于性的想法、幻想、冲动或行为，涉及已同意的成年人，或仅为单独行为。诊断为此障碍，必须符合以下两种情况之一：①性唤起模式的异常性质对个体造成了明显的痛苦，这种痛苦不仅仅是异常性唤起模式被他人拒绝或担心遭到他人拒绝而引起的。②性心理异常行为的性质具有显著的风险造成伤害，甚至可能是致命的，包括对个体及其伴侣的风险，例如，性窒息，即通过束缚呼吸达到性唤起的行为。这种行为可能会导致窒息、缺氧和其他严重的身体损害，甚至可能危及生命。对于任何人，特别是那些有心血管疾病、呼吸道问题或其他健康问题的人来说，这样的行为尤其危险。

（胡少华　王　中）

主要参考文献

[1] 杜兰德. 异常心理学基础[M]. 3版. 郭本禹,张宁,译. 西安:陕西师范大学出版社,2005.

[2] 张宁. 异常心理学高级教程[M]. 合肥:安徽人民出版社出版,2007.

[3] 季建林,吴文源. 精神医学[M]. 2版. 上海:复旦大学出版社,2009.

[4] 博克安. 人格障碍心理治疗计划[M]. 张宁,译. 北京:中国轻工业出版社,2005.

[5] BACH, B, FIRST, M B. Application of the ICD-11 classification of personality disorders [J]. BMC Psychiatry, 2018, 18(1):351.

[6] LENZENWEGER M F. Epidemiology of Personality Disorders [J]. J Pers Disord, 2008, 22(4):292-301.

[7] MALETZKY, B M. The paraphilias: research and treatment [M]. 2nd Edition. New York: Oxford University Press, 2002.

[8] NEWTON-HOWES G, AUSTIN S, FOULDS J. The prevalence of personality disorder in mental state disorder [J]. Curr Opin Psychiatry, 2022, 35(1):45-52.

[9] PULAY A J, DAWSON D A, HASIN D S, et al. Violent behavior and DSM-IV psychiatric disorders: results from the national epidemiologic survey on alcohol and related conditions [J]. J Clin Psychiatry, 2008, 69(1):12-22.

[10] ZHENG Y, SEVERINO F, HUI L, et al. Co-Morbidity of DSM-IV personality disorder in major depressive disorder among psychiatric outpatients in China: a further analysis of an epidemiologic survey in a clinical population [J]. Front Psychiatry, 2019, 10:833.

第十四章　神经发育障碍

本章重要知识点：

(1) 神经发育障碍是发生在发育阶段的行为和认知障碍，包括在执行特定的智能、运动或社会功能方面的明显困难。所包含的疾病如孤独症谱系障碍、注意缺陷多动障碍、抽动障碍，从儿童到成人都需要关注，应该从全生命周期来看神经发育障碍。

(2) 智力发育障碍是一组在中枢神经系统发育成熟(18岁)以前起病，因先天和/或后天等多种因素引起的、以智力低下和社会适应困难为主要临床特征的一组神经发育障碍。

(3) 智力发育障碍的严重程度取决于个体的智力水平和适应行为水平(概念性技能、社会性技能和实践性技能)两个方面总体受损状态。ICD-11同DSM-5理念一致，注重智力与适应功能两方面的评估，不把智力测试结果作为唯一的分类指标，需结合临床评估、患者的智力水平、适应功能水平来综合诊断。

(4) 孤独症谱系障碍是起病于童年早期的一种具有生物学基础的神经发育障碍，核心特征表现为持续的社会沟通与社会互动障碍，以及重复刻板的行为、兴趣和活动模式，可伴有或者不伴有语言障碍，部分患者存在智力发育障碍，部分患者智力发育可达到正常水平，个体差异性大。孤独症谱系障碍当前没有特效治疗，教育和训练是主要的治疗方法，针对不同的个体，需要采取有针对性的个体化的教育和训练。

(5) 注意缺陷多动障碍是学龄期儿童最常见的一组神经发育障碍，部分可延续到成人。主要表现为与年龄和发育水平不相称的注意力不集中和注意时间短暂、活动过度和冲动，常伴有学习困难、品行障碍和适应不良，智力正常或接近正常。要求起病于童年期(12岁以前)，要在居家、教室、公共场所等2个以上场合出现明显临床表现，而且症状对学业、人际关系、职业等社会功能产生不良影响。主要一线治疗药物为哌甲酯和托莫西汀。除了药物治疗，还需学校、家庭、社区、医院共同努力，多部门合作、综合干预是该症未来治疗方向。

(6) 抽动障碍是一组主要发病于儿童期，原因未明，表现为不自主的、反复的、快速的、无目的的一个部位或多个部位肌肉运动性抽动和/或发声性抽动的神经发育障碍。对于轻、中度抽动障碍，首选实施行为心理治疗，若行为干预疗效差，或者无法获取行为治疗或者相应心理干预方法，症状严重或病情反复，可选择药物治疗。

根据疾病的同质性，ICD-11 将 ICD-10 中"精神发育迟滞""心理发育障碍""通常起病于童年与少年期的行为与情绪障碍"相关内容重新组合成为独立的"神经发育障碍(neurodevelopmental disorders, NDDS)"一个大诊断分类单元，不再区分儿童和成年，强调该类疾病起病于童年和青少年时期，但是具有疾病的终身性。这一变化强调了儿童、青少年精神障碍与成人精神障碍是不可分割的整体，儿童、青少年精神障碍可对成人精神健康产生极为严重的影响。无论是 DSM-5 还是 ICD-11，按生命周期进行分类的精神障碍均从神经发育障碍开始。

ICD-11 第一章节编码 6A0，总称为神经发育障碍(NDDS)，DSM-5 中第一章也是相同的诊断分类命名。ICD-11 对神经发育障碍这一章的总定义为：在发育期出现的，导致明显的智力、语言、运动及其他社会功能获得和执行存在显著困难的行为和认知障碍。

神经发育障碍这一定义有两个重点：第一，此类疾病必须在神经发育期出现，不能晚于 18 岁，一般是 3 岁以内就发现有问题；第二，必须具有认知和行为的障碍，如果仅有器官发育缺损，不能称为神经认知障碍，而称为其他发育障碍。因为先天神经认知方面的发育问题会导致明显的社会功能受损，表现在恋爱、社交、学习、工作等诸多方面。DSM-5 与 ICD-11 在此定义上没有区别。

虽然许多行为和认知缺陷会出现在发育期间，出现的精神和行为障碍(如精神分裂症和双相障碍)也有神经发育异常，但只有以神经发育障碍为核心特征的障碍才包括在这一章中。神经发育障碍的病因是复杂的，可能涉及遗传因素、环境因素、脑发育异常、心理因素、社会因素等多种因素。

ICD-10 特定学习技能发育障碍、特定性言语和语言发育障碍、特定运动功能发育障碍，在 ICD-11 中分别改为发育性学习障碍、发育性言语和语言障碍、发育性运动协调障碍，强调神经发育障碍属性。考虑到 ICD-10 的"精神发育迟滞(mental retardation, MR)"是一个落后又稍带有污蔑性的术语，并且该术语不能充分表现疾病的病因，ICD-11 重新将其命名为"智力发育障碍"，归属于神经发育障碍，同时不再使用广泛性发育障碍(pervasive developmental disorder, PDD)这一疾病分类术语。而在 ICD-10 诊断分类系统中，孤独症障碍与阿斯伯格综合征(Asperger syndrome)、Rett 障碍、童年瓦解性障碍、未特定的广泛性发育障碍等均属于 PDD 的临床亚型。DSM-5 正式采用了孤独症谱系障碍(autism spectrum disorder, ASD)诊断术语，ICD-11 采用 ASD 诊断术语，并针对孤独症症状的严重程度进行分级。按照 ICD-11，如果符合当前诊断标准，ASD 在某种程度上，包括了以前 ICD-10 诊断分类中的孤独症障碍孤独症、阿斯伯格综合征、童年瓦解性障碍、未特定的广泛性发育障碍等。

需要注意的是，神经发育障碍的症状与大多数精神障碍的症状有许多相似之处。因此，临床医生必须重视鉴别诊断，特别是对于 12 岁及以下的儿童尤为关键。有时神经发育障碍会导致其他精神活动异常或障碍，如学习障碍可能会导致焦虑、抽动障碍会共患强迫性障碍、注意缺陷多动障碍会增加情绪行为障碍的风险和共病。这使得神经发育障碍的诊断与治疗在精神病学中最具挑战。因此，规范神经发育障碍的诊断及治疗非常关键。

此外，ICD-11除了将抽动障碍诊断分类以原发性抽动症或抽动障碍(8A05.0)术语列入精神、行为与神经发育障碍诊断章节的分类目录中，与其他神经发育障碍如ASD等同列，同时还在神经系统疾病诊断分类章节中列入同一诊断术语，编号保持不变(8A05.0)。抽动障碍亚型Tourette综合征(8A05.00)，还被交叉列入了强迫及相关障碍谱系，因其与强迫症存在高度共患病、家族联系和类似的现象，如先兆性冲动和重复行为。

Box1：在ICD-11中，神经发育障碍(L1-6A0)包括如下。

6A00 智力发育障碍

6A01 发育性言语和语言障碍

6A02 孤独症谱系障碍

6A03 发育性学习障碍

6A04 发育性运动协调障碍

6A05 注意缺陷多动障碍

6A06 刻板运动障碍

6A0Y 其他特定神经发育障碍

6A0Z 未特定的神经发育障

8A05.0 原发性抽动症或抽动障碍

8A05.00 Tourette综合征

8A05.01 慢性运动抽动障碍

8A05.02 慢性发声抽动障碍

第一节　智力发育障碍

智力发育障碍(disorders of intellectual development)是一组在中枢神经系统发育成熟(18岁)以前起病，因先天和/或后天等多种因素引起的、以智能低下和社会适应困难为主要临床特征的一组神经发育障碍。

ICD-10对应智力发育障碍的诊断术语为精神发育迟滞(MR)，主要是以韦氏智力测试结果来划分不同严重程度的等级，智商(intellectual quotient, IQ)低于70为智力低下。由于精神发育迟滞是一个稍带有污蔑性的术语，并且该术语不能充分表现疾病的病因，ICD-11重新将其命名为"智力发育障碍"，归属于神经发育障碍。

DSM-5中定义智力发育障碍为儿童发育阶段起病，表现为智力和适应功能缺陷，会对认知、社交和实践领域造成影响，建议采用具体的认知、社交和实践领域的适应功能缺陷程度来区分严重度，而非仅用智商高低来划分。ICD-11同DSM-5理念一致，注重智力与适应功能两方面的评估，不把智力测试结果作为唯一的分类指标，需结合临床评估、患者的智力水平、适应功能水平来综合诊断。智力发育障碍的严重程度取决于个体的智力水平和适应行为水平(概念性技能、社会性技能和实践性技能)两个方面总体受损状态。当无标准化测试时,智力功能和适应性行为的评估更需要依赖于临床的判断。

一、流行病学

1985年,WHO报道精神发育迟滞患病率轻度为3%,中、重度为0.3%~0.4%。2016年,美国报道智力发育障碍的患病率在1.2%。目前国内尚缺乏最新全国该症的流行病学调查数据,还是基于精神发育迟滞诊断术语在20世纪八九十年代的流行病学结果。1987年,全国29个省市智力残疾调查显示,智力残疾患病率1.268%,其中男性1.315%,女性1.220%。1985—1990年,全国8省市0~14岁精神发育迟滞流行病学调查显示患病率为1.2%,其中城市患病率为0.70%,农村患病率为1.41%。

二、病因

智力发育障碍病因复杂,生物学病因和环境因素等多因素共同起作用。其中,能够发现明确的生物学病因者仅占半数,且多是中度以上智能损害者。在轻度患者中绝大多数虽然以生物学病因为主,但采用已有的医学检查方法难以发现明确病因。环境因素包括产前、围生期和产后状况。在某些情况下,智力发育障碍可能是由遗传和环境因素共同引起的。了解智力低下的各种原因对于制订有效的预防和干预策略至关重要。目前可能存在的病因主要有以下几个方面。

1. **遗传及先天性因素** 遗传因素是智力发育障碍发生的重要原因之一,30%~60%智力发育障碍病因与遗传因素相关。包括各类染色体异常、单基因或多基因突变及先天性代谢缺陷病等。

(1) 染色体异常:常染色体和性染色体的单体型、三体型、多倍体等染色体数目异常。染色体的倒位、缺失、易位、重复、环状染色体和等臂染色体等结构异常。导致智力发育障碍的常见原因:唐氏综合征(Down syndrome,即先天愚型)是G组第21对染色体三体型,先天性卵巢发育不全(Turner syndrome)为女性缺少1条X染色体,先天性睾丸发育不全(Klinefelter syndrome)是男性X染色体数目增多,脆性X染色体综合征(fragile X syndrome)是患者X染色体长臂末端Xq27和Xq28上有脆性位点。

(2) 基因异常及先天性代谢缺陷:DNA分子结构异常使机体代谢所需酶的活性不足或缺乏,导致遗传代谢性疾病,有智力发育障碍临床表现。其中苯丙酮尿症、半乳糖血症、戈谢病(Gaucher syndrome,高雪氏病)、家族性黑矇性痴呆、脂沉积症、黏多糖病、脑白质营养不良等常见。

(3) 先天性颅脑畸形:如家族性小脑畸形、先天性脑积水、神经管闭合不全等疾病都可能导致智力发育障碍。

(4) 其他躯体疾病:如结节性硬化、神经纤维瘤、Sturge-Weber综合征、萎缩性肌强直症、先天性甲状腺功能低下、着色性干皮病等一些疾病也会引起智力发育障碍。

2. **环境因素** 包括产前、围生期和产后状况。

（1）产前因素：例如，母亲在怀孕期间饮酒、服药，母孕期遭受各种病毒、细菌、螺旋体、寄生虫等感染，以及产前有遭受生物、物理或化学致畸剂影响的病史（如铅中毒、汞中毒、放射性影响等）。

（2）围生期因素：包括分娩过程中的并发症，如先兆流产、妊娠高血压、先兆子痫、前置胎盘、胎盘早期剥离、胎儿宫内窘迫、早产等。

（3）产后因素：包括影响大脑发育的疾病，如颅脑损伤、脑缺氧、新生儿颅内出血、新生儿败血症、感染、甲状腺功能低下、听觉障碍、视觉障碍、极低体重儿和重度营养不良等。

三、临床表现

主要表现为不同程度的智力缺陷和社会适应困难。

1. **轻度** 智力发育存在问题，与平均智力水平之间存在 2～3 个标准差，人群中所占比例为 0.1%～2.3%，占比明显不高。这类患者在表现复杂语言概念和学术技能的获得、使用、理解等方面存在问题。作为成人，独立的生活和工作可能需要一定的帮助。成年以后可达到 9～12 岁的心理年龄，在全部智力发育障碍中占 85%。患者在幼儿期即可表现出智能发育较同龄儿童迟缓，如语言发育延迟、词汇不丰富、理解能力和分析能力差、抽象思维不发达。就读小学以后学习困难，考试成绩经常不及格或者留级，最终勉强完成小学的学业。一般在上小学以后，老师发现患者学习困难，建议到精神科就诊而被确诊。患者能进行日常的语言交流，但对语言的理解和使用能力差。通过职业训练只能从事简单的非技术性工作，可学会一定谋生技能和家务劳动。

2. **中度** 有显著低于平均智力的功能和适应行为，低于平均值的 3～4 个标准差，人群中所占比例为 0.003%～0.1%。成年以后可达到 6～9 岁的心理年龄，在全部智力发育障碍中占 10%。患者从幼年开始智力和运动发育都明显比正常儿童迟缓，语言发育差，表现为发音含糊不清，虽然能掌握日常生活用语，但词汇贫乏以致不能完整表达意思。计算能力为个位数加、减法的水平，不能适应普通小学的就读。能够完成简单劳动，但质量差、效率低。在指导和帮助下，可学会自理简单生活。基于这种程度的智力水平，适应功能方面有很多困难，可能会保留一些基本的自我照顾技能，但对于照顾家庭等活动，大多数患者则难以完成。作为成人，为了获得独立的生存和工作能力，需要相当程度的、持续的支持。

3. **重度** 重度智力发育障碍个体的智能和适应行为水平显著低于平均水平，通常低于平均值的 4 个或更多标准差，在人群中所占比例小于 0.003%。此类患者语言能力非常有限，可能伴有感觉和运动功能的损害，通常需要每天持续的支持和充足的照顾。如果经过高强度的系统训练，也可能获得基本的自我照顾技能。成年以后可达到 3～6 岁的心理年龄，患者在出生后即可出现明显的发育延迟，经过训练最终能学会简单语句，但不能进行有效语言交流。不会计数，不能学习，不会劳动，日常生活需人照料，无社会行为的能力。可同时伴随显著的运动功能损害或脑部损害。

4. **极重度** 极重度智力发育障碍的智能和适应行为水平也是在平均值的 4 个或更

多标准差以下,在人群中所占比例小于0.003%。重度和极重度智力发育障碍是根据适应行为差异进行区分的,因为现有的智力标准化测试无法精准地对这两种严重程度的智力障碍进行区分。极重度智力发育障碍的个体可能同时出现运动及感觉缺失,每日都需要被支持,完全需要被别人照顾。成年以后可达到3岁以下的心理年龄,在全部智力发育障碍中占1%～2%。完全没有语言能力,对危险不会躲避,不认识亲人及周围环境,以原始性的情绪,如哭闹、尖叫等,表达需求。生活不能自理,大小便失禁。常合并严重脑部损害,伴有躯体畸形。

5. 暂时的智力发育障碍 针对4岁以下的幼儿,明显感觉幼儿智力发育可能存在问题,但暂时无法给幼儿做测评,无法判断其是否确实存在问题,或因为存在运动和感觉的严重受损,诊断为暂时性的智力发育障碍。随着幼儿成长,诊断也可能出现变化。此诊断并非说明幼儿一定有多么严重的问题,可延迟再完成智力测评。

6. 未特指的智力发育障碍 未特指的智力发育障碍是指评估个体确实有智力落后的问题,年龄也足够完成智力测试,但由于信息不足,在准备做智力测试的过程中,暂时诊断为未特指的智力发育障碍。

其他临床特征:部分智力发育障碍患者可能伴随一些精神症状,如注意缺陷、情绪易激惹、冲动行为、刻板行为或强迫行为。

有的患者同时存在一些躯体疾病的症状和体征。如先天性卵巢发育不全、先天性睾丸发育不全患者有第二性征发育障碍的症状和体征,结节性硬化患者有皮脂腺瘤、白斑、甲周纤维瘤和颗粒状斑等皮损,80%～90%患者可伴有癫痫发作。

四、诊断和鉴别诊断

(一) 诊断

ICD-11诊断标准对智力发育障碍(6A00)的描述:智力发育障碍的核心(必要)特征是智力和适应功能两方面的缺陷。

智力功能的多个维度存在显著缺陷,如知觉推理、工作记忆、加工速度和言语理解存在显著缺陷。个体在各个维度受影响的程度往往有很大的差异,标准化评价应当尽量采用适当的常模和标准化的智力功能测试,而且要以低于平均值约2个或2个以上的标准差作为分界线,在没有适当的常模和标准化测试的情况下,智力功能评估就更需要依赖可靠的、基于合理证据及评估的临床判断,可以使用智力功能的行为指征来判断。

个体表现出适应行为的显著缺陷。适应行为是人们在日常生活中习得和表现的一系列概念性技能、社会性技能和实践性技能。只要有可能,个体的表现应尽可能使用规范化的、标准化的适应性行为测试,评估总分应低于平均值2个或2个以上标准差,在没有适当的常模和标准化测试的情况下,评估适应性行为就更需要依赖可靠的、基于适当评估的临床判断,包括使用适应行为技能的行为指征。

智力发育障碍,常起病于发育阶段,如果先前未被诊断的成年智力发育障碍的个体引起了临床关注,可以通过收集个人史来确定在发育阶段的起病时间,即回顾性的诊断。

按照严重程度分为：轻度、中度、重度、极重度、暂时的、未特指的。智力发育障碍的严重程度取决于个体的智力水平和适应行为水平（概念性技能、社会性技能和实践性技能）两个方面总体受损状态。理想情况下使用适当的有常模的个体标准化测试进行评估。如果没有适当的常模和标准化测试，对智力功能和适应性行为的评估就更需要依赖于适当的证据和评估的临床判断。

需要注意，个体化的智力和适应功能标准化测验的分数在个体发育过程中可能会出现很大的变化，幼小儿童还存在环境因素的影响、配合程度、当时身体状况等多因素影响。在发育阶段，一个儿童在某个时期符合智力发育障碍的诊断标准，而在其他时间未达到标准。因此，有必要在发育过程的不同阶段进行多次测试，以建立可靠的功能评估。

(二) 鉴别诊断

1. **发育性运动协调障碍**　是指个体表现在发育阶段获得粗大运动和精细运动技能发育明显的延迟，以及协调性运动技能障碍。表现为笨拙、迟缓或运动不精确。这部分儿童如果进行智力测试和适应能力评估，都在正常范围，仅诊断发育性运动协调障碍。如果其智力测试和适应能力评估符合智力发育障碍的诊断，存在智力障碍和适应能力低下，显著影响学习和生活，则同时做出发育性运动协调障碍与智力发育障碍共患病的诊断。

2. **发育性学习障碍**　发育性学习障碍主要表现为显著的、持续的、特定的学习技能困难，包括阅读、书写和数学障碍等，某一方面成绩非常差。在某一个领域或者某几个领域的表现显著低于相应的年龄和智能应该达到的预期水平，而其他领域能力一般没有问题，称之为特定的学习障碍。而智力发育障碍的个体由于存在显著的全面智力功能下降，学习是广泛地受损，通常会表现为全面学业成绩不佳，往往总体都处于差的水平。

3. **精神分裂症**　儿童精神分裂症患者的精神症状可影响正常学习、生活、人际交往等社会功能，会影响学业成绩。病情严重者或因未及时治疗精神衰退明显者，会让人感觉傻乎乎的样子，加之成绩很差、生活自理困难、随地大小便，容易被误认为智力发育障碍。而精神分裂症患者相比智力发育障碍，病前智能正常，有起病、精神病性症状持续及演变等疾病的发展过程，存在确切的精神病性症状，经过抗精神病药物等治疗，症状可在一定时间后得到控制，根据这些特点可与智力发育障碍相鉴别。

4. **孤独症谱系障碍**　孤独症谱系障碍的特点是持续的社会互动和社会交往缺陷，以及一系列的受限的、重复的、刻板的行为模式和兴趣。许多孤独症谱系障碍的患者会存在智力发育障碍的表现，也可能不表现出智力功能的总体受损（如我们常说的高功能孤独症）。但单纯的智力发育障碍核心特征是智力缺陷和适应功能缺陷，有主动社交的动机，有社会互动，只是笨拙些。孤独症谱系障碍可以和智力发育障碍共患病，这时候由于孤独症谱系障碍本身涉及社交缺陷，对其进行共患病智力发育障碍适应性行为能力评估时，需要更多地重视适应行为的概念性技能和实践性技能的评估，而不是社会性技能的评估，因为孤独症谱系障碍个体本身就存在社交技能质的损害。

5. **注意缺陷多动障碍**　注意缺陷多动障碍的个体在发育阶段会表现出持续的、广泛的注意缺陷和/或多动冲动的模式，未治疗的注意缺陷多动障碍儿童会存在学业成绩差，会让家长和老师误认为其智力发育障碍，但这部分儿童大多数智力是处于一个正常的水平,成绩多表现为忽高忽低,经过治疗后成绩上升很快,而智力发育障碍的儿童,一般经治疗后成绩提升很缓慢,没有特效药物。当然有少部分个体,他们同时既有智力发育障碍也有注意缺陷多动障碍,这时候可以做出共患病的诊断。

五、预防与治疗

智力发育障碍一旦发生很难逆转,因此重在预防。向全社会普及智力发育障碍病因相关知识及所造成的负担,促进备孕夫妻做好婚前检查、产前诊断、遗传咨询等工作。监测遗传性疾病、做好围生期保健、避免围生期并发症、防止和尽早治疗中枢神经系统疾病是预防智力发育障碍的重要措施。一些发达国家依据专门的法律对所有新生儿实施一些常见遗传代谢性疾病的血液生化筛查,能有效预防智力发育障碍的发生,也为早期病因学治疗提供了的依据。对于病因明确者,若能及时采用病因治疗,可以阻止智能损害程度的进一步加重。

联合国儿童基金会提倡对智力低下采用三级预防,一级预防即病因预防,如避免孕妇接触放射、辐射等有害环境,禁止近亲结婚,普及遗传咨询的好处和必要性,孕期要保证胎儿所需的蛋白质、氨基酸、脂肪、维生素、微量元素等;再如对孕期产检过程中超声有异常表现者,建议做产前诊断,如确诊为智力低下相关综合征患儿,可尽早终止妊娠,做好新生儿苯丙酮尿症、新生儿半乳糖血症、新生儿甲状腺功能减退症、新生儿肝豆状核变性等新生儿疾病的筛查,积极避免胎儿缺血、缺氧、宫内感染等的发生。二级预防即早发现、早诊断、早干预,以预防和减少智力损害。三级预防即早治疗,即通过综合干预,正确诊治脑部疾病,预防造成严重智力残疾。

智力发育障碍的治疗原则是以教育和训练为主,辅以心理治疗,仅少数需要药物对症治疗。

1. **教育和训练** 由学校老师、家长、临床心理治疗师及职业治疗师相互配合进行。老师和家长的任务是使患者能够掌握与其智力水平相当的文化知识、日常生活技能和社会适应技能。临床心理治疗师针对患者的异常情绪和行为采用相应的心理治疗,常用的方法是采用行为治疗来矫正患者的异常行为。目前国内还缺乏专业的职业治疗师为智力发育障碍患者提供服务。在对患者进行教育训练时,要根据患者的智力水平因材施教。对各种程度的智力发育障碍患者的教育训练内容如下所述。

轻度智力发育障碍患者一般能够接受小学低年级到中年级的文化教育,最好在普通小学接受教育,但如果患者不能适应普通小学的学习也可以到特殊教育学校就读。目前国内绝大多数城市已开设了特殊教育学校,或者在普通小学设立了特殊教育班。老师和家长在教育过程中应采用形象、生动、直观的方法,同一内容反复强化。日常生活能力和社会适应能力的培养和训练包括辨认钱币、购物、打电话、到医院看病、乘坐公共交通工具、学习基本的劳动技能、学习回避危险和处理紧急事件的方法等。当患者成长到少年期以后开始对他们进行职业训练,使其成年后具有独立生活、自食其力的能力。

对中度智力发育障碍患者,着重训练生活自理能力和社会适应能力。如洗漱、换衣,与人交往中的行为举止和礼貌,正确表达自己的要求和愿望等内容,同时给予一定的语言训练。

对重度智力发育障碍者,主要训练患者与照料者、护理者之间的协调配合,以及简单的生活能力和自卫能力。如进餐、定点如厕、简单语言交流(以表达饥饱、冷暖)、避免受外伤等。可采用将每种技能分解成几个步骤,再逐步反复强化训练的方法。

对极重度智力发育障碍患者几乎无法实施任何教育和训练。

2. 心理治疗　行为治疗能够使患者建立和巩固正常的行为模式,减少攻击行为或自伤行为。心理教育和家庭治疗使患者的父母了解疾病的相关知识,减轻焦虑情绪,有助于实施对患者的教育和训练。

3. 药物治疗

(1) 病因治疗:适合于病因明确者。例如,对半乳糖血症和苯丙酮尿症患者给予相应饮食治疗,对先天性甲状腺功能低下患者给予甲状腺激素替代治疗,对先天性脑积水、神经管闭合不全等颅脑畸形患者可以考虑相对应的外科治疗。对一些单基因遗传性疾病,经基因检测明确病因学诊断,有循证医学证据支持,如伦理通过,可在一些条件成熟的医院开展基因治疗。

(2) 对症处理:智力发育障碍患者中 30%～60% 伴有精神症状,常导致接受教育和训练的困难。因此,可根据不同的精神症状选用相应药物治疗。

若患者伴有精神运动性兴奋、攻击行为或自伤行为,可选用利培酮、阿立哌唑、喹硫平、奥氮平等非经典抗精神病性药物,如快速控制症状,经典抗精神病药物氟哌啶醇针剂在住院患者和急诊中使用控制症状。经典抗精神病药物如奋乃静、抗癫痫药物如丙戊酸盐等具有镇静作用,在非经典药物效果不佳时可以选择使用。药物的治疗剂量依患者的年龄和精神症状的严重程度而定,存在个体差异。每日剂量范围:利培酮 0.5～6 mg;阿立哌唑 2.5～20 mg,喹硫平 25～600 mg,奥氮平 2.5～20 mg,丙戊酸盐 400～1 000 mg。注意剂量的个体化差异。药物治疗一般用于 6 岁以上儿童,从小剂量开始用药,逐渐增加到有效剂量,当症状消除以后逐渐减量,直到停药。若患者口服药物困难,可选择口崩片剂型或者口服液剂型。严重不配合治疗者,可短暂使用氟哌啶醇 2～5 mg,肌内注射,每天 1～2 次,要注意观察有无锥体外系不良反应,必要时予以对抗不良反应的药物。一些药物长期使用可能会存在不良反应,可参考药物治疗章节。如青少年患者会伴随焦虑抑郁情绪,可选择氟西汀、舍曲林或者氟伏沙明等治疗;晚上睡眠困难者,年长儿童可予以镇静催眠药物短期使用;对于合并严重注意缺陷多动障碍的患者,选用哌甲酯等中枢兴奋剂和非兴奋剂如托莫西汀等治疗。

第二节　孤独症谱系障碍

孤独症谱系障碍(autism spectrum disorder, ASD)是起病于童年早期的一种具有生物学基础的神经发育障碍,核心特征表现为持续的社会沟通与社会互动障碍,以及重复刻板的行为、兴趣和活动模式。

该障碍发生在发育期,多在36个月以内起病。典型的症状可以出现在儿童早期,但症状可能直到以后上幼儿园,社会需求超过有限的能力时才完全显现出来。有调查认为,约2/3的患儿于出生后逐渐起病,约1/3的患儿在经历1~2年的正常发育阶段后退行性起病。该疾病的缺陷严重到足以导致个人、家庭、社会、教育、职业或其他重要领域的功能损害,而且通常是个人功能的一个普遍特征,在所有环境中都可以观察到,尽管它们可能因社会、教育或其他环境而异。

DSM-5正式提出孤独症谱系障碍这个概念,不再细分孤独症、阿斯伯格综合征、儿童瓦解性障碍和未分类的广泛性发育障碍,但是对ASD症状的严重程度进行分级。ICD-11诊断系统也采用了孤独症谱系障碍这个术语。

一、流行病学

据美国疾病预防控制中心(CDC)报道,一般人群中ASD患病率为1‰~2‰,男女比例为4∶1。2009年美国疾病预防控制中心对11个州的网络监测结果表明,ASD的患病率为4.2‰~12.1‰。2023年3月24日,美国疾病预防控制中心发病率和死亡率周报(MMWR)发布报告显示,根据2020年的统计数据分析,每36名8岁儿童中就有1名(2.76%)被确认患有ASD,男孩ASD患病率为4.3%,女孩为1.14%。近20年来,美国ASD儿童的患病率呈逐年上升趋势,这可能是由于ASD临床定义的变化(更多的人符合定义)与诊断能力的提升(识别以前未发现的ASD患者)导致的。

亚洲ASD的患病率约为0.36%。我国患病率低于美国,但也呈现上升趋势。国内一些地区如福建省、北京、天津、常州、哈尔滨、大庆等早期开展了ASD患病率的调查,结果显示ASD患病率为0.28‰~2.42‰,男孩多于女孩,智力发育情况差异大。2020年,我国一项首次针对6~12岁儿童的全国大规模ASD患病率的流调显示,ASD患病率可达0.70%,男女比例为4.1∶1。

二、病因与发病机制

ASD的病因学极其复杂,为一组多基因疾病。大量研究表明,孤独症谱系障碍是一种由生物学因素主导、多因素共同促进导致的神经发育障碍性疾病。

(一) 遗传因素

遗传因素在ASD的发展中起着重要作用,遗传度为0.7~0.9。ASD为多基因复杂疾病,数百个基因与其相关,凸显了该疾病的遗传异质性。这些基因参与各种生物过程,包括突触功能、神经连接和大脑发育。NLGN、SHANK和NRXN等突触基因产物之间的蛋白质-蛋白质相互作用表明,突触可塑性功能障碍可能是ASD的一个促成因素。此外,脆性X染色体、雷特综合征、结节性硬化症等遗传综合征通常与孤独症谱系障碍相关,这进一步强调了该疾病的遗传基础。同时,表观遗传机制也参与发病。表观遗传学是研究影响基因表达而不改变原始DNA序列的表型变化的一门学科,主要通过DNA甲基化、组蛋白修饰、染色质重塑和非编码RNA调控等方式控制基因表达。表观遗传学机制在调节神经发生、神经元可塑性、学习和记忆等生物学功能方面都起到重要作用,这些功能也是 ASD 发生发展的重要理论机制。但这些发现只能够解释 30%～40% 的现象,绝大多数孤独症谱系障碍患者遗传相关的机制依然不清。

(二) 神经内分泌和神经递质异常

与多种神经内分泌和神经递质功能失调有关。某些神经递质系统(如 5-HT 系统)或神经肽(如催产素)等通路也存在异常,从而使个体出现面孔识别、情感认知、心理理论能力、执行功能、中央信息整合能力等发展受损,产生孤独症谱系障碍症状。研究发现 ASD 患者松果体-丘脑下部-垂体-肾上腺轴异常,导致 5-HT、内源性阿片肽增加,促肾上腺皮质激素分泌减少。有研究提示,患者脑内阿片肽含量过多与患者的社交缺乏、情感麻木及难以建立情感联结有关,血浆阿片肽的水平与刻板运动的严重程度有关。

(三) 感染及免疫系统异常

与病毒感染可能有关。T 淋巴细胞数量减少,辅助 T 细胞和 B 细胞数量减少、抑制-诱导 T 细胞缺乏、自然杀伤细胞活性减低等。

(四) 脑发育异常

遗传因素与环境因素相互作用可导致个体脑发育异常。神经影像学研究发现,ASD 患者存在包括额叶、颞叶等多个脑区的灰质发育异常,杏仁核等多个脑区局部脑功能异常,面孔加工网络等多个脑网络功能连接异常等。

(五) 环境因素

围生期因素,如产伤、宫内窒息等围生期并发症较正常对照组多。孕产期因素可增加个体发病风险,包括父母生育年龄大、第一胎或第四胎之后、母亲妊娠前肥胖或体重不足、母亲妊娠前和妊娠期糖尿病、母亲妊娠期高血压、病毒感染、服用某些药物、暴露于环境污染、先兆流产、宫内窘迫、出生时窒息、低出生体重儿等。

三、临床表现

孤独症谱系障碍的核心症状分为两大领域,即社交互动与社交交流能力的持续性缺陷,以及受限的、重复的行为模式、兴趣或活动。

社交互动与社交交流能力的持续性缺陷。在社交互动方面,ASD 患者存在质的缺陷。患者不能与他人建立正常的人际交往方式。没有目光对视,表情贫乏,没有期待父母和他人拥抱、爱抚的表情或姿态,或拒绝父母的拥抱和爱抚。

婴儿期起病的患儿缺少目光对视、呼唤反应、社会性微笑及情感互动。在幼儿期,患儿社会交往障碍的表现更加突出。患儿缺乏交往兴趣,不主动发起或回避交往互动,目光对视少,呼唤反应少,不关注和难以正确理解他人的表情、情绪和心理活动,情感交流互动少,不会与他人分享兴趣与欢乐,不能根据社交情景或社交线索调整社交行为,不能以适合其智龄的方式进行交往和与同龄人建立伙伴关系,对父母缺少依恋,并存在共同注意(彼此引发对第三者注意)障碍。轻症患儿或年长症状有所改善的患者可能有一定的社会交往兴趣,但社会交往技巧依然落后,难以建立友谊,也难以建立恋爱关系和婚姻关系。

在社交交流方面,ASD 患儿存在不同程度的困难。多数 ASD 患儿言语发育迟缓,甚至无语言,言语理解能力和语言运用能力也受损。患儿常不会启动交流、维持交谈,或仅限于表达简单需求,或用简单、刻板、重复的言语进行交流,或反复说其感兴趣的话题,而不关注他人的反应。患儿的言语形式及内容异常,可能存在模仿言语、刻板重复言语、答非所问,或说一些唐突的、与当时情景无关的内容,语法结构、人称代词常使用错误,语调、语速、节律、重音等也常存在异常。

部分患儿言语发展无明显迟缓,但依然会出现刻板重复言语,反复与他人说同一个话题,对成语、幽默或言外之意难以理解。ASD患儿非言语交流能力发展也受损,常不会用点头、摇头等动作或姿势进行交流,缺乏丰富细腻的面部表情,言语和非言语交流的整合也存在困难。

兴趣范围狭窄、动作行为刻板。ASD患儿兴趣范围狭窄,对某些事物或活动非常感兴趣甚至痴迷。如有的患儿对于正常儿童所热衷的活动、游戏、玩具都不感兴趣,却喜欢玩耍一些非玩具性的物品,如一段废铁丝、一个瓶盖,喜好观察转动的电风扇;玩汽车,对玩具汽车外形、设计不感兴趣,反而关注车轮,反复玩弄车轮感到很兴奋;喜欢反复坐某一线路的地铁或者乘坐某一或几个线路的公交车,成为生活中的一部分,经常为此而不去学校。行为方式刻板重复,生活的多个方面墨守成规、僵化刻板,并可能固着于一些特殊而无用的常规或仪式;出现刻板重复的动作和奇特怪异的行为,如重复刻板地拍手、捶胸、转圈、舔墙、踩脚等动作;定时上床睡觉,只用同样的被子和枕头,入睡时必须将一个手帕盖住眼睛;上学时要走相同的路线等。若这些行为活动程序被改变,患者则焦虑不安、不愉快、哭闹,甚至有反抗行为。

其他症状及共患疾病:除上述主要临床表现外,ASD患儿还常存在其他精神症状,如情绪不稳、多动、冲动、自伤、攻击和破坏行为、感知异常、认知发展不均衡等,多数患儿会共患其他精神障碍,包括语言发育障碍、智力发育障碍、睡眠障碍、注意缺陷多动障碍、焦虑障碍、强迫障碍、情感障碍、抽动障碍、偏食、拒食、反刍及异食、喂养困难及进食障碍等。伴随智力发育障碍是常见的,常常是智能的各方面发展不平衡,操作智商高于言语智商。如果患者智力水平正常或接近正常者被称为高功能型孤独症,有明显智能损害者被称为低功能型孤独症。

多数患儿会在8岁前存在睡眠障碍。部分患儿存在某些躯体症状或躯体共病,包括胃肠功能紊乱、癫痫、结节性硬化、脑瘫等,还可能存在染色体异常,如脆性X综合征、21-三体综合征等。

四、诊断与鉴别诊断

(一) 诊断标准

孤独症谱系障碍的特点是启动和维持社会互动和社会交流的能力持续不足,以及一系列受限、重复和僵化的行为和兴趣模式。这种疾病起病于发育期,通常是在儿童早期,但症状可能要到后来,当社会需求超过有限的能力时才能完全显现出来。缺陷的严重程度足以导致个人、家庭、社会、教育、职业或其他重要功能领域的损害,通常是个人功能的普遍特征,在所有情况下都可以观察到,尽管它们可能因社会、教育或其他环境而不同。

个体这一系列的症状体现出全面的智力功能和语言能力方面。

包括:孤独症;广泛发育迟缓

排除:发育性语言障碍(6A01.2);精神分裂症或其他原发性精神病性疾病(BlockL1-6A2)

主要亚型包括:

6A02.0 孤独症谱系障碍,不伴有智力发育障碍,伴有轻度功能性语言损害或无功能性语言损害

6A02.1 孤独症谱系障碍,伴有智力发育障碍,伴有轻度功能性语言损害或无功能性语言损害

6A02.2 孤独症谱系障碍,不伴有智力发育障碍,伴有功能性语言损害

6A02.3 孤独症谱系障碍,伴有智力发育障碍,伴有功能性语言损害

6A02.4 不伴有智力发育障碍,伴有功能性语言损害

6A02.5 伴有智力发育障碍,伴有功能性语言损害

6A02.Y H 其他特定的孤独症谱系障碍

6A02.Z 待分类的孤独症谱系障碍

(二) 鉴别诊断

1. 智力发育障碍　多数孤独症谱系障碍伴有智力低下,临床上可能只发现了智力低下的临床表现,而忽略了孤独症谱系障碍的症状,容易误诊。鉴别要点:明显的社会交往问题,不主动交流或者交往方式特别,与智力发育水平不相称,智力发育障碍的语言和社会交往能力与智力水平相称,愿意交往,就是能力比较差,表达笨拙;单纯看智力水平,孤独症谱系障碍患儿的智力各个方面发展不平衡,智力测验各分量表的得分高低不一,而智力发育障碍则是智能全面发育低下,智力测验各分量表的得分都普遍性低下。

2. 精神分裂症　孤独症谱系障碍患者也会伴有一些精神病性症状,如自语、自笑,两者容易混淆。鉴别要点在于ASD起病年龄较早,多在3岁前起病,有的出生后就表现为心理发育迟缓,主要临床表现是社会交往障碍、刻板行为、兴趣狭窄,药物治疗后效果不明显,主要靠教育训练为主。精神分裂症患者起病年龄多在学龄期以后,青壮年为主,病前语言和智力发育正常,临床主要表现为思维逻辑障碍、幻觉、妄想、情感不协调等症状,抗精神病药物治疗效果明显,经治疗后跟人交往不像ASD那样存在社会交往质的障碍。

3. 发育性言语和语言障碍　ASD患者也会存在语言和言语障碍,但ASD本身临床核心症状是社交互动和社交交流障碍;而单纯的发育性言语和语言发育障碍的患者,非言语交流还是流畅的,有社交的动机,社交整体上没有质的损害,跟人交往眼神接触好,没有明显的兴趣狭窄和刻板行为,克服语言障碍的困难,鼓励交往,能很快融入群体。

4. 注意缺陷多动障碍　特定的注意力异常(例如,过度关注或容易分心)、冲动和身体多动等症状也常见于孤独症谱系障碍个体。然而,注意缺陷多动障碍个体并不存在启动和维持社交沟通与社交互动的持续缺陷,或是持续性受限、重复和刻板的行为方式、兴趣或活动等孤独症谱系障碍的特征性表现。但是临床上,孤独症谱系障碍和注意缺陷多

动障碍可以共病,如果符合各自的诊断标准,则可同时作出 2 种诊断。

五、治疗

(一) 教育和训练

目前对于孤独症谱系障碍没有特效的治疗手段,教育和训练是主要的治疗方法。目标是提高患者的社会交往能力和交流技巧,使得患者能掌握基本生活技能、生存技能和学习技能。

ASD 患者在学龄前往往不能适应幼儿园的教育环境,应当在特殊教育学校、医疗机构中接受特殊教育老师、护士、职业治疗师等提供的特殊教育和训练。学龄期以后语言交流能力和社交能力有所提高以后,部分患者可以到普通小学与同龄儿童一起接受教育,仍有部分患者需要继续特殊教育。

国际上被认为有着更多循证医学证据的训练方法,如应用行为分析(applied behavior analysis, ABA)、结构化教学如孤独症与沟通相关障碍儿童的治疗与教育(treatment and education of autistic and related communication handicapped children, TEACCH)、人际关系发展干预(relationship development intervention, RDI)疗法、地板时光(floor time)、早期介入丹佛模式(early start denver model, ESDM)等专门为 ASD 患者设计的教育训练方案,在国内已经得到方法使用,国内学者也结合国际先进训练方案,不断探索本土化的训练方案应用于我国人群,如以游戏为基础的促进交流与行为的干预模式、结构化社交行为干预模式等。

(二) 心理干预

多采用行为治疗方法。主要目的是学习和强化已经形成的良好行为,对影响到接受教育和训练、社会交往或危害自身的异常行为,如刻板行为、攻击性行为、自伤或自残行为等予以矫正。认知行为疗法适用于智力损害不严重、年长的患者,目的是帮助患者认识自己与同龄人的差异,自身存在的问题,激发自身的潜力,发展有效的社会技能。对于社交问题突出者,可采取社交技能训练,家庭治疗可以使患者的父母了解 ASD 患者存在的问题,与治疗人员相互支持和协作,全力参与治疗。

(三) 药物治疗

目前尚缺乏能够改变 ASD 病程、改善核心症状的药物。若患者伴随的精神神经症状明显,或威胁到自身或他人安全,或严重干扰患者接受教育和训练,影响日常生活,可使用药物对症治疗。

1. **抗精神病药物** 可以用于患者的情绪不稳、易激惹、冲动、自语、幻觉、行为攻击、自伤等症状,如利培酮被批准用于孤独症患者伴随的易激惹等症状,能改善患者发脾气等易激惹症状、自伤和攻击行为。开始剂量 0.25~0.5 mg,每天 2 次,以后根据病情调整剂量,剂量 0.5~6 mg/d。常见镇静和锥体外系不良反应(参见药物治疗相关内容)。当前有口服液和片剂类型,根据患儿能否吞服和喜好选择。

阿立哌唑被批准用于孤独症患者伴随的易激惹等症状,能改善患者发脾气等易激惹症状、自伤和攻击行为。开始剂量可 2.5 mg,甚至 1.25 mg,根据患者病情,酌情加到

15 mg/d，部分年长者患者症状严重，可加到 30 mg/d。当前有口服液和片剂剂型，根据患儿能否吞服和喜好选择。

严重的兴奋、攻击行为、自伤行为、睡眠障碍也可以选用奥氮平和喹硫平等药物治疗，对于共患抽动症也可选择阿立哌唑、氟哌啶醇等药物治疗，根据病情，小剂量开始，逐渐加量。

2. 抗癫痫药物　丙戊酸盐、硝基安定用于合并癫痫发作者（参见药物治疗相关内容）。

3. 抗抑郁药物　孤独症会共患抑郁、焦虑和强迫症状，选择性 5-HT 再摄取抑制剂如氟西汀、舍曲林、氟伏沙明等药物可以控制症状，小剂量开始，逐渐加到治疗剂量。病情改善后巩固一段时间，再逐渐降低剂量至停用。

4. 其他药物　存在注意缺陷和多动冲动症状的患者，常用药物有哌甲酯和托莫西汀等，用于共患注意缺陷多动障碍的 6 岁以上儿童，具体参见药物治疗部分。

（四）其他治疗

物理治疗如经颅磁刺激、虚拟现实治疗，在临床中也在推广应用，对于部分症状有帮助，但还需要积累更多证据。营养辅助剂的治疗还缺乏更多有力证据。

六、预后

一般 ASD 患者在 3 岁前缓慢起病。多数患者病前发育正常，起病后发育停滞不前，或出现发育倒退现象。例如，2 岁时能说一些简单的词、句，病后这些语言逐渐消失，3 岁时仍不会说任何单词。少数病前心理发育迟缓，从未达到正常同龄儿童的发育水平。

随年龄增长，患者的语言逐渐发展，对语言的理解能力和会话能力提高，但语言发育始终低于同龄人的水平。回避目光、多动、睡眠障碍、进食问题等症状减轻。人际交往障碍、兴趣狭窄、刻板动作、自伤行为、破坏行为、情绪问题等症状改善不明显。青春期自伤行为、攻击行为、固执违拗、抑郁和焦虑情绪等症状明显加重。

孤独症的远期预后差，47%～77% 患者预后不良，70% 有社会适应障碍。预后不良相关因素：女性、幼儿期重复刻板动作或异常行为突出、自伤行为、操作性智商低、少年期癫痫发作。5 岁时语言发育水平对预后影响很大，若仍缺乏有意义语言、不能会话，预后很差。良好的训练和教育有助于改善预后。

第三节　注意缺陷多动障碍

注意缺陷多动障碍（attention deficit and hyperactive disorder，ADHD）亦被称为多动性障碍（hyperkinetic disorder），是学龄期儿童最常见的一组神经发育障碍，部分可延续到成人。持续存在的（至少 6 个月）与年龄和发育水平不相称的注意力不集中和/或多动冲动，常伴有学习困难、品行障碍和适应不良，智力正常或接近正常。ADHD 症状对个体的学习、职业或社会功能造成显著影响。

一、流行病学

ADHD在世界范围内很常见,有荟萃分析报告,儿童和青少年的患病率为5%～7%,患病率估计因地理位置而异,北美的患病率最高,其次是欧洲。在性别分布上,男性多于女性,男女比为(4～9):1。2022年,中国最新的6～16岁学龄期在校儿童青少年流调数据显示,ADHD时点患病率6.4%。

ADHD通常是持续的,常见于学龄期儿童,部分患儿在学龄前3～4岁就表现出临床症状,但有70%的患儿症状持续到青春期,30%～50%的患儿症状可持续到成年期。部分儿童ADHD患者成年后仍有症状,大约15%的受影响儿童在成年早期继续达到完整的诊断标准,另有50%～70%的儿童到成年期继续出现损害症状,因此ADHD是一个全生命周期都需要关注的神经发育障碍。

二、病因与发病机制

本病的病因和发病机制不清,目前认为是遗传与环境等多种因素相互作用所致。

1. **遗传因素** 家系研究、双生子和寄养子的研究支持遗传因素是ADHD的重要发病因素,平均遗传度约为76%。患者双亲患病率20%,一级亲属患病率10.9%,二级亲属患病率4.5%。单卵双生子同病率51%～64%,双卵双生子同病率33%。寄养子研究发现,患者血缘亲属中患病率高于寄养亲属的患病率。分子遗传学研究支持ADHD属于复杂多基因遗传性疾病,单个基因对疾病易感性起微效作用,多个基因的共同作用增加了ADHD的易感性。全基因组扫描发现,有6个染色体位点(7p、10q26、12q23、15q、16p13、17p11)及至少20个微效候选基因与ADHD的发生有关,但仍需进一步重复验证。

2. **神经递质异常** 神经生化和精神药理学研究发现,大脑内神经化学递质失衡,如患者血和尿中多巴胺和去甲肾上腺素功能低下,5-HT功能下降。有学者提出了ADHD的多巴胺、去甲肾上腺素及5-HT假说,但尚没有哪种假说能完全解释ADHD病因和发生机制。

3. **神经影像学异常** 结构MRI发现患者额叶发育异常和双侧尾状核头端不对称,存在大脑发育异常。功能MRI还发现ADHD患者存在脑功能的缺陷,如额叶功能低下,在额叶特别是前额叶、基底节区、前扣带回皮质、小脑等部位功能异常激活。正电子发射断层成像研究发现,患者运动前区及前额叶皮质的灌流量减少,推测其代谢率降低,而这些脑区与中枢对注意和运动的控制有关。脑电图显示慢波增多,快波减少,在额叶导联最为明显。

4. **环境因素** 一些环境因素可能引起或促发ADHD的发生,包括产前、围生期和出生后因素。其中与妊娠和分娩相关的危险因素包括ADHD患者母亲吸烟和饮酒、患儿早产、产后出现缺血缺氧性脑病,以及甲状腺功能障碍。与ADHD发生有关的儿童期疾病包括病毒感染、脑膜炎、脑炎、头部损伤、癫痫、毒素和药物。更多存有争议的因素包括营养不良、与饮食相关的致敏反应、过多服用含食物添加剂的饮料或食物等。有研究发现,儿童缺铁、血铅水平升高、血锌水平降低与 ADHD 发生有关,但目前证据尚不充分。

5. **家庭和心理社会因素** 父母关系不和,家庭破裂,教养方式不当,父母性格不良,母亲患抑郁症,父亲有冲动、反社会行为或物质成瘾,家庭经济困难,童年与父母分离、受虐待,学校的教育方法不当等不良因素均可能作为发病诱因或症状持续存在的原因。

三、临床表现

1. **注意缺陷(attention deficit)** 在认知活动的过程中,表现为与年龄不相称的明显注意集中困难和注意持续时间短暂,是本症的核心症状之一。患者常常在听课、做作业或其他活动时注意难以持久,容易因外界刺激而分心。在学习或活动中不能注意到细节,经常因为粗心发生错误。成人与其谈话,心不在焉,似听非听。注意维持困难,经常有意回避或不愿意从事需要较长时间持续集中精力的任务,如课堂作业或家庭作业。做事拖拉,不能按时完成作业或指定的任务。患者平时容易丢三落四,经常遗失玩具、学习用具,忘记日常的活动安排,甚至忘记老师布置的家庭作业。

2. **活动过多(hyperactivity)** 表现为经常显得不安宁,手足小动作多,不能安静地坐着,在座位上扭来扭去。在教室或其他要求安静的场合擅自离开座位,到处乱跑或攀爬。难以从事安静的活动或游戏,一天忙个不停。

3. **行为冲动(impulsiveness)** 在信息不充分的情况下快速地做出行为反应。表现冲动,做事不顾及后果、凭一时兴趣行事,为此常与同伴发生打斗或纠纷,造成不良后果。在别人讲话时插嘴或打断别人的谈话,在老师的问题尚未说完时便迫不及待地抢先回答,不能耐心地排队等候。

注意缺陷、活动过多和行为冲动是 ADHD 的核心症状,具有诊断价值。

4. **学习困难** 因为注意障碍和多动影响了患者在课堂上的听课效果、完成作业的速度和质量,致使学业成绩差,常低于其智力所应该达到的学业成绩。

5. **神经系统发育异常** 患者的精细动作、协调运动、空间位置觉等发育较差。如翻手、对指运动、系鞋带和扣纽扣都不灵便,左右分辨也困难。少数患者伴有语言发育延迟、语言表达能力差、智力偏低等问题。

6. **共患病或者共患情绪行为症状** 50%~80%的多动症患者存在精神科共患病和神经系统共患病,如癫痫、抽动障碍等。共患病给 ADHD 的症状增加了复杂性,常会延误诊断或治疗。

有报道发现,50%~80%的多动症患者中同时存在破坏性、冲动控制和行为障碍,包括对立违抗障碍和品行障碍。ADHD 和品行障碍的共病率有 30%~58%。品行障碍表现为攻击性行为,如辱骂、打伤同学、破坏物品、虐待他人和动物、性攻击、抢劫等,或一些不符合道德规范及社会准则的行为,如说谎、逃学、离家出走、纵火、偷盗、欺骗及对异性的猥亵行为等。10%~30%患者将患有抑郁症和焦虑症,高达 25%的患者将患有学习障碍或交流障碍。ASD 在 ADHD 患者中也非常普遍,荟萃分析表明,28%的 ASD 患者患有 ADHD。

7. **成人 ADHD** 对儿童 ADHD 不管治疗与否,其中 60%~70%到了成人仍然有遗留症状，有大约15%的受影响儿童在成年早期继续达到完整的诊断标准，成人ADHD的临床表现与儿童ADHD有差别，以注意缺陷为主要表现，注意力不集中通常表现为注意力分散、难以记住约会和时间管理困难。成人ADHD的"活动过度"类型减少，冲动症状会成为突出的表现；而冲动可能表现为容易经常辞职、过早结束关系和不愿排队等问题。成人ADHD会出现情绪调节障碍（emotional dysregulation，ED），包括低挫折耐受力、易怒和情绪不稳定，ED通常在患有多动症的成年人中观察到，DSM-5将其描述为支持诊断的相关特征。研究表明，情绪调节障碍主要与ADHD本身有关，而不是与其他疾病有关。由于ADHD成人患者冲动，行事鲁莽草率，易于与同事发生冲突，容易因冲动而经常变换工作，开车容易冲动、不遵守交通规则造成严重交通事故风险增多，容易出现经济问题、赌博问题、乱花钱、犯罪、物质成瘾。

ADHD在成年后仍然是高度共病，包括共病的情绪障碍、焦虑障碍、双相情感障碍、物质使用障碍和人格障碍。对成人ADHD患者的症状评估一般要求助于其配偶、父母、同事或上司等与患者关系密切者。

四、诊断与鉴别诊断

（一）诊断

1. **注意缺陷多动障碍（6A05）诊断描述**　注意缺陷多动障碍的特征是持续的注意力不集中和/或多动冲动模式（至少6个月），发病于发育期，通常为儿童早期至中期。注意力不集中和多动冲动的程度超出了年龄和智力功能水平预期的正常变化范围，并严重干扰了学业、职业或社会功能。注意力不集中是指在持续关注那些不能提供高水平刺激或频繁奖励、注意力分散和组织问题的任务时遇到的重大困难。多动是指过度运动和难以保持静止，最明显的是在需要行为自控的结构化情况下。冲动是一种对即时刺激做出反应的倾向，不考虑风险和后果。注意力不集中和多动冲动特征的相对平衡和具体表现因个体而异，并可能在发展过程中发生变化。为了诊断疾病，行为模式必须在多个环境中清晰可见。

包括：多动性注意缺陷障碍、注意力缺陷综合征伴多动。

排除：孤独症谱系障碍（6A02）、破坏性行为或孤僻障碍（BlockL1-6C9）。

2. **临床分型**

6A05 注意缺陷多动障碍

6A05.0 注意缺陷多动障碍　注意缺陷为主型

6A05.1 注意缺陷多动障碍　多动/冲动为主型

6A05.2 注意缺陷多动障碍　混合型

6A05.Y 注意缺陷多动障碍　其他特定型

6A05.Z 注意缺陷多动障碍　非特定型

3. **诊断条目**　根据全面的病史、躯体和神经系统检查、精神检查、辅助检查的结果，若符合以下要点可做出ADHD诊断。

（1）起病于童年期（12岁以前）。

（2）注意障碍、活动过多和冲动症状，符合各组症状群中任意一组症状群的诊断条目要求9条中的任意6条，症状持续6个月以上。

注意障碍表现：至少符合下述中6项。①在学习、工作或活动中常常不注意细节，容易出现粗心所致的错误；②学习或游戏活动时常常难以保持注意力；③注意力不集中，说话时常常心不在焉，似听非听；④往往不能按照指示完成作业、日常家务或工作，不是由于对抗行为或未能理解所致；⑤经常难以完成有条理、有顺序的任务或其他活动；⑥不喜欢、不愿意从事那些需要精力持久的事情如作业或家务，常常设法逃避；⑦常常丢失学习、活动所必需的东西，如玩具、书、铅笔或工具等；⑧很容易受外界刺激而分心；⑨在日常活动中常常丢三落四。

活动过多和冲动症状：至少符合下述中6项。①常常手脚动个不停或在座位上扭来扭去；②在教室或其他要求坐好的场合，常常擅自离开座位；③经常在不适当的场合过分地奔来奔去或爬上爬下；④往往不能安静地投入游戏或参加业余活动；⑤常常一刻不停地活动，好像有个发动机在驱动他；⑥常常话多；⑦经常别人问话未完即抢着回答；⑧在活动中经常不能耐心地排队等待轮换上场；⑨常常打断或干扰他人，如别人讲话时插嘴或干扰其他儿童玩游戏。

（3）在居家、教室、公共场所等两个以上场合出现明显临床表现。

（4）症状对学业、人际关系、职业等社会功能产生不良影响。

（5）排除精神分裂症及其他精神病性疾病，症状不能用抑郁障碍、双相障碍、焦虑障碍、分离障碍、人格障碍、物质过量或戒断等精神疾病所解释。

DSM-5提出，对于年龄较大的青少年（17岁或17岁以上）和成年人，其具备注意障碍、活动过多和冲动症状，阈值从儿童需要的6种症状降低到5种症状，这反映出有证据表明，即使症状数量较低的成年人也有临床上显著的损伤。

(二) 鉴别诊断

1. *智力发育障碍*　患者可伴有注意缺陷和活动过多，轻度智力发育障碍患者在入读小学之初，尚未明确智力发育障碍诊断以前，很容易被误认为ADHD。但ADHD患者通过治疗，注意改善以后，学业成绩能够提高，达到与智力相当的水平。而智力发育障碍患者的学业成绩始终与智力水平相符合，还同时有语言和运动发育迟滞，判断能力、理解能力和社会适应能力都普遍性偏低。

2. *焦虑障碍*　ADHD患者也可能因为经常受到老师和家长的批评，招惹周围同学引起人际关系不良，或因为作业经常拖延迟交会出现焦虑不安情绪；焦虑障碍也会出现运动性不安，表现坐立不定、走来走去、注意力不集中等症状。两者的区别在于单纯的焦虑障碍患者首发和主要症状是情绪症状，在没有被诊断焦虑障碍之前不存在明显的注意力不集中、多动症状，当其焦虑症状经治疗后缓解，注意力不集中症状、焦虑烦躁带来的多动症状也会为之缓解。ADHD则表现为长期持续性注意缺陷和活动过度等症状，会出现焦虑症状，但情绪症状并非持续性质，ADHD症状改善，学习成绩提高，师生关系、家庭亲子关系、同伴关系改善，情绪症状也会随之改善。

3. *品行障碍*　ADHD儿童会出现多动和冲动行为，会引发同学冲突或者可能因为不能忍受学业或者人际关系方面带来的挫折，有时会出现情绪冲动、违纪和攻击他人行为，需要和品行障碍相鉴别。品行障碍是18岁以下儿童和青少年期出现的持久性反社会行为、攻击性行为和对立违抗行为的一种儿童期精神障碍。其特征性症状包括说谎、逃学、打架、破坏行为、攻击他人、偷窃、欺诈等违反社会规范和道德准则的行为，诊断品行障碍要求至少有1项反社会性行为出现，如纵火、对他人进行躯体虐待和持凶器伤害他人等。ADHD儿童会有冲动行为，多症状轻、一过性，经教育能够改善，ADHD患者同时具有明显的注意缺陷、多动症状，经过中枢神经兴奋剂或非兴奋剂治疗后症状能够改善，品行障碍则没有特效药物治疗，行为很难纠正。ADHD可能会伴随品行症状，如果症状严重，持续时间长，同时符合品行障碍诊断标准，则应当做出共患病诊断。

4. **抽动障碍**　患者主要表现为头面部、四肢或躯干肌群不自主的快速、短暂、不规则的抽动，如挤眉弄眼、耸肩、歪颈、挥手、蹬足和扭动等，也可以伴有不自主地发生抽动，易被误认为多动或顽皮。通过仔细的精神检查容易发现抽动症状的特点，与注意缺陷多动障碍相鉴别。但需要注意抽动障碍患者约20%合并注意缺陷多动障碍。

5. **儿童孤独症**　ASD患者多数会伴有多动、冲动和注意障碍等症状。但ASD患者还同时表现人际交往和交流困难、兴趣和活动内容局限等ASD核心症状。ADHD儿童在社会交往方面会有因为多动、冲动原因引起同伴关系紧张，但本身是喜好与小朋友玩，交流方式还是趋于正常，能被常人所理解，有别于ASD的特殊的沟通方式，据此与ADHD相鉴别。

五、治疗

ADHD是一种具有高度遗传性的疾病，但是在已被揭示的病因学中，后天因素往往可通过给予预防措施或经相应治疗而得到改变。

对导致ADHD病因中的环境因素进行早期的产前识别、必要的实验室检查，然后才考虑预防和治疗。对幼儿园和小学儿童进行ADHD的早期筛查，在社区和学校对重点人群加强ADHD相关知识的宣传和培训工作，提高家长、老师、基层保健医生对ADHD症状的早期识别水平，及早让患者诊治，提高ADHD的早期识别水平和诊治水平，减少疾病对自身、家庭和社会的危害。

治疗上，根据患者及其家庭的特点制订综合性干预方案。药物治疗能够短期缓解部分症状，对于疾病给患者及其家庭带来的一系列不良影响则更多地依靠非药物治疗方法。对于学龄期儿童，开展包括对学校老师培训、家长培训、医疗场所开展的药物治疗、心理干预等综合干预，积极开展医教家结合，多方协同，共同提高ADHD症状的干预疗效，有助于ADHD患者症状改善和功能的恢复。

1. **心理健康教育**　除了对父母、学校老师、家庭成员进行ADHD一般性疾病知识和规范化干预手段的宣传教育外，主要是在学校和在家庭中对ADHD的做作业磨蹭、分神、多动、冲动等目标症状进行行为管理。有不少循证医学证据，支持对父母的教育培训，提高父母管理ADHD技能培训，有助于改善ADHD症状。

（1）父母行为管理培训：ADHD 儿童的注意缺陷、多动、冲动等症状会影响患者的日常功能，使他们变得难于管理，而不良的家庭教育方式将会使具有行为问题的孩子预后不良。因此，家长行为管理培训是一种能有效改变父母教育方式及 ADHD 儿童症状的干预方式。行为管理培训，即家长学习并在日常中应用行为训练干预方法。行为干预是针对操纵物理、社会环境来改变行为的一种治疗方式，可以在家庭和学校等环境中实施。行为干预是临床指南强烈推荐的非药物治疗方法。行为干预包括正性强化、暂时隔离法、反应代价法，以及代币行为矫正法等。一般来说，标准的父母培训计划包括对儿童疾病的认识、社会学习理论、行为管理技巧、如何正确发放指令、强化一些正性行为的同时忽略一些不严重但却不恰当的行为、暂时隔离、代币制度等。

（2）校内行为管理：老师需要针对患者的特点进行有效的行为管理和心理教育，避免歧视、体罚或其他粗暴的教育方法，恰当运用表扬和鼓励的方式提高患者的自信心和自觉性。老师可使用具有个体化的、适合在班级和学校使用的管理方法，如口头表扬、有意忽视、有效的指令、代币制度、每天汇报卡片或暂时隔离等。可以将患儿的座位安排在老师附近，以减少患者在上课时注意力分散，课程安排时要考虑到给予患者充分的活动时间。ADHD 的治疗是一个长期的、多方协作的过程。

2. 心理治疗　主要有行为治疗和认知行为治疗两种方式。患者同伴关系不良，对别人有攻击性语言和行为，自我控制能力差等。行为治疗利用操作性条件反射的原理，及时对患者的行为予以正性或负性强化，使患者学会适当的社交技能，用新的、有效的行为来替代不适当的行为模式。认知行为治疗主要解决患者的冲动性问题，让患者学习如何去解决问题，识别自己的行为是否恰当，选择恰当的行为方式。给予情绪/社会技能训练，如训练冲突解决技能、问题解决策略、自我管理训练等。

3. 药物治疗　药物能改善注意缺陷、降低活动水平，在一定程度上提高学习成绩，短期内改善患者与家庭成员的关系。

（1）中枢兴奋剂：为一线治疗药物，目前国内主要是哌甲酯缓释片。

哌甲酯（methylphenidate），有效率 75%～80%。剂量为每日 5～40 mg。低剂量有助于改善注意力；高剂量能够改善多动、冲动症状，减少行为问题。速效哌甲酯一般在用药 45 分钟后显效，最佳效果出现在用药后 1.5～3 小时，血中有效成分可维持 2～4 小时。

临床上常用的哌甲酯缓释片，具有自身的优势，其药理特点：在 1～2 小时达到初始最大值，随后几小时内平稳升高，6～8 小时达到血浆浓度峰值，持续 12 小时。目前国内常用的盐酸哌甲酯缓释片，推荐起始剂量 18 mg，可逐渐增加剂量，不超过 2 mg/(kg·d)，每天早上 1 次，学龄儿童最大剂量 54 mg/d，青少年不超过 72 mg/d。

中枢兴奋剂仅限于 6 岁以上患者使用。因有中枢兴奋作用，晚上不宜使用，药物不良反应有食欲下降、失眠、头痛、烦躁和易怒等，尚不能确定是否影响生长发育。长期使用中枢兴奋剂时还必须考虑到物质滥用的问题。

（2）选择性去甲肾上腺素再摄取抑制剂：代表药物托莫西汀（atomoxetine），有研究认为托莫西汀的疗效可达到与哌甲酯相当，且不良反应少，耐受性好，已被列为 ADHD

的一线治疗药物。特点：每天给药 1 次，一般要在开始用药 2~4 周后才能出现疗效，一旦起效，疗效可持续 24 小时，全天症状都能得到缓解；长期服用，无成瘾性；该药起效时间比中枢兴奋剂缓慢，一般要在开始用药 1~2 周后才能出现疗效，不适用于需要急性治疗的 ADHD 患者。每日初始剂量为 0.5 mg/kg，逐渐增加药物剂量，推荐剂量为 (0.8~1.2) mg/kg，最大剂量不超过 1.4 mg/kg 或 100 mg。最常见的不良反应是胃肠道反应，需餐后服药。

（3）可乐定：为 α_2-肾上腺素能受体激动剂，它可以使 30%~40% 患者的症状得到明显改善。可以治疗 ADHD 合并抽动障碍患者。有口服剂型和透皮贴剂。起效慢，一般需要 1 个月后起效。服药时需要监测血压、心率等变化。

4. **其他治疗** 有报道，一些物理治疗，如脑电生物反馈治疗、感统训练、数字药、经颅磁刺激治疗等治疗手段，可在一定程度上改善 ADHD 儿童的部分症状及其功能损害，但还需要积累更多循证医学证据。

第四节 抽动障碍

抽动障碍 (tic disorder, TD) 是一组主要发病于儿童期，原因未明，表现为不自主、反复、快速、无目的的一个或多个部位肌肉运动性抽动和/或发声性抽动的神经精神障碍。ICD-11 将抽动障碍分为原发性抽动症 (tics) 或抽动障碍、继发性抽动症（如先前有感染或患躯体疾病或服药后出现）、其他特定的抽动障碍、未特定的抽动障碍。本节抽动障碍特指临床常见的原发性抽动症或抽动障碍。

抽动障碍临床表现和严重程度不一，可分为短暂性运动抽动障碍、慢性运动抽动障碍或慢性发声抽动障碍、Tourette 综合征 (Tourette syndrome, TS)、其他特定的原发性抽动症或抽动障碍、未特定的原发性抽动症或抽动障碍等几种临床亚型。

一、流行病学

2022 年，国内流行病学资料显示，Tourette 综合征、慢性运动抽动障碍或慢性发声抽动障碍、短暂性抽动障碍在中国 6~16 岁儿童青少年中的患病率分别为 0.4%、0.9%、1.2%。国内有报道，8~12 岁人群中抽动障碍患病率为 2.42‰。男性学龄儿童患病危险性最高，男女性患病比率为 (2~4):1。国外报道，学龄儿童中曾有短暂性抽动障碍病史者占 5%~24%，慢性抽动障碍患病率为 1%~2%，TS 在学龄儿童中患病率为 3‰~8‰。

二、病因和发病机制

抽动障碍病因复杂，当前确切病因尚未完全明晰。可能与遗传学因素、神经生化学因素、神经影像学因素、社会心理学因素、环境因素等有关。病因学研究，多以 Tourette 综合征的病因学研究为焦点，获取了一些进展。

(一) 遗传因素

已证实遗传因素与 Tourette 综合征病因有关，但遗传方式不清楚。如通过对多巴胺和去甲肾上腺素等神经递质相关的遗传学研究，发现许多基因位点异常可能与疾病发生相关，但许多结果仍不一致，当前仍未找到肯定的确切致病基因，多数学者认为该疾病是多基因遗传疾病。

(二) 神经生化异常

如 Tourette 综合征可能存在以下异常：①多巴胺活动过度或突触后多巴胺受体超敏；②谷氨酸水平增高；③去甲肾上腺素能功能失调；④5-羟色胺水平不足；⑤乙酰胆碱功能不足，活性降低；⑥γ-氨基丁酸抑制功能降低等。

(三) 神经影像异常

磁共振成像研究显示，抽动障碍儿童可能存在皮质-纹状体-丘脑-皮质通路异常和脑的偏侧化异常；有 PET 研究显示患者大脑双侧基底节、额叶和颞叶代谢过度。

(四) 社会心理因素

抽动症状与明显的心理压力和紧张有关，应激诱发遗传易感性的个体发生抽动障碍的可能性增加。

(五) 其他因素

有研究发现，抽动障碍与 β 溶血链球菌感染引起的自身免疫有关，药物如中枢兴奋剂也可能会诱发抽动症状，部分患者有围生期并发症，如出生时产伤、窒息、早产、低体重等因素可能与抽动发生有关。

三、临床表现

抽动障碍主要表现为运动性抽动或发声性抽动症状，分为简单或复杂性抽动两种形式，可发生在单个部位或多个部位。运动抽动的简单形式是眨眼、耸鼻、耸肩、歪嘴等，复杂运动抽动形式如蹦跳和拍打自己等。发声抽动的简单形式是清嗓子、咳嗽、喉咙发声、吼叫声、吸鼻子等，复杂形式是重复言语、模仿言语、秽语(骂脏话)等。

抽动症状的特点是不随意、突发、快速、重复和非节律性，可以受意志控制在短时间内暂时不发生，但却不能较长时间地控制自己不发生。在受到心理压力情况下发作可能变得更频繁，睡眠时症状减轻或消失。

抽动障碍中 50%~60% 合并注意缺陷多动障碍，40%~60% 合并强迫症状，部分 TS 患者伴有重复语言和重复动作，合并情绪不稳、破坏行为和攻击性行为、睡眠障碍等症状。

依据临床特点和病程长短，ICD-11 将原发性抽动障碍分为常见下述类型。

(1) 短暂性运动抽动症：运动抽动症状至少持续 2 周，但不超过 1 年。

(2) 慢性运动障碍或慢性发声抽动障碍：一般不会同时存在运动抽动和发声抽动，但病程超过 1 年。

(3) Tourette 综合征，又称 Tourette 障碍，也称发声与多种运动联合抽动障碍 (combined vocal and multiple motor tic disorder)，表现为反复出现发声抽动和/或运动

抽动,但不一定同时出现,约 30% 出现秽语症或猥亵行为,俗称抽动-秽语综合征。多数患者每天都有抽动发生,少数患者的抽动呈间断性,但发作间隙期不会超过 2 个月,病程超过 1 年。

临床上常见的主要为上述 3 种亚型,其他若不符合上述 3 种亚型条件的分别归入其他特定的原发性抽动症或抽动障碍或未特定的原发性抽动症或抽动障碍亚型。

四、诊断与鉴别诊断

(一) 诊断要点

依据 ICD-11 诊断标准,诊断抽动障碍各临床亚型需要满足各自诊断条目。

1. 诊断 Tourette 综合征的基本(必要)特征

(1) 运动抽动和发声抽动在发病期间同时或不同时出现,持续或非持续存在。

(2) 运动抽动和发声抽动分别指突然、快速、无节律性、反复地运动或发声。

(3) 在发育期间开始发病,运动抽动和发声抽动至少已经出现 1 年。

(4) 这些症状不是躯体疾病(如亨廷顿病)的表现,也不是由于某种精神活性物质或药物对中枢神经系统(如安非他明)的影响,包括一些药物(如苯二氮䓬类药物)引起的戒断反应。

2. 诊断慢性运动抽动障碍的基本(必要)特征

(1) 运动抽动持续存在。

(2) 运动抽动被定义为突然、快速、无节律和反复的运动。

(3) 在个体发育期间发病,运动抽动症状至少出现 1 年。

3. 诊断慢性发声抽动障碍的基本(必要)特征

(1) 发声抽动持续存在。

(2) 发声抽动被定义为突然、快速、无节律性和反复地发声。

(3) 在个体发育期间开始发病,发声抽动症状至少出现 1 年。

4. 诊断短暂性运动抽动症的基本(必要)特征

(1) 存在单一或多种运动抽动。

(2) 在发育期间开始发病,自第一次抽动发生起持续不超过 1 年。

(3) 无 Tourette 综合征病史,也不是躯体疾病或药物使用或戒断引起。

(二) 鉴别诊断

1. 神经系统疾病　小舞蹈症、肝豆状核变性、癫痫性肌阵挛等神经系统疾病都有运动障碍,但这些疾病除了肢体或躯干的运动异常以外,多有相应的神经系统症状、体征、实验室检查的阳性发现,而且一般没有发声抽动,经相应治疗有效。

2. 分离(转换)性障碍　发作时也可表现为抽动症样行为异常,但分离(转换)性障碍患者有确切的、强烈的心理因素作为病因,症状变化与心理因素有关。抽动障碍虽然在应激的情况下症状加重,但在没有心理因素的情况下,同样有抽动症状发生。

五、治疗

对短暂性抽动障碍或症状较轻者,可仅采用心理治疗或不予以干预。而慢性运动或发声抽动障碍、Tourette 综合征或者抽动症状严重影响日常生活和学习者,则需要及时干预。心理行为干预可作为一线治疗,严重患者则需联合药物治疗。

1. **药物治疗** 对于抽动症状严重、病情反复、心理干预疗效没有达到满意或者无法获取心理干预、严重的抽动障碍,可选择药物治疗,主要有硫必利、可乐定、阿立哌唑、利培酮等一线治疗药物进行干预,药物治疗疗效较为肯定。

(1) 硫必利:初始剂量为 50~100 mg/d,每日 2~3 次,根据病情调整剂量,逐渐加量,最大可加到 600 mg/d,不良反应相对小,但可能会有发困、体重增加等不良反应。

(2) 可乐定:对于共患注意缺陷多动障碍人群优先选用,国内多采用透皮贴剂治疗轻中度患者。可乐定透皮贴剂,每周 1 次,根据患者的体重,体重 20~40 kg 者使用每片 1 mg 贴剂,41~60 kg 使用每片 1.5 mg 贴剂,大于 60 kg 个体根据病情可选择使用每片 2.0 mg 贴剂。建议使用时监测血压,注意有没有皮肤过敏、镇静等不适。

(3) 阿立哌唑:初始计量可为 2.5 mg/d,根据耐受情况及症状变化从小剂量开始逐渐加至目标剂量,然后巩固治疗至少 8~12 周,最大剂量一般不超过 15 mg/d,根据个体对药物的耐受情况(如有没有思睡)和治疗疗效选择使用的时间。

(4) 利培酮:初始剂量可 0.25 mg/d,日最大剂量 3 mg/d,使用时需要关注体重增加。对于症状严重、上述药物治疗效果不明显者,可选择二线药物氟哌啶醇治疗。

(5) 氟哌啶醇:用于治疗抽动症状疗效明显者。一般治疗剂量为 0.5~6 mg/d,个别严重患者,效果不明显、不良反应比较小的患者可能会适当提高治疗剂量,个体化差异很大。但需要严密观察用药后是否存在锥体外系不良反应、心电图异常等,如出现急性肌张力障碍,需予以苯海索减轻其不良反应。

也有报道,肌苷或抗癫痫药物托吡酯对部分轻中度抽动障碍患者治疗有效。对于严重发声抽动障碍者,选择氯硝西泮或者硝西泮治疗有部分疗效,但需要注意防止长期服药造成的药物成瘾。难治性抽动障碍同时合用丙戊酸盐可增强疗效。对于同时共患焦虑、抑郁、强迫等症状,则需选择性 5-羟色胺再摄取抑制剂(SSRI)如氟伏沙明、氟西汀、舍曲林等对症处理。共患注意缺陷多动障碍者,根据当时的临床相,处理最棘手的症状,可选择可乐定、哌甲酯或者托莫西汀治疗或者几种药物联合使用。

药物治疗存在着个体差异,少部分个体对药物比较敏感,不良反应表现明显,少部分患者对药物的耐受性强。因此,需要低剂量起始、逐渐加量、注意加强观察,定期检查肝、肾功能和心电图。

2. **心理治疗** 主要有心理教育与行为治疗。心理教育的目的是帮助家长和患者正确认识本病,减少或消除诱发和加重抽动症状的心理因素。

行为治疗则是把治疗的重点放在抽动症状的管理和控制上。欧洲抽动障碍临床指南(2021)将习惯逆转训练(habit reversal training, HRT)和抽动症综合行为疗法(comprehensive behavioral interventions for tics, CBIT)推荐为抽动障碍的一线治疗,可以单独、代替药物或者和药物联合治疗抽动症状。

HRT 一直被认为是治疗抽动障碍最有效的行为治疗方法之一。当个体在出现抽动先兆症状或开始要抽动时,其可以有意识地实施一种相反的行为逆转抽动症状的出现,如让患者通过收紧与抽动相对应的肌肉阻止抽动发生,通过低头收紧颈部后侧肌肉,控制患者不自主地点头、摇头等抽动症状。HRT 共包含 3 个治疗成分:自我觉察训练、竞争反应训练和社会支持,其中竞争反应训练是 HRT 的核心部分。

近年来,CBIT 获得许多循证医学证据,大样本随机对照试验研究证实,该疗法对儿童和成人抽动障碍效果均较显著,当前已在国内一些单位开展运用。它结合既往被认可有效的治疗如习惯逆转训练,并加以扩展,发展成一套以 HRT 为核心成分,将基于患者功能状况的评估、干预、放松疗法、行为奖励等行为治疗手段囊括在内的综合的行为治疗,适用于 9 岁及以上抽动障碍患者人群。

3. **物理治疗** 当前在抽动障碍的治疗方面,物理治疗的临床研究逐渐增多,如临床研究提示,经颅磁刺激技术治疗抽动障碍具有一定的临床疗效,但还需要积累更多证据。也有个案报道,脑深度电刺激技术对于部分难治性抽动障碍有效,但考虑到其是一种有创治疗,对于儿童宜谨慎推广使用。

第五节　其他神经发育障碍

本章前四节详细介绍了常见的 4 种神经发育障碍如智力发育障碍等,其他的神经发育障碍如发育性言语和语言障碍(6A01)、发育性学习障碍(6A03)、发育性运动协调障碍(6A04)和刻板运动障碍(6A06)在临床也经常遇到,因篇幅所限,仅在本节作简要介绍。

一、发育性运动协调障碍

发育性运动协调障碍(developmental motor coordination disorder, DMCD)也称发育性协调障碍(developmental coordination disorder, DCD),是以个体粗大和精细运动技能发育显著延迟、协调运动技能执行持久受损为主要特征的一组神经发育障碍,主要表现为运动技能发育迟缓和不精确、平衡能力差、大运动和/或精细运动动作笨拙,常具有视觉空间运动功能的障碍,不是神经系统疾病或运动系统疾病所致,也不能用智力发育障碍来更好地解释其症状。通常在儿童早期症状就开始明显,出现运动技能协调困难,影响儿童日常的生活、学习,日常活动常受到严重和持续的限制。

(一) 流行病学

DMCD 患病率在 5~11 岁儿童中可达到 5%~6%;男性比女性患病率更高,可在 (2~7):1。尽管在长期病程中,一些症状可能会改善,或者达不到诊断标准,但 50%~70% 的 DMCD 儿童其协调运动问题估计还会持续到青少年期。

(二) 病因与发病机制

病因不清,可能与神经发育、遗传和环境等多种因素相关。如 DMCD 与 ADHD 或

ASD及学习障碍常共病,提示它们存在共享遗传效应,然而在双胞胎中,持续的共病仅见于严重的案例。患者存在视觉运动技能受损,提示神经发育的过程中,视觉运动感知、空间心智化等能力的发展受到影响。DMCD的神经基础并不明确,有人提出该类患儿存在小脑的功能失调,但还需要积累更多证据。有报道,母亲孕期、母亲产前接触酒精、患儿早产和低体重儿童此种情况发生率高,提示环境因素在疾病发生中起着重要作用。

(三) 临床表现

1. 粗大运动发育延迟 动作笨拙,复杂动作组织能力障碍或不成熟,完成技能性动作笨拙,难以长时间维持静态姿势。运动时多伴有连带动作、震颤、肌肉抽搐、舞蹈动作。常伴有神经系统软体征,如说话不流畅、视觉精准度不良、肌张力减退等,日常生活中投掷物品出现身体失衡、易跌倒、持物不稳、容易打破器具、走路踢到桌子角等状况。

2. 精细运动发育延迟 精细运动时动作慢,动作幅度大,效率低,手眼协调能力差,视觉空间-运动功能障碍,如搭积木、玩球、描画、视图能力差;执行精细运动存在障碍,如串珠子、系纽扣、穿鞋带、握笔等存在困难或水平差。

3. 心理活动异常 患者存在学习困难、阅读障碍,伴随智力低下。由于动作慢、笨拙、协调性差,常被同学取笑,低自尊,青少年期容易出现焦虑、抑郁等情绪症状。

4. 共患疾病 常共患ADHD、学习障碍、智力发育障碍、交流障碍、阿斯伯格综合征等疾病。

(四) 诊断与鉴别诊断

诊断DMCD需要通过临床上详尽的病史采集、体格检查、实验室检查、学校或工作单位对其运动技能情况的观察报告,以及使用心理测量学规范化的、并与文化相适应的标准化测评进行的个体化评估,然后根据症状的持续时间和社会功能受损的严重程度,最后做出综合判断。

1. 诊断标准 依据ICD-11诊断标准,需要满足以下几点基本(必要)特征。

(1) 粗大和精细运动技能获得显著延迟于同龄人,协调运动技能执行受损,表现为笨拙、缓慢或运动表现不精确。

(2) 协调运动技能显著低于基于年龄或智力水平的预期。

(3) 协调运动技能困难发生在发育期间,童年期就特别明显地表现出来。

(4) 协调运动技能困难对日常生活、学校工作、职业和休闲活动或其他重要功能领域造成重大而持续的限制。

(5) 协调运动技能困难不是神经系统疾病、肌肉骨骼系统疾病或结缔组织疾病,感觉障碍或智力发育障碍造成。

2. 鉴别诊断

(1) 正常儿童:在儿童早期,获得许多运动技能的年龄差异很大,测量缺乏稳定性。DMCD的发病通常发生在发育早期,但由于整个幼儿期运动发育和技能习得的变异性,很难与4岁之前的典型发育进行区分;或者,因为引起运动迟缓的其他原因还没有完全表现出来,因此,5岁以前通常不下发育性运动协调障碍的诊断。只有在运动技能的损害显著影响了患者在家庭、社交、学校或社区生活中的表现、参与时,才诊断为DMCD。

(2) 智力发育障碍：智力发育障碍个体除了一般智力功能和适应行为受损，还可以表现出协调运动技能获得的延迟和受损。如果符合智力发育障碍定义要求，并且协调的运动技能显著低于基于智力功能水平和适应行为的预期水平，则可给予两种诊断。

(3) ADHD：DMCD 与 ADHD 共病很普遍。如果满足两者的诊断要求，则可同时诊断。然而，好动或者由于注意力分散和冲动，一些 ADHD 患者可能显得笨拙（例如，碰撞障碍物、撞翻东西等），在这种情况下不应该诊断 DMCD。

(4) 孤独症谱系障碍：患者可能不愿参与需要复杂运动协调技能的任务，如球类运动，这种现象可以通过缺乏兴趣而获得更好的解释，而不是由于特定运动协调性缺陷所致。但是 DMCD 和孤独症谱系障碍可以同时发生，如果有必要的话，可以同时给予两种诊断。

(五) 治疗

主要是以运动技能的训练为主。该症的治疗需要多学科专家如儿科医生、精神科医生、心理学家、行为治疗师、语言治疗师、物理治疗师等共同参与。语言治疗师可帮助患儿克服语音和发音困难，物理治疗师帮助其改善粗大运动技能、身体姿态和外在形象，职业治疗师帮助其改善视觉、精细运动、握笔能力和写作等方面的技能。但无论哪种训练，都需要根据患儿运动缺陷的具体状况，提出个体化的干预方案，选择合适的运动项目进行训练。对于共病患儿，需要同时处理或先处理严重的病种。

治疗流派方面，有些学者认为应从运动功能障碍的根源着手进行训练，进行以缺陷为导向的干预；而一些学者则提出基于任务为导向的治疗，强调要关注运动技能的习得，着力于解决问题。每种治疗是否能有效改善患者症状，尽管取得了积极的进展，但当前仍需要更大样本的验证。WHO 建议，DMCD 的干预特别强调针对运动功能不全，减少运动受限性并提高参与性。

二、刻板性运动障碍

刻板性运动障碍（stereotyped movement disorder, SMD）是指起病于儿童发育早期，以一种重复的、刻板的、明显无目的（通常有节奏的）行为动作，这些行为动作经常表现为头部、手或身体有节奏的、但没有明显适应性功能的运动形式。

(一) 流行病学

通常起病于 3 岁前，表现为简单刻板运动如摆动，在年幼儿特别是在发育中的儿童中也很常见，正常儿童的刻板行为 4 岁后自行消失。复杂刻板运动很少见，发生率约为 3%～4%。对于一些智力障碍的个体，其中 4%～16% 患儿存在刻板和自伤，特别是重度智力障碍发生风险更高。

(二) 病因学

当前病因未明，可能与遗传、个性素质、神经发育和环境因素等多因素有关，如重度或极重度智力障碍的个体中更易出现刻板运动，环境压力有可能触发刻板行为，恐惧情绪也可以改变生理状态，导致刻板行为频率增加。

(三) 临床表现

患儿表现为重复的、无目的的刻板行为，每个个体都有自身独特的、招牌式的行为。

可以身体摇动,也可头部转动、点头、挥动手指、拔毛、捻发、咬指甲、吮拇指或挖鼻孔等多种刻板行为表现。刻板运动可能在一天中多次出现,持续几秒钟到数分钟或更长。频率可以从一天数次到发作间隔数周不等。刻板行为根据场所而变化。往往是个体全身专注于某项活动,情绪激动、紧张时出现。

某些儿童的刻板行为可能会导致自我伤害,出现自伤行为,如反复撞头、反复打自己耳光、戳眼睛、咬手等。

(四) 诊断与鉴别诊断

1. 依据ICD-11诊断标准,需要满足以下几点基本(必要)特征

(1) 儿童持久(如持续几个月)出现的自发、重复、刻板、无目的性的运动行为,以及经常有节奏的运动(例如,摇摆躯体、拍手、撞头、戳眼睛和咬手)。

(2) 刻板性运动会导致个体参与日常活动的能力受到严重干扰,或有导致自我身体伤害的行为,严重程度已成为临床关注的焦点,或者如果不采取保护措施将会导致个体自我伤害。

(3) 起病于发育期间,通常在年龄很小的时候发生。

(4) 重复的、无目的的运动行为不能归因于精神活性物质或者药物(如戒断反应)引起的直接生理效应。

2. 鉴别诊断

(1) 抽动障碍:通常刻板动作障碍起病年龄较早,多在3岁前。与表现多变的抽动障碍相比,刻板运动表现在形式上是前后一致且相对固定的,有节律,且持续时间更长。抽动障碍症状多变,常涉及眼睛、面部、头和肩膀,刻板运动障碍多涉及手臂、手或整个身体,部分抽动障碍会伴有发声抽动形式。

(2) 强迫障碍:刻板运动障碍动作无目的性,缺少强迫障碍特征性的强迫思维及其重复行为,与强迫障碍不同。

(3) 孤独症谱系障碍:刻板行为可以是ASD的一个临床表现,但ASD还存在社会交流、社交互动等方面的明显缺陷。

(五) 治疗

一般正常儿童刻板动作,症状轻,常可自行消失,无须特殊治疗。如果刻板运动表现非常严重、频繁,甚至造成躯体损伤者应及时进行治疗,此时照料人须加强照管训练,预防保护措施,以防止损伤身体。刻板运动障碍的治疗主要以行为矫正治疗为主,如有儿童反复拿放一些具有特定特征的物品,可以把相应颜色或形状做一些改变,鼓励其拿放并予以有效的奖励,后续换用其他物品,进行物品的泛化和奖励设置,逐渐减少其对原来物品固着的刻板行为。有些儿童走路必须沿着固定的路线,则需要地点和行走路线泛化,通过阳性强化,鼓励其逐渐适应不同的行走路线。如刻板行为明显,采取注意力转移法,安排一些患儿特别感兴趣的日常活动,吸引其兴趣和注意,打断其当前行为,并对适应性的行为予以奖励。

行为治疗不佳或症状严重患儿可选取用小剂量抗精神病药如利培酮或奥氮平治疗,但疗效有限,需要进一步探索临床有效的药物治疗方案。

三、发育性学习障碍

发育性学习障碍(developmental learning disorder)是指个体在阅读、书写和/或算术相关学习技能方面存在明显的缺陷,导致其相关技能显著低于个体实际年龄和智力功能所预期的水平。即使在相关学业的领域给予适当的指导,患者仍然表现出学习困难。这些困难可能仅仅局限于某个特定方面。例如,数学障碍,没有办法掌握基本的计算,或者准确流利地解码单个单词,或者同时影响阅读、速写和算术在内的多个方面。在理想的情况下,学习能力不足可以采用合适的常模和标准化的测试进行评估。

这些发育性学习障碍通常出现于学龄早期,但对某些个体来说可能到后期,包括成年期。当学习要求超过其受限的能力才被发现,这些障碍无法用外界因素,或者经济或者不良环境或者缺少教育的机会来解释,而且学习困难并不能仅仅归因于其他疾病,如视力障碍、听力障碍或者运动障碍造成的学习困难,导致个体的学业、职业或其他重要方面的功能严重损害,个体只有付出巨大的额外努力,其功能才能继续维持。学习障碍一般包括阅读障碍、数学障碍、书写表达障碍、其他特定学习障碍。

发育性学习障碍最常在小学阶段被诊断出来。在所有区域造成缺陷的发育性学习障碍在学龄儿童中的患病率为5%～15%,男孩居多,男女比例为(1.5～3):1,成年人中的患病率尚不清楚,但估计为4%。学龄儿童在特定学习区域的发育性学习障碍的患病率不同(阅读障碍5%～17%,数学障碍6%～7%,书面表达障碍7%～15%)。

目前尚无特效药物,主要靠教育和训练。在明确障碍的具体类型和神经心理缺陷后,需要医护人员、指导老师、训练师、家长共同协作进行有针对性的基本技能训练。综合教育训练方法要个别化、有针对性、计划性。先易后难,结合多种奖励方式,加强正性强化作用。家长及特殊教育工作者对患儿应有极大的耐心,教育和训练保持灵活性。只要坚持正确的方法、科学的训练,学习障碍症状有望逐步改善。

四、发育性言语和语言障碍

发育性言语和语言障碍(developmental speech and language disorders)指个体表现为理解或产生言语和语言困难,或以交流为目的的使用语言困难。言语和语言能力明显低于其年龄和智力功能应该达到的水平。其特征是指存在理解或者产生言语或语言交流中使用言语的困难。在评估个体的语言能力时,必须考虑区域社会,或文化、种族、语言的差异,例如方言。包含发育性语音障碍、发育性言语流畅障碍、发育性语言障碍、其他特定的发育性语言及言语障碍、未特定的发育性语言及言语障碍。

发育性言语流畅障碍通常在发育早期就被发现,通常2.5～4岁发病,5%～8%的学龄前儿童会表现为口吃。儿童中发育性语言障碍中的患病率为6%～15%,在男孩中较为常见,在较小的年龄段这种倾向更为明显。女孩子早期言语障碍似乎更有可能在学龄前就缓解了,患病率有所不同。

语言治疗是治疗言语和语言发育障碍的主要方法,家长的参与和配合十分重要。一方面,要改善养育环境中可能存在的不利因素,如家庭内尽量只使用一种语言,主要抚养人使用语言时尽量大声、简单、清晰、重复。另一方面,在准确评估语音、语言发展及智能发展的基础上制订个体化的训练方案。需要努力地争取家庭的支持与配合,积极开展家庭内的训练,父母和主要抚养者在儿童语言发育和语言治疗中起着至关重要的作用。同时需注意缺陷多动障碍、焦虑症状、抑郁症状等伴发问题的处理,开展综合治疗,有望促进患儿语言能力和心身功能的全面改善。

(孙锦华)

主要参考文献

[1] 方贻儒,洪武. 精神病学[M]. 2版. 上海:上海交通大学出版社,2023.

[2] 世界卫生组织. ICD-11精神、行为与神经发育障碍临床描述与诊断指南[M]. 王振,黄晶晶,译. 北京:人民卫生出版社,2023.

[3] 刘智胜. 儿童抽动障碍[M]. 3版. 北京:人民卫生出版社,2024.

[4] 苏林雁. 儿童精神医学[M]. 长沙:湖南科学技术出版社,2014.

[5] 郑毅,刘靖. 中国注意缺陷多动障碍防治指南[M]. 2版. 北京:中华医学电子音像出版社,2015.

[6] ANDRÉN P, JAKUBOVSKI E, MURPHY T L, et al. European clinical guidelines for Tourette syndrome and other tic disorders-version 2.0. Part Ⅱ: psychological interventions[J]. Eur Child Adolesc Psychiatry, 2022, 31(3): 403-423.

[7] MARTIN A, VOLKMAR F R, BLOCH M. Lewis's child and adolescent psychiatry: a comprehensive textbook[M]. 5th Edition. Philadelphia: Wolters Kluwer, 2018.

[8] STANFORD S C, SCIBERRAS E. New discoveries in the behavioral neuroscience of attention-deficit hyperactivity disorder[M]. Current Topics in Behavioral Neurosciences, Springer Nature, 2022.

[9] ZHOU H, XU X, YAN W, et al. Prevalence of autism spectrum disorder in China: a nationwide multi-center population-based study among children aged 6 to 12 years[J]. Neurosci Bull, 2020, 36(9): 961-971.

第十五章　神经认知障碍

本章节重要的知识点：

(1) 谵妄表现为急性波动性病程，注意力障碍，思维紊乱和意识水平改变。并有"昼轻夜重"的特点。谵妄不仅属于神经认知障碍中的一组综合征，也是潜在脑部疾病、躯体疾病的"预警"。

(2) 轻度神经认知障碍属于一组病因异质性的综合征，除了常见的导致认知障碍的病因如阿尔茨海默病、脑血管病以外，轻度神经认知障碍可能的病因还包括精神疾病和其他躯体疾病。随着诊断技术提高，如果病因明确为阿尔茨海默病，轻度神经认知障碍只是阿尔茨海默病谱系中的一段。目前看轻度神经认知障碍的病理性意味很强，可能是阿尔茨海默病、血管性痴呆/或其他痴呆类型的前期病变，仍是预防和干预的重点环节。

(3) 阿尔茨海默病包括无症状期、痴呆前期或轻型神经认知障碍期和痴呆期，阿尔茨海默病是导致痴呆主要的病因之一，其发病机制复杂，临床表现为认知损害、生活功能损害和不同程度的精神行为症状。阿尔茨海默病曾以对症治疗为主，目前新型药物已获得突破，带来治疗曙光。

(4) 典型血管性痴呆患者具有急性起病、阶梯样恶化的波动性病程，脑小/微血管病变引起的血管性痴呆也可缓慢起病，病程表现与阿尔茨海默病类似，其认知损害通常在信息处理速度、复杂性注意过程及额叶执行功能上尤为明显。

(5) 路易体痴呆的特点是波动性认知功能损害、生动的视幻觉、自发的帕金森综合征和快速眼动期睡眠障碍，帕金森病痴呆则多为发病后隐匿出现的缓慢进展的认知功能障碍，一般为帕金森病程1年后出现认知损害，"一年期原则"有助于鉴别帕金森病痴呆和路易体痴呆。

(6) 额颞叶痴呆一般在老年前期起病，进展较快，表型比较复杂，行为症状突出，治疗困难。

既往常把精神疾病分为"功能性"和"器质性"两大类，ICD-10诊断系统使用器质性（包括症状性）精神障碍的分类，DSM-Ⅳ已不再使用这一概念，而把谵妄、痴呆和遗忘作为三组综合征。至DSM-5又提出神经认知障碍(neurocognitive disorder)分类单元，重度神经认知障碍(major neurocognitive disorder)即痴呆，轻度神经认知障碍(mild neurocognitive disorder, MND)基本等同于轻度认知功能损害(mild cognitive impairment, MCI)。DSM-5

规定先依据功能损害程度做出重度或轻度认知障碍的诊断,再做病因亚型分类。近年推出的 ICD-11 精神、行为与神经发育障碍临床描述与诊断指南与 DSM-5 类似,沿用了神经认知障碍分类,对轻度神经认知障碍未按病因细分,却保留了遗忘障碍。现阶段即便不再沿用"器质性"精神障碍这一概念,但在鉴别诊断中仍需警惕器质性疾病。

谵妄、痴呆和遗忘这三组综合征病因各异,但多数患者临床表现有规律可循,病情随病变部位、严重程度及病程进展速度而变化。如起病急骤,病变范围广泛者,可以表现为突出的意识障碍或谵妄。谵妄以意识、注意力、感知觉、思维、记忆、行为、情绪障碍和睡眠-觉醒周期功能紊乱为主,病情波动,有昼轻夜重的特点,谵妄常伴躯体疾病、脑部疾病、中毒或药物依赖病史;而患脑变性病者则表现为缓慢进展的认知功能和生活功能损害,而脑血管疾病(缺血或出血性)所致局灶性认知功能缺损,如足够严重则诊断为痴呆。痴呆病因复杂,除常见的阿尔茨海默病和血管性痴呆外,包括其他脑变性病、颅内感染、脑外伤、脑肿瘤、癫痫及躯体疾病、营养物质缺乏、内分泌代谢疾病、中毒和营养缺乏等。自身免疫性脑炎引起快速认知功能受损也不少见;遗忘障碍则表现为突出的记忆损害,既无谵妄的注意力、定向力和意识障碍特征,也无痴呆患者常见的 2 个或多个认知域损害的特点,同时其记忆损害导致个人、家庭、社会、职业或其他重要领域功能的严重损害。上述综合征可能在同一患者身上先后出现,也可并存,如谵妄常叠加在痴呆基础上,且容易与精神行为症状混淆,增加鉴别诊断难度。限于篇幅,本章主要讨论谵妄、轻度神经认知障碍、阿尔茨海默病、血管性痴呆、路易体痴呆及额颞叶痴呆。

第一节 谵 妄

谵妄(delirium)是表现为意识、注意力、感知觉、思维、记忆、行为、情绪障碍和睡眠-觉醒周期功能紊乱的一组病因非特异性的综合征。可以发生于任何年龄,以老年人多见,尤其是患痴呆、感染性疾病、重要脏器功能不全、终末期肿瘤及手术后谵妄更为多见。谵妄一般起病急、病程短、病情发展迅速,又称急性脑病综合征。

一、流行病学

尽管社区人群中谵妄的患病率仅有 1%～2%,但其随着年龄增长而增加,≥85 岁老年人群中的患病率可高达 14%,综合性医院住院患者中的谵妄发病率为 6%～56%。高龄是术后谵妄的易感因素,65 岁以上患者谵妄发生率明显增加,为 15%～53%,且随年龄增长而增加。而转入重症监护(ICU)的患者谵妄的发病率为 30%～50%,患病率>80%。约 80% 的患者在死亡前发生谵妄。

二、病因和发病机制

(一) 病因

谵妄可能是未归类于躯体、精神、行为或神经发育障碍的医学状况的直接生理效应,也可能是物质或药物的直接生理效应(包括戒断),或是创伤、手术及多种潜在病因的交互作用所致。

1. **躯体疾病**　谵妄可由多种躯体疾病引发,如心肌梗死、心源性休克和心力衰竭的患者由于脑灌注减低导致谵妄;引起脑能量代谢障碍的器官功能不全、内分泌和代谢性疾病可能导致谵妄。感染可以直接作用于神经系统,更多地通过间接的炎症反应引发谵妄。老年患者常见的菌血症常表现为发热、白细胞升高及意识状态的改变。

2. **脑部疾病**　谵妄可以源于脑部重要结构的损害,如感染、肿瘤、脑外伤、癫痫和卒中等,如脑血管病变引起基底节和丘脑部位的损害常会引起患者意识模糊,右侧颞叶、前额叶的卒中也预示谵妄的发生。

3. **手术创伤**　高龄者易发生术后谵妄,心血管系统或其他大手术后也易发生,脑卒中史是术后谵妄的独立危险因素。术前存在痴呆、轻度神经认知障碍、抑郁或睡眠紊乱的患者,存在脱水、电解质紊乱、严重低蛋白血症及维生素D缺乏等异常的患者易术后谵妄;创伤和骨折患者多病情紧急,术后谵妄发生率高于择期手术。病情严重时,多器官系统受累或存在代谢紊乱(如酸碱失衡、电解质紊乱、高血糖等)均可导致术后谵妄风险增加。

4. **外源药物**　谵妄可能与药物滥用或药物不良反应有关。抗胆碱药和具有抗胆碱能活性的药物容易导致老年人出现谵妄。老年患者使用地高辛、抗心律失常药物(如利多卡因和慢心律等)会导致意识障碍。哌替啶容易引起意识障碍和幻觉;苯二氮䓬类药物、麻醉药和抗组胺药也常引发谵妄。精神活性物质使用或戒断也常导致谵妄,如慢性酒精依赖后酒精戒断引起的震颤谵妄。

(二) 发病机制

谵妄的发病机制复杂,主要涉及脑正常功能维持及外界因素影响。任何病理过程只要能降低与脑代谢活动有关物质的供给、摄取和利用,均可引起谵妄。上行网状激活系统对维持意识清晰起重要作用,此外应激、感知觉信息不足也与谵妄的发生有关。

谵妄的精神病理表现提示存在神经递质紊乱。精神活性物质激活多巴胺和其他单胺类递质通路,过量引起的激越、妄想状态与谵妄的表现相似,而多巴胺拮抗剂对谵妄有效也提示存在多巴胺功能亢进。错觉和幻觉可能是5-HT系统异常的表现。乙酰胆碱功能不足与谵妄相关,其他受体如N-甲基-D-天冬氨酸受体、γ-氨基丁酸受体的激活也可能与谵妄的发生有关。

三、临床表现

1. **症状**　急性起病,症状具有波动性。患者出现注意力、定向和意识障碍,或短暂全面的神经认知损害症状。意识障碍常呈昼轻夜重的规律,每至午后、夜间加剧,也称作"日落现象"。定向障碍和注意力不集中是其突出的临床表现。

患者精神症状丰富,可见如下症状。①意识障碍。患者表现迷茫,时间、地点和人物的定向力差,时间定向最易受损。注意力的指向、集中、持续和转移能力降低。②感知觉障碍。丰富的幻觉和错觉,多为恐怖性内容。可有感觉过敏或感觉迟钝。③思维障碍。

思维不连贯、理解、逻辑推理和抽象思维能力减退。可能出现片断妄想。④情绪障碍。轻度抑郁、焦虑、易激惹和恐惧，严重者可表现为淡漠。⑤认知功能障碍，以即刻记忆和近事记忆最为突出，多见遗忘；⑥激越、兴奋躁动，可出现攻击或逃避行为。

依据临床表现可以分为兴奋型和淡漠型两大类，前者容易识别，病情严重者可表现为淡漠，也有表现迟钝、少语、动作减少，甚至呈亚木僵状态，此型易漏诊却往往伴有更严重的基础疾病。

2. **体征** 具有与各种基础躯体疾病相关的体征，如感染、心脑血管疾病的相应表现。神经系统体征符合其基础神经系统疾病的表现。

3. **神经心理测定** 意识模糊评估法（confusion assessment method，CAM）是目前广泛使用的谵妄评估工具，适合非精神科医生使用。谵妄的诊断主要依靠4个方面的特征：①急性波动性病程；②注意力障碍；③思维紊乱；④意识水平改变。同时具备①和②，以及具备③或④其中一项即可诊断谵妄。CAM量表具有良好的敏感度（94%～100%）和特异度（90%～95%），且用时短、易于理解和使用。

4. **辅助检查** 常规的血液学、血生化、心电图及脑影像等检查有助于排除躯体疾病。脑电图检查发现弥漫性慢波有辅助诊断价值。

四、诊断与鉴别诊断

（一）诊断

根据急性波动性病程、注意力障碍、思维紊乱及意识水平改变，一般可以诊断。伴有躯体疾病、脑部疾病、手术后、中毒或药物依赖史者，有助诊断。谵妄的临床诊断率较低，约2/3患者未被及时诊断。

（二）鉴别诊断

1. **精神分裂症和躁狂症** 谵妄患者表现为明显的兴奋、激越、幻觉和妄想，容易与精神分裂症、躁狂症及急性短暂性精神病性障碍混淆。但谵妄患者常有注意力障碍和意识障碍，并有昼轻夜重、病情波动的特点，体格检查和实验室检查多有躯体疾病的证据，脑电图检查发现弥漫性慢波，且与认知功能障碍的严重程度平行，可资鉴别。

2. **痴呆** 痴呆一般为慢性进展性病程，临床表现以记忆力障碍和认知功能障碍为主，病情的波动不如谵妄明显。需注意谵妄状态时的认知功能障碍不能作为诊断痴呆的依据。谵妄也常叠加在痴呆的基础上，此时谵妄和痴呆的症状相叠加，认知功能障碍表现更为严重，应注意鉴别。

五、治疗及预后

（一）治疗

治疗原则首先是明确病因，对因治疗；如果不能明确或一时缺乏有效治疗手段，应先对症治疗；对于重症患者，首先要有效维持呼吸与循环基本生命功能，给予支持治疗；对于兴奋躁动的患者，加强安全评估，以药物控制症状；戒断性谵妄治疗的主要目标是控制兴奋躁动，减少痫性发作的风险，避免损伤，降低死亡风险。

1. 对因治疗 谵妄常继发于一种或多种潜在疾病状态,应及时明确,常需要多科协作。给予针对性治疗,镇静,镇痛,抗感染,保持水、电解质和酸碱平衡。如考虑药物诱发的可能,应及时停用或调整剂量。

2. 安全管理 拿开危险物品,确保安全。当患者表现激越并抗拒治疗时,需要采取适当的约束,待病情好转后应及时解除,长时间约束可能会增加死亡率。家属探视,病室中放置日历,保证适当的光线有助于定向力恢复;陪护人员安慰和耐心交流有助于缓解患者的紧张;提供眼镜、助听器等可以改善患者的感觉功能缺损,减轻错觉等异常体验。

3. 药物治疗 如果上述处理不能控制症状,可考虑抗精神病药物治疗,尤其是要及时控制患者的激越冲动症状,保障安全。低剂量的氟哌啶醇针剂适用于多数患者,有助于迅速缓解激越症状。一般可用 5 mg,肌内注射,如果无效可以在 1 小时后注射 5~10 mg,总量不应高于 20 mg/d。齐拉西酮针剂为首个快速起效的第二代抗精神病药针剂,锥体外系不良反应风险低于氟哌啶醇,肌内注射 15 分钟后可改善激越症状,疗效可维持 4 小时。起始剂量为 10~20 mg,每隔 2 小时可注射 10 mg 或每隔 4 小时注射 20 mg,最高剂量为 40 mg/d。可根据患者的症状连续注射 1~3 天,主要不良反应为嗜睡、恶心和头晕等,应常规心电图监测关注 QTc 间期延长风险。上述针剂使用主要参考精神分裂症患者激越症状的处理,应特别注意谵妄患者个体化调整。症状较轻者也常口服小剂量喹硫平、利培酮和奥氮平等,可逐渐加量直至症状控制,稳定后及时减量或停药。使用抗精神病药物应注意个体化和不良反应监测,避免选用低效价、具有抗胆碱能和心血管系统不良反应的传统抗精神病药(参考痴呆章节中精神行为障碍的处理)。

2018 年,JAMA 杂志发表的 REDUCE 研究提示:应常规评估谵妄风险,对于非重症患者预防性使用氟哌啶醇能预防谵妄。但对于 ICU 患者,静脉注射氟哌啶醇 1 mg 或 2 mg,每天 3 次,持续 4 周既不能改善患者生存期,也无预防作用。

酒精戒断性谵妄治疗可口服劳拉西泮 2~4 mg,如控制不佳可适当加量或考虑使用针剂,用药或使用针剂应监护患者意识状态和呼吸。除酒精戒断性谵妄外,一般不推荐使用苯二氮䓬类药物,此类药物可能损害认知功能,加剧谵妄表现。

(二) 预后

具有严重潜在疾病或认知功能损害严重者预后不佳。谵妄使住院时间延长。大约有 50% 的谵妄患者接受治疗后在 4 周内恢复,其余患者中的约半数可能死亡,其余病情改善但出现痴呆的早期症状,因此需要继续治疗干预。

第二节 轻度神经认知障碍

认知障碍范畴较大,包括主观认知下降(subjective cognitive decline, SCD)、轻度认知功能损害(MCI)及痴呆一个连续谱系。MCI 属于病因非特异性的一组综合征,病因复杂,包括阿尔茨海默病、脑血管疾病及其他病因,其临床表现、病理意义和干预原则均有差异。MCI 的临床特点是比同龄和相似文化水平者有更明显的认知衰退,且不明显妨碍日常生活。目前认为记忆受损突出的记忆型 MCI（amnestic mild cognitive impairment，aMCI）可能是阿尔茨海默病的痴呆前期阶段。血管性认知损害概念最早于 1995 年提出，泛指所有与脑血管损伤有关的认知障碍谱系，脑血管损伤所致的 MCI（VaMCI）是正常认知与血管性痴呆之间的过渡阶段。依据 ICD-11 分类标准，将 MCI 称为 MND，遵照表述习惯下文有时混用 2 个缩略语。

一、流行病学

我国流行病学调查显示，中国 60 岁及以上成年人 MCI 的患病率为 15.5%，患者数为 3877 万，国外报道 65 岁以上人群中 MCI 患病率为 3%～19%。

二、病因及发病机制

（一）病因

MND 属于一组病因异质性的综合征，除了比较常见的导致认知障碍的特定病因，如阿尔茨海默病、脑血管疾病，其他病因包括躯体疾病、神经系统疾病和精神障碍等。

1. **阿尔茨海默病** 目前认为记忆受损突出的 MND 即 aMCI 是阿尔茨海默病的痴呆前期，与阿尔茨海默病共有遗传和环境影响因素，发病机制的核心是阿尔茨海默病的病理，包括主流的 β-淀粉样蛋白级联假说、tau 蛋白假说、免疫炎症假说等。

2. **脑血管疾病** 脑血管病变包括由于栓塞形成导致的血管闭塞、血管破裂、血管壁损伤或通透性发生改变，以及血黏度增加或血液成分异常变化引起的疾病。急性或慢性的脑血管病损害导致基本的神经功能难以保持，如累积认知功能相关部位出现认知损害。

3. **其他疾病** 躯体病包括贫血、心功能和呼吸功能不全、神经系统疾病（如脑炎、癫痫、高血压脑病、缺氧缺血性脑病等）、内分泌疾病（如糖尿病、甲状腺功能减退症），以及代谢紊乱（如低渗透压或低钠血症）等。

精神障碍包括精神分裂症、抑郁症患者常见认知受损，部分可达 MND 程度。除与疾病相关的认知功能症状相关，也常与治疗相关，尤其是敏感人群（如老年、本身具有基础脑损害的患者）使用抗胆碱能药物及频繁或多次的改良电抽搐治疗（MECT）相关。

三、临床表现

（一）症状

1. **认知功能** 即相对于个体年龄的预期水平和发病前的一般认知功能水平，存在主观或客观（如知情者反映、临床检查发现及评估工具提示）的认知功能下降。包括一个或多个认知领域，如注意力、执行功能、语言、记忆、知觉运动能力、社会认知等方面存在轻度损害。这些症状尚不严重，对个体独立进行日常生活没有显著影响。

2. **日常生活功能** 上述认知障碍的严重程度不足以严重干扰个体进行与个人、家庭、社会、教育和/或职业功能或其他重要功能相关的活动能力。这里强调复杂的活动常会轻度受损，如使用交通工具、准备膳食等，而基本日常活动能力得以保留。

3. **精神行为症状** 相关的如情绪不稳及情绪低落、睡眠障碍和焦虑等。

(二)神经系统体征

aMCI 阶段一般并无明显的神经系统体征,VaMCI 随潜在疾病的进展,可出现躯体疾病或脑血管病相关体征。其他病因的 MCI 可伴基础疾病相关体征。

(三)临床分型

依据认知损害的不同,可分为单认知领域和多认知领域受损,前者如 aMCI;依据病因可以分为阿尔茨海默病所致、脑血管疾病所致及其他疾病相关。

(四)辅助检查及神经心理评估

1. **辅助检查** 包括一般的实验室检查和脑影像学检查等。依据对 MCI 病因初步判断完善其他检查,MRI 检查可发现脑炎、占位、脑血管病等病因;如考虑阿尔茨海默病导致,确诊常需完善脑脊液、脑影像等检查。

2. **神经心理评估** 如画钟测验,要求被试画出一个钟面、标注 1~12 数字且位置准确,然后画出十点十分的指针位置,每个步骤正确评 1 分,4 分提示无认知缺损,3 分以下则提示存在认知缺损,本测验简便易行,适合门诊使用。蒙特利尔认知评估量表(MoCA)较为常用,覆盖注意力、执行功能、记忆、语言、视空间结构技能、抽象思维、计算力和定向力等认知领域。以 26 分为分界值,MoCA 识别正常老人和 MCI 及正常老人和轻度阿尔茨海默病的敏感度分别为 90% 和 100%,更适用于 MCI 筛查,明显优于简明精神状态量表(MMSE)。MMSE 也是常用的认知功能筛查工具,包括定向力、词语短时记忆及延迟回忆、计算及执行功能等多个维度,总分 30 分。依据我国国情的改良版本具有较好的信效度,一般按文化程度设定界值,如文盲组(未受教育)≤17 分,小学组(受教育年限≤6 年)≤20 分,中学和以上组(受教育年限>6 年)≤24 分考虑痴呆。MMSE 不易识别高教育程度者的认知缺损。

四、诊断及鉴别诊断

(一)诊断要点

MND 与同龄及同等文化水平者或个体之前的认知功能水平相比,存在主观或客观(如知情者提供病史、临床检查及神经心理测验发现)记忆下降或多个认知功能领域的损害;神经认知损害并不明显影响日常生活功能;不符合痴呆的诊断。不论 MND 有无客观证据发现,病理性均不能轻易排除,不能轻易将记忆等认知症状判断为正常,导致漏诊或延误诊断。

(二)临床定位

MND 能否成为诊断实体存在争议,如果病因明确为阿尔茨海默病,MND 只是阿尔茨海默病完整谱系中的一个阶段。当然,即便将来 MND 的定位有变,目前看 MND 仍有其存在的价值。其病理性意味很强,可能是痴呆前期病变,仍是重点预防和干预的重点环节。

(三)鉴别诊断

1. **正常衰老** 25%~30% 老年人有轻度记忆障碍的主诉,既往称为良性老年性健忘症(benign senile forgetfulness),也称增龄性记忆损害。这类记忆障碍进展缓慢,通过提示可以改善，借助一些弥补措施一般不影响生活。健忘的诊断应慎重，研究发现部分病例随访后实为病理性，需结合临床、影像学、神经心理测验予以鉴别并需密切随访。

2. **主观认知下降** SCD 具有以下特点：自诉持续的记忆下降并寻求帮助；与早先的记忆相比有明显下降；认知评估结果并不明显差于同龄及同等文化水平者；无明确的躯体及精神疾病可以解释记忆力下降；生活功能正常；不符合 MCI 或痴呆的诊断。SCD 虽有记忆力下降主诉，但一般并不被他人察觉。不论 SCD 有无客观证据发现，病理性均不能轻易排除。

3. **老年期抑郁症** 认知受损是抑郁症患者的核心症状，主要表现为思维迟缓、记忆力下降、注意力不集中和决策困难等，症状严重时明显影响社会生活功能。抑郁症患者自我评价差，常对自身认知缺损过于担心也不愿配合认知检查，伴发焦虑也会进一步加剧认知损害，严重者也称作"假性痴呆"。如果抑郁迁延、认知损害持续存在或逐渐恶化，更应引起重视。对诊断抑郁症同时符合 SCD 或 MCI 诊断者预后估计应慎重，除强化抗抑郁治疗外，更应仔细寻找潜在病因并及时干预。

4. **痴呆** 痴呆是获得性的、较严重和持续的认知功能障碍，伴明显社会生活功能严重受损的一组综合征。而 MND 症状尚不严重，即便社会职业功能受损，但对个体独立进行日常生活没有显著影响，不符合痴呆的诊断标准。

五、治疗及预防

（一）促认知药物治疗

1. **传统促认知药物** 对 MCI 患者进行促认知药物干预，一项包括多奈哌齐、利斯的明和加兰他敏 3 种胆碱酯酶抑制剂（ChEI）。共 8 个研究的荟萃分析显示，通过 16 周至 3 年不等的药物治疗，药物组与安慰剂组的痴呆"转化率"的差异无统计学意义，其他次要疗效指标的差异也是阴性结果，显示这几种药物均无预防 MCI "转化"为痴呆的作用。尽管有研究提示，ChEI 有助于改善 MCI 患者的认知功能量表的评分，但目前主要指南并不推荐 ChEI 用于 MCI 的治疗。

2. **新型药物** 既往阿尔茨海默病新药研发多次遭遇失败，原因之一是入组的患者痴呆较重，治疗时机太晚，目前更加强调阿尔茨海默病早期诊断和治疗。2021 年 6 月，FDA 宣布加速审批阿杜那单抗（aducanumab）上市，用于治疗阿尔茨海默病所致 MCI 及轻度阿尔茨海默病。2023 年发表的仑卡奈单抗（lecanemab）关键临床试验，纳入的也是获得 PET 或脑脊液检测证实的早期阿尔茨海默病（MCI 或轻度阿尔茨海默病型痴呆）患者，可见在 MCI 阶段积极干预已成趋势。

3. **脑血管病治疗药物** 可能对 VaMCI 有益（参见"脑血管病所致痴呆"章节）。

4. **其他** 宣称具有改善记忆作用的保健品和药物品种较多，大都缺乏明确的循证医学证据。

（二）预防措施

健康的生活方式和饮食习惯可能有助于降低 MND 进展风险，如地中海饮食，富含 DHA、褪黑素和色氨酸的食物或保健品，有研究提示，每周食用一定量的蘑菇有预防作用,少量饮酒可能也有一定预防作用。健康生活方式如持之以恒可能有一定预防价值。身心健康管理如戒烟、控制代谢综合征,预防脑外伤、糖尿病、脑血管病等躯体疾病可能改善认知。治疗抑郁症,降低社会隔离对认知保护有益。

八段锦、太极拳等中国传统武术可能对 MND 认知症状有益。但体育运动、文娱活动或认知训练对 MND 的预防作用总体偏不肯定,即便短期内有认知量表分值改善似乎也不影响 MND 的整体转归,同时这类研究的结果解释受干预时机、强度、疗程、疗效评估标准等多种因素影响。

(三) 转归及预后

MND 这组临床综合征总体属痴呆前期病变,尤其是记忆型 MND 平均每年约 15% 转化为痴呆。多领域认知损害型的 MND 可能转化为阿尔茨海默病或其他痴呆。也有小部分认知功能保持稳定。上述不同转归更体现 MND 异质性特征。

MND 对生活功能影响不大,一般不影响患者的躯体健康状况和寿命,如病情进展到痴呆阶段,整体预后不佳。

第三节　阿尔茨海默病

Alois Alzheimer 于 1907 年报道一名 56 岁女性病例,表现为快速进展性记忆丧失、被害妄想、定向障碍和言语困难(说、写和命名),也无法学习。尽管认知缺损严重,患者的神经系统体征基本正常,尸体解剖发现脑萎缩、神经纤维缠结及老年斑等病理改变。以后人们将这类疾病命名为阿尔茨海默病(Alzheimer disease, AD)。依据认知损害程度,AD 分为无症状期、痴呆前期(又称轻型神经认知障碍期)和痴呆期,下文我们主要讨论阿尔茨海默病所致痴呆(dementia due to Alzheimer disease),为方便叙述仍使用 AD 这个缩略语。

一、流行病学

随着人口的老龄化,AD 已成为最常见的痴呆类型,约占痴呆患者中的 50% 以上。65 岁以上老年人中,AD 的年发病率约为 1%,一般年龄每增加 5 岁,AD 的患病率约增加 1 倍。尽管不同国家地区的流行病学结果有差异,但 AD 作为老年期高发疾病却是不争的事实。我国流行病学调查显示,我国 60 岁及以上老年人痴呆的患病率为 6.04%,痴呆的患病率随年龄增长而增加,女性痴呆患病率(7.04%)显著高于男性(4.97%),且不同年龄组女性痴呆患病率均高于男性。

二、病因和发病机制

(一) 遗传因素

大部分晚发的 AD 患者属于散发病例,高血压病、高脂血症、糖尿病、心脏病和脑血管病与 AD 高发相关,因此具有上述疾病遗传风险者可能也有 AD 的高发风险。载脂蛋白（ApoE）基因型也与 AD 发病相关，可能影响 Aβ 代谢、脑内清除及胆固醇代谢等功能，携带一个 *ApoEε4* 等位基因或 ε4 等位基因纯合子的人群，罹患 AD 的风险明显增高，发病会更早。淀粉样前体蛋白（位于 21 号染色体，*APP*）基因、早老素 1（14 号染色体，*PSEN1*）基因和早老素 2（1 号染色体、*PSEN2*）基因突变是 AD 的致病基因，携带致病基因能解释大部分家族遗传性早发型 AD，目前国内报道的 AD 家系较少。另外约有 20 多种易感基因与 AD 发病相关，主要影响免疫功能、炎症反应及脂质代谢等通路，但致病风险低于 *ApoEε4* 基因。近年也有报道对 AD 发病具有保护作用的基因。

（二）环境因素

研究共发现 9 种可改变的痴呆危险因素，包括居住环境、文化程度、婚姻状况、吸烟、高血压病、高脂血症、糖尿病、心脏病和脑血管病。有研究认为环境污染导致 AD 高发，可能受环境因素直接影响，当然生活环境不佳的人群生活方式不良并相对缺乏医疗保健，会通过中介因素导致 AD 高发，对上述危险因素的积极干预能降低 AD 患病率。高教育水平及认知训练对 AD 具有一定保护作用，认知储备较好的人群即便起病，一般症状进展较慢，功能维持也能更持久。

既往认为老年期抑郁障碍可能是 AD 的高危因素，目前认为如果两者存在肯定的关联，那抑郁和认知障碍很可能是在共有病理过程下的两组综合征，抑郁表现更早或掩盖了认知缺损症状，这也比较好解释了痴呆人群抑郁患病率高的普遍现象。另外，病毒感染、颅内感染、中毒、脑外伤及低血糖等因素可能与 AD 起病相关。地中海饮食对痴呆起病有保护作用。酒精对痴呆发病有双向影响，每天摄入＜15 g 酒精的少量饮酒对痴呆具有保护作用，＞30 g/d 的酒精量却增加风险。

（三）神经生物学因素

1. 神经生化改变 AD 病因和发病机制复杂，目前尚未完全阐明。曾提出多种假说，包括胆碱能假说、β-淀粉样蛋白级联假说、tau 蛋白假说、免疫炎症假说等。尽管存在争议和一定缺陷，目前 AD 发病机制主流的假说仍是 β-淀粉样蛋白级联假说。

（1）β-淀粉样蛋白级联假说：简称 Aβ 假说，该假说指出 AD 起病是由于更多淀粉样蛋白前体（APP）经 β-分泌酶和 γ-分泌酶剪切产生不可溶性 Aβ，Aβ 无法正常代谢清除，聚集并过度沉积形成老年斑，产生神经毒性诱发炎症免疫反应、氧化应激、tau 蛋白过度磷酸化、线粒体缺陷、神经细胞凋亡，最终导致神经元损伤或死亡。

Aβ 假说能较好地解释家族性 AD，但并不好解释认知正常的老年人中也有明显 Aβ 沉积的现象。前些年针对 Aβ 通路药物研发屡次失败，Aβ 假说备受质疑。目前认为 Aβ 机制可能是 AD 复杂病理过程中的重要一环，并非 AD 发病的充分条件。

（2）tau 蛋白假说：tau 蛋白是一种微管相关蛋白，正常情况下轴突中的可溶性的 tau 与微管蛋白结合形成稳定的微管结构。而在 AD 患者脑中，高度磷酸化的 tau 会转变为不可溶性的同时高度聚集，形成神经纤维缠结（neurofibrillary tangles，NFTs），导致微管结构破坏和功能损害。tau 蛋白磷酸化与 AD 患者认知功能缺失密切相关，是疾病进展的状态性标志物。

（3）炎症假说：炎症与 AD 的病程发展密切相关，神经炎症主要是由小胶质细胞介导的,病毒感染、脑内 Aβ 聚集可能会引起小胶质细胞过度激活,促炎因子大量释放促进 AD 的发展。炎症机制较为复杂,炎症与 Aβ 代谢具有交互作用,炎症反应及相关免疫应答是 AD 疾病进展中重要的一环。

(4) 胆碱能假说:20 世纪 70 年代研究发现,AD 存在 Meynert 基底神经核病变和萎缩,导致乙酰胆碱(ACH)神经递质功能下降,产生认知缺损。设想提高突触间隙的 ACH 浓度可能改善症状,据此研发对症治疗药物对 AD 患者有效,目前认为这只是 AD 的下游病理改变。

(5) 其他假说:如 AD 的脑血管病起因、脂质代谢异常及脑肠轴假说等,有待确切的研究证实。

2. **神经病理学** AD 患者神经元的退行性变和脱失使大脑重量减轻和体积缩小,额叶、顶叶和颞叶皮质萎缩,杏仁核、海马和海马旁回受累可能更加明显,白质和深部灰质的体积缩小。上述病理改变虽可见于"正常"老年人,但 AD 患者程度更为严重,属于弥漫性病变。病理学主要表现为:①大脑皮质、海马、杏仁核和丘脑中大量的 Aβ 沉积,形成老年斑;②大脑皮质和海马存在大量的 NTF,存在 NTF 的神经元多呈退行性变化;③AD 患者存在脑膜和皮质小血管淀粉样斑块沉积,沉积严重可以影响血供;④在海马部位常可见颗粒样空泡变性及大量的平野(Hirano)体。

脑脊液可直接反映脑的病理改变,$Aβ_{42}$ 反映皮质淀粉样蛋白沉积程度,总 tau 蛋白(t-tau)反映了神经变性的密度,磷酸化 tau 蛋白(p-tau)与神经原纤维缠结病理改变相关,可作为 AD 诊断或状态标志物。AD 患者在痴呆诊断前 10～20 年就可能存在异常,AD 无症状期主要依靠脑脊液生物标志物或分子影像诊断。AD 患者常表现为 $Aβ_{42}$ 降低、t-tau 和 p-tau 增高,如采用 t-tau 或 p-tau 与 $Aβ_{42}$ 的比值能放大检测效应。血液比脑脊液易于获取,检测外周血细胞膜的 $Aβ_{42}$ 含量或有助于诊断 AD,但外周血这些成分含量较低,能否真正代表中枢病变仍存疑。

3. **脑影像学** AD 患者的脑结构影像学改变明显,典型 AD 患者表现为额叶、颞叶、顶叶等部位的弥漫性或对称性萎缩,内侧颞叶及海马萎缩虽非 AD 所独有,但形态改变、体积测量并随访变化对 AD 诊断仍很有价值。不典型 AD 可表现为额叶或后组皮质萎缩(posterior cortical atrophy, PCA),病灶较为局限,目前认为多数属于 AD 的变异型。同时 AD 患者尤其是高龄患者,脑影像也可见不同程度的血管性病变。典型 AD 患者在功能脑影像如 SPECT 或 FDG-PET 表现为皮质弥漫性代谢减低。静息状态功能 MRI 提示 AD 患者多个脑区之间的功能连接如默认网络 DMN 异常。分子影像进展迅速,以 Aβ-PET 显像为例,AD 患者大脑皮质 Aβ 沉积程度显著升高,这与病理学检查相吻合,可能成为 AD 诊断的"金标准"。而 tau PET 显像有望成为有效监测认知功能和疾病进展的标志物。

三、临床表现

(一) 症状

1. **认知功能损害** AD 患者通常隐袭起病,慢性持续进展性病程,典型的 AD 患者表现为记忆、语言、视空间感知觉及执行功能等多个认知领域受损,不典型病例依据脑损害部位不同独具临床特点,如 AD 额叶变异型患者行为异常更突出。后部皮质萎缩型,以视觉障碍和顶枕叶萎缩相关的认知衰退为核心特征。

(1) 记忆障碍:是 AD 的核心症状,初期主要累及近事记忆,早期可见突出的情景记忆障碍,且多选清单或线索提示无助于改善。随病情进展记忆向前擦除,逐渐累及远事记忆。因记忆受损,患者学习和掌握新技能的能力明显下降。

(2) 语言障碍:如 AD 患者早期可出现为找词困难、命名障碍、词不达意或赘述。随病情进展可表现出各种类型的失语,至疾病晚期可以表现为完全性失语或缄默。

(3) 视空间感知和定向障碍:患者对空间结构的辨认障碍,表现为在熟悉的家中找不到自己房间、迷路等。AD 患者定向力障碍,可以出现时间、地点、人物及自我定向障碍,尤以时间定向障碍出现较早。

(4) 执行功能(executive function)障碍:是痴呆的常见表现,执行功能包括动机、抽象思维、复杂行为的计划和组织等高级认知功能,如受损表现为日常工作能力、组织、协调和管理能力下降。

(5) 失用和失认:患者不能完成自主的、有一定技巧的复合动作,如洗漱等日常生活行为、使用工具和家电等。失认是指难以识别或辨别各种感官刺激,如视物失认、颜面失认,患者认不出熟悉的物品及家人和自己的外貌等。

2. 社会生活功能受损　社会生活功能明显受损是痴呆诊断的要件。早期痴呆患者的日常生活能力一般无明显损害,但统筹、计划和决策能力明显下降,工作能力受损。随病情进展,认知功能损害加剧,逐渐出现日常生活不能自理。晚期痴呆患者出现卧床不起、不能饮食甚至大小便失禁,生活完全不能自理。患者多伴营养不良,可出现压疮、肺炎等并发症。

3. 精神行为症状　AD 患者几乎都会出现不同程度的精神行为症状。轻-中度患者常以情绪不稳、焦虑、抑郁症状和睡眠节律紊乱为主。可出现幻觉或妄想体验,以幻视更多见,被窃妄想比较突出,常怀疑东西被窃或被藏匿,被害和嫉妒妄想也较常见,受到妄想支配患者可出现易激惹、冲动和攻击行为。中-重度 AD 患者认知功能严重衰退,精神行为症状表现更趋单一,情感淡漠、激越、攻击或脱抑制行为问题突出。

不典型病例,如额叶变异型 AD 患者其情感淡漠、行为退缩脱抑制、生活邋遢、拣拾垃圾及违反社会伦理道德的行为更为突出,在疾病早期其行为症状的表现甚至可以掩盖认知缺损。精神行为症状会进一步加剧认知功能衰退,明显增加照料者负担,也常是患者就医和住院的原因之一。

(二) 神经系统体征

一般神经认知障碍程度越重,神经系统症状和体征越明显。轻-中度 AD 患者躯体一般状况比较好,可见虚弱、消瘦或其他体征,此时常无明显的神经系统体征。重度痴呆患者可见肌张力增高和震颤等锥体外系体征,表现四肢屈曲性强直,出现原始性反射如强握、吸吮反射及顶叶受损体征。

(三) 辅助检查及神经心理测验

1. 一般实验室检查　肝肾功能、维生素 B_{12}、叶酸、甲状腺功能、梅毒及艾滋病毒血清学等相关检测有助于鉴别诊断。

2. **体液检查** 脑脊液生化和常规检测对 AD 诊断价值有限,AD 患者在痴呆前期就可能存在 Aβ 和 tau 异常,具有较高的诊断准确性,可作为 AD 诊断标志物。脑脊液采集时有创,患者不易接受,科研用居多。同时标本的采集、转运和检测流程等质控标准较严格,否则影响结果准确性。血液比脑脊液易获取,检测外周血细胞膜的 $Aβ_{42}$ 含量或有助于诊断 AD,但这些成分含量较低,对结果的解释需结合临床。

3. **基因检测** AD 致病基因检测适用于明确家族史的早发病例或不典型病例,致病基因突变阳性率更高。对于临床表现不典型的患者,基因检测有较大的鉴别诊断价值。*ApoE* 基因能辅助诊断,对药物疗效也有一定预测价值。

4. **脑影像学检查** 常用的结构影像学检查如 MRI 具有鉴别诊断价值,典型 AD 患者 MRI 表现为对称性皮质萎缩和双侧海马萎缩,也常伴不同程度的血管性病变,应注意合理解读。AD 患者功能影像如 SPECT 或 FDG-PET 表现皮质弥漫性代谢减低,而局灶性代谢减低提示其他痴呆类型或不典型 AD 病例。fMRI 多用于科研。

分子影像如 Aβ 和 tau 显像,主要通过 PET 检测显示脑 Aβ 或 tau 沉积水平,是近年重要生物标志物进展,也是 AD 诊断和鉴别诊断的利器。以 Aβ 显像为例,AD 患者大脑皮质 Aβ 沉积程度显著升高,如阴性一般能排除 AD,阳性常需根据皮质沉积程度并结合临床作出判断。目前仅大型机构才具备相应检查条件,价格昂贵、可及性不足,更多用于科研或早发、不典型患者的鉴别诊断。

5. **神经心理测定** 在认知筛查、辅助诊断及评价药物疗效等方面有多种量表工具。如 MMSE 常用于筛查和判断痴呆的严重程度,MMSE 因受文化程度影响,有时会明显低估患者认知损害的程度,故评分正常并不能完全排除认知受损;其他如 AD-8、画钟测验也可用于痴呆筛查,简单的神经心理测验如画钟测验、几何图形临摹能发现视空间感知障碍。即便 MMSE 或 MoCA 排除或提示认知缺损,并不能根据评分直接诊断或排除痴呆,仍需结合临床。AD 评定量表-认知分量表(ADAS-cog)适用于轻、中度 AD 的认知功能损害评定,作为临床试验的主要疗效指标。近年来也常用临床痴呆评定量表(clinical dementia rating scale sum of boxes, CDR-SB)作为主要疗效指标,CDR-SB 包括记忆、定向、判断和解决问题、工作及社交能力、家庭生活和爱好、独立生活能力 6 个认知及功能领域。通过询问知情者和患者本人,逐项评分总分相加。0 表示被试正常,0.5~4.0 为可疑认知受损,4.5~9.0 为轻度痴呆,9.5~15.5 为中度痴呆,16.0~18.0 为重度痴呆。其他如神经精神症状问卷(NPI)用于评定精神行为症状,可用于 AD 的辅助诊断和疗效评估。临床研究中也常使用如老年抑郁量表(GDS)评估患者的抑郁症状,采用 Hachinski 缺血指数量表(Hachinski ischemia score, HIS)与 VaD 进行鉴别。

四、诊断和鉴别诊断

(一) 诊断

1. **临床诊断** ICD-11 诊断标准中有关 AD 所致痴呆的诊断要点:符合痴呆的诊断要求;根据量化的临床评估或标准化的神经心理测验/认知测试、脑影像学检查、基因测试等手段确定或推测痴呆可归因于 AD;典型病例早期的临床特征是渐进性的(情景)记忆障碍和找词困难,随病情加重,神经认知症状逐渐加重,明显影响患者生活功能。

痴呆的临床诊断应首先确立综合征诊断再明确病因亚型。尽管 50%~70% 的痴呆病因是 AD,但首要原则是不能漏诊可积极干预的疾病,如梅毒感染引起的麻痹性痴呆、自身免疫性脑炎或正常压力脑积水导致的认知障碍等,确诊及针对性治疗常能有效改善病情;其次,强调早期诊断,尤其是在药物研发突破后更体现早期诊断的价值;再则,要准确分型,避免将路易体痴呆(dementia with Lewy bodies,DLB)、FTD 误诊为 AD,科研用诊断要求更高,除临床表现、影像学结合辅助检查及神经心理测验等结果以外,更依赖生物标志物检测。

2. 疾病分期　依据起病年龄,可分为老年前期起病的早发型和老年期起病的晚发型;依据遗传特点,分为家族遗传性和散发性病例,前者起病更早;依据症状特点,可以分为典型和不典型病例;也可参照患者的认知损害、生活功能水平和神经心理测验结果作出疾病严重程度的判断,以轻-中度或中-重度来划分。

(二)鉴别诊断

1. 轻型神经认知障碍　MND 既往称为 MCI,是一组病因复杂的临床综合征,aMCI 实质上是 AD 的痴呆前期表现,两者只是严重程度不同而无本质区别。MCI 患者表现为主观或客观(如知情者提供病史、临床检查及神经心理测验发现)记忆下降,存在一个或多个认知功能域的损害但并不因此明显影响日常生活功能是与痴呆鉴别要点。

2. 脑血管疾病所致痴呆　即血管性痴呆,血管性痴呆患病率仅次于 AD,典型血管性痴呆具有急性起病、阶梯样恶化的波动性病程,具有脑血管病史或伴有脑血管病危险因素。认知功能损害可呈"局灶性",早期人格保持相对完好,情绪不稳较为突出。小血管病变所致血管性痴呆也可缓慢起病,通常在信息处理速度、复杂性注意过程及执行功能损害尤为明显。确诊血管性痴呆首先在病史、体格检查及影像学方面有明确的脑血管病证据,并需明确认知损伤与一次或多次脑血管事件的时间相关性,以及认知受损特征与病灶的空间相关性,故脑影像学检查对诊断具有重要价值。表 15-1 比较了 AD 与血管性痴呆的特点。

表 15-1　阿尔茨海默病所致痴呆与血管性痴呆的临床鉴别要点

项目	阿尔茨海默病所致痴呆	血管性痴呆
发病年龄	较晚	较早
起病形式	隐袭	较快
病程	缓慢进行性恶化	阶段性恶化
病史	常无高血压、卒中史	常有高血压、卒中病史
认知功能	全面损害	局灶性
定位体征和症状	常无	常有
CT/MRI	脑萎缩,无或少见梗死灶	常无明显萎缩,可见梗死灶
HIS 评分	<4 分	≥7 分

3. 路易体病所致痴呆 既往称为 DLB,典型的 DLB 患者发病较急、进展快,典型病例具有波动性认知损害、生动的幻视、自发的帕金森综合征及快速眼动期睡眠障碍等特征性表现,常在病程的早期出现谵妄。DLB 使用抗精神病药很容易出现锥体外系不良反应。肯定的 DLB 诊断须依赖病理,目前临床诊断率较低。高龄老人常叠加脑血管及 AD 病理,鉴别诊断更为困难。

4. 额颞叶痴呆 FTD 患者一般在 50~60 岁年龄段发病,是老年前期起病的痴呆的主要类型之一。FTD 早期即可出现执行功能障碍、明显的人格改变和行为异常,表现脱抑制行为和情感反应迟钝等,可有明显违反伦理、道德的行为。患者的记忆损害可以不严重,这点与 AD 明显不同。脑影像表现为额叶和/或颞叶皮质明显的局限性萎缩。

五、治疗

AD 总体治疗困难,既往以对症治疗为主,虽然药物无法根本上遏制疾病的进展,但能有效改善症状。近年 AD 治疗药物研发已获突破,目前已有数种能有效清除 Aβ 沉积的药物上市,初步实现疾病修饰治疗(disease-modifying therapy,DMT)。其他治疗包括精神行为症状的精神药物治疗。

(一) 促认知药物

1. 胆碱酯酶抑制剂 目前是 AD 药物治疗的主要手段。常用多奈哌齐(donepezil)、利斯地明(rivastigmine)和加兰他敏(galanthamine)等。以多奈哌齐为例,起始剂量为 5 mg,qd,1 个月后可加至 10 mg,qd。目前国内也常用石杉碱-甲(huperzine-A)0.05~0.1 mg,tid。ChEI 应尽早并使用能耐受的较高剂量,以保证疗效。

ChEI 适用于轻-中度 AD 患者,也可用于中-重度患者,能有效改善患者的认知功能、生活功能和精神行为症状。上述几种 ChEI 的总体疗效接近,由于药物作用机制不完全相同,故如果一种药物无效或无法耐受可尝试换药。ChEI 常见的不良反应包括恶心、呕吐和腹泻等胃肠道反应,其他还有体重下降、失眠、心动过缓和乏力等。目前 ChEI 类药物中的如多奈哌齐缓释剂型具有更好的耐受性,利斯地明透皮贴剂使用较为方便,也能减轻胃肠道不良反应。

2. N-甲基-D-天冬氨酸(NMDA)拮抗剂 美金刚(memantine)批准用于中、重度 AD,起始剂量为 5 mg,qd,每周增加 5 mg,最大剂量可至 20 mg,qd。美金刚对 AD 患者的认知功能、生活功能和精神行为症状均有效,RCT 及荟萃分析均显示美金刚对 AD 患者的认知功能、生活功能和精神行为症状有效,不良反应较少,与 ChEI 合用疗效可能优于单用。

3. 甘露特纳 2019 年获得中国国家药监局有条件批准上市,常用治疗剂量为 450 mg,bid。其作用机制可能与改善脑肠轴功能有关,目前对其机制和疗效仍存争议,有待上市后研究数据支持。

4. Aβ 清除药物 此类药物研发投入巨大却曾屡屡失败。2021 年 6 月首款靶向清除 Aβ 的疗法阿杜那单抗(aducanumab)上市,这是近 20 年来 FDA 首次批准 AD 新疗法,阿杜那单抗上市后也引起巨大争议,主要是 Aβ 相关影像学能否替代临床疗效指标及对药物疗效及安全性的担心。

2023年7月仑卡奈单抗(lecanemab)获得FDA完全批准上市,2024年1月获得中国国家药监局批准上市。仑卡奈单抗既可选择性地与可溶性Aβ聚合物结合,也可以与Aβ斑块的主要成分不溶性的Aβ聚合物结合,研究显示仑卡奈单抗组的临床衰退幅度比安慰剂组延缓27%,提示药物对轻度AD及MCI患者有效。

2024年12月多奈单抗(donanemab)注射液获中国国家药监局批准用于治疗成人因阿尔茨海默病引起的MCI和轻度痴呆。

由于Aβ抗体药通过激活脑部免疫反应来清除斑块,可引发脑部炎症,导致Aβ相关影像学异常(ARIA),提示脑出血或水肿,患者出现头痛、意识模糊、头晕、视力改变和恶心等症状,严重时会导致死亡。

5. 其他药物和疗法 目前仍有多种脑血管扩张剂、钙离子拮抗剂、脑代谢赋活剂等药物用于治疗AD,但其中绝大部分药物的疗效缺乏明确的循证证据。体育锻炼、认知训练也并未显示明确的疗效。物理干预方法主要处于研究阶段。

(二) 精神行为症状治疗

约80%以上的AD患者存在不同程度的精神行为症状,严重时需进行干预,主要措施如下。

1. 非药物干预 应优先考虑。如改变环境缓解患者的紧张和焦虑,包括适当地放松、聆听音乐或家庭成员和照料者的悉心安慰等,避免可能导致患者精神行为加剧的刺激和冲突行为。做好安全性管理,如尽量移走可能导致患者及照料者受伤的物品和设施。

2. 药物治疗原则 注意用药时机,需要紧急精神药物治疗的症状,包括严重的可能伤害患者、他人及其周围环境的攻击行为、激越等;仅在需要时,在非药物干预基础上联合短期精神药物干预的症状:幻觉、妄想、焦虑/抑郁、睡眠障碍等。对于难以控制的精神病性症状和激越,非典型抗精神药治疗有效。

采取非药物干预措施或促认知药物治疗失败再考虑使用抗精神病药,首选非典型抗精神病药;应遵循老年人用药的一般原则,注意用药的个体化,充分平衡药物的疗效和安全性,选择耐受性好的药物;小剂量起始,可以从成人推荐起始剂量的1/3~1/2,缓慢加量至最低有效剂量;注意疗效和不良反应监测,适时降低药物剂量或停药。

3. 药物选择 常用喹硫平、利培酮和奥氮平等药物治疗痴呆患者的激越、攻击行为及精神病性症状。这类药物虽无适应证,但临床比较常用,也得到指南和专家共识推荐。第二代抗精神病药(SGAs)比传统抗精神病药物安全、锥体外系不良反应少。应注意此类药物引起镇静、跌倒及抗胆碱能不良反应。SGAs代谢风险已引起高度关注,易导致老年人脂代谢异常和血糖增高,诱发肥胖和糖尿病,长期较大剂量用药风险更高。SGAs会增加痴呆患者的总体死亡率、急性心肌梗死及脑卒中的风险,药物也加黑框警示,但传统抗精神病风险更大。几种SGAs的整体风险类似,且与剂量呈正相关。在用药初期风险高,长期使用抗精神病药累积风险增大,因此使用前应权衡利弊,用药前应充分知情同意,应使用最低的有效剂量,待症状缓解后及时减量或停药。

如果患者出现明显的锥体外系不良反应,提示药物剂量偏大,应先降低药物剂量,因锥体外系不良反应不能耐受应考虑换药或停药。禁忌加用苯海索、东莨菪碱等抗胆碱能药物,也不需要预防性应用,痴呆患者本身存在胆碱能功能不足,使用抗胆碱能药物将明显加剧患者的认知损害,诱发意识障碍或谵妄,导致患者精神行为症状加剧。

2023年5月,FDA批准依匹哌唑(brexpiprazole)治疗AD患者激越症状,这也是目前唯一获批此适应证的SGAs,但对此药的疗效和安全性有待临床应用后进一步观察。西酞普兰对AD患者的激越症状也有效。情感稳定剂如丙戊酸等可能对患者的激越/攻击行为有效,应注意安全性。对于激越症状严重且口服药物无法控制者,可使用抗精神病药针剂治疗,应注意剂量个体化及药物安全性监测(可参考"谵妄"章节)。

对于AD患者常伴的焦虑、抑郁症状新型抗抑郁药如SSRI有效,其中艾司西酞普兰、西酞普兰和舍曲林较为安全。常见的胃肠道、烦躁、头痛和失眠等不良反应多较轻,容易耐受。对于痴呆伴失眠,可首选小剂量曲唑酮和喹硫平,劳拉西泮、奥沙西泮等虽能改善失眠,但可能加剧认知损害,慎用。

(三) 照护管理

照护管理主要包括家庭照料及机构照料,轻-中度痴呆患者常保留一定自主生活能力,可考虑家庭护理。对于重度痴呆患者,生活完全不能自理,由于精神行为症状或躯体疾病常需要收住机构。照护管理目标是提高患者的生活质量,延缓病情发展。具体举措:①掌握疾病相关知识和发展规律,提高照顾意愿和照料能力;②建立支持性团体,家庭成员有足够的心理准备共同参与护理;③构建适宜的生活环境,增强患者的安全感和依存性;④建立辅助支持系统以帮助患者最大化保留生活能力;⑤应充分尊重患者的尊严、隐私;⑥提供整体护理,注意潜在危险和意外,不要让患者独立外出,以免发生迷路或意外。

六、预防和预后

目前AD预防较困难,加强脑和身体的锻炼,积极治疗和预防高血压病、糖尿病、高脂血症等慢性疾病,及时干预老年抑郁症和应激等精神卫生问题可能有益。中年阶段听力下降,老年阶段吸烟及抑郁和社会孤立也是痴呆的高危因素,应进行干预。维生素E、银杏制剂、抗炎、抗氧化剂、降血脂药、扩脑血管药和脑代谢改善药,目前认为对AD的预防和治疗价值有限。健康生活习惯和饮食,少量饮酒对痴呆有预防作用,但不能据此推荐不饮酒老人开始饮酒。

AD预后不佳。随着治疗和照护水平的提高,平均病程可超过10年,痴呆患者多死于感染、心脑血管疾病等躯体并发症。生存期受发病年龄、躯体疾病及治疗和护理水平影响,一般老年前期起病进展更快,年老体弱者生存期更短。

第四节 脑血管病所致痴呆

脑血管病所致痴呆(dementia due to vascular diaeases)既往称血管性痴呆(vascular dementia，VaD)，VaD是指由脑血管疾病(缺血或出血性)所致的痴呆。VaD患者的认知功能受损与一次或多次脑血管事件有时间上的相关性，且在病史、体格检查及神经影像学的证据证明脑血管病足够严重，能够导致神经认知缺损。认知下降通常表现在信息处理速度、复杂性注意过程(complex attention)，以及额叶执行功能上。

一、流行病学

VaD是患病率仅次于AD的常见痴呆类型，约占痴呆的20%。多数的流行病学资料报道，AD的患病率为VaD的1.5~2倍，VaD男性高于女性，一般起病年龄也早于AD。55岁以上人群中VaD的患病率为1.6%~3.6%。国内近期流行病学调查显示，60岁以上人口中VaD患病率为1.57%，近年来VaD发病率有上升趋势。

二、病因和发病机制

VaD的病因是脑血管病变引起的脑组织血液供应障碍导致神经细胞的坏死，其中以缺血性脑损害表现为多见。包括多发性梗死、关键部位(如丘脑、海马、角回和额叶底面等)梗死、分水岭区梗死、微腔隙病、脑的低灌注、脑出血、蛛网膜下腔出血和脑淀粉样血管病变等。吸烟、高血压病、糖尿病、动脉粥样硬化、高胆固醇血症等脑血管病危险因素，以及引起的脑灌注不足的心、脑血管疾病是VaD的危险因素。

神经血管单元(neurovascular unit)功能紊乱和脑血流的调节机制损害是VaD的一个主要的病因。脑的淀粉样蛋白病变不仅是AD，也是脑微梗死、微出血、脑出血和VaD的病理标志物或危险因素。老年期认知损害的神经生物学改变常是AD病理改变与脑的小血管损害的混合。

与认知损害及痴呆发生和严重程度有关的脑血管病变包括：①病灶的容积(如大的病灶或几个较小病灶)；②损害的数量；③损害的部位(如皮质和皮质下损害痴呆症状不同，关键部位的小梗死可能导致痴呆)；④白质的缺血性改变引起的脱髓鞘病变及微腔隙病；⑤血管性疾病伴发AD或其他痴呆。

三、临床表现

1. **症状表现** VaD患者除痴呆的基本症状外，多见相应脑血管病变的表现。如早期VaD患者常有头晕、头痛、失眠、乏力和耳鸣等症状，患者注意力不集中、易激动、情感脆弱，焦虑、抑郁症状多见。轻度VaD患者的认知功能损害为"局灶性"，通常记忆和语言功能损害轻于AD患者，推理、判断可以保持正常，人格也相对完好，自知力存在，此时生活功能保持尚可。随着病情的加重，认知功能损害加剧，情绪不稳或失禁更为突出，易激惹明显。典型VaD患者具有急性起病、阶梯样恶化的波动性病程，脑小/微血管病变引起的VaD也可缓慢起病，病程表现与AD类似，其认知损害通常在信息处理速度、复杂性注意过程及额叶执行功能上尤为明显。

2. **神经系统体征** 多数患者可有神经系统体征，不同部位病变可以产生相应的定位体征，如假性球麻痹、构音障碍、吞咽困难、中枢性面瘫、不同程度的偏瘫、偏身感觉障碍、共济失调及阳性锥体束征等。

3. 脑影像检查及神经心理测试　CT 和 MRI 对 VaD 诊断很有帮助,能显示相应脑血管病变的表现,如多发性梗死、关键部位梗死、分水岭区梗死、白质脑病及微腔隙病改变、脑出血、蛛网膜下腔出血和脑淀粉样血管病变等。脑电图表现为与脑缺血或梗死部位相关的慢波,α 波功率低和 θ 波、δ 波功率增高与痴呆的严重程度平行。

适用于 AD 评估的量表工具一般也可用于 VaD 的评估,血管性痴呆评估量表(vascular dementia assessment scale-cog, VaDAS-cog)是在 ADAS-cog 增加了数字删除、数字符号测验和走迷宫等执行功能测试。其他适用于 VaD 语言评估的有波士顿命名测验(Boston naming test)、词语流畅性测验(verbal fluency test)等。数字-符号转换测验和连线测验用于测试患者的执行功能。

四、诊断和鉴别诊断

(一) 诊断

1. 诊断要点　ICD-11 要求符合痴呆的所有诊断要求;神经影像学、医学检查和/或临床病史证明痴呆可归因于已患的脑血管疾病;不符合 AD、混合型痴呆的诊断要求;脑血管疾病所致痴呆通常在卒中发生后急性起病,神经认知症状取决于卒中发生的脑区和严重程度,随着病情稳定及代偿,症状改善并达平台期,如果卒中再发,症状恶化、呈现波动性和阶梯样恶化的特点。而脑小/微血管病变表现为渐进的慢性病程,神经认知损害通常影响皮质下认知功能(注意力、处理速度和执行功能)。

2. 脑影像学诊断价值　脑影像学检查对 VaD 诊断及鉴别具有重要意义,如发现异常,需要确定认知损害与病灶的空间相关性。如新发血管病灶,且该部位损害能解释患者的认知损害,或者在新发脑血管病之后原有的痴呆进一步恶化,诊断明确;应注意关键部位梗死引起的痴呆,具有"小病灶,大症状"的特征。需注意仅有影像学表现而认知功能正常者不能诊断为 VaD,但此时应注意预防。有时难界定属于"正常老化"还是病理性改变。老年人中 MRI 检查约 30% 发现静息性梗死,90% 表现不同程度的白质损害。对"双侧基底节多发腔梗,老年脑改变"等影像结论只有结合临床才具诊断价值。

(二) 鉴别诊断

1. 阿尔茨海默病　AD 是常见的痴呆类型,临床表现与 VaD 有相似之处。典型的 VaD 病例起病急,呈波动性和阶梯样恶化病程,如果痴呆出现在卒中后 3 个月内,加之脑影像支持,一般不难鉴别。脑小/微血管病导致的痴呆病程特点与 AD 相似,但多数患者同时具有亚急性进展的局灶性神经损害,结合 MRI 检查较易明确诊断。高龄 AD 患者脑影像学检查也常见不同程度的脑血管病变,或在 AD 的病程上叠加脑血管病,认知损害明显加剧,增加鉴别难度。

2. 老年期抑郁障碍　认知受损是老年期抑郁症患者的核心症状,表现为思维迟缓、记忆力下降、注意力不集中和决策困难等,患者脑影像学检查也常见不同程度的白质脑病及微腔隙病变,与 VaD 鉴别困难。一方面,加强对抑郁症状的评估和干预,强化抗抑郁治疗,典型老年期抑郁障碍患者的认知缺损可随症状缓解。另一方面,应重视认知功能评估,不遗漏早期痴呆病例,重视病史、临床检查并结合脑影像学、神经心理评定等措施进行鉴别诊断并定期随访。

五、治疗和预防

1. **促认知药物** 相对而言,VaD 比 AD 容易治疗。如脑血管病相关药物、促认知药物种类繁多,可以选择尼莫地平、麦角碱类药物、银杏制剂中的 1～2 种治疗。目前国内尚未批准 ChEI 用于 VaD 的治疗,临床可试用多奈哌齐等药物。美金刚注册临床试验发现药物轻微增加脑血管病风险,且对 VaD 患者的疗效不明,一般不推荐使用。

2. **抑郁及精神症状治疗** VaD 相关抑郁、焦虑、失眠、激越等精神行为症状也普遍存在,抑郁会加剧认知损害,恶化脑血管病结局,应积极治疗。针对抑郁和焦虑症状有成熟的治疗方法,尽管药物可能达不到治疗抑郁症疗效,仍能改善患者情绪感受、躯体不适,降低社会隔离,能增进康复信心,容易配合康复训练。卒中后抑郁患者使用舍曲林、西酞普兰等抗抑郁药治疗,有独立于抑郁改善之外的获益,卒中的预后也获得改善。具体药物使用原则参见"阿尔茨海默病"章节精神行为症状治疗。

3. **预防和治疗脑血管病** 脑卒中的危险因素分为可干预与不可干预两种。不可干预因素主要包括年龄、性别、种族、遗传因素等;可干预因素包括高血压、糖代谢异常、血脂异常、心脏病、无症状性颈动脉粥样硬化和生活方式等。治疗心房颤动,戒烟、减肥和适当的运动等健康生活方式有助于预防卒中和 VaD;少量饮酒可能也有一定预防作用;卒中后应积极治疗并预防复发。

4. **认知保护及训练** 将主动脑健康理念融入生活,加强认知储备及认知训练,保持健康的生活方式,如合理饮食、戒烟、加强锻炼、积极社交等。中国传统武术能强身健体,可能有助于改善认知。康复治疗和功能训练常有一定疗效,要鼓励患者多与外界接触,参与社会活动。

六、预后

VaD 会缩短预期寿命,3 年死亡率高于正常老人的 3 倍,其中 1/3 死于痴呆的并发症,其余的死于脑血管病、心脏疾病或其他疾病。

第五节 其他老年期痴呆

一、路易体痴呆

(一) 概述

DLB 是一组以波动性认知功能损害、生动的幻视和自发的帕金森综合征为临床特点,以神经元出现路易体为病理特征的神经变性疾病。目前 DLB 是仅次于 AD 排第二位的神经变性病痴呆类型,占神经变性痴呆的 15%～20%。随年龄增长,DLB 的患病率也明显增高。

1913年,德国病理学家Friedrich H. Lewy首次描述了存在于帕金森病(Parkinson's disease, PD)患者脑黑质等神经元内嗜酸性包涵体,后命名为路易体(Lewy body, LB),其后对LB这种神经病理改变的认识也逐渐加深,至1995年路易体痴呆国际会议提出统一采用路易体痴呆的概念。

(二) 病因和发病机制

目前DLB的病因和发病机制尚不很清楚,病理学研究发现,路易体主要由不溶性的α-突触核蛋白(α-synuclein)异常聚集而成,这种疾病是由于α-突触核蛋白由正常可溶性状态成为异常折叠导致,引起这种改变的原因和病理过程是发病的重要环节,并可能与泛素(ubiquitin)及$A\beta_{40}$的水平有关。α-突触核蛋白的异常积聚可能导致线粒体功能障碍,通过细胞氧化应激等途径导致神经元死亡。

DLB患者胆碱能神经功能下降更加明显,Ach活性降低,以顶叶、额叶下降最为明显,其次是海马和内嗅皮质,除此之外,40%～60%的DLB患者还存在多巴胺递质下降,这些单胺类神经递质功能紊乱可能与DLB患者常见的幻视有关。帕金森病痴呆(PDD)的发病机制同PD,PD的病情进展到后期,逐渐影响认知相关的结构部位,出现认知受损。

(三) 临床表现

DLB的临床表现包括核心临床症状和支持性症状。核心症状主要分为4个部分:波动性认知功能障碍、自发性帕金森综合征、突出的幻视及快速眼动期睡眠行为异常(REM sleep behavior disorder, RBD)。

1. **波动性认知功能障碍** 认知功能受损主要表现为注意力、执行功能和视空间缺损,影响日常活动,符合"痴呆"诊断。波动性是DLB的一个重要特征,这种波动性可以表现在一天之内或数日之间,有时表现为白天嗜睡或短暂意识模糊,不易识别。认知功能波动的主要原因是意识障碍,故患者常有明显定向力、注意力缺陷,认知功能障碍以执行功能和视空间障碍为主,表现出皮质下痴呆的特征。DLB与痴呆程度接近的AD患者相比,记忆力相对保持完好,但注意力转换、积木测验及画钟测验等明显更差。

2. **自发性帕金森综合征** 帕金森综合征并非先前的抗精神病药导致,常以肌强直和运动迟缓的锥体外系症状为首发表现,可累及单侧或双侧肢体,早期较少出现震颤。帕金森综合征与认知缺损相伴出现,一般出现在认知缺损前或之后的1年内,这个"1年"的界限是与PDD临床鉴别要点。AD一般很少或者至后期才会出现帕金森综合征。

3. **精神症状** 比较突出的是丰富、栩栩如生的幻视,且比较持久。幻觉和精神症状的产生与多巴胺能药物无关,幻视会使患者产生恐惧等情绪反应。DLB患者谵妄的发生率高,抑郁的发生率也高于AD。

4. **快速眼动期睡眠行为异常** 在新版诊断标准中,将RBD列入核心症状。主要表现为快速眼动睡眠期出现的各种不自主运动或行为异常,动作多猛烈,如拳打脚踢、翻滚喊叫、打人、性攻击等,半数患者还会出现颜面、口周及肢体的不自主运动,并伴有生动、惊人的梦境,常会引起自伤或伤及同睡者。

5. **支持性证据** DLB 患者可见反复跌倒和晕厥，吞咽障碍、病理征阳性及自主神经功能障碍（直立性低血压、尿失禁等）也可见于 DLB 患者。支持性生物标志物中，DLB 患者 PET 灌注成像提示普遍摄取减低，枕叶代谢下降明显。

（四）诊断和鉴别诊断

1. **诊断** 临床上具有波动性认知功能障碍、幻视和早期出现帕金森综合征表现的患者应考虑 DLB 的可能，根据 DLB 诊断标准做出诊断。

2. **鉴别诊断** DLB 占变性病痴呆 15%～20%，明确诊断依赖病理学诊断。DLB 的临床诊断率较低，原因可能有几个方面：首先对 DLB 这种疾病认识有限，不典型的病例识别困难，无法准确诊断；其次，部分病理证实为 DLB 的患者，其临床表现却并不一定那么典型，加之帕金森综合征、视幻觉也常受到药物的影响，影响医生判断；再则，DLB 患者多为高龄，可同时伴有 AD 或脑血管病变，增加临床诊断的难度。故存在一定程度的漏诊。

（1）阿尔茨海默病：AD 的病理改变和临床表现均与 DLB 有所重叠，临床上需要仔细鉴别，疾病早期鉴别不易。DLB 患者有突出的视幻觉及视空间障碍是鉴别的要点，自发的 PDS 可以成为参考依据。AD 患者早期一般不会出现 PDS，视幻觉等精神症状相对较轻。部分 DLB 患者与 AD 类似在脑影像表现明显的内侧颞叶萎缩（MTA），判断时应慎重。支持性生物标志物中，DLB 患者 PET 灌注成像提示普遍摄取减低，枕叶代谢下降明显，而 AD 患者和正常人的枕叶代谢基本正常。Aβ 显像有鉴别诊断价值。

（2）帕金森病痴呆：PD 患者随病情进展也可出现痴呆，属于皮质下痴呆，失用和执行功能障碍比较突出。帕金森病痴呆则多为 PD 发病后隐匿出现的、缓慢进展的认知功能障碍，一般为 PD 病程 1 年后出现认知损害，"一年期原则（one-year rule）"有助于鉴别 PDD 和 DLB。

（五）治疗

1. **促认知药物治疗** 可参照 AD 治疗试用 ChEI 治疗，由于 DLB 相对 AD 患者有更明显的胆碱能功能损害，疗效可能优于同等程度的 AD 患者。目前只有多奈哌齐在国外批准了 DLB 的适应证，几种 ChEI 都可以临床试用。美金刚治疗 DLB 或者 PDD 的循证证据不足，美金刚作为金刚烷胺的衍生物，在治疗患者认知功能同时改善部分运动症状，目前缺乏相应研究。

2. **帕金森症状治疗** 可以使用小剂量多巴胺替代或多巴胺受体激动剂等药物治疗帕金森症状，这类药物对 DLB 患者运动症状的疗效逊于帕金森病。而且在药物改善运动症状的同时，可能出现幻觉加重等不良反应，尤其是使用多巴胺受体激动剂时，必要时调整用药的种类和剂量。

3. **精神行为症状治疗** DLB 有明显的视幻觉、抑郁和妄想等精神症状，PDD 患者也多见抑郁以及精神病性症状。如严重应给予对症治疗，抗精神病药的使用应慎重。DLB 和 PDD 患者对传统的抗精神病药很敏感，会导致严重锥体外系不良反应，应避免使用。新型抗精神病药应作为首选，喹硫平具有效价低、较少的锥体外系不良反应及抗胆碱能不良反应相对较轻的特点。使用低剂量逐渐滴定，待症状缓解后应及时减量或停用。

（六）预防和预后

目前对 DLB 和 PDD 的病因和发病机制所知有限，尚无有效的预防措施，预防 PD 或 AD 的手段可能对预防 DLB 有益。与 AD 相似，DLB 缺乏根本性的预防措施和针对性治疗，以对症治疗为主，药物的疗效以及病情进展速度不一，总体预后不佳。

二、额颞叶痴呆

（一）概述

1892 年，Arnold Pick 最先报告一例 71 岁的患者，表现为进行性失语和痴呆，脑病理学检查发现明显的额颞叶皮质萎缩，尤其左侧半球萎缩明显。1911 年，Alois Alzheimer 医生对其开展病理学研究发现不同于 AD 的表现，如神经元空泡变性，出现特异性球形嗜银包涵体即 Pick 包涵体。1922 年，Gans 提议使用 Pick 病（Pick's disease）来命名这一类多于老年前期（<65 岁）起病，以额叶及颞叶局限性萎缩明显的患者。

Gustafson 于 1987 年提出额颞叶痴呆（frontotemporal dementia, FTD）的概念，所描述的是一组隐袭起病，以行为和人格改变、失语为特征性表现的进行性疾病。主要包括：行为变异型额颞叶痴呆（behavioural variant frontotemporal dementia, bvFTD）、语义性痴呆（semantic dementia, SD）和进行性非流利性失语（progressive non-fluent aphasia, PNFA）共 3 种临床综合征。Neary 等根据这组患者的病理特点于 1998 年提出额颞叶变性（frontotemporal lobar degeneration, FTLD）概念。FTLD 描述的是一组有相似病理特点的综合征，其特征是额叶和颞叶皮质选择性（局限性）萎缩、神经元脱失、胶质化，具有神经包涵体及白质脱髓鞘等病理改变。

目前，国内外尚无明确的 FTLD 患病率数据。国外仅有的数项研究中仅得出了一个较宽范围的估计值。FTLD 通常 40～65 岁间发病，占老年前期（<65 岁）痴呆的 12%～22%，在这个年龄段是仅次于 AD 的最为常见的变性病之一。30%～40% 的 FTLD 患者具有阳性家族史，其一级亲属的患病风险高于普通人群 3.5 倍。

（二）病因和发病机制

FTD 发病的家族聚集性较为普遍，通过对家族性 FTD 的研究发现与 17 号染色体长臂（17q21-22）的 *tau* 基因突变有关，在超过 100 个 FTD 家族中已经发现数十个基因突变位点。基因突变可以发生在蛋白转录水平，也可以发生在外显子 RNA 剪切水平，或者两者兼具。*tau* 基因突变与 FTLD 发病的关系比较明确，FTLD 各种亚型和 *tau* 基因突变的关系至今仍未阐明。除 tau 蛋白阳性包涵体的 FTLD-tau 之外，还有具有 TAR DNA-结合蛋白 43（transactive response DNA binding protein 43 kDa, TDP-43）阳性包涵体的 FTLD-TDP，这两种病理亚型约占 FTLD 患者中各一半的比例，其他就是相对罕见的具有肉瘤融合蛋白（fused in sarcoma protein, FUS）阳性包涵体的 FTLD-FUS 等病理亚型。

FTD 的神经病理学改变包括脑萎缩，萎缩主要包括大部分的额叶、顶叶前部、扣带回、岛叶和颞叶，程度严重时脑回变薄，类似"刀切样"萎缩，其运动区、感觉区、后部皮质、小脑和脑干基本正常，海马萎缩也较为常见。脑萎缩基本对称或者左侧大脑半球受累较为严重。FTD 患者的组织病理学改变比较一致的是微空泡变性。组织空泡样变型 FTD 主要以皮质神经元的丢失和海绵样或空泡样变性为特征。

(三) 临床表现

1. 症状特点

（1）发病年龄早：FTD 隐袭起病，一般 40～65 岁发病，这明显低于 AD 的高发年龄，具有一定的诊断和鉴别诊断价值。临床低龄发病的病例值得关注，尤其是在缺少明确的阳性家族史，正因为发病太过年轻，其行为刻板，表现出强迫、仪式性及固执的迷信行为等奇异症状，可能被诊断为精神分裂症或其他精神疾病。

（2）行为症状突出：行为症状突出指早期出现且是主要的临床相。bvFTD 在疾病的早期就表现出丧失自知力、情感迟钝、人际交往能力受损、社交能力下降和隐袭起病共 5 组核心症状。临床上很少有患者同时表现这 5 组症状，某些经病理证实的患者在整个病程阶段可能都不出现其中的某些症状。临床医生应仔细询问这些症状相关的病史，以免遗漏。

（3）临床表型复杂：典型的 bvFTD 患者具有进展性病程，其中某些特殊的病理亚型具有快速进展的特点，如 FTLD 合并运动神经元病（motor nearon disease，MND）。有部分患者具有明确的人格和行为改变的病史，符合 bvFTD 的临床诊断，病情没有进行性发展，属于"良性"病程。对这组患者 MRI 额叶和颞叶萎缩程度进行评估后发现，大部分患者并无额、颞叶萎缩。行为症状突出病程进展缓慢更易诊断为其他精神障碍，值得注意。

2. 神经系统体征
主要体征为早期出现原始反射异常，晚期出现运动不能和血压偏低或不稳定。

3. 脑影像学
结构影像 MRI 上的表现为非弥漫性性萎缩，萎缩主要累及额叶和颞前叶，一般为双侧对称，但 Pick 病可以表现为左侧优势半球萎缩更明显，表现为脑回变窄，两侧侧脑室前脚和颞脚扩大。患者的顶叶、颞上回后 2/3 及枕叶常不受累。MRI T_2 相可显示受累脑皮质和白质区高信号有助于诊断 FTD。除灰质损害之外，额叶皮质下环路相关的白质传导束的完整性也值得关注，MRI-DTI 成像能早期显示这种改变。

功能影像学方面，f-MRI 有助于显示与 FTLD 病理改变相关的神经网络异常，目前多用于研究。SPECT 及 PET 显示脑局部，如额叶、颞前叶的代谢减低对 FTD 具有辅助诊断价值。功能影像改变可能出现更早，适合早期患者的鉴别诊断。

(四) 诊断和鉴别诊断

目前行为症状仍是提示 bvFTD 诊断最为主要的临床依据，如何理解并重视相关行为症状的挖掘和评估对 bvFTD 早期诊断有重要的意义。在早期行为症状突出而认知缺损、生活功能改变尚不突出时，如何与常见的精神障碍的精神症状相鉴别；另外，当患者表现为记忆障碍，甚至明显的情景记忆损害时，如何与常见的 AD 相鉴别，仍需更多的研究支持。

临床上60岁以前发病,起病隐蔽,进展缓慢,临床表现为人格改变、脱抑制和进行性痴呆,记忆功能相对保持,语言功能缺损较为常见,讲话明显减少,不主动,后期可表现为缄默的患者,应考虑 bvFTD 诊断。如果脑影像学有特征性发现,参照诊断标准可做出诊断。如对早发且具有阳性家族史的患者行基因检测更易确诊。

1. 阿尔茨海默病　bvFTD 一般发病更早,早期出现人格、社会行为改变及语言障碍,相对 AD 而言,记忆和视空间等功能相对保留,但进展性 bvFTD 患者的情景记忆损害程度与 AD 患者相似,以记忆再现困难为主,线索提示及提供多选能有所改善,且有外显记忆损害重于内隐记忆的特点,这与 AD 的情景记忆损害的特点不同。目前认为情景记忆损害虽有提示 AD,但并不能可靠鉴别 AD 与 bvFTD。

与 AD 等疾病鉴别的另一个注意点为是否存在 MTA 或者海马萎缩,这被认为是 AD 的特征性脑影像改变。的确多数 AD 患者都表现明显的海马萎缩,早期海马及周围结构如内嗅皮质的萎缩提示 AD 的诊断。但 bvFTD 患者也会出现明显的海马萎缩和海马硬化。Aβ 显像、FDG-PET 及 SPECT 检查有助于鉴别 AD 与 bvFTD。

2. 精神分裂症等精神障碍　bvFTD 发病年龄较低,特别是40岁之前发病的患者,行为症状突出,部分患者还可能出现明显的幻觉、妄想,在认知损害症状出现之前易被误诊为精神分裂症。在充分注意到患者的进展性病程、认知损害特点及脑影像学检查后才诊断为 bvFTD。主要原因是患者的起病年龄过于年轻,难以与痴呆这组疾病联系起来。故临床上并不能仅根据淡漠、行为紊乱,以及强迫或仪式性的行为表现就直接考虑精神分裂症或强迫症的诊断,需同时结合其他临床症状,认知功能、社会生活功能损害及脑影像检查结果综合判断。

(五) 治疗

FTD 发病年龄较早,其严重的行为障碍给患者和家庭带来沉重的负担,如果行为障碍严重,需要特别看护或住院治疗。患者的情感淡漠、人格改变及其他脱抑制行为使护理难度加大,治疗困难。FTD 患者无胆碱能功能异常,故 ChEI 基本无效。有报道美金刚可能对 FTD 有一定的治疗作用,但疗效需要更多的证据支持。目前并未批准任何针对 FTD 治疗的药物,抗精神病药对行为症状的改善作用有限。患者出现的贪食、脱抑制等行为改变可以试用 SSRI 药物。

(六) 预防和预后

FTD 目前无根本性治疗,一般疾病进展较快,病程一般为8年左右,多死于感染等并发症,预后差。

(李冠军)

主要参考文献

[1] 中华医学会精神医学分会老年精神医学组. 神经认知障碍精神行为症状群临床诊疗专家共识[J]. 中华精神科杂志,2017,50(5):335-339.

[2] 中华医学会精神医学分会精神分裂症协作组. 激越患者精神科处置专家共识[J]. 中华精神科杂志,2017,50(6):401-410.

［3］陆林,李涛,王高华. 牛津精神病学[M]. 7版. 北京:北京大学医学出版社,2022.

［4］GROSSBERG G T, KOHEGYI E, MERGEL V, et al. Efficacy and safety of brexpiprazole for the treatment of agitation in Alzheimer's dementia: Two 12-week, randomized, double-blind, placebo-controlled trials[J]. Am J Geriatr Psychiatry, 2020, 28(4): 383-400.

［5］JIA L, DU Y, CHU L, et al. Prevalence, risk factors, and management of dementia and mild cognitive impairment in adults aged 60 years or older in China: a cross-sectional study[J]. Lancet Public Health, 2020, 5(12): e661-e671.

［6］JIN Z, HU J, MA D. Postoperative delirium: perioperative assessment, risk reduction, and management[J]. Br J Anaesth, 2020, 125(4): 492-504.

［7］MCKEITH I G, BOEVE B F, DICKSON D W, et al. Diagnosis and management of dementia with Lewy bodies: Fourth consensus report of the DLB Consortium.[J]. Neurology, 2017, 89(1): 88-100.

［8］PIGUET O, HORNBERGER M, MIOSHI E, et al. Behavioural-variant frontotemporal dementia: diagnosis, clinical staging, and management[J]. Lancet Neurol, 2011, 10(2): 162-172.

［9］VAN DEN BOOGAARD M, SLOOTER A J C, BRÜGGEMANN R J M, et al. Effect of haloperidol on survival among critically Ill adults with a high risk of delirium: the REDUCE randomized clinical trial[J]. JAMA, 2018, 319(7): 680-690.

［10］VAN DYCK C H, SWANSON C J, AISEN P, et, al. Lecanemab in early Alzheimer's disease[J]. N Engl J Med, 2023, 388(1): 9-21.

第十六章 治 疗 学

> 本章节重要知识点：
> (1) 精神疾病的治疗方法主要包括药物治疗、心理治疗、神经调控治疗及康复治疗。应提供个体化、尽可能优化的治疗策略，帮助患者尽可能回归社会。
> (2) 精神药物主要包括：抗精神病药物、抗抑郁药物、心境稳定剂、抗焦虑药物、镇静催眠药物及促智药等。
> (3) 神经调控包括植入或非植入性技术，基于物理（电、磁、光、超声等）或化学手段，兴奋、抑制或调节中枢神经系统等部位的神经元或神经网络信号，从而达到治疗干预目的。
> (4) 精神康复是康复医学的一个重要组成部分，指通过生物、社会、心理等方法，促进精神障碍患者的社会功能恢复。

精神疾病的治疗方法主要包括药物治疗、心理治疗、神经调控治疗、康复治疗及其他疗法。临床中应该基于患者实际情况选用不同的治疗策略，精神分裂症患者以药物治疗为主，部分患者需要联合神经调控治疗；心境障碍患者有不同类型，躁狂发作与抑郁发作也需要采取不同治疗策略；焦虑或强迫障碍患者及人格障碍患者除了必要的药物治疗外，心理治疗比较重要。有关心理治疗内容本章不再介绍，但并不意味不重要，主要是避免内容重复，请参见《医学心理学》教材相关章节。

对于精神疾病患者，药物治疗是重要的治疗措施。鉴于个体对精神药物治疗的反应存在差异，在为患者制订治疗方案时，除了考虑疾病诊断和药物适应证等，还应综合考虑患者的年龄、性别、既往史、躯体状况、既往药物治疗史、同时服用的其他药物、既往对药物的反应、精神疾病的病程，以及对药物治疗的依从性等因素，并和患者及其家属讨论药物的益处、潜在风险，选择合适的药物、剂型、剂量，为患者提供个性化、合理化、优化的治疗方案。药物治疗期间，医生应注意监测药物的疗效和不良反应，根据治疗反应和不良反应调整治疗剂量、剂型或者更换药物，及时处理不良反应，避免产生严重不良反应，或者影响患者的治疗依从性。当药物治疗无效时，医生应从以下几个方面考虑：①原来的诊断是否正确；②所见的症状是否与精神疾病有关，是否为药物的不良反应；③所用的药物是否足剂量和足疗程；④患者是否同时服用其他药物及药物的相互作用，药物合用是否影响药物疗效；⑤患者是否按医嘱服药；⑥患者近期对药物的吸收、排泄功能是否改变；⑦患者是否存在代谢酶的遗传变异，从而影响药物代谢的浓度。对于服药依从性差的严重精神障碍的患者,可以酌情考虑选择长效抗精神病药物针剂治疗,以避免因服药依从性差导致的复发。

儿童使用精神药物应该慎重,目标是以尽可能低的剂量有效地控制症状。原则上应该低于成人常规治疗剂量,且从小剂量开始,逐步增加到出现疗效。至于在有效但是症状尚未完全控制的情况下是否继续增加药物剂量,目前无统一意见。有学者认为仍应继续加量,亦有学者认为药物加量应该谨慎,建议在有效剂量上继续维持治疗。不过,对于不良反应较少、耐受性尚可的患儿,可以在严密监测的情况下缓慢滴定至接近成人治疗剂量,观察药物加量是否有利于控制症状。老年人使用精神药物需要考虑其药物代谢慢、排泄慢、易产生不良反应等因素。另外,老年患者常常同时服用治疗其他疾病的药物,医生需要考虑药物之间的相互作用。从小剂量开始,通常为成人治疗剂量的一半开始,然后缓慢、小剂量增加剂量,观察疗效或不良反应。孕妇和哺乳期患者原则上应避免使用精神药物。如果患者病情严重,必须药物干预,应该告知患者和家属药物治疗对胎儿和婴儿的可能危害或风险,充分权衡精神药物治疗的收益和风险。对于伴有躯体疾病的患者,在治疗躯体疾病的同时,使用精神药物时需要注意药物之间的相互作用,精神药物的剂量应该从小剂量开始。

第一节　抗精神病药物

抗精神病药物(antipsychotic drug or antipsychotic)是指一类能治疗各类精神病性症状的精神药物。它是精神科临床中应用最多的药物类型之一,主要用于精神分裂症、器质性疾病所致的精神障碍及躁狂症等精神障碍的治疗。

抗精神病药物的问世始于 20 世纪 50 年代,即第一个合成吩噻嗪类药物——氯丙嗪在临床实践中被发现具有抗精神病作用。1953 年法国精神病学家 Jean Delay 和 Pierre Denicker 首次对氯丙嗪开展临床试验,结果显示该药物对幻觉、错觉、兴奋激越症状有效。之后陆续有很多其他具有多巴胺(DA)受体拮抗作用的抗精神病药物上市,如氟哌啶醇、奋乃静等,被称为典型的抗精神病药物(第一代抗精神病药物)。1959 年,瑞士 Wander 实验室在筛选新的三环类抗抑郁药物的过程中发现氯氮平具有抗精神病特性,并于 20 世纪 70 年代用于临床,成为第一个非典型的抗精神病药物(第二代抗精神病药物)。

一、药理作用

抗精神病药在中枢神经系统主要作用于中脑的网状结构激活系统;边缘系统的杏仁核、海马、丘脑下部;锥体外系的苍白球、纹状体等结构。抗精神病药的主要治疗作用可能与其阻滞 DA 受体有关,通过影响中脑-大脑皮质通路和中脑-边缘系统通路 DA 受体产生抗精神病作用。其他药理作用包括对 5-羟色胺受体、α_1/α_2 肾上腺素受体、毒草碱 M 受体、组胺 H 受体的阻断作用。药物对黑质-纹状体 DA 通路的影响,产生锥体外系反应;对结节-漏斗系统 DA 通路的影响,导致各种内分泌和代谢的改变。

第二代抗精神病药不仅作用于 DA 系统,还阻断 5-羟色胺(5-hydroxytryptamine, 5-HT)系统,有研究认为第二代抗精神病药的疗效与 $5-HT_2/D_2$ 结合比有关,比值越高疗效越好,不良反应越小。第二代抗精神病药与第一代抗精神病药物相比,对阳性症状疗效相当,而改善阴性症状和认知症状较好,锥体外系副反应较少,应用较为普遍。

二、药物分类

通常分为第一代抗精神病药物和第二代非典型抗精神病药物。根据化学结构的不同,也可以将抗精神病药物分为吩噻嗪类、硫杂蒽类、丁酰苯类、苯甲酰胺类、二苯氧氮䓬类、苯异噁唑类、苯异硫唑类、苯异噻唑类等。目前临床上主要采用前一种分类方法。

(一) 第一代抗精神病药

第一代抗精神病药(first-generation antipsychotics, FGAs)又称多巴胺受体阻滞剂、典型抗精神病药、传统抗精神病药;是传统长期应用的抗精神病药;主要药理作用是阻断多巴胺 D_2 受体,在治疗精神障碍的同时,由于阻断黑质纹状体 DA 通路而产生锥体外系不良反应,导致患者运动抑制,故也被称为神经阻滞剂(neuroleptics)。氯丙嗪、奋乃静、氟哌啶醇、舒必利等均属于第一代抗精神病药。另外,这类药物还有其他许多受体阻断作用,如 α 肾上腺素能受体、胆碱能受体、组胺受体等。典型抗精神病药物可以分为低效价和中高效价。低效价抗精神病药有效日治疗剂量至少 200 mg/d,如氯丙嗪、硫利达嗪等,镇静作用强,抗胆碱能作用明显,心血管不良反应大,锥体外系不良反应相对较少;中高效价抗精神病药物有效日治疗剂量 2~120 mg/d,如奋乃静、氟哌啶醇等,镇静作用弱,心血管不良反应小,但更易产生锥体外系症状。

(二) 第二代抗精神病药

第二代抗精神病药(second-generation antipsychotics, SGAs),即非典型抗精神病药、非传统抗精神病药、新型抗精神病药等,是指新一代合成研发的抗精神病药物;对中脑边缘系统的作用比对纹状体系统的作用更具有选择性,主要作用于 D_2、D_4 受体和 $5-HT_{2A}$ 受体,对 α 肾上腺素能和毒蕈碱受体作用较弱,因而其发挥抗精神病作用的同时安全性较第一代抗精神病药物好。第二代抗精神病药能够治疗精神分裂症等精神疾病的阳性症状和阴性症状,也能改善情绪症状和认知功能,因而在精神科临床广泛应用。其对心血管系统的不良反应少,引起锥体外系不良反应较少,尤其是迟发性运动障碍相对较少,如奥氮平、利培酮、喹硫平、齐拉西酮、阿立哌唑、氯氮平等药物;但是第二代抗精神病药引起肥胖、泌乳素增加等内分泌、代谢不良反应也不容忽视。

第二代抗精神病药物按照其药理作用大致可分为 4 类:①5-羟色胺和多巴胺受体拮抗剂,如利培酮、奥氮平、喹硫平、齐拉西酮等;②多受体作用药,如氯氮平;③选择性多巴胺 D_2/D_3 受体拮抗剂,如氨磺必利;④多巴胺受体部分激动剂,如阿立哌唑。

三、临床应用

抗精神病药物适用于具有精神病性症状的精神障碍,如存在幻觉、妄想、精神运动性兴奋、精神运动性抑制、思维贫乏、思维散漫、情感淡漠、情感不协调等,常用于精神分裂症、躁狂发作、反应性精神病、其他精神障碍的治疗,也用于脑器质性疾病和躯体疾病所致的精神障碍、精神活性物质所致精神障碍的治疗。非典型抗精神病药物还用于心境障碍和认知功能失调的治疗。目前,国内外治疗指南中建议第二代抗精神病药物作为精神分裂症治疗的一线药物,氯氮平用于难治性精神分裂症的治疗。

孕妇或哺乳期妇女需要使用抗精神病药物的,应充分告知患者及其家属,在充分权衡药物治疗的利弊后决定是否使用抗精神病药物。药物过敏、昏迷、高热的患者,应避免使用抗精神病药物。对于有严重心脏、肝脏、肾脏疾病和造血功能障碍的患者及老人、儿童等慎用抗精神病药物。

抗精神病药物的用药原则如下:①尽可能单药使用;②从小剂量开始,逐渐加量,尤其是初用药者、老年、儿童、体弱者、伴有躯体疾病者、因躯体疾病同时服用其他药物者,以免增加不良反应;③药物剂量应个体化,以控制症状的最低有效剂量为宜;④应足剂量、足疗程使用,根据患者的病情确定药物维持治疗的时间和药物剂量;⑤医生应告知患者和家属关于药物不良反应的知识,及时发现和处理不良反应;⑥治疗前检查体重、血压、心电图、血常规、肝肾功能、血脂、血糖和催乳素等,并定期监测。

另外,应根据患者的病情和治疗依从性等情况,选择适宜的抗精神病药物治疗。如患者幻觉妄想症状严重,缺乏自知力,拒绝服药,可短期内选择利培酮口服液、奥氮平口腔崩解片,或注射齐拉西酮、氟哌啶醇等;待病情控制后改用口服药物。对于服药依从性欠佳、病情反复波动、不方便每日服药的患者,可予以长效针剂治疗,如帕利哌酮长效针剂、利培酮长效针剂等。

四、联合用药

一般来说,精神疾病的治疗应尽可能采用单一种类的抗精神病药物治疗;如果效果不佳或无效,则换用另一种不同结构的抗精神病药物治疗。如果两种不同结构的抗精神病药物均无效,可以考虑联合使用不同结构和临床作用的药物,并尽量不要过度使用,以避免不良反应的发生。研究显示,10%~60%的精神分裂症患者对单一抗精神药治疗无效或仅部分有效。因此,尽管国内外指南均推荐单一用药,但在临床实践中联合用药较为普遍。

一项荟萃分析对16项临床研究数据进行比较,结果显示抗精神病药联合治疗在改善精神病性症状方面优于单一药物治疗。但是关于抗精神病药物联合用药尚无足够的疗效及安全性证据。即便推荐联用,联用方案往往也包含氯氮平,如氯氮平联合利培酮、氯氮平联合阿立哌唑治疗等。总之,联合用药在临床上较为普遍,关键是掌握适应证和观察不良反应,合理搭配、合理使用,同时还需要考虑药物之间的相互作用。

五、不良反应和处理

在临床应用过程中必须注意抗精神病药物的不良反应。药物所产生的不良反应与其作用的受体部位有关。

(一) 锥体外系不良反应

锥体外系不良反应(EPS)是第一代典型抗精神病药物在治疗中最常见的不良反应之一,与抗精神病药阻断黑质纹状体的多巴胺通路有关。在第二代抗精神病药物中以利培酮和帕利哌酮的引起影响较多,其次为阿立哌唑与齐拉西酮,奥氮平和喹硫平较少引起,而氯氮平几乎不引起锥体外系反应。常见的锥体外系症状有4种表现形式:急性肌张力障碍、静坐不能、帕金森综合征、迟发性运动障碍。其出现时间往往与使用药物的剂量、时间长短有关。

1. 急性肌张力障碍 是治疗后发生最早的锥体外系症状,发生率为2%～21%,多在用药后1周内或快速加量时发生。儿童、男性多见。临床主要表现为局部肌肉群的持续强直性收缩,继而出现扭转痉挛(身体向一侧扭转过去)、"动眼危象"(两眼上翻)、角弓反张(头部向后仰)等。患者因症状痛苦可以继发焦虑、抑郁症状。发作时可以采用抗胆碱能药物,如东莨菪碱0.3mg肌肉注射缓解症状。后续可给予口服盐酸苯海索(安坦),2mg,每天2～3次,维持1～2周。同时,减少抗精神病药物的剂量或者换用其他类型的抗精神病药物。

2. 静坐不能 发生率为20%以上,多发生于用药早期或剂量较大时,女性多于男性。患者感到躯体不能放松,需要运动,无法控制,坐立不安。临床表现为来回走动,两腿不停地踏步样运动,坐立不安,内心紧张焦虑,有些患者诉说"心里发痒",严重者出现抑郁或自杀企图。常常伴有肌张力增高的表现。临床上应注意识别是药物不良反应,还是精神症状恶化,以免因不恰当地加大药物剂量,导致静坐不能症状加重。控制急性症状可采用东莨菪碱0.3mg肌内注射。口服治疗药物有盐酸苯海索2mg,每天2～3次;普萘洛尔10mg,每天2～3次;苯二氮䓬类药物,每天2～3次。同时,尽可能减少抗精神病药物的剂量。

3. 帕金森综合征 发生率为13%～40%,多发生在用药后4～6周或药物剂量较大时,女性多于男性,老年患者容易发生。临床主要表现为运动不能、静止性震颤、肌强直三大症状,以及面具状脸、屈曲体位、前冲性小步步态、双手不摆动、动作呆滞、多汗、皮脂溢出。严重者,有口齿不清、吞咽困难、运动不能,影响其言语、进食和日常生活,常常继发焦虑、抑郁症状。治疗可以用盐酸苯海索2mg,每天2～3次,或者东莨菪碱0.3mg,每天2～3次。严重者可以先用东莨菪碱0.3mg肌内注射,然后口服抗胆碱能药物。同时,尽可能减少抗精神病药物的剂量,或换用其他类型的抗精神病药物。老年患者应注意与原发性帕金森病鉴别。

4. 迟发性运动障碍(tardive dyskinesia, TD) 是抗精神病药物治疗所致的最严重的锥体外系不良反应,是一种慢性的锥体外系症状,确切机制不清,可能与多巴胺受体长期阻断后超敏有关。在长期治疗的患者中,迟发性运动障碍的发生率为15%左右,多见于女性、老年、脑部患有器质性疾病、长期服用抗精神病药物者。迟发性运动障碍的临床特征:口面部吸吮肌、躯干和四肢的肌肉不自主运动。具体表现为不自主地嚼咀、吸吮、鼓腮、舐舌、歪颈,躯干和肢体的舞蹈样动作,严重者有讲话构音不清、进食困难。在做其他自主动作时,不自主动作往往会减轻或消失。预防迟发性运动障碍发生的关键是早期发现、及时停药,一般可以缓解,但也有难以恢复的患者。对策包括停用或减少原来使用的抗精神病药物,或者换用其他类型、锥体外系不良反应小的抗精神病药物,如氯氮平;停用抗胆碱能药物;部分患者需要使用苯二氮䓬类药物稳定情绪,减轻迟发性运动障碍的症状。氘丁苯那嗪是一种选择性囊泡单胺类转运体2(VMAT2)抑制剂,能减少突触前神经元中的多巴胺水平,导致更少的神经元向突触后神经元传递信号,减少异常的不自主运动;短期和长期随机双盲临床研究均显示,氘丁苯那嗪能够改善或缓解迟发性运动障碍症状。

(二) 代谢综合征

抗精神病药物引起的体重增加及糖脂代谢异常等代谢综合征的症状,目前已成为药物治疗中需要重视的问题,也是第二代抗精神病药物常见的不良反应,严重影响患者服药的依从性,同时在很大程度上增加了患者患心血管疾病和糖尿病的风险。第二代抗精神病药物比第一代抗精神病药物更易引起代谢综合征,发生率约9%以上。在第二代抗精神病药物中以氯氮平和奥氮平居首位,50%以上患者在治疗的第一年就出现代谢综合征,约78%的首发精神分裂症患者服用奥氮平后,在治疗的前3个月就出现体重增加超过7%,超过50%的患者服用氯氮平或奥氮平后出现糖脂代谢异常,女性略高于男性;其后依次是喹硫平、利培酮、氨磺必利;阿立哌唑的影响较少,齐拉西酮对代谢的影响最小。患者发生代谢综合征之前,在服用非典型抗精神病药物的过程中,应该定期监测腰围、BMI、血压、空腹血糖和血脂。有时还需要更多指标,如餐后血糖、糖化血红蛋白、葡萄糖耐量试验、胰岛素抵抗等指标,以利于针对性选择药物治疗。治疗方法:①目前疗效比较明确的是二甲双胍治疗,几项随机对照研究均发现二甲双胍在一定程度上能减轻抗精神病药物引起的体重增加和改善胰岛素抵抗,每天使用600~1 000 mg,分2次在餐后半小时内服用,持续3个月;②生活方式干预:包括饮食控制和体育锻炼,制订个体化饮食管理和持续的体育锻炼方法;③如果患者存在快速或严重的体重增加、血脂异常、血糖异常等,建议前往内分泌代谢专科处理。

(三) 内分泌系统紊乱

抗精神病药物可引起泌乳素升高、月经紊乱、性激素水平异常及性功能异常,而高催乳素血症可加重溢乳、性激素水平异常、月经紊乱(闭经)及性功能改变等。以利培酮、帕利哌酮、舒必利较多见,其次是鲁拉西酮、奥氮平和齐拉西酮,而氯氮平、阿立哌唑及喹硫平的影响相对较小。研究报道,小剂量阿立哌唑有降低高催乳素血症的作用。目前认为高催乳素血症与药物作用于漏斗-结节通路的D_2受体有关。治疗:①减药或换用另一种影响小的药物。②闭经可采用中药治疗(如乌鸡白凤丸)、人工周期等方法。③药物治疗,有研究发现使用多巴胺受体激动剂溴隐亭效果并不明显。一项研究报道,使用二甲双胍来治疗抗精神病药物引起的闭经,约67%的患者在服用1 000 mg/d二甲双胍3个月后恢复月经,同时还发现胰岛素抵抗的改善在月经恢复中起着非常重要的作用。

(四) 恶性综合征

这是一种少见、严重、可以致死的不良反应。发生率为0.01%~2%,发病突然,可以发生在治疗的任何时期,通常在开始治疗的最初10天,其病理机制不清。但恶性综合征的发生与抗精神病药物的剂量有关。临床特点为持续性高热、肌肉强直、意识障碍、心血管症状和自主神经功能紊乱的症状。实验室检查异常,如白细胞计数升高,肝脏的多种酶异常,水、电解质紊乱等。病情常常在72小时达到高峰,可以出现多种并发症,如肺水肿、心肌梗死、肾衰竭。死亡率为11%～30%,症状持续时间越久,死亡率越高。在治疗上没有特殊方法,早期发现、综合治疗是成功有效的关键。具体措施:立即停用抗精神病药物、补液、促进和加快抗精神病药物排泄、降温、纠正酸碱平衡失调、纠正电解质紊乱、维持生命体征、对症处理。避免使用抗胆碱能药物,以免因影响出汗,加重体温升高。

(五) 心血管不良反应

抗精神病药物的心血管不良反应与药物阻断α肾上腺素受体、抑制心肌ATP酶的作用相关。临床表现为体位性低血压、头晕、眼花、心悸、心动过速、心律不齐、各种异常心电图,严重者发生猝死。心血管不良反应的发生与剂量有关,多为可逆性,对症处理,通常可以恢复正常。或换用其他类型的抗精神病药物,或者减少原抗精神病药物剂量,或者停用抗精神病药物。氯氮平、氯丙嗪、硫利达嗪、氯普噻吨(泰尔登)容易发生心血管不良反应。非典型抗精神病药物中喹硫平、齐拉西酮易发生心血管不良反应,如体位性低血压、QT间期延长。对于体位性低血压的处理,禁止使用肾上腺素,只能使用去甲肾上腺素。因为肾上腺素兴奋β受体使血压更加降低,可能造成生命危险。在预防抗精神病药物引起的QT间期延长上,目前建议:①服药前收集患者既往史和治疗史等,对有长QT间期、显著心动过缓、电解质紊乱(如低钾血症和低镁血症)的患者建议使用心血管风险低的药物。②治疗中进行电解质和心电图监护,降低风险。

(六) 肝脏不良反应

抗精神病药物对肝脏的损害主要是中毒性肝炎,常常为无黄疸型肝炎,主要是谷丙转氨酶和乳酸脱氢酶的异常,多发生在用药治疗后的第1个月内,多为一过性的异常。一般无明显的自觉症状。症状轻者,可以继续使用抗精神病药物,或者减少抗精神病药物的剂量,但须加用保肝治疗,同时定期复查肝功能。如果转氨酶明显异常,应立即停止使用抗精神病药物。出现肝功能异常时,应与病毒性肝炎鉴别。氯丙嗪、氯氮平、奥氮平容易引起肝功能异常。

(七) 胃肠道和自主神经不良反应

许多抗精神病药物除了阻断多巴胺和5-HT受体外,还有抗肾上腺素能作用和抗胆碱能作用,这些药物都可以产生胃肠道和自主神经不良反应,常见的有口干、鼻塞、出汗、恶心、胃部不适、便秘、腹泻、尿潴留等。通常这些不良反应可以耐受,随着药物继续治疗,这些不良反应逐渐减轻和消失。严重者可以对症处理,或换用其他抗精神病药物。

(八) 血液系统不良反应

有些抗精神病药物对血液系统产生影响,如引起再生障碍性贫血、粒细胞减少或缺乏症、血小板减少性紫癜、溶血性贫血等,其中以粒细胞减少症最为常见,如氯氮平容易引起粒细胞减少或缺乏。一旦发生粒细胞减少或缺乏,应立即停用抗精神病药物,并使用升白细胞药物,同时预防感染,如严格消毒隔离,使用抗生素、皮质激素、维生素、升白细胞药,严重者应输新鲜血液。关键在于早期发现、规范操作。使用氯氮平的患者应定期检查血常规,对有发热、咽喉肿痛、全身乏力不适的患者应及时检查和处理。目前尚未发现奥氮平、喹硫平、齐拉西酮和阿立哌唑对血液学指标的影响。

(九) 皮肤不良反应

这是药物过敏出现的不良反应,具体表现为药疹、接触性皮炎、光敏性皮炎、剥脱性皮炎等。所有药物都可能发生药物过敏,抗精神病药物以吩噻嗪类的氯丙嗪最为常见,多表现在颜面部、躯干、四肢。长期使用抗精神病药物,可以在暴露部位出现皮肤色素沉着,与药物阻断酪氨酸的正常代谢,导致向黑色素代谢旁路转移所致,一般不需处理。对于药物过敏,应停用原抗精神病药物,同时使用抗过敏药物马来酸氯苯那敏。剥脱性皮炎是严重的不良反应,可以威胁生命,应立即停用可疑相关药物,并积极处理。

(十) 癫痫

有些药物可以引起癫痫发作,尤其有癫痫病史的患者,药物大剂量时容易发生。常见的药物有氯丙嗪、氯氮平等。服用抗癫痫药物或者减少相关抗精神病药物的剂量,可以控制或预防药源性癫痫。

(十一) 药物过量

第一代抗精神病药物过量的特征是其常见不良反应的扩大,超量服用抗精神病药物可发生药物中毒,临床表现为从嗜睡至昏迷不同程度的意识障碍。药物过量的常见原因为误服和自杀。药物中毒的危险症状是低血压,如持续时间长,可能发生肾衰竭、水与电解质紊乱、酸碱平衡失调、低血容量性休克,甚至死亡。发现药物中毒,首先应该反复洗胃、吸氧、补液、利尿、处理低血压、使用呼吸兴奋剂、纠正水电解质紊乱与酸碱平衡、抗感染、加快药物从体内排泄,严重者进行透析;如果有心律失常,纠正心律。慎用中枢兴奋药物,以防惊厥发生,必要时可用贝美格 50 mg 加入 5% 或 10% 葡萄糖溶液 100~200 mL 中静脉滴注,或哌甲酯 30~50 mg 肌内或静脉注射,有助于促进意识恢复。

六、常用抗精神病药物

(一) 第一代抗精神病药物

1. 氯丙嗪 最早应用的传统抗精神病药物。有较强的抗幻觉、妄想和镇静作用,也有较强的抗 M 胆碱受体作用。对抑郁、情感淡漠、意志活动减退等症状效果不佳。肌内注射对控制急性精神病性兴奋效果较好。目前在临床上应用较少。

2. 奋乃静 常用抗精神病药物之一。对 D_2 受体作用较强,有明显的抗幻觉、妄想作用,镇静作用不强。易引起锥体外系症状,对内脏器官的不良反应少。

3. 氟奋乃静 为长效肌内注射制剂。抗精神病作用强,对幻觉、妄想的效果好。适用于偏执型和紧张型精神分裂症,对慢性患者有振奋和激活作用。

4. 硫利达嗪 其药理作用与氯丙嗪相似,但镇静作用、锥体外系不良反应比氯丙嗪轻,但口干明显,心电图异常较多见,主要为 T 波异常、QT 间期延长。长期、大量应用可引起色素性视网膜病变。

5. 三氟拉嗪 有较强的 D_2 受体阻断作用,对幻觉、妄想、被控制感、被洞悉感等精神病性症状效果较好。对情感淡漠、行为退缩的症状也有较好的效果。适用于慢性精神分裂症患者。容易引起锥体外系症状,对内脏器官的影响较小。

6. **氟哌啶醇** 为常用抗精神病药物之一。抗精神病作用与氯丙嗪相似,有较强的抗幻觉、妄想和镇静作用。容易引起锥体外系症状,但对心血管、肝脏、自主神经的影响较小。肌内注射对控制各类急性精神运动性兴奋的效果较好,也可以静脉滴注。

7. **五氟利多** 为口服长效抗精神病药物,抗精神病作用长达1周。抗幻觉、妄想作用强,镇静作用弱,容易引起锥体外系症状。适用于维持治疗。

8. **舒必利** 有较强的抗精神病作用,对幻觉、妄想有效,同时对孤僻、退缩、情感淡漠、抑郁和精神运动性抑制如缄默、木僵等症状的效果较好。锥体外系症状较少。有口服和针剂两种剂型。针剂常用于木僵和亚木僵精神分裂症的治疗。女性患者使用后容易引起催乳素升高,出现月经不调、闭经、泌乳和乳房发育。

9. **氯普噻吨(泰尔登)** 其镇静作用较强,抗精神病作用较弱,有一定的抗焦虑和抗抑郁作用。适用于伴有焦虑或抑郁症的精神分裂症、更年期抑郁症、焦虑性神经官能症等,易引起心血管不良反应。

(二)第二代抗精神病药物

1. **氯氮平** 最早的非典型抗精神病药物,对 D_2 受体的作用较弱,但对 D_4 受体的作用较强,同时对 H_1 受体、$5-HT_{2A}$ 受体、α 受体和 M_1 受体都有阻断作用。抗精神病作用和镇静作用都较强。对幻觉、妄想、兴奋躁动、情感淡漠、行为退缩及其他抗精神病药物治疗效果不佳的患者都有较好的疗效,很少发生锥体外系症状,但容易引起流涎、便秘、镇静、嗜睡、乏力、心动过速、心电图异常、血压降低、脑电图异常、体重增加、血脂和血糖代谢异常。尤其容易引起白细胞计数降低,发生率为2‰~3‰,而粒细胞缺乏的发生率为0.3‰。有些患者可产生强迫症状。本药常常在其他抗精神病药物无效时使用,通常不作为治疗精神疾病的首选用药。使用氯氮平时,应定期检查血常规、血糖、血脂、心电图、体重。

2. **奥氮平** 为非典型抗精神病药物,对 D_2 受体的作用较弱,但对 H_1 受体、$5-HT_{2A}$ 受体、胆碱 M_1 受体、α 受体作用较强。对幻觉、妄想、兴奋躁动、情感淡漠、行为退缩等阳性和阴性症状均有较好的疗效,对其他抗精神病药物治疗效果不佳的患者也有较好的疗效。锥体外系不良反应少,但随着剂量加大,发生锥体外系症状的概率增加。主要的不良反应有体重增加、血糖及血脂升高、镇静、嗜睡、口干、便秘、肝脏转氨酶短暂升高、一过性催乳素水平升高。

3. **利培酮** 为非典型抗精神病药物,主要作用于 $5-HT_{2A}$ 受体,但对 D_2 受体、H_1 受体、α 受体的作用较弱。对幻觉、妄想、情感淡漠、行为退缩等阳性和阴性症状均有较好的疗效,对其他抗精神病药物治疗效果不佳的患者都有较好的疗效。锥体外系不良反应少,但随着剂量加大,发生的概率增加。主要不良反应有静坐不能、催乳素水平升高、轻度体重增加。

4. **喹硫平** 为非典型抗精神病药物,对 $5-HT_{2A}$ 受体和 D_2 受体的作用较强,但对胆碱 M_1 受体没有作用。对幻觉、妄想、情感淡漠、行为退缩等阳性和阴性症状均有较好的疗效,对其他抗精神病药物治疗效果不佳的患者都有较好的疗效。不对催乳素水平产生影响,很少引起锥体外系不良反应。主要不良反应有体位性低血压、嗜睡、头晕、激越、肝脏转氨酶短暂升高。

5. **齐拉西酮** 为非典型抗精神病药物,对 $5-HT_{2A}$ 受体和 D_2 受体的作用较强,阻断 $5-HT_{2A}/D_2$ 受体的比值在不典型抗精神病药物中最高,还有中度 $5-HT$ 和 NE 再摄取作用,可部分激动 $5-HT_{1A}$。对 $5-HT_{2A}$ 和 D_2 的亲和力都高于奥氮平、氯氮平、喹硫平。对幻觉、妄想、情感淡漠、行为退缩等阳性和阴性症状均有较好的疗效,对其他抗精神病药物治疗效果不佳的患者都有较好的疗效。锥体外系不良反应发生率很低,对血糖、血脂、体重基本无影响,是目前非典型抗精神病药物中比较理想的药物。主要不良反应有恶心、嗜睡、便秘、头晕、乏力等。有 QT 间期延长的报道,使用时应监测心电图。为减少恶心等消化道不良反应,该药应餐时服用。

6. **阿立哌唑** 为非典型抗精神病药物,具有较强的多巴胺 D_2 受体亲和力。目前,多数抗精神病药物是 D_2 受体的拮抗剂,但阿立哌唑是 D_2 受体部分激动剂,而且也是 $5-HT_{1A}$ 受体部分激动剂和轻度 $5-HT_{2A}$ 受体拮抗剂。对幻觉、妄想、情感淡漠、行为退缩等阳性和阴性症状均有较好的疗效,对其他抗精神病药物治疗效果不佳的患者也有较好的疗效。锥体外系不良反应发生率低,对血糖、血脂、体重、催乳素影响少,是目前非典型抗精神病药物中比较理想的药物。主要不良反应有头痛、头晕、无力、恶心、呕吐、便秘、失眠、静坐不能等。

7. **氨磺必利** 可以选择性地与边缘系统的 D_2、D_3 多巴胺能受体结合,但不与 5-羟色胺能受体或其他组胺受体、胆碱能受体、肾上腺素能受体结合。高剂量氨磺必利主要阻断边缘系统中部的多巴胺能神经元而治疗阳性症状,而低剂量主要阻断突触前 D_2/D_3 多巴胺能受体,可以解释其对阴性症状的作用。

8. **帕利哌酮** 是利培酮的活性代谢物 9-羟利培酮,有较强的 D_2 受体和 $5-HT_{2A}$ 受体阻断作用,可缓解精神病性阳性症状,同时改善认知和情感症状。但由于 9 位羟基的存在,帕利哌酮对 α_2 受体阻断强度显著强于利培酮,通过阻断中枢去甲肾上腺素能和 5-羟色胺能神经元突触前膜的 α_2 受体,使突触前膜去极化,突触囊泡内的 NE 和 $5-HT$ 释放,入突触间隙,增强 $5-HT$ 和 NE 的神经传递,表现出抗抑郁活性。另外对 D_3 受体同样有很强的阻断作用,可增加前额叶和扣带前回乙酰胆碱的受体,对社会认知的工作记忆、注意力及被动回避等方面可能有改善作用。因对 $5-HT$ 的阻断作用,该药具有抗抑郁、改善昼夜节律及睡眠结构的作用。

9. **鲁拉西酮** 对多巴胺 D_2 受体、$5-HT$ 受体、$5-HT_{2A}$ 受体、$5-HT_{1A}$ 受体和 α_{2c}-肾上腺素受体均有较高亲和力。鲁拉西酮治疗精神分裂症起始剂量为 40 mg/d,有效剂量为 40~120 mg/d。常见的不良反应有嗜睡、静坐不能、恶心、帕金森综合征和焦虑等。鲁拉西酮较少引起体重增加,不引起糖脂代谢紊乱、心电图 QT 间期改变,可能引起催乳素升高。鲁拉西酮主要由 CYP3A4 代谢,CYP3A4 抑制剂如酮康唑可降低其代谢。鲁拉西酮对其他精神药物(如比哌立登、氟硝西泮、地西泮和氟哌啶醇)的蛋白高亲和力影响较小。

10. **布南色林** 对多巴胺 D_2、D_3 受体和 $5-HT_{2A}$ 受体有较强的亲和力。布南色林治疗精神分裂症的剂量为 8~24 mg/d,分 2 次饭后服用。布南色林可发生锥体外系不良反应,以静坐不能和帕金森综合征常见。但较少引起催乳素水平升高及食欲增加。布南色林主要通过 CYP3A4 代谢,因此抑制 CYP3A4 的药物如酮康唑等与其同时服用时,能增加布南色林的血药浓度,因此两者合用时需注意。布南色林和 CYP3A4 酶的诱导剂如苯妥英钠、卡马西平、利福平等合用也需慎重。此外布南色林禁止与肾上腺素合用,因其可引起严重的低血压。

11. **哌罗匹隆** 主要阻断 D_2、$5-HT_2$ 受体而发挥作用。治疗精神分裂症,成人起始剂量为口服 4 mg,每天 3 次逐渐加量。维持量为每天 12~48 mg,3 次分服。根据年龄和症状适当增减剂量,每天剂量不得超过 48 mg。研究显示其主要不良反应为静坐不能、震颤、肌强直、构音障碍等锥体外系症状,失眠,困倦等。药物相互作用方面,严禁与肾上腺素合用;与 P450 的 3A4 酶选择性抑制剂(大环内酯类抗生素)合用时,可增加其血药浓度。

表 16-1 归纳了常用抗精神病药的使用剂量、主要作用及不良反应。

表 16-1 常用抗精神病药物的剂量、主要作用及不良反应

分类与药名	成人常用剂量(mg/d)	主要作用	主要不良反应作用系统
第一代抗精神病药物			
吩噻嗪类(phenothiazines)			
氯丙嗪(chlorpromazine)	200~800	兴奋躁动、幻觉妄想	心血管、锥体外系、自主神经
奋乃静(perphenazine)	8~30	幻觉妄想	锥体外系
氟奋乃静(fluphenazine)	2~40	幻觉妄想、淡漠退缩	锥体外系
氟奋乃静葵酸酯(fluphenazine decanoate, FD)	25,肌内注射,1次/2周	作用和不良反应同氟奋乃静	
三氟拉嗪(trifluoperazine)	5~20	幻觉妄想、淡漠退缩	锥体外系
丁酰苯类(butyrophenones)			
氟哌啶醇(haloperidol)	6~30	兴奋躁动、幻觉妄想	锥体外系
氟哌啶醇葵酸酯(haloperidol decanoate, HD)	50~100,肌内注射,1次/4周	作用和不良反应同氟哌啶醇	
五氟利多(penfluridol)	每周 20~100	兴奋躁动、幻觉妄想	锥体外系、自主神经
苯酰胺类(benzamides)			
舒必利(sulpiride)	400~1600	幻觉妄想、木僵、淡漠	锥体外系
硫杂蒽类(thioxanthenes)			
氯普噻吨(chlorprothixene)	100~600	焦虑紧张、睡眠障碍、幻觉妄想	心血管、自主神经
氯哌噻吨(clopentixol)	20~150	兴奋躁动、幻觉妄想	心血管、锥体外系、自主神经
氟哌噻吨(flupentixol)	2~12	兴奋躁动、幻觉妄想锥体外系	锥体外系

续 表

分类与药名	成人常用剂量 （mg/d）	主要作用	主要不良反应作用系统
第二代抗精神病药物			
氯氮平（clozapine）	100~600	兴奋躁动、幻觉妄想、淡漠	心血管、血液、自主神经
奥氮平（olanzapine）	5~20	阳性症状、阴性症状、认知	体重增加、嗜睡，转氨酶异常
利培酮（risperidone）	2~6	阳性症状、阴性症状、认知	锥体外系、催乳素升高
喹硫平（quetiapine）	150~600	阳性症状、阴性症状、认知	体位性低血压、嗜睡
齐拉西酮（ziprasidone）	40~160	阳性症状、阴性症状、认知	心血管、锥体外系
阿立哌唑（aripiprazole）	5~30	阳性症状、阴性症状、认知	心血管、锥体外系
氨磺必利（amisulpride）	100~200	阳性症状、阴性症状	锥体外系、高催乳素血症
帕利哌酮（paliperidone）	3~12	阳性症状、阴性症状	锥体外系，高催乳素血症
鲁拉西酮（lurasislone）	20~120	阳性症状、阴性症状、认知	嗜睡、锥体外系
布南色林（blonanserin）	8~24	阳性症状、阴性症状、认知	锥体外系
哌罗匹隆（perospirone）	12~48	阳性症状、阴性症状、认知	锥体外系

第二节　抗抑郁药物

　　抗抑郁药物和抗精神病药物一样，也是20世纪50年代开始应用于临床的。最早的抗抑郁药物是1954年发现的，在抗结核药物治疗时有患者出现心境高涨，因此发现单胺氧化酶抑制剂有抗抑郁作用，用于抑郁症的治疗。1958年发现了三环类抗抑郁药物丙米嗪。三环类抗抑郁药物与氯丙嗪同属吩噻嗪类，最早是为了治疗精神病患者的激越，但临床实践无效。1958年Kuhn报道丙米嗪是有效的抗抑郁药物，以后相继研发了阿米替林、多塞平、氯米帕明等三环类抗抑郁药物，20世纪70年代合成马普替林、米安色林等四环类药物。20世纪80—90年代，出现了选择性5-羟色胺再摄取抑制剂等新一代抗抑郁药物。抗抑郁药物主要用于抑郁症的治疗，也用于强迫症、焦虑症、恐惧症、疑病症、神经性厌食症、应激障碍（如创伤后应激障碍）等疾病的治疗。

一、药理作用

(一) 去甲肾上腺能神经系统

抑郁症患者的中枢去甲肾上腺素(noradrenaline，NA)能系统一般处于降低状态。三环类或四环类的大部分药物主要药理作用是抑制突触间隙 NA 的再摄取过程，阻止 NA 的消耗并促进 NA 与受体的结合。

(二) 5-羟色胺能神经系统

研究发现，部分抑郁症患者的 5-HT 能系统功能低下。部分三环及四环类抗抑郁药、SSRI 及其他类的抗抑郁药物可抑制突触间隙 5-HT 的再摄取过程，增加突触间隙 5-HT 的浓度，起抗抑郁作用。

(三) 单胺氧化酶抑制剂

单胺氧化酶抑制剂作用于单胺氧化酶(monoamine oxidase，MAO)，使单胺类神经递质的去氨作用受阻，从而提高 NA 和 5-HT 的浓度。

二、药物分类

目前上市的抗抑郁药物有几十种，根据药物的化学结构和药理作用可以分为以下 8 类：单胺氧化酶抑制剂(MAOI)，三环类抗抑郁药物(TCA)，四环类抗抑郁药物(tetracyclic antidepressants)、选择性 5-羟色胺再摄取抑制剂(SSRI)，5-羟色胺和去甲肾上腺素再摄取抑制剂(SNRI)，选择性去甲肾上腺素再摄取抑制剂(noradrenaline reuptake inhibitor，NRI)，去甲肾上腺素及多巴胺再摄取抑制剂(NDRI)，去甲肾上腺素及特异性 5-羟色胺双重作用抗抑郁剂(NaSSA)。其中 TCA、四环类抗抑郁药和 MAOI 属传统的第一代抗抑郁药，其他均为新型抗抑郁药，后者在安全性、耐受性和用药方便性方面较前者更有优势，是临床推荐首选的药物，其中 SSRI 是最常用的一类抗抑郁剂。TCA 类药物由于其耐受性和安全性问题，被国内外指南推荐作为二线药物使用。

三、临床应用

抗抑郁药物主要用于各类抑郁症的治疗，还可用于焦虑症、强迫症、创伤后应激障碍、进食障碍等，部分有镇静效应的药物可以用于睡眠障碍的治疗。

MAOI 禁用于孕妇、癫痫、心力衰竭、脑血管病、肝病、嗜铬细胞瘤等患者，患者有高血压病、青光眼等时应慎用。三环类抗抑郁药禁用于癫痫、严重的心血管疾病、青光眼、肠麻痹、尿潴留、前列腺肥大、TCA 药物过敏的患者及孕妇。

抗抑郁药物在总体疗效上没有差异，起效时间也基本相同；临床应用上主要是不良反应、毒性反应和药物相互作用方面的差别，并考虑药物服用方法和药物价格等方面问题。①不良反应方面，抗抑郁药物的镇静作用对驾驶员、机器操作者不合适；前列腺增生、青光眼者不宜使用抗胆碱能强的抗抑郁药物；②毒性反应，对于心脏病患者、有严重自杀倾向的患者慎用心脏毒性强的三环类抗抑郁药物；③所有抗抑郁药物都有诱发癫痫的可能，对于有癫痫病史的患者使用抗抑郁药物时，应该适当增加抗癫痫药物的剂量；

④随访和监测,鉴于抗抑郁药可能产生的不良反应及对患者身体、服药依从性,甚至生命健康的影响,在治疗前后应监测患者的血常规、肝肾功能、心电图、体质指数等重点指标。

四、药物相互作用

抑郁症患者接受抗抑郁药治疗应尽可能单一用药。如果疗效不好,尽可能换用另一种作用机制不同的药物治疗;或者两种药理机制不同的药物联合治疗。

MAOI,尤其其中的苯乙肼不良反应多、与其他药物的相互作用多、服药期间有饮食限制,目前已很少使用。大部分指南将MAOI作为二线药物。服用MAOI者不宜进食高酪胺的食物,如熟干酪、熏肉等,以免导致高血压危象;应限制咖啡、茶、巧克力等食物或饮料摄入,以免其中的咖啡因增加MAOI的不良反应,引起神经质、战栗、失眠等。MAOI通过抑制肝药酶系统影响巴比妥类、三环类抗抑郁药物、抗帕金森病药物和苯妥英钠等药物在肝脏中的代谢,故MAOI不宜同这些药物合用。即使停用,通常需要2周,MAOI的作用才完全消失。MAOI也不宜与SSRI、SNRI等抗抑郁药物合用,以避免5-羟色胺综合征等。另外,新型的抗抑郁药物大多通过肝细胞色素P450(CYP450)氧化酶代谢,会影响其他通过同样CYP450酶代谢的药物的血药浓度,在合并用药时需要注意。

SSRI对CYP2D6、CYP3A2/4作用比较强,与TCA抗抑郁药物、抗精神病药物、心血管药物等合用时,可能存在药物相互作用,影响其他药物的血药浓度,增加不良反应或降低药物疗效。故抑郁症患者在服用抗抑郁药物的同时,使用其他的药物如心血管药、神经科药物,应该注意药物的相互作用,酌情增加或减少剂量,密切观察临床症状变化。

五、常见不良反应和处理

第一代抗抑郁药物不良反应多,甚至有致命风险。而新型抗抑郁药物在安全性、耐受性和用药方便性方面较第一代抗抑郁药物更有优势。抗抑郁药物的不良反应多与药物影响神经递质及其受体的作用有关。

(一)中枢神经系统的不良反应

抗抑郁药常见引起头晕、头痛、麻木、乏力、疲劳和注意力不集中等,一般程度较轻,通过减低剂量、缓慢滴定药物剂量,患者可逐渐耐受。在用药初期,尤其是年轻患者可能出现激越、自杀风险增高,因此青少年患者应低剂量起始、缓慢增加剂量,避免药源性激越。有些抗抑郁药物,如阿米替林、多塞平、米氮平等药物,镇静效应较强,一般睡前服用可减少镇静效应对患者日常生活的影响,或用于有睡眠障碍的抑郁症患者,改善睡眠。少数患者可能出现锥体外系症状。

抗抑郁药的严重不良反应包括癫痫、精神症状恶化、5-羟色胺综合征等。如果出现药源性癫痫、精神症状恶化,应换用其他药物。5-羟色胺综合征临床表现为高热、坐立不安、肌肉抽动、强直、抽搐/惊厥、昏迷等。MAOI与其他5-HT阻断作用的药物,如SSRI、氯丙米嗪、酚氟拉明、丙米嗪等合用时容易产生5-羟色胺综合征。处理措施包括停用一切精神药物,给予支持治疗,补液扩容,降温,止惊,纠正水、电解质紊乱及酸碱平衡,促进药物排泄,可选用 5-羟色胺拮抗剂,如普萘洛尔 10 mg、每日 3 次,或者赛庚啶每次 4 mg、每日 3 次治疗。

(二) 心血管系统不良反应

MAOI 通过抑制单胺氧化酶(MAO),提高 NA 和 5-HT 的浓度发挥抗抑郁作用。当肠内的 MAO 受抑制,食物中的酪胺大量进入血液循环,促使 NA 等神经递质的合成。当食用如乳酪、鸡肝、啤酒、酵母、蚕豆等时会产生大量的儿茶酚胺,容易引起高血压危象。临床表现为搏动性头痛、血压升高、心悸、恶心、呕吐、高热,严重者有心律失常或肺水肿,甚至伴发蛛网膜下腔出血。处理:常用 α 受体阻滞剂酚妥拉明 5～10 mg 肌内注射;效果不佳时,可以肌内注射氯丙嗪。也可用钙离子拮抗剂硝苯吡啶,5 分钟内快速见效,作用持续 3～5 小时,同时随访血压。SNRI 类药物,如文拉法辛,作用于去甲肾上腺受体,也可能引起血压升高,甚至高血压危象,应注意监测,一旦发生血压升高,立即停药并对症处理,换用其他不引起血压升高的药物。

抗抑郁剂,尤其 TCA 类药物有胆碱能受体、$α_1$、$α_2$ 肾上腺素受体的阻滞作用,可能引起心动过速、体位性低血压、眩晕、心电图异常等不良反应;奎尼丁样作用可导致心脏传导阻滞。使用前注意体检和心电图检查,用药后定期监测生命体征、体检、心电图和心脏超声检查等,发现严重的不良反应时,应马上减药或停药,并积极对症处理。

(三) 消化系统不良反应

抗抑郁药物的胃肠道反应主要有恶心、呕吐、腹泻、便秘、口干、消化不良、食欲不振等,一般不严重,不需要特殊处理。

所有抗抑郁药物都可能引起肝损害,损伤模式多为肝细胞型,较少胆汁淤积型或混合型。一般为无症状的轻度肝功能异常,SSRI 或 SNRI 类药物发生率为 0.5%～1%,MAOI、TCA 或四环类为 3%～5%。肝损伤风险低的抗抑郁药有西酞普兰、艾司西酞普兰、帕罗西汀、氟伏沙明,风险较高的有 MAOI、TCA、四环类抗抑郁药、安非他酮、度洛西汀、阿戈美拉汀等。曾报道发生暴发性肝衰竭的抗抑郁药有苯乙肼、丙米嗪、阿米替林、文拉法辛、度洛西汀、阿戈美拉汀、舍曲林、安非他酮等。肝毒性风险高的抗抑郁药应慎用于老年患者和慢性肝病患者。对肝功能损害的患者使用抗抑郁药应采用较低剂量,缓慢加量,并密切监测肝功能指标。在治疗过程中出现肝损伤征象,应视严重程度采取观察、停药、对症治疗、转诊等处理。

(四) 性功能障碍

抗抑郁药物可能引起性功能异常。性功能障碍是抑郁症的症状之一;抗抑郁药可通过改善抑郁症状减轻性功能障碍,但也可能诱发性功能障碍,引起治疗中新出现的性功能障碍(treatment-emergent sexual dysfunction, TESD),TESD 是影响患者治疗依从性和治疗中断的最常见原因之一。SSRI、文拉法辛、氯丙米嗪等 5-羟色胺能作用强的抗抑郁药引起 TESD 的发生率高(10%～30%),而其他非 5-羟色胺能作用机制抗抑郁剂,如米氮平、安非他酮、阿戈美拉汀等发生 TESD 风险低。有研究者按照抗抑郁药物致 TESD 的风险由高到低排顺序如下:SSRI/文拉法辛＞TCA＞除文拉法辛之外的其他 SNRI＞安非他酮/伏硫西汀/维拉唑酮/曲唑酮/米氮平。可以通过减低药物剂量、换用对性功能影响小的药物或联用有拮抗作用的药物、假日停药等方式处理,但应权衡利弊,警惕抑郁症复燃或复发。有临床研究显示,联合安非他酮、米安色林、米氮平等能够改善性功能,但是需要注意合并治疗药物可能带来新的不良反应。

(五)药物过量

抑郁症发作时容易出现消极自杀企图,甚至付诸实施,如过量吞服抗抑郁药物自杀。超量服用 TCA 类药物,出现毒性反应,临床表现为昏迷、痉挛、心律失常三联征,可伴有高热、低血压、肠麻痹等,可能危及生命。因 TCA 抗抑郁药物使胃排空延迟,即使服用药物已经数小时,仍应该进行洗胃;同时给予补液、利尿、保持呼吸道通畅、吸氧、促进药物从体内排出,积极处理心律失常,如有癫痫发作可予以抗癫痫药物静脉或肌内注射治疗。新型抗抑郁剂相对较为安全,但超量服用可能引起 5-羟色胺综合征,严重者出现高热、呼吸困难、抽搐、酸中毒、横纹肌溶解、继发球蛋白尿、肾衰竭、休克死亡,需要早期发现,早期干预,并进行内科急诊处理。

六、常用抗抑郁药物

(一)单胺氧化酶抑制剂

MAOI 是最早的抗抑郁药物,其中吗氯贝胺(moclobemide)为可逆性选择性单胺氧化酶 A 抑制剂,属于新型 MAOI,多数指南将其作为抑郁障碍的二线用药,具有抗抑郁、抗焦虑的作用。它对饮食限制无要求,药物相互作用少。吗氯贝胺不宜与 TCA 合用,一般剂量 300~600 mg/d,分 2~3 次服用。不良反应与剂量相关,常见的不良反应有恶心、口干、头痛、头晕、心悸、失眠、体位性低血压、焦虑、便秘等。当以其他抗抑郁药物换用 MAOI 时应注意间隔一定的时间,通常需要 2 周的间隔期才能使用其他精神药物。严重不良反应包括高血压危象、5-羟色胺综合征等。

(二)三环类抗抑郁药物

虽然该药有许多不良反应,但 TCA 抗抑郁、抗焦虑作用明显,治疗效果好,价格便宜,仍是治疗抑郁症、焦虑障碍的重要药物。镇静作用强的 TCA 如阿米替林、多塞平宜在晚上使用,可同时改善睡眠,避免白天使用过度镇静。几乎所有抗抑郁药物都需要 2~3 周才能出现明显的抗抑郁作用,TCA 也是如此。不过,在抗抑郁作用出现之前,常常先有睡眠的改善。因此,在治疗剂量 4~6 周后才能判断 TCA 的疗效。

TCA 包括丙米嗪、阿米替林、多塞平和氯米帕明等。阿米替林、多塞平除了抗抑郁作用外,还有较强的镇静作用,适用于抑郁症伴焦虑、躯体症状及激越明显的患者。多塞平还对轻度抑郁症和慢性疼痛有较好的疗效。丙米嗪对抑郁症伴迟滞的患者比较好,能提高患者的情绪,改善迟滞。氯米帕明则对有强迫症状的抑郁症有比较好的效果,也有较强的镇静作用。TCA 不能与 MAOI 合用,以免产生严重不良反应。TCA 与 MAOI 换用应间隔 10~14 天。TCA 与抗精神病药物合用,应注意随访 TCA 可能恶化精神症状。

TCA 的不良反应主要由多系统的受体阻滞引起,阻滞 NE 和 5-HT 受体与抗抑郁作用有关,阻滞 M、H_1、α_1、α_2 等受体,可能产生相应的不良反应:①心血管系统不良反应,如心动过速、体位性低血压、眩晕、心脏传导阻滞等;②抗胆碱能反应,如口干、便秘、视觉模糊、排尿困难、眼压增高、肠麻痹等,有些 TCA 对老年人中枢神经可产生影响,引起意识模糊或谵妄;③镇静和体重增加,阻滞 H_1 受体,引起食欲增加、新陈代谢减慢、过度镇静、嗜睡等。

(三) 四环抗抑郁药物

马普替林是四环抗抑郁药物的代表,于 20 世纪 70 年代开始用于临床。该药物抗抑郁的机制为选择性阻断中枢去甲肾上腺素再摄取。对多种抑郁症状有效,起效较快,通常治疗数天即开始见效。但是,总体疗效与三环类抗抑郁药物相似。抗胆碱能不良反应比三环类抗抑郁药物少而轻。镇静作用与阿米替林相同。常见的不良反应有口干、嗜睡、视物模糊,也有心电图异常、震颤等。马普替林的常用剂量与三环类抗抑郁药物一致。

(四) 选择性 5-羟色胺再摄取抑制剂

SSRI 是 20 世纪 80 年代末在国外上市,90 年代初进入我国精神科临床的新一代抗抑郁药物,包括氟西汀、帕罗西汀、舍曲林、氟伏沙明、西酞普兰,艾司西酞普兰等。其安全性高于传统的三环类药物,镇静作用小,心血管不良反应少,是抑郁障碍的一线用药;也用于焦虑症、恐惧症、强迫症、创伤后应激障碍、慢性疼痛、疑病症等疾病的治疗。SSRI 不能与 MAOI 合用,以免出现 5-羟色胺综合征。SSRI 与锂盐合用,会增加 5-HT 的功能。

SSRI 的半衰期比较长,通常每天一次给药;多数 SSRI 起始剂量即为治疗剂量,维持剂量也是治疗剂量,与传统的抗抑郁剂相比,临床应用简便。其抗抑郁总体疗效与三环类抗抑郁药物相似,但比传统的抗抑郁药安全。SSRI 包括以下几种药物。

1. **氟西汀(fluoxetine)** 最早上市的 SSRI,半衰期长是该药的特点,常规剂量半衰期 2~4 天,活性代谢产物去甲氟西汀的半衰期为 7~15 天。治疗抑郁症的常用剂量 20~40 mg/d,维持治疗时可以隔天使用;治疗强迫症的剂量为 20~60 mg/d。常见的不良反应有恶心、呕吐、厌食、头痛、失眠、激越、焦虑、体重下降、性功能减退等。药物过量比较安全。孕妇和哺乳妇女慎用。

2. **帕罗西汀(paroxetine)** 其半衰期 24 小时左右,常用剂量 20~40 mg/d,最大剂量 50 mg/d。用于抑郁症、强迫症、社交焦虑症等疾病的治疗。常见的不良反应有口干、便秘、恶心、厌食、头晕、乏力、出汗、性功能障碍等。突然停药易引起停药反应。癫痫患者和哺乳期妇女慎用。因帕罗西汀可能导致胎儿心脏畸形,孕妇禁用或严密监测胎儿的发育。

3. **舍曲林(sertraline)** 其半衰期 24 小时,主要用于治疗抑郁症、强迫症、创伤后应激障碍等疾病。常用剂量 50~150 mg/d,最大剂量不超过 200 mg/d。常见的不良反应有恶心、厌食、口干、震颤、腹泻、失眠、多汗、性功能障碍等。肝功能不全、癫痫、出血史患者、孕妇和哺乳妇女慎用。

4. **氟伏沙明(fluvoxamine)** 其半衰期 12~24 小时,治疗抑郁症常用剂量 50~100 mg/d。该药物有一定的镇静效应,晚上服用更佳。治疗强迫症剂量为 100~300 mg/d,儿童和青少年最大剂量不超过 200 mg/d。常见的不良反应有嗜睡、头晕、恶心、厌食、便秘、口干、多汗、乏力、激动、性功能障碍等。本药不宜给8岁以下儿童使用。驾驶员和机械操作者使用时，应告诫会出现困倦。癫痫、出血史患者、孕妇和哺乳妇女慎用。

5. 西酞普兰(citalopram)　其半衰期36小时，主要用于治疗抑郁症、惊恐障碍等疾病，常用剂量20～40 mg/d，最大剂量不超过60 mg/d。常见不良反应有恶心、腹泻、勃起障碍、失眠等。孕妇和哺乳妇女慎用。

6. 艾司西酞普兰(escitalopram)　是2002年上市的SSRI抗抑郁药物，是西酞普兰的左旋异构体，也是SSRI中仅作用于5-HT的药物。半衰期30小时。主要用于治疗抑郁症、广泛性焦虑障碍、惊恐障碍等疾病，常用剂量10～20 mg/d。常见的不良反应有恶心、失眠、勃起障碍等。孕妇和哺乳妇女慎用。

SSRI的不良反应明显比TCA少，程度较轻，患者一般可以耐受；几乎没有抗胆碱能的作用，对青光眼和前列腺增生患者是安全的。药物过量的毒性也较小。常见的不良反应有恶心、呕吐、食欲减退、失眠、性功能障碍等。一般对症治疗或降低药物的使用剂量；不良反应严重者，可以换用其他抗抑郁药物。

(五) 5-羟色胺-去甲肾上腺素再摄取抑制剂

SNRI的代表药是文拉法辛(venlafaxine)、度洛西汀(duloxetine)，以及米那普仑(milnacipran)，与SSRI一样属于新一代抗抑郁药物；同时提高突触间隙的5-HT和NA水平，具有抗抑郁、抗焦虑作用，且起效较快，一般1～2周内对抑郁、焦虑症状有改善作用；没有抗胆碱能的作用，镇静作用弱；与其他药物合用时药物的相互作用少，安全性高。SNRI禁止与单胺氧化酶抑制剂合用，单胺氧化酶抑制剂停药后至少14天才可开始SNRI的治疗，SNRI停药后至少5天才可以开始单胺氧化酶抑制剂的治疗。SNRI主要治疗抑郁症、焦虑障碍；对有躁狂发作、癫痫、急性青光眼、高血压病控制不良、出血史患者慎用，肝肾功能不全者减量或慎用。孕妇和哺乳妇女慎用。驾驶员和操作工服用本药时应停止原来的工作。服药期间不宜饮酒。SNRI类药物分别介绍如下。

1. 文拉法辛　文拉法辛有常规剂型和缓释剂两种类型。文拉法辛半衰期4小时，其活性代谢产物去甲文拉法辛半衰期10小时。常用治疗剂量75～225 mg/d，起始剂量为75 mg/d。常见的不良反应有恶心、头痛、口干、嗜睡、紧张、出汗、性功能障碍等。

2. 度洛西汀　度洛西汀是5-羟色胺与去甲肾上腺素再摄取的强抑制剂。半衰期约12小时，起始剂量40 mg/d，可以分两次服用；常用治疗剂量60 mg/d，可以一次或分两次服用。最大剂量为120 mg/d。度洛西汀的适应证除抑郁症和广泛性焦虑外，还有慢性肌肉骨骼疼痛；国外还批准该药物用于糖尿病性周围神经痛、纤维肌痛的治疗。常见的不良反应有恶心、头痛、口干、嗜睡、疲乏、失眠、便秘、头晕等。

3. 米那普仑　米那普仑是一种具有去甲肾上腺素和5-羟色胺平衡(1∶1.6)再摄取抑制作用的SNRI。对于轻度、中度和重度抑郁症均有效，具有良好的耐受性，对于其他抗抑郁药物缺乏疗效或不能耐受的患者，米那普仑是一个可能的治疗选择。米那普仑消除半衰期最长8小时，起始剂量50 mg/d，逐渐加量至100 mg/d，每天2～3次给药，餐后口服。米那普仑在人体内代谢程度有限，没有活性代谢产物，给药剂量的90%以原型药或者无活性的葡醛内酯结合物形式从尿中排出，因此肾功能损伤患者应做相应的剂量调整。常见的不良反应有眩晕、出汗、焦虑、发热和排尿困难,主要出现在服用的第一周内,以后会逐渐减弱。米那普仑撤药后可能出现其撤药反应,如焦虑加重,在停用米那普仑时建议逐渐减量。

(六) 去甲肾上腺素—多巴胺再摄取抑制剂

NDRI 的代表药物是安非他酮(bupropion)。安非他酮是一种新型抗抑郁药,其抗抑郁作用机制仍存在争议。安非他酮对去甲肾上腺素转运蛋白(NET)和多巴胺转运蛋白(DAT)弱阻断作用。安非他酮被代谢为多种活性代谢产物,后者比安非他酮对 NET 和 DAT 的阻断作用强。因此,安非他酮既是一种活性药物,也是其他活性药物的前体,共同发挥抗抑郁作用。安非他酮适用于抑郁症的治疗,包括不能耐受 SSRI 不良反应或者对 SSRI 疗效不佳的抑郁症患者、迟钝型抑郁症患者。有研究显示,安非他酮对治疗尼古丁成瘾有效。

安非他酮是一种消旋混合物,平均半衰期为 3~4 小时,起始剂量为一次 75 mg,一天 2 次;服用至少 3 天后,根据临床疗效和耐受情况,可逐渐增大剂量到一次 75 mg,一天 3 次;以后可酌情继续逐渐增加至每日 300 mg 的常用剂量,每日 3 次。在加量过程中,3 天内增加剂量不得超过一日 100 mg。作为抗抑郁药,安非他酮通常需要服用 4 周后才能出现明显的疗效,如已连续使用几周后仍没有明显疗效,可以考虑逐渐增加至每日最大剂量 450 mg,但每次最大剂量不应超过 150 mg,两次用药间隔不得少于 6 小时。常见的不良反应有激越、口干、失眠、头痛/偏头痛、恶心、呕吐、便秘和震颤。有癫痫病史者禁用安非他酮,且安非他酮不能与单胺氧化酶抑制剂合并使用,服用间隔至少 14 天。孕妇及哺乳期妇女慎用。肝肾功能不全、心肌损伤或心脏疾病患者慎用。

(七) 去甲肾上腺素及特异性 5-羟色胺能抗抑郁剂

NaSSA 的代表药是米氮平(mirtazapine)。米氮平作用于突触前去甲肾上腺素神经元 α_2 自受体促进去甲肾上腺素能神经传导,通过 α_2 异受体和 α_2 自受体促进 5-HT 神经元的 5-HT 传导,通过阻断 5-HT_2 和 5-HT_3 受体,减少焦虑、激越、性功能障碍和恶心等不良反应。米氮平起效快,依从性好;没有抗胆碱能作用。

米氮平适用于严重抑郁症的治疗。该药半衰期 20~40 小时,每天服用 1 次。有效治疗剂量 15~45 mg/d,起始剂量 15 mg/d,因其具有镇静作用,可以晚上一次服用或者早晚各一次。米氮平常见的不良反应有口干、头晕、食欲增加、体重增加、嗜睡、体位性低血压、便秘等。米氮平对 CYP2D6、CYP1A2、CYP3A2/4 没有抑制作用,故与这类酶代谢的药物合用时,发生药物相互作用少。患者在米氮平治疗期间禁止饮酒,也不宜与 MAOI 合用。本药可能影响驾车和机器操作的能力。孕妇禁用,哺乳妇女慎用。肝肾功能不全、癫痫、心脏病、排尿困难、青光眼、躁狂患者慎用。

(八) 其他抗抑郁药

1. 曲唑酮(trazodone) 曲唑酮可抑制 5-HT 再摄取,对组胺受体(H_1 受体)也有阻断作用,具有抗抑郁、镇静作用,适用于治疗抑郁症、焦虑症。半衰期短,每天服药 2~3 次。常用治疗剂量 200 mg/d,成人初始剂量为 50~100 mg/d,最高剂量不超过 400 mg/d。常见的不良反应为嗜睡、疲乏、头晕、头痛等,少数患者有阴茎异常勃起、体位性低血压、心动过速、恶心等症状。合用药物时应注意药物的相互作用,适当减少合用药物的剂量,如与洋地黄制剂合用会增加洋地黄药物的血药浓度,也会增加苯妥英钠的血药浓度,会加强酒精、巴比妥类和其他中枢神经药物的作用。严重的心脏病患者禁止使用本药。

2. **瑞波西汀(reboxetine)** 瑞波西汀属于 NRI,选择性作用于去甲肾上腺素受体,对其他神经递质的影响很小。用于治疗抑郁症。半衰期 13 小时,起效时间 2～4 周,起始剂量 2 mg/d,1 周加至 4 mg/d,分 2 次使用。常用治疗剂量 8 mg/d,最高剂量 10 mg/d。常见的不良反应有失眠、头晕、焦虑、激越、口干、便秘、尿潴留、性功能障碍、剂量相关的体位性低血压等。

3. **米安色林(mianserin)** 米安色林是 20 世纪 70 年代上市的四环类抗抑郁药物,主要通过阻断突触前膜 α_2 肾上腺素能受体,增加去甲肾上腺素的释放,具有抗抑郁、抗焦虑作用。在外周阻断 5-HT_2 和 H_1 受体。米安色林适用于抑郁症。常用剂量 30～40 mg/d,最大剂量 90 mg/d。常见的不良反应有癫痫、低血压、关节痛等,不良反应与剂量相关。偶见肝功能异常。躁狂发作患者禁用。

4. **托鲁地文拉法辛(toludesvenlafaxine)** 托鲁地文拉法辛是 2022 年 11 月获批的抗抑郁药物,是一种多巴胺-肾上腺素-5-羟色胺重摄取抑制剂。其半衰期为 9～10 小时,起始剂量为 40 mg/d,可根据患者个体反应在 1 周内增加至 80 mg/d,最大剂量为 160 mg/d。常见的不良反应有恶心、头晕、口干、困倦和头痛等,心悸、血压升高、肝功能异常、便秘、躁狂等不良反应少见。对本药过敏者禁用,且禁止与 MAOI 同时使用。心脑血管疾病、心脏疾病、双相情感障碍、惊厥或癫痫、甲状腺功能亢进症患者及老年人慎用。停用本药时应逐渐减药,如出现难以耐受的症状时,应考虑先恢复先前治疗剂量,随后以更慢的速度减量。

5. **噻奈普汀(tianeptine)** 噻奈普汀是 20 世纪 80 年代上市的 TCA 抗抑郁新药,其药理机制与 SSRI 不同,通过促进突触前膜 5-HT 再吸收,增加突触间隙的 5-HT 浓度,达到抗抑郁作用。动物研究显示,该药物增加海马部位锥体细胞的自发性活动,增加大脑皮质和海马部位神经元对 5-羟色胺的再摄取作用。噻奈普汀适用于抑郁症;半衰期短,每天需要用药 3 次,每次 12.5 mg。年龄 70 岁以上、肾功能不全者剂量限制在 25 mg/d。15 岁以下儿童禁止使用。常见的不良反应有厌食、恶心、呕吐、口干、便秘、失眠、头晕、心动过速等。

6. **氯胺酮(ketamine)** 氯胺酮是一种非竞争性的高亲和力 N-甲基 D-天冬氨酸受体 2A(NMDAR)谷氨酸受体的拮抗物,俗称 K 粉,临床上广泛用于麻醉与镇痛。但近年来,越来越多的研究反复证明氯胺酮具有快速、强效的抗抑郁作用,能迅速减轻目前有自杀念头的抑郁症患者的抑郁症状,其作用机制可能为拮抗 NMDA 受体、增加 BDNF、快速激活 mTOR 通路、改善神经突触可塑性等有关。氯胺酮半衰期为 2～3 小时,一般采用亚麻醉剂量(0.5 mg/kg,40 分钟)静脉点滴,或者口服 0.5～3 mg/kg 的氯胺酮。常见的不良反应有解离症状、恶心、头痛、心率加快、血压升高、排尿困难等,这些通常是短暂、轻微和自我限制的。但关于氯胺酮长期使用的安全性研究数量较少。

艾司氯胺酮是氯胺酮的异构体,对 NMDA 受体的亲和力是 R-氯胺酮的 3~4 倍,具有更强的镇痛效力,而分离性症状、欣快反应、认知损伤较少,具有更好的安全性和耐受性。多项临床研究显示,其能够产生快速抗抑郁作用。2019 年艾司氯胺酮鼻腔喷雾剂作为第一个具有全新治疗机理的抗抑郁新药在美国上市;2023 年获中国国家药监局上市批准,用于治疗伴有急性自杀意念或行为的成人抑郁症。鼻喷剂通过鼻腔黏膜丰富的毛细血管快速吸收,在给药后的 10~14 分钟到达最大血药浓度,其血浆蛋白结合率 27%,可广泛分布于体内各器官组织,药物在体内达到峰浓度之后,血浆浓度呈双相下降,前 2~4 小时快速下降,半衰期为 7~12 小时。有报道艾司氯胺酮鼻喷剂在首次给药后 4 小时即可观察到对抑郁症状的改善。但是艾司氯胺酮仍存在精神类的不良反应及滥用、误用等风险,因此在临床使用过程中必须严格把握好适应证,合理、规范地管理该药品。常用抗抑郁药物的药理作用见表 16-2。

表 16-2 常用抗抑郁药物的药理作用一览表

药物	分类	再摄取抑制		
		NA	5-HT	DA
丙米嗪(imipramine)	三环	++	+	0
阿米替林(amitriptyline)	三环	++++	0	0
多塞平(doxepin)	三环	++	+	0
氯米帕明(clomipramine)	三环	+	+++	0
马普替林(maprotiline)	四环	+++	0	0
文拉法辛(venlafaxine)	SNRI	+	++	0/+
度洛西汀(duloxetine)	SNRI	+	+	0
米那普仑(milnacipran)	SNRI	++	++	0
氟西汀(fluoxetine)	SSRI	0	+++	0
舍曲林(sertraline)	SSRI	0	++++	0
帕罗西汀(paroxetine)	SSRI	0	++++	0
氟伏沙明(fluvoxamine)	SSRI	0	+++	0
西酞普兰(citalopram)	SSRI	0	++++	0
艾司西酞普兰(escitalopram)	SSRI	0	++++	0
米氮平(mirtazapine)	NaSSA	α₂ 受体和异受体拮抗剂,增加 5-HT 和 NA 释放		
米安色林(mianserin)	四环,NaSSA	α₂ 受体和异受体拮抗剂,增加 5-HT 和 NA 释放		
曲唑酮(trazodone)	SARI	5-HT 激动/拮抗剂		
安非他酮(bupropion)	NDRI	弱 NA 和 DA 再摄取抑制剂		

注:0=无影响,+=有影响,++=影响中等,+++=影响较强,++++=影响很强。
SNRI=选择性 5-羟色胺和去甲肾上腺素再摄取抑制剂,SSRI=选择性 5-羟色胺再摄取抑制剂,NassA=去甲肾上腺素和特异性 5-羟色胺能抗抑郁药,NDRI=去甲肾上腺素和多巴胺再摄取抑制剂,SARI=5-羟色胺受体拮抗剂/再摄取抑制剂。

第三节 心境稳定剂

心境稳定剂(mood-stabilizing drug)也被称为抗躁狂药,是一组对躁狂或抑郁发作具有治疗和预防复发的作用,且不会引起躁狂或抑郁转相,或导致发作频率增加的药物。心境稳定剂大致分为3类:①锂盐(碳酸锂);②抗惊厥药,包括丙戊酸盐(丙戊酸钠和丙戊酸镁)、卡马西平、拉莫三嗪、加巴喷丁等;③第二代抗精神病药物,如奥氮平、利培酮、喹硫平、齐拉西酮、阿立哌唑等,可用于躁狂发作、双相障碍的急性期和维持期治疗。但是,新一代非典型抗精神病药物会产生锥体外系症状、过度镇静、体重增加、血糖升高、催乳素升高、认知功能下降、心律失常、性功能障碍等不良反应。每种药物都可能产生上述一种或几种不良反应,应针对患者的具体情况选择药物。本节仅介绍锂盐和抗惊厥药,第二代抗精神病药参见本章第一节。

一、锂盐

锂盐(lithium)是最经典、最古老也是最常用的抗躁狂药物(或心境稳定剂)。锂盐不仅能治疗躁狂发作,还能预防双相情感障碍(躁狂抑郁症)的复发,对精神疾病和人格障碍的易激惹性也有较好的疗效。1949年证明了锂盐的抗躁狂作用,1960年可以对血锂浓度测定之后,锂盐广泛用于临床躁狂发作的治疗。

(一) 药理作用

锂盐的药理作用机制仍不完全清楚,具有多种功能作用:①延长慢波睡眠的时间,延长快动眼睡眠的潜伏期,缩短快动眼睡眠期;②增加脑内5-HT功能,阻止NE的释放;还可以减少突触前多巴胺能神经元的活性并在突触后神经元阻止了受体上调及受体敏感性的形成;③抑制腺苷酸环化酶(cAMP)的活性,通过蛋白激酶A、磷酸化酶、钾离子通道,影响神经元易化及单胺类神经递质的释放;④替换钠、钾、钙、镁离子在神经细胞内外的分布;④引起甲状腺摄碘轻度升高,血浆蛋白结合碘和游离甲状腺素水平下降;⑤引起白细胞升高;⑥引起心电图非特异性复极化改变,表现为T波变平或倒置。上述这些药理作用中具体哪些作用与锂盐的抗躁狂有关,还需要进一步研究阐明。

(二) 适应证和禁忌证

锂盐对双相情感障碍躁狂发作、抑郁发作有治疗和预防复发的作用,对单相抑郁发作的疗效不明显。对分裂情感性精神障碍有效,但需要与抗精神病药物合用。也可以作为辅助用药,用于有心境易变、冲动性暴力或愤怒、经前期烦躁、酗酒或慢性精神分裂症的患者,或是作为增效剂用于多种对治疗有阻抗的精神障碍。另外,锂盐能降低单相抑郁、双相抑郁障碍患者的自杀率。

锂盐对心、肾有一定不良反应,对有心脏病、肾病、内分泌疾病、糖尿病及限制饮食的患者禁用。

(三) 临床应用

目前常用的锂盐制剂是碳酸锂,包括普通片剂和缓释片。碳酸锂口服吸收快,吸收完全。普通片剂在服药后1~2小时达到峰浓度,缓释制剂4~5小时达到峰浓度,半衰期7~24小时。24小时内脑脊液的药物剂量是血浆浓度的一半。通常24小时内排出体外的锂盐是血浆中的50%。95%的锂盐经肾脏排出体外,但与体内钠离子的浓度密切相关。当血浆中钠离子浓度低,肾脏重吸收锂增加,从而增加血锂浓度。因此,锂盐治疗者需要补充盐分。利尿剂可增加钠离子排泄,但不增加锂盐的排泄,造成血锂浓度升高。

碳酸锂常用剂量1~2g/d,分2~3次服用;起始剂量250mg/d,以后逐渐增加剂量,达到常用剂量750~1500mg/d。血药有效浓度0.6~1.2mmol/L。

锂盐治疗一般7~10天显效,急性发作的躁狂常常需要合用抗精神病药物、抗焦虑药或物理治疗(如无痉挛电休克治疗)。合用抗精神病药物时,一般首选第二代非典型抗精神病药物,但不包括氯氮平。氟哌啶醇因为可增加锂盐血药浓度,增加中毒反应的概率,故不主张与锂盐合用,或者合用时监测血锂浓度。兴奋症状控制后,应该逐渐减少或撤离抗精神病药物,以免长期使用抗精神病药物掩盖锂盐中毒的早期症状。

每个患者的锂盐治疗剂量必须根据血药浓度来调节,因为锂盐的治疗剂量和药物中毒剂量非常接近,因此,使用锂盐时必须测定血锂浓度。血锂浓度的测定不仅可指导临床用锂盐的剂量,同时也可以监测不良反应与血药浓度的关系,了解个体使用锂盐的最佳有效血药浓度和不良反应浓度。锂盐治疗时的有效浓度为0.6~1.2mmol/L。超过1.4mmol/L易出现中毒反应,维持治疗的最佳血药浓度为0.4~0.8mmol/L。

测定血锂浓度的最佳时间是末次服药后12小时,通常为晚上服药,次日早晨抽血检查。第一次检查在服药后的4~7天,以后每周检查一次,连续3周;待血药浓度稳定后,可以4~6周查一次。一旦有不良反应时,应该随时检查血锂浓度。

(四) 不良反应与处理

1. **胃肠道反应** 胃部不适、恶心,多在服药后2小时发生。呕吐、腹泻者要考虑锂盐中毒的可能。

2. **神经系统** 最常见的不良反应是震颤,主要见于手指。也出现齿轮样或轻度的帕金森样体征或者原有的帕金森病加重,粗大震颤和共济失调者要考虑药物中毒。有的会出现思维缓慢、健忘及记忆缺陷,创造力降低,嗜睡和疲乏。

3. **心血管系统** 锂盐能产生心电图的良性改变,如类似低钾的T波低平表现,发生率约20%,是锂取代钾离子的缘故,不是严重反应。其他有心肌炎、传导阻滞等,心脏病患者慎用锂盐。

4. **甲状腺** 影响甲状腺素的合成,造成甲状腺素的降低,甲状腺肿大,出现乏力、嗜睡、抑郁等症状。这种不良反应多见于长期应用锂盐的患者,发生率为5%~10%。甲状腺的不良反应是可逆性的,停用锂盐后可以恢复。

5. **肾脏** 长期使用锂盐,约10%的患者出现口渴、多饮、多尿等尿崩症症状。这是锂盐对抗抗利尿激素和垂体后叶加压素对肾脏作用所致。停用锂盐后,上述症状逐渐消失。

6. 皮肤 锂盐导致的皮疹多种多样,痤疮是其中最常见的,银屑病可能在锂盐使用后加重,干性非炎症大疱样皮疹相对常见。脱发,但头发可以再生。

7. 锂盐的中毒反应 锂盐应用不当,可以发生中毒反应,临床表现为呕吐、腹泻、粗大震颤、抽动、呆滞、困倦、头晕目眩、构音不清、共济失调、意识障碍等。根据中毒的程度不同,临床症状表现轻重不一,严重者会出现昏迷、死亡。血锂浓度>1.5 mmol/L,会出现不同程度的中毒症状,如频发的呕吐和腹泻、无力、淡漠、肢体震颤由细小变得粗大、反射亢进等。血锂浓度>2.0 mmol/L 可出现严重中毒,表现意识模糊、共济失调、吐字不清、癫痫发作乃至昏迷、休克、肾功能损害等。血锂浓度>3.0 mmol/L 可危及生命。

一旦发现上述中毒症状,应根据临床中毒症状的程度,立即减少或停止使用锂盐,检查血锂浓度,加速锂盐从体内排出。补液、扩容、使用高渗钠盐、利尿、支持治疗是常用的方法,严重的患者可以人工透析或血液透析。通常,血液中的锂盐很快排泄,而脑脊液中的锂盐却排泄比较慢,停药1~3周后锂中毒症状才完全消失。治疗有效者,一般没有后遗症。

引起锂盐中毒的原因有许多,如肾脏清除率的降低、钠摄入的减少、年龄、躯体健康状况、用药剂量、血锂检测等。

8. 其他 锂盐可使白细胞数量升高,可以用来治疗白细胞减少症。锂盐有致畸作用,孕妇禁用,哺乳期妇女慎用。

二、抗惊厥药

(一) 卡马西平/奥卡西平

1. 药理作用 卡马西平(carbamazepine)是二苯并氮杂䓬类化合物,1953年被瑞士化学家 Walter Schindler 合成,1974在美国被批准用于治疗癫痫。20世纪70—90年代开展了多项临床研究,证实卡马西平具有情绪稳定剂的作用,对52%的患者有抗躁狂作用,对躁狂和抑郁发作的预防作用分别为74%和52%。奥卡西平(oxcarbazepine)是卡马西平的10-酮基结构类衍生物,药效与卡马西平相似或稍强,但是不良反应少。本节主要介绍研究较多的卡马西平。

卡马西平对中枢神经系统的作用是多方面的,但对情感障碍的治疗机制不明。有假说认为,卡马西平通过增加边缘系统 γ-氨基丁酸(GABA)受体来调节 GABA 和 DA 的周转。另外,卡马西平影响神经元离子通道,如减少 Na^+ 内流、增加 K^+ 传导来降低高频反复电活动的激发,影响突触前和突触后介质的传递,发挥治疗作用。卡马西平的吸收不稳定,生物利用度为80%,受潮后易形成结晶,生物利用度随之降低。在肝脏经环氧化酶代谢途径自身诱导,卡马西平的半衰期从24小时降到8小时,通常在治疗2~4周后发生。此时,需要调整剂量,以维持适当的血药浓度及疗效。

2. 适应证和禁忌证 卡马西平对急性躁狂发作和预防复发都有较好的疗效,常常在锂盐无效、锂盐过敏、不能耐受锂盐的不良反应时使用。常常用于难治性心境障碍、季节性情感障碍、混合性发作的治疗。有报道认为,卡马西平对快速循环型情感障碍的疗效较锂盐好。

孕妇及造血功能不全者慎用。已知对卡马西平过敏者禁用。卡马西平的药物间相互作用广泛,其数量超过锂盐和丙戊酸盐,当卡马西平与其他药物联合应用时,应注意观察药物的相互作用。

3. 临床应用　卡马西平的开始剂量一般为每次 200 mg,治疗剂量为 600～800 mg/d,分 3 次服用。门诊患者起始剂量为 100～200 mg/d,分 1～2 次服用。以后根据有无胃肠道和神经系统不良反应,每 3～5 天增加 200 mg,直到治疗血浆浓度达 4～12 mg/L,与治疗癫痫所需的血药浓度相仿。国内目前临床常用的卡马西平有普通片剂和缓释剂两种剂型。

4. 不良反应和处理　常见不良反应有胃肠道和神经系统的影响,如恶心、胃不适、便秘、嗜睡、步态不稳、眼球震颤、复视等。神经毒性不良反应与剂量有关。

大约 1/10 的患者可出现轻度皮疹,最严重的不良反应是剥脱性皮炎,表现为全身性、眼周、口周皮疹,属于临床急症,应立即停用卡马西平,并采取紧急处置。*HLA - B * 1520* 及 *HLA - A * 3101* 基因类型的患者更容易出现皮疹,这类人群慎用卡马西平。

轻度白细胞下降也很常见,还可出现粒细胞缺乏症和再生障碍性贫血。因此,临床和实验室检查发现有血常规、皮肤和肝脏异常者,应特别关注,密切观察。有时亦可引起"过敏性肝炎",表现为谷丙转氨酶升高,偶伴有胆红素升高,必须停药,对症处理。

(二) 丙戊酸盐

1. 药理作用　1963 年,法国 Meunier 发现丙戊酸盐(valproate)有抗惊厥作用,1967 年作为抗惊厥药物首先在法国上市。1966 年,Lambert 等首次报道了丙戊酸盐有稳定情绪的作用,以后的研究结果表明,丙戊酸盐能治疗双相情感障碍,1995 年美国批准丙戊酸盐用于躁狂治疗。丙戊酸盐的药理作用机制还不十分清楚。丙戊酸可能改变钠离子通道的敏感性,使电压敏感性钠通道(VSSCs)的钠离子内流减少,抑制谷氨酸释放,降低兴奋性神经递质传递,发挥其抗躁狂的作用。丙戊酸还可能通过激活 GABA 的合成,抑制 GABA 的降解代谢,进而增加 GABA 的浓度,加强神经元对 GABA 的敏感度,从而起到稳定情绪的作用。

2. 适应证和禁忌证　丙戊酸盐治疗双相障碍的躁狂发作,预防双相障碍躁狂和抑郁发作,常用于难治性心境障碍、混合型发作、快速循环型双相障碍、季节性心境障碍的治疗。可与锂盐合用治疗难治性患者。

对冲动攻击行为有效,可以作为精神分裂症的增效治疗,研究显示丙戊酸盐与抗精神病药物联合应用,可提高疗效。丙戊酸盐还可作为单纯和复杂癫痫发作的单一治疗或辅助治疗。

丙戊酸盐有致畸作用,能通过乳汁分泌,故孕妇和哺乳期妇女禁用。丙戊酸盐的蛋白结合率高,大部分在肝脏代谢,当与其他影响蛋白结合及代谢的药物合用时,可能产生潜在的药物相互作用,联合用药时应特别注意。

3. 临床应用　丙戊酸盐的起效时间约为 2 周。起始剂量为 400～600 mg/d,分 2～3 次服用;根据患者的疗效和不良反应增加剂量,通常每 2～3 天增加 200～300 mg/d,达到治疗躁狂的有效血浓度为 50～150 mg/L,治疗剂量为 800～1 800 mg/d。当血浆浓度超过 100 mg/L 时,镇静、食欲增加、白细胞计数和血小板计数减少的发生率较高。国内目前临床常用的丙戊酸盐有普通片剂和缓释剂两种剂型。

4. 不良反应和处理　丙戊酸盐的不良反应发生率低。与剂量相关的常见不良反应有胃肠道反应,如恶心、呕吐、厌食、腹泻、消化不良,一过性肝转氨酶增高,以及神经系统症状(如震颤和镇静)。血小板及白细胞计数减少是丙戊酸盐在较高血浆浓度时出现的不良反应。上述胃肠道和神经系统不良反应可以通过减少剂量,或换用肠溶性丙戊酸钠缓释剂得以缓解。可通过减量或用 β 受体阻滞剂缓解震颤。

脱发通常发生于治疗早期,常是一过性的,女性比男性更常见,可服用含有锌、硒的多种维生素。丙戊酸盐可能引起女性月经不规律及多囊卵巢、体重增加,尤其年轻女性患者应慎用。

罕见的严重不良反应有不可逆性肝衰竭、出血性胰腺炎、粒细胞缺乏症,需要立即停用丙戊酸盐,并对症处理。

(三) 拉莫三嗪

1. 药理作用　拉莫三嗪(lamotrigine)是一种电压门控式离子通道应用依从性阻滞剂。抑制病理性谷氨酸释放,抑制谷氨酸诱发的动作电位。有研究认为拉莫三嗪是一种潜在的 N-甲基-D-天冬氨酸拮抗剂。该药治疗精神障碍的作用机制还不完全清楚。

2. 适应证和禁忌证　拉莫三嗪对双相抑郁、轻躁狂和混合状态有中度疗效,主要用于双相抑郁的治疗。对双相抑郁快速循环发作,尤其双相Ⅱ型有预防作用。拉莫三嗪能增强锂盐的疗效,对精神分裂症的阳性症状有一定的增效作用。

3. 临床应用　拉莫三嗪开始 2 周每天 25 mg、每天 1 次,以后 2 周改为每天 50 mg、每天 1 次,然后增加到每天 75～100 mg、每天 1 次,每日最高剂量不超过 200 mg。12 岁以下患者使用时,开始 2 周为隔天 25 mg,以后每天 25 mg,根据临床情况增加剂量。

与其他抗癫药物合用,如卡马西平、苯妥英钠等会降低 50% 的拉莫三嗪血药浓度。与丙戊酸盐合用会延长拉莫三嗪的半衰期,从单独使用的 24～35 小时增加到 69 小时,使其药物浓度增加。因此,拉莫三嗪与丙戊酸盐合用时目标剂量应减半,即 100 mg/d;与卡马西平合用,目标剂量应加倍,即 400 mg/d。拉莫三嗪与其他药物合用的相互作用比较少,但有增加氯氮平血药浓度的报道。

4. 不良反应和处理　常见不良反应有头痛、恶心、呕吐、疲惫、失眠。有些患者出现皮疹,通常为斑丘疹,偶见严重的全身过敏性皮疹。罕见的严重不良反应为剥脱性皮炎和中毒性表皮坏死,在治疗早期应告知患者,注意观察;治疗过程中缓慢增加药物剂量;一旦发生皮疹,应按药物说明停药,并咨询医生诊治。

(四) 其他抗惊厥药

1. 加巴喷丁(gabapentin)　加巴喷丁有抗焦虑的作用,对双相躁狂发作具有治疗作用,使用常用心境稳定剂疗效不佳时可尝试加用该药。治疗剂量 800～1 800 mg/d,最高可达 2 400 mg/d,分 3 次口服。主要不良反应为嗜睡、眩晕、共济失调。该药不经肝脏代谢,较少药物相互作用。

2. 托吡酯(topiramate) 托吡酯对不同类型双相障碍有效,抗躁狂效果优于抗抑郁。治疗量为100～300 mg/d。20%～50%的患者使用此药后体重不升反降,对于传统治疗引起的体重增加有减轻或预防的作用。不良反应为嗜睡、感觉异常、眩晕、视力问题、厌食等。

第四节 抗焦虑药物及镇静催眠药物

抗焦虑药和镇静催眠药是作用于中枢神经系统以缓解焦虑、帮助睡眠或具有镇静作用的药物。这一类药物中最主要的是苯二氮䓬类药物,具有广泛适应证。苯二氮䓬类衍生物有20多种,都被认为通过增强γ-氨基丁酸的抑制作用起效,但镇静作用的强弱和作用时间的长短各不相同,其中部分药物被批准用于治疗焦虑症(如阿普唑仑、氯硝西泮、地西泮和劳拉西泮)、失眠(如依替唑仑、氟西泮、替马西泮和三唑仑)或惊恐障碍(如阿普唑仑)。巴比妥类药物过去也用于镇静和催眠等适应证,但由于巴比妥类药物的治疗指数[半数致死量(LD50)与半数有效量(ED50)的比值,代表药物安全性]较低,更容易引起呼吸抑制、昏迷和死亡,目前很少使用。其他可有效缓解焦虑的药物还包括SSRI、SNRI、三环类抗抑郁药和新型抗焦虑药(如丁螺环酮)等,这些药物治疗焦虑症状的特点是较少引起依赖性,但没有苯二氮䓬类药物起效快,SSRI常有起效延迟,治疗早期可能加重焦虑。其他具有镇静作用的药物还包括第一代抗组胺药、褪黑素受体激动剂、麻醉剂等。

一、抗焦虑药物

抗焦虑药物是一类主要用于稳定情绪,减轻焦虑、紧张、恐惧,兼有镇静、催眠、肌肉松弛和抗惊厥作用的药物,常用于各种焦虑障碍、睡眠障碍、应激障碍等疾病的治疗。

具有抗焦虑作用的药物种类繁多,第一代抗焦虑药物的代表是甲丙氨酯类(meprobamate,安宁、眠尔通),由于其低安全性、高成瘾性和严重的戒断反应,目前在我国已停止使用。第二代抗焦虑药物是苯二氮䓬类药物(benzodiazepines,BDZs),代表药物有地西泮、劳拉西泮、阿普唑仑、艾司唑仑、氯硝西泮、咪达唑仑等,因起效快、疗效确切、短期使用耐受性好及相对安全等特征而广泛应用于临床,是目前精神科临床中使用最为广泛的抗焦虑药物。第三代抗焦虑药物为阿扎哌隆类(azaperone),是 5-HT_{1A} 受体部分激动剂,也被称为 5-HT 能抗焦虑药,代表药物有丁螺环酮(buspirone)和坦度螺酮(tandospirone),这类药物受体选择性高,没有 BDZs 导致的不良反应,对认知功能影响小,目前在精神科临床中也得到普遍使用。精神科临床常用抗焦虑的还有抗抑郁药、抗精神病药、β受体阻断剂等。

(一) 苯二氮䓬类药物

1. 药理作用 苯二氮䓬类药物可作用于大脑皮质、大脑边缘系统、中脑及脑干和脊髓的γ-氨基丁酸A型(GABAA)受体,增加抑制性神经递质 GABA 的神经传递,使神经细胞兴奋性降低,从而起到中枢抑制作用,并可间接影响 5-HT 和去甲肾上腺素系统,从而发挥其抗焦虑、镇静催眠、抗惊厥和骨骼肌松弛的药理作用。但 BDZs 对 GABAA 受体亚基结合的选择性低,与药物的不良反应有关,如激动 α_2 亚基导致肌松风险增加,易致老年人的跌倒,此外激动 α_5 亚基会导致认知和记忆功能损害,与痴呆风险升高相关。

苯二氮䓬类药物通常吸收迅速,约 1 小时达到血药峰浓度,很快发挥药理作用,其血浆蛋白结合率较高,其中地西泮的血浆蛋白结合率高达 99%,具有亲脂性,因此很容易进入大脑。除劳拉西泮、奥沙西泮外,苯二氮䓬类药物主要在肝脏细胞色素 P450(CYP450)代谢,多数药物的代谢产物具有与母体药物相似的活性,但其半衰期则可能比母体药物更长。苯二氮䓬类及其代谢物最终与葡萄糖醛酸结合而失活,经肾脏排出,在体内的代谢过程易受肝功能、老年和饮酒等因素的抑制,使半衰期延长,因此,应用药物时应注意药物及其活性代谢物可能在体内蓄积而加重其不良反应。

2. **药物分类** 常用的苯二氮䓬类药物根据其半衰期可分为短效(3~8 小时)、中效(10~20 小时)和长效(>20 小时)3 类(表 16-3)。一般而言,短效药物比较容易产生依赖和戒断反应,而长效药物引起过度镇静、体内蓄积的风险较大,但突然停药的戒断症状较轻。

表 16-3 常用苯二氮䓬类药物的代谢特点

作用时间(小时)	药物	达峰浓度时间(小时)	半衰期(小时)	代谢物活性
短效类(3~8)	咪达唑仑	1	1.5~2	有活性
	奥沙西泮	1.5~2	5~12	无活性
	三唑仑	1	2~3	有活性
中效类(10~20)	艾司唑仑	2	10~24	无活性
	劳拉西泮	2	10~20	无活性
	阿普唑仑	1~2	12~15	无活性
	氯硝西泮	1~4	24~56	弱活性
长效类(24~72)	地西泮	0.5~1.5	20~100	有活性
	氯氮䓬	2~4	5~30	有活性

3. **临床应用** 苯二氮䓬类药物广泛应用于临床,其适应证主要包括焦虑障碍、睡眠障碍、癫痫、酒精戒断等,以及作为外科手术前的辅助用药。

(1) 镇静催眠作用(sedative and hypnotic actions):苯二氮䓬类药物治疗失眠可以改善睡眠连续性相关参数(如睡眠潜伏期和总睡眠时间),延长非快速眼动睡眠(NREM)的第二期,但是缩短 NREM 睡眠的第三期和第四期,因此可以减少梦游和夜惊的发生。BDZs 对各种原因引起的失眠都有效,可根据病情进行选择:入睡困难者可选起效快半衰期短的 BDZs,如奥沙西泮、咪达唑仑;而早醒者可用中长效的药物,如氟西泮、硝西泮、阿普唑仑。使用一些含有咖啡因的药物或食物,或者吸烟会拮抗地西泮的作用,显著降低其镇静催眠效果。

(2) 抗焦虑作用(reduction of anxiety)：苯二氮䓬类药物也是经典的抗焦虑药,临床上常使用低剂量的 BDZs 来治疗焦虑症。BDZs 治疗焦虑比其他药如 TCAs、MAOI、SSRI 不良反应小且起效快,治疗第 1 周即可见明显改善,常用药有地西泮、阿普唑仑和劳拉西泮等。药物选择应根据焦虑症状特征、药代动力学特征、治疗反应及不良反应而定,如持续高度焦虑以地西泮较适宜,可间断或必要时用药;如为发作性,最好用奥沙西泮和劳拉西泮,在应激事件发生或预期发生前服用;艾司唑仑和阿普唑仑也可用于抗焦虑和抗惊恐发作;其他高效价 BDZs 如氯硝西泮对惊恐障碍和社交焦虑障碍有明显效果,但未获得相应适应证批准;如焦虑和抑郁共病,则应首选抗抑郁药如 SSRI 或 SNRI。

(3) 抗惊厥及抗惊厥作用:苯二氮䓬类药物还有抗惊厥和抗惊厥作用,临床上可用于辅助治疗破伤风、子痫、小儿高热惊厥及药物中毒性惊厥,一般采用口服或肌内注射,对于癫痫持续状态可首选持续静脉滴注地西泮,对于其他类型的癫痫发作则以硝西泮和氯硝西泮疗效较好。

(4) 中枢性肌肉松弛作用:苯二氮䓬类药物可以激动 GABAA 受体,增强 GABA 与 GABAA 受体的结合,产生突触抑制效应,降低骨骼肌收缩力,从而导致骨骼肌松弛,发挥中枢性肌松作用。其中,地西泮的中枢性肌松作用最强,劳拉西泮较弱,几乎没有肌松作用。BDZs 具有较强的肌肉松弛作用,可缓解人类大脑损伤所致的肌肉僵直,如中枢神经系统病变引起的肌张力增强,也可用于关节病变、腰肌劳损等所致的肌肉痉挛。但对于地西泮等 BDZs,大剂量使用时,可因呼吸肌松弛发生呼吸抑制、低血压、心动过缓甚至心跳停止等,导致死亡。

(5) 戒酒:因和酒精有交叉耐受性,又有抗惊厥和缓解焦虑作用,而心血管毒性作用轻,故 BDZs 可用作戒酒的标准治疗,其中奥沙西泮有缓解急性酒精戒断症状的适应证。

(6) 其他:作用快的咪达唑仑、劳拉西泮可作为内镜检查及麻醉前诱导用药;氯硝西泮起效快,可作为锂盐和抗精神病药的辅助药,以控制急性躁狂症状和兴奋躁动的精神病患者。

(7) 注意事项:癫痫患者突然停药可引起癫痫持续状态。以下情况 BDZs 应该慎用:①严重的急性酒精中毒,可加重中枢神经系统抑制作用;②肝、肾功能损害者能延长本药清除半衰期;③严重的抑郁可使病情加重,甚至产生自杀倾向;④严重慢性阻塞性肺疾病可加重呼吸衰竭;⑤外科或长期卧床患者,咳嗽反射可受到抑制;⑥低蛋白血症时易导致嗜睡难醒;⑦多动症患者可有异常行为反应;⑧重度重症肌无力患者可能病情加重;⑨急性或隐性闭角型青光眼可因本品的抗胆碱能效应而使病情加重;⑩有药物滥用和成瘾史者。

BDZs 与其他镇静剂会发生药物相互作用,会增强酒精和中枢神经系统抑制药物的作用,有报道接受苯二氮䓬类和氯氮平联合治疗的患者出现明显的呼吸抑制;与中枢抑制药、成瘾性药、降压药合用时,可增强这些药物的药理作用;与酒精及麻醉药、可乐定、镇痛药、吩噻嗪类、单胺氧化酶 A 型抑制药和三环类抗抑郁药合用时,可彼此增效;异烟肼、西咪替丁、普萘洛尔可使 BDZs 清除减慢;利福平增加 BDZs 清除;与左旋多巴合用时降低左旋多巴浓度;可减慢地高辛的代谢,增加地高辛浓度导致中毒。

(8) 特殊人群用药：幼儿中枢神经系统对 BDZs 异常敏感，应谨慎给药。老年人对 BDZs 较敏感，不良反应风险增加，用量应酌减。

孕妇及哺乳期妇女用药：①在妊娠 3 个月内，BDZs 对胎儿致畸风险增加，孕妇长期服用可成瘾，使新生儿呈现撤药症状，如激惹、震颤、呕吐、腹泻；妊娠后期用药可影响新生儿中枢神经活动；分娩前及分娩时用药可导致新生儿肌张力较弱，应禁用；②BDZs 可分泌入乳汁，哺乳期妇女应避免使用。

4. 不良反应 一般来说，BDZs 的耐受性好、不良反应小，但剂量大或敏感患者也可出现不良反应。第一代 BDZs 如地西泮的抗焦虑血浆浓度为 300~400 ng/mL，但此水平可出现镇静和精神运动障碍，血浆浓度为 900~1 000 ng/mL 时可导致中枢神经系统中毒。半衰期较短 BDZs，更容易出现药物耐受和撤药反应，以及认知功能损害。

(1) 神经系统：主要为镇静、困倦、嗜睡、头晕，可能影响协同运动和判断功能，对操纵机器、驾驶具有潜在危险，而患者往往并不自知，因此应告诫患者可能的危险及酒精对 BDZs 的强化作用。大剂量可引起共济失调、口齿不清和意识障碍，严重者可致昏迷，特别是老年人、肝肾功能损害，及与其他镇静药联用时。服用之后次日可能有宿醉样感觉，即头昏、乏力、困倦、头脑不清醒的感觉，临床可表现为：平衡功能失调；过度镇静、肌肉松弛，觉醒后可发生震颤、思维迟缓、运动障碍、认知功能障碍、步履蹒跚、肌无力等，极易跌倒和受伤。老年人、体弱者、幼儿、肝病和低蛋白血症患者因为对 BDZs 的代谢能力更弱，药效的持续时间更长，因此发生概率更高且症状更重。少数患者可能出现脱抑制现象，如失眠、噩梦、焦虑、激越、恐惧、愤怒和敌意，常见于使用短半衰期和高效价的 BDZs 者，因自制力减弱可出现攻击行为、自残和自杀观念，脑器质性疾病和既往有冲动行为者攻击行为发生率较高，应特别予注意。

BDZs 药物可影响认知记忆功能，记忆功能损害以轻度的近事记忆受损为主，停用药物后绝大多数患者的记忆功能损害是可逆的，长期服用 BDZs 引起的认知功能损害可持续到停药以后，三唑仑、劳拉西泮和阿普唑仑是最常见引起遗忘的药物。静脉注射 BDZs 可引起顺行性遗忘，对手术和心脏复苏的患者有利，一般历时短暂，数日内可迅速消失。BDZs 可明显加强酒精的抑制作用，服 BDZs 同时饮酒可导致顺行性遗忘发生率增加。

(2) 心血管和呼吸系统：治疗剂量 BDZs 对健康人的血管和呼吸系统作用轻微，对心率、节律和肺功能均无明显影响，相对较安全。焦虑患者常心跳较快、换气过度，可用 BDZs 治疗。BDZs 对心脏和呼吸功能的作用取决于剂量和给药途径，大剂量或静脉给药可能引起血压降低、心率加快、脑血流减少和心肺功能抑制或心搏骤停。慢性阻塞性肺疾病或睡眠呼吸暂停患者，即使很小的治疗剂量也可能引起呼吸困难、呼吸暂停发作频率增多，应禁用。

(3) 血液系统：尽管较为罕见，但地西泮、奥沙西泮、劳拉西泮、氯硝西泮、阿普唑仑、艾司唑仑均可能造成白细胞减少；硝西泮可能导致骨髓抑制。

(4) 依赖和戒断：长期使用 BDZs 后患者会出现药物依赖，增加长期使用 BDZs 的风险因素包括：合并精神疾病、年龄增加、教育程度较低、孤独及回避应对行为。BDZs 依赖主要表现为药物耐受性增加、戒断症状和心理依赖。耐受性增加表现为患者需增加用药剂量才可感受到相同的治疗效果;产生心理依赖时,用药者为获得愉快满足体验,而在精神上产生持续或周期性服药的欲望。

长期使用 BDZs 后的戒断症状在短效 BDZs 中发生早,通常在 1~3 天;长效 BDZs 发生晚,通常在 5~10 天,戒断症状可能表现为躯体症状(例如,流感样症状、肌肉痉挛)和/或精神症状(如失眠、焦虑、易怒、知觉变化、人格解体)。有时戒断症状和原始症状混合,患者为避免不适而进一步加重对药物的依赖,使终止治疗变得更加复杂和困难。通常中、短效 BDZs 导致依赖及戒断综合征的风险较半衰期长的药物更大,BDZs 依赖的形成与给药方法和个体差异均有关系,使用时间越长、剂量越大,戒断症状的发生就越频繁,严重程度也更明显。

目前相关指南已不建议将 BDZs 作为慢性失眠障碍患者的一线治疗用药,如果患者需要使用 BDZs,应尽量单一用药,不超过 4 周,不建议几种 BDZs 联合使用,对于使用 BDZs 超过 4 周的患者建议采用合理的减量停药方法帮助其停药。BDZs 停药建议个体化逐渐减量停药,以尽量减少戒断症状及癫痫发作的风险,并考虑多种因素如:处方的原因、BDZs 类型和剂量、使用持续时间、给药时间和间隔、减量持续时间,以及社会心理因素如生活方式、个性、压力源和支持等。通常建议 BDZs 减量持续时间为 2~4 个月,实际时间与患者服用 BDZs 类型和剂量、使用持续时间、患者的身体健康状况和伴随的精神疾病相关,有时会延长至数月甚至数年。

(5) 药物过量与中毒:BDZs 常被很多有自杀未遂的人大量服用,与酒精或其他精神药物同时服用时危险性大幅提高。患者过量服用后典型的症状是深睡,可以在 24~48 小时后醒来,大量药物过量可造成急性中毒,临床表现有嗜睡、眩晕、运动失调,偶有中枢神经兴奋、锥体外系症状和一过性精神错乱,严重者有昏迷、血压下降和呼吸抑制。因该药的血浆蛋白结合度高,透析的疗效并不明显。

中毒的处理:①一般处理:包括催吐、洗胃、吸附、导泻等,有明显意识障碍者不宜催吐,洗胃以服药后 6 小时内为佳,洗胃后从胃管注入活性碳吸附可减少药物吸收,可用甘露醇、硫酸钠等进行导泻。②促进药物排泄:采用补充血容量、碱化尿液、利尿剂等方法。③解毒:可使用苯二氮䓬受体拮抗药(GABAA 受体拮抗剂)如氟马西尼静脉注射,竞争性结合 GABAA 受体上的 BDZs 结合位点,降低 BDZs 药物的效能,从而使得药物不能够激动 GABAA 受体,缓解药物的中枢抑制作用。

(二) 阿扎哌隆类

1. **药理作用**　阿扎哌隆类是第三代抗焦虑药物,目前主要包括丁螺环酮和坦度螺酮,也是 5-HT 受体激动剂,主要作用于边缘系统的 5-HT_{1A} 受体,负反馈抑制亢进的 5-HT 能神经元的功能,从而产生抗焦虑作用。由于该类药物具有受体高度选择性,因此不具有镇静、催眠作用,主要用于焦虑障碍。

2. **常用药物**

(1) 丁螺环酮(buspirone):丁螺环酮是 5-HT_{1A} 突触前受体的激动剂,抗焦虑机制主要是作用于边缘系统的 5-HT_{1A} 受体及多巴胺受体,抑制神经冲动的发放和减少 5-HT 的合成,同时丁螺环酮还是 5-HT_{1A} 突触后受体的部分激动剂。虽然丁螺环酮和

BDZs类药物抗焦虑作用机制不同,但两者可能存在交互作用,丁螺环酮可非特异性影响BDZs类药物的抗焦虑作用,提示中枢5-HT与GABA-BDZ系统之间存在相互作用,可能共轭调节焦虑的病理生理过程。

丁螺环酮口服吸收迅速而完全,0.5~1小时达血药浓度峰值,半衰期为1~14小时,血浆蛋白结合率为95%。大部分经P450 3A4酶在肝内代谢,存在肝脏首过效应,其代谢产物仍有一定生物活性,口服后约60%由肾脏排泄,40%由粪便排出。肝硬化时,由于首过效应降低,可使血药浓度增高,药物清除率明显降低;肾功能障碍时,清除率轻度减低;在老年患者中,动力学无特殊变化。

丁螺环酮的适应证为各种焦虑症,大量临床研究结果显示,丁螺环酮对伴有抑郁、强迫、酒精滥用或依赖、吸烟、冲动攻击行为症状的焦虑障碍也有效。其优点是镇静作用少,运动障碍轻,对记忆影响小,目前没有证据表明丁螺环酮使用过程中出现药物依赖及戒断反应,无呼吸抑制作用,也无镇静、肌松弛和抗惊厥作用。丁螺环酮起效慢,作用弱于BDZs,无交叉耐受性,可以作为BDZs的替代品改善BDZs的撤药症状,但最好在撤药前2周开始服用。其他非适应证应用包括:①抑郁症。丁螺环酮与抗抑郁药物联合使用可以提高抗抑郁效果。②抗精神病药物所致运动障碍。可改善抗精神病药物所致迟发性运动障碍、肌肉强直和静坐不能,这可能与丁螺环酮能阻止抗精神病药物引起D_2受体数量增加有关。

不良反应和注意事项:丁螺环酮一般不良反应较少、耐受性好,常见的不良反应有头晕、头痛、恶心、紧张及胃肠功能紊乱等,服药期间不宜操作机械和危险性作业;对于肝、肾功能不全者或严重呼吸系统疾病者应慎用,用药期间检测肝、肾功能和白细胞计数;孕妇禁用;不宜与酒精、降压药合用,有报道与MAOI联合使用会导致血压升高。

(2)坦度螺酮(tandospirone):于1996年在日本获准上市,2004年在国内上市,适用于急、慢性焦虑状态,对焦虑伴抑郁者也有效。坦度螺酮为$5-HT_{1A}$受体激动剂,可选择性激动突触后膜的$5-HT_{1A}$受体,抑制亢进的5-HT神经活动,使5-HT与突触后膜的$5-HT_{1A}$和$5-HT_{2A}$受体的结合恢复平衡状态,从而发挥抗焦虑作用。

健康成人一次口服20 mg时,吸收迅速,0.8~1.4小时后达到最高血中浓度(2.9~3.2 ng/mL)。其血中浓度半衰期为1.2~1.4小时,基本不受进食影响,药物无蓄积性,吸收后迅速分布在组织中,以肝脏和肾脏中分布浓度较高,在脑中也有分布。健康成人口服7天以内,70%从尿中排泄,21%从粪中排泄。

适应证:①各种神经症所致的焦虑状态,如广泛性焦虑症;②原发性高血压、消化性溃疡等躯体疾病伴发的焦虑状态。

不良反应和注意事项:坦度螺酮不良反应较轻,但可能引起嗜睡或眩晕,服药期间不得从事危险性作业;坦度螺酮用于器质性脑功能障碍、中重度呼吸衰竭、心肝肾功能障碍的患者,可能使其症状恶化,应慎重给药;单药或与抗抑郁药物联用时,有可能出现5-HT综合征;用于焦虑症患者时,若患者病程长(3年以上),病情严重或其他药物(BDZs)的疗效不充分时,本药可能难以产生疗效,当1天用药剂量达60 mg仍未见疗效时,应停药,不得随意长期应用。本药与BDZs药物无交叉依赖性,可以作为BDZs的替代品,但为避免BDZs药物的戒断症状，BDZs须缓慢减量。

（三）其他有抗焦虑作用的药物

1. **抗抑郁药** 抗抑郁药物普遍具有抗抑郁和抗焦虑的双重作用，因此也被广泛用于焦虑谱系障碍的治疗，抗抑郁药对治疗抑郁和焦虑共病有较好的疗效，对于无抑郁症状的焦虑患者，抗抑郁药物也同样有效。抗抑郁药物在治疗焦虑障碍时的起效时间较BDZs慢，可能需要2~4周才开始出现抗焦虑作用，在惊恐障碍治疗过程中，治疗早期可能会出现病情加重。但是抗抑郁药的治疗效果至少与BDZs相当，而且与TCA类或MAOI类相比，SSRI和SNRI的安全性和耐受性更好；且不像BDZs药物存在依赖和滥用问题，因此，这两类药物也被作为焦虑障碍的一线治疗药物。

目前临床使用的抗抑郁药物几乎都有抗焦虑作用，包括SSRI、SNRI、NaSSA、TCA、MAOI、NDRI、NARI及SARI类等药物。TCA和MAOI类药物由于明显的不良反应及药物相互作用在临床中已较少使用。在新型抗抑郁药物中，SSRI和SNRI类药物治疗焦虑的循证学依据最为充分。在治疗不同类型的焦虑障碍时，不同种类的抗抑郁药物具有不同程度的疗效，根据焦虑障碍的亚型，建议选用有适应证的药物进行治疗。比如目前国内获批适应证的抗抑郁药物中，文拉法辛和度洛西汀可用于治疗广泛性焦虑障碍；帕罗西汀、艾司西酞普兰可用于治疗惊恐障碍，其他未获批适应证但有充分循证依据的抗抑郁药也可以在医生指导下，根据药理特性和患者的临床表现进行选用。治疗焦虑时使用的抗抑郁药物剂量通常是治疗抑郁症的有效剂量，但剂量宜个体化，从小剂量开始，逐渐加量；焦虑严重时，可合并BDZs等抗焦虑药。虽然目前的研究显示抗抑郁药物使用与耐受性和依赖性无关，但部分药物突然停药仍可能会导致戒断症状。

2. **抗精神病药** 抗精神病药物也有抗焦虑作用，如经典抗精神病药物氟哌噻吨、三氟拉嗪、硫利达嗪等。针对非经典抗精神病药物治疗焦虑障碍的研究也相当多，涉及奥氮平、喹硫平、利培酮、阿立哌唑、氨磺必利、齐拉西酮等药物。大部分研究显示，非经典抗精神病药物联合抗抑郁药物，可以有效减轻患者焦虑症状。其机制主要和药物对5-HT的拮抗作用有关，如奥氮平对5-HT_{2A}有拮抗作用、喹硫平对5-HT_2受体有阻断作用、利培酮可阻断α受体引起5-HT脱抑制性释放，均可产生抗焦虑效果。许多慢性焦虑患者躯体化症状明显，长期存在的躯体症状使得患者产生超价观念，使用抗精神病药物可以缓解精神症状，起到增效作用。然而即使是小剂量的抗精神病药物，也不能避免发生锥体外系症状、代谢综合征及其他抗精神病药物不良反应的风险，因此抗精神病药物通常只作为三线治疗，应该仅限于对其他药物治疗、心理治疗和物理治疗没有反应的焦虑症患者；最好和一线抗焦虑药或抗抑郁药物联用，同时权衡体重增加、糖脂代谢异常等不良反应。

3. **β受体阻滞剂** β受体阻滞剂并不直接治疗焦虑障碍，主要用于缓解焦虑伴随的一些自主神经症状，如心动过速等。普萘洛尔、美托洛尔等最适合主要症状是心悸、震颤，特别是在社交场合焦虑的患者。但应注意此类药物使用的禁忌证，如支气管痉挛性疾病、心动过缓（心率<60次/分）、二度及以上房室阻滞等。

4. **抗惊厥药** 抗惊厥药物能调节GABA和谷氨酸水平，降低神经元（尤其是杏仁核)的过度兴奋,从而发挥抗焦虑作用。加巴喷丁、普瑞巴林、托吡酯、拉莫三嗪等药物均有相关研究证明对广泛性焦虑障碍、社交焦虑障碍、惊恐障碍等焦虑障碍有效。世界生物精神病学会、英国国立健康与临床优化研究所(National Institute for Health and Clinical Excellence,NICE)指南均推荐普瑞巴林作为广泛性焦虑障碍的一线药物。普瑞巴林是 GABA 的类似物,但并不直接与 GABA 受体或苯二氮䓬类受体结合,而是通过与电压门控钙通道的 α2-δ 亚基相互作用,从而改变神经递质的释放而实现抗焦虑作用的。它被批准用于治疗广泛性焦虑障碍,但不能治疗其他焦虑障碍。普瑞巴林在服用后 1 小时内达到血药峰浓度,其半衰期约为 6 小时,主要通过肾脏排泄消除,对于肾功能受损的患者需要调整剂量。普瑞巴林几乎不与其他药物发生药代动力学相互作用,但可能会增强中枢镇静剂(如苯二氮䓬类和乙醇)的作用。

二、镇静催眠药物

催眠药是促进睡眠发展和正常化的药物,有许多已知的化学类别不同的化合物可以归类为催眠药和镇静药,它们能够引起不同程度的中枢神经系统抑制,缓解焦虑,促进睡眠。大多数处方的催眠药通过与苯二氮䓬类受体或位于 GABA 大分子复合体上的其他邻近位置相互作用来增强 GABA 的作用。从化学作用角度,催眠药、镇静药可分为巴比妥类药物、组胺 H_1 受体拮抗剂、苯二氮䓬类催眠药、新型非苯二氮䓬类催眠药("Z 类药物")、褪黑素受体激动剂、$5-HT_{2A}$ 受体拮抗剂和反向激动剂、NK1 受体激动剂、褪黑素能(MT_1/MT_2)激动剂、食欲素受体(OX_1/OX_2)拮抗剂等。

镇静催眠药主要用来改善睡眠,但大多数药物诱导的睡眠质量和/或睡眠结构改变与自然睡眠仍有不同。通常,镇静剂可以诱导类似于自然 NREM 睡眠的状态,其特征是增加 δ 振荡,降低呼吸频率和降低体温,因此,镇静剂经常用于多种临床环境,例如重症监护室,以减少术后谵妄并促进睡眠。虽然镇静剂与全身麻醉的不同之处在于,通常可以从镇静状态中唤醒,但某些镇静剂具有共同的分子靶点(GABA 受体),甚至在升高剂量(即丙泊酚和巴比妥类药物)时可充当全身麻醉剂。镇静剂的使用通常始于治疗失眠、焦虑或肌肉疼痛,但常由于其镇静催眠作用而滥用,导致在没有医疗建议的情况下增加剂量或在失眠、焦虑或疼痛消退后继续使用,需要特别注意。

(一)苯二氮䓬类药物

在苯二氮䓬类药物中,作用时间较短的药物适合作为催眠药,因为它们宿醉效应相对较轻。作用持续时间长的苯二氮䓬类药物在治疗后第二天的认知功能测试中可产生明显损害,故不宜用于改善睡眠,目前不作为一线推荐(具体参见前述抗焦虑药部分)。

(二)巴比妥类药物

1. **药理作用** 巴比妥类药物(barbiturates)通过作用于 GABAA 受体中的巴比妥结合位点,从而使得 GABAA 受体激动性上升,起到中枢抑制作用,进而可以起到镇静催眠,以及抗惊厥、抗焦虑的效果。虽然巴比妥类药物和苯二氮䓬类药物都是通过激动 GABAA 受体起效的,但是,它们所作用的 GABAA 受体上的具体位点并不相同,实际上,GABAA 受体上有许多不同的结合位点,不同的药物所对应的 GABAA 受体上的结合位点是不同的,这些位点被对应物质结合之后都可以激动 GABAA 受体。

2. 临床应用

(1) 巴比妥类药物具有镇静催眠作用,可以通过激动 GABAA 受体,从而起到镇静催眠的效果,但是因为其不良反应多,且依赖性、"宿醉现象"都比苯二氮䓬类药物更严重,目前已经很少用作治疗失眠。

(2) 巴比妥类药物是典型的"肝药酶诱导剂",会增强肝药酶的作用效率,如果和其他药物合用,会导致其他药物更快被肝药酶代谢掉,从而降低其他药物的作用持续时间和作用效能。

(3) 其他:巴比妥类药物也有抗焦虑和抗惊厥的作用,巴比妥类药物中的硫喷妥钠可以作为静脉全麻药使用。

常用巴比妥类药物及作用特点见表 16-4。

表 16-4 巴比妥类药物分类

分类	药物	显效时间(小时)	作用维持时间(小时)	主要用途
长效	苯巴比妥	0.5~1	6~8	抗惊厥
	巴比妥	0.5~1	6~8	镇静催眠
中效	戊巴比妥	0.25~0.5	3~6	抗惊厥
	异戊巴比妥	0.25~0.5	3~6	镇静催眠
短效	司可巴比妥	0.25	2~3	抗惊厥、镇静催眠
超短效	硫喷妥钠	静脉注射,立即	0.25	静脉麻醉

(三) 非苯二氮䓬类镇静催眠药

非苯二氮䓬类镇静催眠药(BZRAs)从 20 世纪 90 年代开始使用。现有的化合物有唑吡坦、佐匹克隆、扎来普隆、右佐匹克隆,也被称为"Z 类药物",佐匹克隆在美国未获批准,但在许多其他国家被广泛使用。BZRAs 的消除半衰期和作用持续时间从短效扎来普隆到中、短效唑吡坦和中等持续时间的右佐匹克隆不等,通常起效比较快。这类镇静催眠药特点是针对镇静催眠的特异性比较强,抗惊厥、中枢性肌肉松弛作用等都比较弱,宿醉现象、后遗效应等也显著低于 BDZs 和巴比妥类药物,并且其所产生的睡眠也比较贴合正常的生理睡眠。

1. 药理作用　BZRAs 在结构上不同于 BDZs,可以选择性地与 GABA 受体的 α-1 亚单位结合,导致镇静作用。除了镇静催眠作用以外的药理效果,"Z 类药物"的不良反应要显著低于 BDZs 和巴比妥类药物,且半衰期短,次日残留效应显著降低,其产生依赖和滥用的可能性、反跳性失眠、呼吸抑制、认知损害及与其他药物相互作用的报告较少,最常报告的不良事件是头痛、头晕、恶心和思睡。这可能是由于其 α-1 亚单位选择性和相对较短的半衰期,同时这种新一代催眠药的药代动力学降低了由于多种肝脏代谢途径而导致的药物相互作用,所以更适合用于失眠患者,已逐步成为主流指南推荐的一线助眠药。但 BZRAs 长期大量应用仍然可能会有成瘾性,减少深睡眠,破坏睡眠结构。

2. **药物分类** 有环吡咯酮类(cyclopyrrolones)：佐匹克隆、右佐匹克隆，和其他类型：唑吡坦、扎来普隆，特点见表16-5。

表16-5 非苯二氮䓬类镇静催眠药药物特点

	达峰浓度时间（小时）	半衰期（小时）
唑吡坦	0.5~3	2.5
扎来普隆	1	1
佐匹克隆	1.5~2	5~6
右佐匹克隆	1	6

3. **常用BZRAs药物**

(1) 佐匹克隆(zopiclone)：是一种环吡咯酮类催眠药，半衰期约5小时，主要经P450酶代谢，代谢物经肺脏和尿液排出。药效与短效苯二氮䓬类药物相当，能够快速缩短入睡时间，与苯二氮䓬类催眠药相比，它对睡眠结构的改变较少无明显的次日宿醉现象，最常见的不良反应有口苦、味觉障碍、头晕、认知损害、恶心等。

(2) 右佐匹克隆(eszopiclone)：是佐匹克隆的右旋单一异构体，对中枢苯二氮䓬受体的亲和力是佐匹克隆的50倍，半衰期4~6小时，其代谢物主要经尿液排泄。被批准用于治疗睡眠发作性失眠和睡眠维持性失眠。具有镇静催眠、抗焦虑作用，但会导致肌松，常见的不良反应有味觉障碍、头晕、认知损害、恶心等。

(3) 唑吡坦(zolpidem)：是非苯二氮䓬类药物中最常用的处方药，它是一种与佐匹克隆类似的药物，但半衰期较短，约2.5小时，在肝脏代谢，主要经尿和粪便排泄。与苯二氮䓬类药物一样，有研究报道长期使用唑吡坦会增加患痴呆症的风险。具有快速催眠效应，但维持睡眠时间短，适用于偶发性和暂时性失眠症，无抗焦虑作用。常见不良反应有口苦、口干、味觉障碍、偶发半夜噩梦、烦躁。长期大量使用时，成瘾性和耐受性增加。

(4) 扎来普隆(zaleplon)：半衰期1小时，口服后首先经肝脏代谢，代谢物经尿液排出，肝功能损伤患者需减量或慎用。扎来普隆可缩短入睡潜伏期及改善睡眠质量，主要推荐用于入睡困难患者。优点是可快速催眠，但维持睡眠时间短，无抗焦虑作用。常见不良反应有头痛、眩晕、记忆损伤。长期大量使用后，成瘾性和耐受性增加。

4. **不良反应** 镇静催眠药物最重要的不良反应之一是存在残留效应，患者在第二天会有行动迟缓和昏昏欲睡的感觉，BZRAs的总体不良反应较轻，次晨残留作用小，可能有较轻的头痛、嗜睡、眩晕、口苦、口干、恶心、乏力、遗忘、多梦等，也有报道服药后出现精神错乱和情绪低落症状。在推荐剂量下，"Z类药物"对睡眠呼吸障碍和呼吸抑制的效果很小甚至没有效果；而苯二氮䓬类药物由于其非选择性激活α-2、α-3或γ-GABAA受体，易引起肌松和随后的上气道塌陷增加，导致阻塞性睡眠呼吸暂停综合征恶化。

需要注意的是，美国FDA近期连续对镇静催眠药发布了黑框警告(boxed warning，FDA对药品发布的最严格警告，旨在提醒医生注意药物的潜在严重不良反应或对药物使用的限制)。由于阿片类药物与苯二氮䓬类或其他抑制中枢神经系统(CNS)的药物联合使用的现象日益增多,而这种联合用药会导致严重的不良反应,包括呼吸减慢或呼吸困难,甚至死亡,为减少阿片类与苯二氮䓬类或阿片类与其他 CNS 抑制剂联合使用的情况,2016 年 8 月,FDA 要求在阿片类镇痛药和止咳药及苯二氮䓬类药物的说明书中添加黑框警告。2020 年 9 月,FDA 要求对苯二氮䓬类药物进行黑框警告更新,更改其标签等级范围,包括滥用、误用、成瘾、身体依赖和戒断反应的风险,帮助药物安全使用。2019 年,由于使用药物治疗失眠导致的严重伤害或死亡的累积病例增加,FDA 对安眠药,特别是非苯二氮䓬类药物(唑吡坦、右佐匹克隆、扎来普隆)发出了黑框警告,提示该类药物可能引起复杂睡眠行为(包括睡觉时开车、操纵枪支、做饭等),可能发生致命事件。

(四) 褪黑素类药

1. **药理作用** 褪黑素(melatonin,MT)是哺乳动物和人类的松果体分泌产生的一种吲哚类激素,能诱导自然生理睡眠,矫正紊乱的睡眠-觉醒周期。在治疗生理节律紊乱引起的睡眠节律障碍,包括睡眠时相延迟综合征、时差反应、倒班工作所致失眠等有较好的疗效,低剂量 MT 对治疗老年人失眠有确定的疗效,代表药物有褪黑素受体激动药(melatonin receptor agonist)阿戈美拉汀和雷美替胺。

2. **常用药物**

(1) 阿戈美拉汀(agomelatine):阿戈美拉汀是新型褪黑素受体激动剂的抗抑郁药物,具有褪黑素能和 5-HT 能通路的双重作用,改善患者的睡眠质量,延长入睡到觉醒的时间,增加慢波睡眠,同时提高患者日间的觉醒状态,纠正昼夜节律紊乱。阿戈美拉汀的安全性和耐受性均较好,撤药反应较轻。建议用于有明显睡眠障碍的抑郁症患者,25~50 mg 睡前口服。需监测肝功能,肝炎或肝功能损害者禁用。

(2) 雷美替胺(ramelteon):雷美替胺是由日本武田公司研发,并于 2005 年 7 月通过美国 FDA 批准上市的口服催眠药物,是第 1 个应用于临床治疗失眠的褪黑素受体激动剂。雷美替胺是一种选择性褪黑素 MT_1 和 MT_2 受体激动剂,用于治疗失眠,尤其是入睡延迟,适合用于入睡困难型的失眠患者。它不与 GABA 受体复合物等神经递质受体结合,在一定的范围内也不干扰多数酶的活性,因此能避免与 GABA 药物相关的注意力分散(可能导致车祸等)、跌倒骨折、药物成瘾和依赖性。严重肝功能不全患者因代谢延迟,且药物峰浓度(maximum concentration,C_{max})、药物曲线下面积(area under curve,AUC)和半衰期明显高于对照组,应禁用。

(五) 抗抑郁药

失眠是抑郁障碍、焦虑障碍最常见的症状之一,因此抗抑郁药物可通过治疗引起失眠的原发疾病而改善睡眠,部分抗抑郁药本身具有镇静催眠作用。抗抑郁药物治疗失眠无依赖性和成瘾性,很少引起过度镇静,对于抑郁障碍、焦虑障碍伴睡眠障碍患者,比苯二氮䓬类药物具有优势,应作为首选。精神科临床中常用于改善睡眠的抗抑郁药物有去甲肾上腺素和特异性 5-HT 能抗抑郁药(NASSA)米氮平、5-HT 受体拮抗/再摄取抑制剂曲唑酮,以及 SSRI 如氟伏沙明和 SNRI 等。米氮平可改善抑郁患者的睡眠连续性和睡眠结构，增加总睡眠时间和非快动眼睡眠时间，提高睡眠效率。曲唑酮具有抗焦虑和催眠作用，可用于治疗有明显精神运动性激越、焦虑和失眠的患者。氟伏沙明可通过升高褪黑素水平改善睡眠。

（六）抗组胺药

抗组胺药物通过拮抗 H_1 受体发挥抗过敏、抗晕动作用，一代多为亲脂性，易透过血脑屏障产生中枢抑制，也称为镇静性抗组胺药，其机制尚不明确，可能由于间接降低了脑干网状结构激活系统的活性，代表药物有氯苯那敏、苯海拉明、赛庚啶、异丙嗪等，可用于术前镇静与催眠，较少用于治疗睡眠障碍。

第五节 促智药及其他相关精神药物

促智药（nootropics）及其他相关精神药物是一类主要用于改善或增强人类认知功能的药物，这类药物主要用于防治由疾病或其他原因引起的认知障碍，包括创伤、脑疾病引起的认知障碍，血管性痴呆、阿尔茨海默病和发育不良性的认知障碍等。

一、药理作用

主要作用为增强脑细胞中酶的活性及改善脑组织代谢，或加强神经递质的合成和代谢以恢复大脑皮质功能及信息传递，或改善脑血流供应及脑细胞对氧、葡萄糖等的利用，使受损脑组织的功能恢复。

二、药物分类

按药理作用可分为胆碱酯酶抑制剂、谷氨酸受体拮抗剂、抗氧化剂、抗炎药、脑血管扩张剂、钙离子拮抗剂、脑代谢复活物和脑细胞保护药物、改善脑循环的药物等，各类之间的作用又互有交叉，一些药物还可以改善健康受试者的认知功能，如记忆、执行功能等。到目前为止，临床明确能够改善认知功能障碍的药物还非常有限，而且疗效也需要进一步验证，因此目前的新药研发在传统思路上引入了新的作用机制和靶点，包括调节神经递质以胆碱、N-甲基-D-天冬氨酸受体（NMDA）和 5-HT 为主、靶向 Aβ 和 Tau 蛋白等，另外，一些主要发挥神经保护及疏通血管作用的化合物也进入Ⅱ期临床，近年靶向疫苗及抗体得到重视。除药物外，还有其他干预措施可以认知增强，如物理治疗和行为增强策略等。

三、临床应用

（一）治疗对象

总的来说，促智药可用于治疗各种原因所致的脑细胞损伤和认知功能损害，包括表现为记忆力减退、智力减退的早期脑损伤，其他适应证可能包括慢性认知功能障碍，如智力低下或记忆障碍，目前主要用于痴呆及各种脑损伤后认知恢复的治疗，但它们对于轻度认知障碍或良性衰老遗忘患者,当脑功能仅有减慢而没有发生痴呆时,似乎更有效,而在严重的痴呆中的作用值得怀疑。目前在健康人中使用任何类型的认知增强剂都较具争议性。

(二) 药物的选择

临床上应按药物的不同药理作用和临床特征而选择药物,如血管性痴呆(VD)应选脑血管扩张剂等改善脑血循环的药物、增加血氧含量、神经保护剂、控制脑血管疾病危险因素的药物等,如尼莫地平、双氢麦角碱等药物,并同时使用脑代谢激活剂和降低血黏度药物。在注意缺陷多动障碍(ADHD)等发育性疾病中,作用于去甲肾上腺素能和多巴胺能系统的药物,如哌醋甲酯和托莫西汀,已得到广泛应用。对于阿尔茨海默病(AD)和帕金森病等神经退行性疾病,乙酰胆碱酯酶抑制剂(acetylcholinesterase inhibitors, AChEI)如多奈哌齐、卡巴拉汀、石杉碱甲等和美金刚(NMDA 受体拮抗剂)现在是标准治疗方法,同时可并用脑血管扩张剂及神经肽类等药物。在精神分裂症等慢性精神障碍中,认知缺陷是与阳性(如幻觉和妄想)和阴性(如情感迟钝、言语贫乏)症状不同的特征,目前的抗精神病药物治疗对认知障碍几乎没有效果,因此,正在评估促智药对这种疾病的认知增强作用。

(三) 不良反应

药物相关不良反应多为消化道症状,如恶心、呕吐、食欲不振、胃部不适、腹泻等,也可出现倦怠、失眠、嗜睡、头晕、皮疹等。少数药物,特别是胆碱类药物,可出现较为严重的不良反应,如肝转氨酶增高、心动过缓、体位性低血压等。因此服药期间,应定期做肝功能、心电图等检查。另外,对该类药物有过敏史、脑出血疾病急性期、颅内压增高、妊娠早期、心动过缓、低血压等疾病患者应禁用。

认知障碍是多因素发生的疾病,临床上往往应用多种药物治疗痴呆,因此要注意药物之间的相互作用所产生的不良反应。例如,胆碱能药物禁忌与碱性药物合用,特别对心绞痛、支气管哮喘等患者尤为重要;尼莫地平应避免与其他钙离子拮抗剂或 β 受体阻滞剂联用。

四、常用药物

促智药常根据不同药物发挥作用的机制进行分类,详见表 16-6。

表 16-6 有认知增强作用的药物

分类	药名	机制	可能用途
作用于神经递质系统			
胆碱能系统	他克林 多奈哌齐	抑制乙酰胆碱酯酶	提高 AD 患者的记忆认知能力
	利伐斯的明 (卡巴拉汀) 加兰他敏 石杉碱甲	抑制乙酰胆碱酯酶和丁酰胆碱酯酶	提高 AD 患者的记忆认知能力

续 表

分类	药名	机制	可能用途
	血管升压素	激活中枢烟碱胆碱能系统	治疗创伤性脑损伤引起的记忆障碍
	柠檬胆碱	胆碱供体	治疗精神分裂者的记忆损伤
	甘磷酸胆碱	乙酰胆碱的生物合成前体	提高AD患者的记忆认知能力，延缓颅脑损伤或脑中风患者的记忆力衰退
谷氨酸系统	美金刚	NMDA受体拮抗剂	提高AD患者的记忆认知能力
多巴胺系统	左旋多巴	补充多巴胺	改善帕金森病患者的认知功能衰退
	卡比多巴	减少左旋多巴外周脱羧的外周脱羧酶抑制剂	改善帕金森病患者的认知衰退
	莫达非尼	增加大脑中多巴胺的释放	促进觉醒，增强认知能力
肾上腺素系统	哌甲酯	抑制单胺氧化酶；增加去甲肾上腺素和多巴胺的释放	改善脑损伤、AD和HD患者的注意力缺陷
抗氧化剂	西格列汀	选择性抑制B型单胺氧化酶	改善帕金森病患者的认知功能衰退
	依达拉奉	作为自由基清除剂抑制脂质过氧化、抑制脑细胞的氧化损伤、血管内皮细胞和神经细胞的氧化损伤	改善脑梗死患者的认知障碍
脑代谢激活剂			
吡咯烷酮类	吡拉西坦 普拉西坦	激活和保护脑神经元，改善各种脑缺氧和脑损伤，上调谷氨酸相关受体功能	改善AD、多发性梗死性痴呆和精神分裂症患者的认知功能
	奥拉西坦	兴奋ACh，调节中枢谷氨酸系统，激活海马中的PKC活性、促进脑组织的能量代谢	治疗脑损伤引起的神经功能缺损、记忆和精神障碍
	阿尼西坦	增强神经元突触磷脂酶活性、大脑ATP的形成和运输，促进大脑对氨基酸、葡萄糖和氧气的利用	改善AD和脑血管疾病患者的认知功能，改善注意力缺失症和脑血管疾病患者的认知功能
改善脑循环			
钙离子拮抗剂	氟桂利嗪 尼莫地平 尼群地平	作为选择性钙拮抗剂，扩张血管	改善精神分裂症患者的认知障碍
麦角碱衍生物	尼麦角林 双氢麦角碱	阻断α受体、扩张血管、加强脑细胞新陈代谢	改善注意力缺失症、多发性梗死性痴呆症和精神分裂症患者的认知功能
脑血管扩张剂	倍他司汀	扩张脑血管，尤其是椎动脉系统	失忆性轻度认知障碍
	长春西汀	抑制钙依赖性磷酸二酯酶、脑血管平滑肌、扩张脑血管，增加脑血流量	改善轻度认知功能障碍
神经营养药物			
	神经节苷脂	作为脑神经再生的必要元素，介导神经生长因子的活性，修复和促进脑神经的发育	改善脑梗死患者的认知功能障碍

续表

分类	药名	机制	可能用途
抗缺氧药物			
	杜沙利尔	通过烯丙基哌嗪增加血氧浓度	治疗与老年人(不包括AD)认知和慢性感觉神经损伤相关的症状
神经肽			
	脑活素	增强胆碱酯酶和腺苷酸环化酶的活性,增加大脑中葡萄糖供应量	改善阿尔茨海默病和缺血性中风患者的认知功能
其他			
	银杏叶	改善脑部血液循环、抗炎、抗氧化和膜保护	提高阿尔茨海默病、血管性痴呆和精神分裂症患者的认知能力

(一) 作用于受体的药物

1. 胆碱酯酶抑制剂(ChEI)

(1) 他克林(tacrine):他克林又名四氢氨基吖啶(THA),是美国FDA于1993年批准的第一个治疗认知功能损害的药物,其疗效与剂量有关,高剂量时能改善认知功能,主要治疗轻、中度阿尔茨海默病。口服后很快吸收,在1~2小时血药浓度达峰,半衰期为2小时,老年人约35小时,生物利用度为10%~30%,血浆蛋白结合率为55%。最常见的不良反应是血清转氨酶增高,发生率达52%,尤以在开始治疗28~60天,其他常见不良反应有恶心、呕吐、消化不良、腹泻、腹痛、肌痛、共济失调,严重者可出现激越和意识模糊。他克林可与一些药物发生药物相互作用,如茶碱、西咪替丁和华法林,因其肝脏毒性,该药目前已经停止临床使用。

(2) 多奈哌齐(donepezil):是美国FDA于1997年认可的第二个治疗AD的药物,该药是一种哌啶类的可逆性胆碱酯酶抑制剂,对脑内乙酰胆碱酯酶具有高度选择性和可逆性的抑制作用,而对外周乙酰胆碱酯酶的作用较轻微。口服吸收迅速,不受食物或服药时间的影响,3~4小时后达到血药浓度高峰,清除半衰期较长,70~80小时,连续服药15天后达到稳态血药浓度,体内蛋白结合率为95%,在肝脏经P450酶系统代谢。可改善轻至中度痴呆患者认知功能的衰退趋势,并使患者的日常生活能力相应改善,适用于各种严重程度的AD、血管性痴呆、路易体痴呆和帕金森病痴呆。常见不良反应有恶心、呕吐、腹泻、疲劳和肌肉痉挛,但继续治疗会消失,尚无肝脏毒性报告,肾功能不全患者无须减量。

(3) 卡巴拉汀(rivastigmine):是氨基甲酸类化合物,属于假性不可逆性胆碱酯酶抑制剂,其氨基甲酸端可与胆碱酯酶的酯基部位结合,结合后从该部位解离的速度极为缓慢,胆碱酯酶在与之结合后失活,从而有效抑制胆碱酯酶的活性。该药口服吸收迅速而完全,食物可延缓其吸收过程。在体内,该药蛋白结合率较低(约40%),半衰期约1小时。该药为双重胆碱酯酶抑制剂,对中枢(特别是皮质和海马)胆碱酯酶的抑制作用较强,对丁酰胆碱酯酶也有一定抑制作用,对轻、中度 AD 患者的认知功能损害有治疗作用。常见不良反应有出汗增多、全身不适、体重下降、震颤,女性多见恶心、呕吐、食欲减退和体重下降。很少与其他药物有相互作用。对本药过敏者禁用,病窦综合征、严重心律失常、呼吸系统疾病、尿道梗阻或痉挛者慎用。

(4) 加兰他敏(galantamine):是一种从植物雪花莲和黄水仙球茎中提取出来的菲类生物碱,现已可人工合成,该药是高选择性、可逆性、竞争性的乙酰胆碱酯酶抑制剂,通过抑制乙酰胆碱的降解,具有抑制乙酰胆碱酯酶和调节突触前膜烟碱受体发生变构的作用,减少乙酰胆碱的重吸收,可以改善患者乙酰胆碱不足的情况,对乙酰胆碱酯酶的抑制强度远大于对丁酰胆碱酯酶(约50倍),对轻、中度 AD 患者认知功能衰退有减轻和改善作用。加兰他敏口服吸收后的生物利用度约85%,与血浆蛋白结合率较低,清除半衰期为6小时左右。不良反应有心动过缓、眩晕、恶心、呕吐、腹泻、食欲下降、腹痛和消化不良、睡眠障碍等。癫痫、心绞痛、心动过缓、运动功能亢进、支气管哮喘和严重肝功能损害者慎用。本药与牛奶或食物同用,可减轻毒蕈碱样不良反应,但药效降低,原因不明。

(5) 石杉碱甲(huperzine-A):石杉碱甲是从石杉科蕨类植物提取的一种天然生物碱,较易透过血脑屏障,具有乙酰胆碱酯酶抑制作用,是一种选择性的可逆性胆碱酯酶抑制剂,口服的生物利用度高。临床治疗试验表明,石杉碱甲能改善 AD 患者的记忆损害。可作为备选药物用于轻、中度 AD。与其他胆碱酯酶抑制剂类似,该药的不良反应也以胃肠道不适和头晕等为主;癫痫、肾功能不全、机械性肠梗阻、心绞痛患者禁用;心动过缓、支气管哮喘患者慎用。

2. **谷氨酸受体拮抗剂(glutamic acid receptor antagonist)** 近年来,针对谷氨酸递质受体 NMDA 的药物如二甲金刚烷胺(memantine,美金刚)被批准用于治疗中、重度的 AD 患者,美金刚也是美国 FDA 批准的第一个治疗中重度 AD 药物。该药物是一种非竞争性 NMDA 受体拮抗剂,通过作用于脑中谷氨酸-谷氨酰胺系统、阻断突触间隙内过度激活的 NMDA 受体,从而改善认知功能;亦可有效阻断钙离子内流,终止谷氨酸递质系统兴奋性升高介导的神经细胞凋亡的级联反应,起到神经细胞保护作用。美金刚可改善患者的日常和全面的功能、精神行为症状,尤其是激越和攻击行为,临床应用为 AD 的一线治疗药物,可单独或与胆碱酯酶抑制剂联合用于中、重度 AD;如果单用本药的疗效不满意,可换用或加用胆碱酯酶抑制剂,以增强疗效。半衰期60~100小时。严重肾功能损害者酌情减量。常见不良反应有激越、头痛、眩晕、跌倒、腹泻、便秘、高血压等,饮酒会增加不良反应,不推荐用于重度肝功能不全患者、儿童和青少年、孕妇;哺乳妇女用药时应停止哺乳;有惊厥病史或癫痫易感体质的患者慎用;对于心肌梗死、非代偿性充血性心力衰竭、未有效控制的高血压、尿液 pH 升高的患者,应密切观察和监测。

(二) 脑代谢激活剂

1. **吡咯烷酮类药物** 吡拉西坦属于 GABA 的环形衍生物,结构类似物是奥拉西坦、普拉西坦、左乙拉西坦、奈非拉西坦和阿尼西坦,这些化合物的作用与吡拉西坦相似,但疗效不同。目前尚没有充分的证据支持西坦类促智药的效果,针对吡拉西坦和奥拉西坦的临床试验结果存在争议,对于卒中和颅脑创伤的疗效尚无定论。有研究显示可能对患者的认知有改善作用,故常应用于改善缺血性脑卒中和颅脑创伤后认知功能障碍和记忆力减退。部分患者服药后出现兴奋症状,影响睡眠,可适量调整剂量或停药。

(1) 吡拉西坦:它是 GABA 和乙酰胺的环状衍生物,通过调节离子通道(钙离子和钾离子),导致神经元兴奋性非特异性增加可激活、保护神经元,改善脑缺氧及理化因素造成的脑损伤,改善脑循环。用于脑动脉硬化及脑卒中所致认知功能减退,或辅助治疗轻、中度 AD;还被用于治疗脑卒中、意识丧失、酒精中毒戒断症状及预防酒精性缺氧;临床上也用于预防和治疗脑创伤后的认知和精神功能障碍,以及改善儿童发育性阅读障碍患者的学习和记忆功能。吡拉西坦的耐受性极好,需根据肾功能进行调整剂量,只有罕见的不良反应,可能引起消化道不良反应,中枢神经系不良反应包括兴奋、易激动、头晕和失眠;偶见轻度转氨酶升高。锥体外系疾病,如 Huntington 舞蹈症患者禁用,肝、肾功能损害者不宜使用。妊娠期吡拉西坦的临床经验不足,应避免在怀孕期间使用,哺乳期不宜使用。

(2) 奥拉西坦:吡拉西坦的类似物,可改善痴呆患者的认知功能,延缓老年人脑功能衰退和提高信息处理能力,可考虑用于 VD 和轻、中度 AD 的辅助治疗。有报道奥拉西坦可阻断神经元组织中的程序性细胞死亡并增强神经恢复,也有报道奥拉西坦的记忆增强作用,其改善认知功能障碍的机制可能是由于诱导神经元中磷脂转运的能力,增加了乙酰胆碱利用率,或抑制毒蕈碱受体产生的。可能出现皮肤瘙痒、精神兴奋、睡眠紊乱,罕见胃部不适,严重肾功能损害者禁用,轻、中度肾功能不全者应慎用,出现精神兴奋和睡眠紊乱时应减量。

(3) 茴拉西坦:特异性作用于左旋谷氨酸受体,上调其功能,增强神经元突触内磷脂酶活性,并增加脑内三磷酸腺苷的形成和转运,促进大脑对氨基酸、磷脂、葡萄糖和氧的利用,可能改善脑功能、增强记忆力,用于脑供血不足及其所致的认知功能损害,或轻、中度 AD 的辅助治疗。

2. 丁苯酞(NBP) 由水芹籽中分离出,我国自主研发用于治疗轻、中度急性缺血性脑卒中,可通过提高脑血管内皮 NO 和 PGI2 的水平,降低细胞内钙离子浓度,抑制谷氨酸释放,减少花生四烯酸生成,清除氧自由基,提高抗氧化酶活性等,作用于脑缺血的多个病理环节,提高脑内乙酰胆碱的水平,改善血管性认知障碍(vascular cognitive impairment, VCI)患者的认知功能和整体功能。可能引起转氨酶轻度升高、恶心、腹部不适、皮疹,对本品或芹菜过敏者、有严重出血倾向者、出血性脑卒中患者禁用,肝、肾功能严重受损、有精神症状者慎用。

(三) 改善脑循环和增加大脑新陈代谢的药物

1. 钙离子拮抗剂 尼莫地平(nimodipine)具高度脑血管选择性,主要作用于脑小血管平滑肌,阻滞过量的钙离子跨膜进入细胞内,防止细胞内钙超载,可扩张脑血管、改善脑微循环,增加脑血流量,减少血管痉挛引起的缺血性脑损伤,同时有改善神经元代谢、保护神经细胞的作用。主要用于血管性痴呆及混合性痴呆,可能改善患者的认知和整体功能,延缓认知功能障碍的发展,减少脑血管性不良事件的发生。口服吸收快,半衰期约 1 小时。可能引起胃肠道反应,少见肠梗阻,其他不良反应有头晕、头痛、虚弱、失眠、多动、兴奋、攻击性和多汗。严重肝功能不全者禁用,严重心、肾功能不全、低血压、蛛网膜下腔出血合并广泛脑水肿或明显颅内压增高时慎用。尽可能避免与其他钙离子拮抗剂或β受体阻滞剂合用。

2. **麦角碱衍生物**　具有阻滞α受体、增加环磷酸腺苷的作用,扩张脑毛细血管、增加脑供血、改善脑对能量和氧的利用,还可作用于多种神经递质通路,包括乙酰胆碱、去甲肾上腺素和多巴胺等,可改善血管性痴呆患者的认知和情感功能,以及日常生活能力。

(1) 尼麦角林(nicergoline):尼麦角林是一种麦角生物碱,自1970年以来一直在临床上使用,具有广泛的作用,最初是作为治疗脑血管疾病的血管扩张剂而开发的,它在体外保护培养的神经元免受β淀粉样蛋白毒性,并改善大鼠体内胆碱能和儿茶酚胺能神经递质的功能,增加动脉血液循环,抑制血小板聚集,支持代谢活动(导致氧气和葡萄糖利用率增加),并在体内大鼠中具有神经营养和抗氧化特性,还显示出对阿尔茨海默病小鼠模型认知功能的改善作用,诱导血管舒张和脑血流量增加。目前,其疗效已在血管性痴呆患者中得到证实,在临床上用于记忆力减退、警觉性下降、注意力不集中、情绪波动、头晕、疲劳及前庭和耳蜗疾病,也可用于脑卒中后出现认知功能损害的患者,对缺血性脑卒中和AD患者脑、心脏和全身血流动力学均有不同程度的积极作用。不良反应很少见,通常包括恶心、头晕、腹泻、昏厥和头痛。肾功能不良者应减量使用,可能引起轻微胃肠道不适、潮红、嗜睡、失眠。近期发生心肌梗死、急性出血、严重心动过缓、直立性血压调节功能障碍、出血倾向者禁用,服药期间禁止饮酒,慎用于高尿酸血症或有痛风史的患者。由于缺乏孕妇及哺乳期妇女的研究数据,不建议在怀孕和哺乳期间使用。

(2) 双氢麦角碱(dihydroergotoxine):可考虑用于血管性痴呆。可能引起胃肠道反应、头痛、视物模糊、鼻塞、面部充血、眩晕、心动过缓和体位性低血压,严重动脉硬化、心脏器质性损害、肾功能障碍、低血压及精神病患者禁用。

3. **增加大脑新陈代谢的药物**　长春西汀是从夹竹桃科小蔓长春花中提取的吲哚生物碱长春胺经结构改造所得衍生物,是磷酸二酯酶1抑制剂,可作为钙选择性抑制剂和电压门控钠通道的阻断剂,抑制血小板聚集,降低血液黏度,舒张脑动脉,增加脑血流量,提高细胞对缺氧的耐受性。长春西汀与谷氨酸受体相互作用,可将葡萄糖代谢转移到更节能的有氧过程,并增加大脑中三磷酸腺苷水平,具有显著和直接的神经保护作用。长春西汀作为血管扩张剂和促智药的辅助药物已上市多年,可以改善记忆力,因其具有保护神经细胞、选择性地增加脑血流量、改善脑代谢和血流动力学的作用,而被广泛地应用于脑血管相关疾病和认知障碍的治疗。建议从较低剂量起始,不良反应很少见,包括恶心、口干、头晕、头痛和胃灼热,哺乳期和妊娠期禁用。

(四) 脑细胞保护药物

神经细胞保护药物目前尚无统一定义,通常指能减轻脑组织缺血缺氧,促进脑细胞修复和再生,预防和治疗中枢神经系统损伤,改善患者预后的一类药物的统称,临床常用的有银杏叶制剂、脑蛋白水解物等,但大部分目前均未行严格随机双盲多中心前瞻性对照研究,疗效尚无法判断。

1. **银杏叶提取物**　主要活性成分是黄酮类和萜类,具有清除自由基和神经保护作用,可抑制细胞膜脂质过氧化反应,具有扩张血管、增加血流量和抗血栓形成作用。适用于老年期痴呆,包括 AD、VCI,可延缓 VCI 患者的认知功能下降;有助于缓解合并脑血管病的 AD 及 VD 患者的精神行为症状。

2. **脑蛋白水解物**　为动物蛋白经酶降解而产生的器官特异性氨基酸和多肽的复合物,能以多种方式作用于中枢神经,调节和改善神经元的代谢,可考虑用于 VD,改善轻、中度 AD 患者认知和总体功能。可能引起激越,如行为过多、紧张、失眠。癫痫状态或大发作、严重肾功能不全者禁用,过敏体质患者慎用。

(五) 其他

叶酸、维生素 B_{12} 缺乏所致痴呆的患者需要补充叶酸和维生素 B_{12},酒精中毒所致痴呆的患者应补充维生素 B_1。ω-3 脂肪酸有时会作为辅助疗法使用,在观察性研究中发现,预先没有 AD 或痴呆的健康人群定期食用富含长链 ω-3 多不饱和脂肪酸的食物,对未来发展为 AD 有保护作用;相反,主要针对 AD 患者的临床试验,则一致报告没有效果,这些发现之间的矛盾可能凸显了早期摄入长链 ω-3 多不饱和脂肪酸的优势,以及对更多临床研究证据的需求。

三、改善认知功能药物研发的趋势

AD 是目前最常见的痴呆诱因,但减缓或预防其临床进展的策略在很大程度上仍然效果有限,目前的治疗方法无法达到令人满意的治疗效果或阻止疾病进展。临床上药物治疗痴呆的主要目的包括:①延缓或阻止痴呆程度的加重;②改善记忆功能,减轻痴呆程度;③抑制和逆转痴呆的病理变化;④提高痴呆患者的日常生活能力,提高生活质量;⑤减少并发症,延长存活期。美国和欧洲指南将 AChEI 列为轻度至中度 AD 的一线药物疗法,然而,AChEI 对轻度至中度 AD 患者的认知缺陷仅显示中等疗效,对功能无显著疗效,而美金刚在没有功能改善的情况下对认知症状的疗效非常有限,寻找新的 AD 治疗方法已经变得非常紧迫。

目前 AD 研究进入了一个新时代,开发减少纤维淀粉样蛋白的有效疗法,选择处于疾病相对早期阶段的患者成为关键,近年来免疫疗法被认为是改变 AD 发展的最有前途的策略之一。目前已有近 300 种 AD 疗法处于临床试验阶段,其中包括靶向 Aβ 肽或其聚集物的小分子和免疫疗法,可分为 4 类:①减少 Aβ 生成;②增强 Aβ 及其聚集物的降解和清除;③中和可溶性 Aβ 单体或其毒性;④直接抑制 Aβ 聚集。

Aβ 免疫疗法可主动或被动降低 Aβ 负荷,其中被动免疫疗法通过靶向神经毒性 Aβ 寡聚体促进 Aβ 清除。2021 年 6 月,FDA 批准阿杜那单抗用于治疗 AD 患者,尽管目前关于这一批准似乎仍有争议。仑卡奈单抗(lecanemab)为人源性抗 Aβ 抗体,能与 AD 患者大脑中异常堆积的 Aβ 寡聚体结合,促进患者大脑中 β 淀粉样蛋白的清除,于 2023 年获 FDA 批准用于 AD 轻度认知障碍或轻度痴呆阶段的患者,2024 年 1 月获我国国家药监局批准。同年 7 月,新一代抗 Aβ 单抗 donanemab 获 FDA 批准,用于治疗早期症状性 AD,包括 AD 所致的轻度认知障碍及轻度 AD。

甘露特钠胶囊(代号 GV-971),中国原创、国际首个靶向脑-肠轴治疗 AD 药物,是以海洋褐藻提取物为原料制备的低分子酸性寡糖化合物，对轻-中度痴呆患者有一定的认知改善作用。

目前在改善认知方面，除作用于经典途径的 Aβ 和 Tau 蛋白外，调控递质水平、补充神经营养因子、加强神经保护等均成为研究的热点。未来随着对认知机制的不断认识，对药物研究和临床经验的不断积累，治疗认知障碍及提高人类智能的药物和技术手段将越来越丰富。

第六节 神经调控治疗

神经调控也称神经刺激，该技术是指利用植入（侵入）或非植入（非侵入）性技术，采用物理（电、磁、光、超声等）或化学手段，对中枢神经系统、周围神经系统和自主神经系统邻近或远隔部位的神经元或神经网络的信号传递起兴奋、抑制或调节的作用，从而达到提高患者生活质量或提高机体功能的生物医学工程技术。既往对非植入或非侵入性技术也称为物理治疗。

一、发展

神经调控技术的发展与电密切相关。最早可追溯至公元 15 年，古罗马人利用电鳐放电治疗慢性疼痛，这种原始的电刺激疗法延续了千余年。直至 18 世纪末 19 世纪初，学者们开始尝试电刺激动物和人类的神经系统的研究。1884 年，功能神经外科之父 Victor Horsley 首次在术中进行了皮质电刺激的研究。在 20 世纪 30 年代后期，电休克疗法（electroconvulsive therapy，ECT）装置由两位神经精神病学家 Ugo Cerletti 和 Lucio Bini 发明。1947 年，Spiegel 和 Wycis 发明了人脑立体定向头架，脑深部手术的安全性和精确性大幅提高。当时运动障碍性疾病、精神疾病的外科治疗主要采用脑深部核团毁损手术，而术中电刺激用于辅助定位毁损靶点，避免毁损锥体束等重要结构，学者们基于立体定向头架也尝试电刺激丘脑以减轻疼痛，同时发现电刺激丘脑也可改善部分震颤症状。1967 年基于 Melzack-wall 提出的"疼痛闸门理论"而研发的脊髓电刺激术（spinal cord stimulation，SCS）的问世，标志着现代神经调控技术的诞生。随后的数十年里，皮质电刺激、周围神经电刺激也被相继推出用于治疗慢性疼痛，并且神经调控技术逐渐被用于治疗痉挛状态、脑瘫、膀胱功能障碍等疾病。1987 年，法国 Benabid 教授首次将脑深部电刺激（DBS）应用于原发性震颤（essential tremer，ET）患者获得成功，随后开创了慢性 DBS 治疗帕金森病（PD）和 ET 的先河，成为运动障碍疾病治疗历史的里程碑。几乎同时美国 Cyberonics 公司研发的迷走神经电刺激（vagus nerve stimulation，VNS）也开始在临床使用。20 世纪 90 年代，DBS 在运动障碍性疾病领域被迅速推广，自 1997 年开始先后被美国 FDA 批准用于治疗 ET、PD、肌张力障碍等疾病。进入 21 世纪，得益于医学生物和医学工程技术的不断进步，神经调控技术进入飞速发展阶段，新技术如雨后春笋般涌现，调控方式除电调控外，还有磁调控（经颅磁刺激）、化学调控（药物微量泵植入)、超声调控(经颅聚焦超声)、光调控(光遗传学)等,调控靶点从中枢神经系统扩展到周围神经系统及自主神经系统,适应证也从早期的慢性疼痛、运动障碍性疾病扩展到精神疾病、阿尔茨海默病、意识障碍等。

二、分类

现代临床神经调控是一个跨学科领域,其特点是使用电来改变异常的大脑活动,从而改善神经精神症状,其技术可大致分为无创或非侵入性脑刺激(Noninvasive brain stimulation,NIBS)和侵入性神经调控(Invasive brain stimulation,IBS)。非侵入性脑刺激主要有经颅磁刺激(transcranial magnetic stimulation,TMS)、经颅电刺激(transcranial electrical stimulation,tES)、经颅交流电刺激(transcranial alternating current stimulation,tACS)和经颅直流电刺激(transcranial direct current stimulation,tDCS),以及惊厥疗法,如电休克疗法和磁休克疗法(magnetic seizure therapy,MST)。侵入性神经调控主要有迷走神经刺激(vagus nerve stimulation,VNS)和脑深部电刺激(DBS)。ECT和MST需使用镇静和诱导癫痫发作的技术,重复经颅磁刺激和tES可在门诊环境中进行,不需要镇静剂,耐受性非常好。大多数IBS技术需要神经外科手术植入连接到大脑结构的刺激装置,美国FDA于2002年批准DBS用于治疗帕金森病,成为其大规模和快速发展的关键点,通过对病理神经回路的直接干预,DBS改变了治疗和理解脑部疾病的方式,被认为是临床神经科学最有前途的治疗应用之一。

三、精神科常用的神经调控技术

(一) 非侵入式神经调控技术

目前非侵入式的神经调控的手段主要有经颅磁刺激、经颅电刺激、经颅超声刺激、经颅光生物调节及神经反馈等。

1. *经颅磁刺激*　TMS是Barker等于1985年发明的一种用于刺激大脑的技术。在TMS的治疗中,当电磁圈置于受试者头皮上,高强度电流脉冲在线圈中通过会产生强大的磁场(通常约为2T),从而导致神经组织中的电流流动和神经元去极化。20世纪90年代初该技术开始应用于精神科临床研究中,2014年发表的临床指南中指出TMS对于抑郁症、焦虑症、强迫症、睡眠障碍甚至精神分裂症等精神疾病都有一定的治疗作用。

(1) 刺激方式:根据脉冲给予方式的不同,可以将经颅磁刺激分为3类:单脉冲经颅磁刺激(single-pluse TMS,sTMS)、双脉冲经颅磁刺激(pair-pluse TMS,pTMS)和重复经颅磁刺激(rTMS)。单脉冲经颅磁刺激一次只给予一个脉冲,刺激间的间隔时间较长,可达到10秒,一般通过手动控制,多用于常规电生理检查。双脉冲经颅磁刺激是指在极短时间内对同一刺激部位连续给予2个不同强度的刺激,多用于研究神经的异化和抑制作用。rTMS分为高频(10~50 Hz)和低频(<1 Hz)两种刺激,高频刺激可提高局部的血流水平和代谢水平,引起大脑活动的兴奋;而低频刺激则降低局部的血流水平和代谢水平,抑制大脑活动。rTMS可以长时间(如数分钟到数小时)刺激深度1~9 cm的部位,是TMS中常用的刺激模式之一,可用于神经性疼痛、抑郁症、帕金森病等病症的

治疗，在改善运动、言语、吞咽、认知功能上也有着良好的效果。rTMS 通过对 TMS 的关键参数如频率、强度、刺激时间、脉冲量、间歇时间的更改也可产生新的治疗模式，如爆发式丛状刺激治疗(theta-burst stimulation，TBS)等，同时 TMS 也可根据不同的疾病及患者的个体差异等因素组合成多种不同的刺激模式，从而实现更加个体化精准化的治疗方案。未来，在进一步明确 TMS 的作用机制及脑区定位的前提下，可以期待该技术更广阔的应用前景。

(2) 临床应用：

1) 抑郁障碍：2008 年美国 FDA 已批准 rTMS 用于抑郁症的治疗，并证明是治疗抑郁症的一种安全、疗效显著和耐受性良好的方法。抑郁症的治疗通常选用刺激强度为 80%～110% 运动阈值(MT)，当选用低频刺激时，常为 1 Hz，刺激部位选右侧背外侧前额叶(DLPFC)，每次治疗总脉冲数为 1 200～2 400 次，治疗次数 10～20 次；选用高频刺激时，常为 10～20 Hz，刺激部位多选左侧 DLPFC，每次治疗总脉冲数为 800～2 000 次。近年来，人们越来越热衷于对加速型个体化的 TMS 进行研究，2018 年以 TBS 为基础的斯坦福 SAINT 加速模式也被 FDA 批准用于治疗难治性抑郁症，该方案为加速、高剂量、功能连接 MRI(fcMRI) 引导的间歇性爆发性 θ 波刺激(intermittent theta burst stimulation，iTBS)治疗方案，连续 5 天，每天治疗 10 次，一次 1 800 个脉冲(18 000 个脉冲/天，总共 90 000 个脉冲)。与传统 rTMS 相比，SAINT 改变了作用位点、每次脉冲数和每日治疗次数。有研究显示，SAINT 对难治性抑郁症的治疗缓解率(78.6%～90%)远高于常规 rTMS 的缓解率，治疗时间也从 4～6 周缩短至 5 天，其高效的抗抑郁作用将为急诊重症患者提供新的治疗方法。近年来，成像技术的发展，与个性化靶向和新颖的刺激模式结合，也为难治性抑郁症患者提供了新形式的个性化神经刺激方案。

2) 焦虑障碍：由于抑郁与焦虑在神经生物学方面的相似性，并且两者症状的高度重叠性，目前针对焦虑障碍主要的治疗位点也是背外侧前额叶，只是相对于抑郁患者主要是针对左侧 DLPFC 进行治疗，焦虑症患者主要是针对右侧 DLPFC 进行治疗，以起到抑制大脑皮质的兴奋性，从而起到改善焦虑症状的作用。在刺激强度方面，在目前的研究中 80%～120%MT 是目前治疗广泛性焦虑障碍使用最多的强度。多项研究提示，rTMS 低频联合药物治疗广泛性焦虑障碍，相较于单用药物治疗，起效更快，疗效也更好。

3) 睡眠障碍：研究发现 rTMS 刺激大脑皮质后可以稳定地触发慢波，这些慢波在各个方面都类似于自发睡眠的慢波，促进睡眠期间振荡的形成，从而加快入睡时间，减少觉醒的次数和时间，增加深睡眠的时间，从而达到改善睡眠的作用。目前睡眠障碍的常见位点为背外侧前额叶及顶枕区。最近的研究表明，连续的 1 Hz 低频 rTMS 治疗刺激双侧 DLPFC 可以增加脑源性神经营养因子(BDNF)和 GABA 的水平，并导致皮质兴奋性减低，从而改善睡眠。TMS 作为一种新的治疗睡眠障碍的方法，具有安全、无痛评估睡眠和睡眠障碍中运动皮质兴奋性的功能，但需要大样本、同质性高的临床研究提供有效证据。

4) 精神分裂症：TMS 目前常被应用于精神分裂症幻听及阴性症状的治疗，并取得了一定的效果，但 TMS 治疗其他阳性症状(如妄想和其他形式的思维障碍)的效果有限。研究发现当患者存在持续性幻听时,双侧颞叶存在过度激活现象,因此低频的 rTMS 可以抑制皮质的兴奋性,从而减轻患者的幻听症状,但部分研究中发现幻听症状持续时间越长越顽固,rTMS 治疗效果可能会越差。一项基于 57 项研究的荟萃分析显示,对于精神分裂症阴性症状,左背外侧前额叶(L-DLPFC)似乎对于阴性症状的改善最有益,较高的脉冲频率($10\sim20$ Hz)、较强的刺激强度($100\%\sim110\%$ RMT)、较长的治疗持续时间(>3 周)、年龄较小和病程较短者可能有更好的疗效。认知功能损害是精神分裂症的标志之一,TMS 似乎也能使精神分裂症患者的工作记忆有显著改善。综上,TMS 能够在一定程度上改善精神分裂症的幻听、阴性及认知症状,但对于有效维持时间仍缺乏证据,治疗的参数及治疗靶点也需进一步探索。

5) 双相情感障碍:研究发现 TMS 对于双相抑郁可能具有一定的疗效,大多数躁狂症的 rTMS 研究刺激部位都选择右侧 DLPFC,发现右侧 DLPFC 刺激后,躁狂症状的改善大于左侧 DLPFC。Praharaj 等研究结果发现双相情感障碍躁狂相的患者在常规服用心境稳定药治疗的同时,接受为期 10 天的 rTMS(20 Hz,110% 运动阈值,右侧前额叶)治疗后,患者的杨氏躁狂量表和临床总体印象量表评分均有显著改善。一项对 19 项随机对照试验数据的荟萃分析结合来自不同 TMS 方案的数据,真刺激组的反应率(44.3%)要高于假刺激组(25.3%)。未来可能需要更大的样本量来研究 TMS 对于双相抑郁的有效性,需要更多的研究来确定治疗分层的最佳治疗参数和患者特征,并探索最佳的治疗模式和情感转换的预测因素。

6) 其他精神及神经相关疾病:随着目前研究的逐渐深入,目前研究发现 TMS 对诸如强迫症、物质相关使用障碍、痴呆症和轻度认知障碍(MCI)都有一定的疗效,但其研究的数量相对较小,未来可能需要扩大范围进一步的研究。

(3) 禁忌证和不良反应:经颅磁治疗虽然相对安全,但仍然存在部分禁忌证,在治疗前应仔细询问患者是否有以下情况:①头部有金属置入物(如颅内埋置有电极、脉冲发生器、电子耳蜗、助听器等);②装有心脏起搏器者;③严重颅脑器质性病变;④有癫痫病史及癫痫病家族史的患者禁止使用高频率高强度刺激;⑤患有严重躯体疾病者,如心力衰竭、心肌梗死等。

2009 年的安全指南对所有与 TMS 使用有关的已知不良反应进行了总结,TMS 目前已知不良反应主要包括:头痛、头晕、短暂的听力变化、癫痫、晕厥、局部疼痛不适;短暂的认知/神经心理学的变化;急性精神变化;其他可能与安全问题有关的生物效应等。

(4) 发展趋势:虽然经颅磁刺激相对空间或时间分辨率较差,但可以提供无创的靶向治疗,现在已被 FDA 批准用于治疗难治性抑郁、强迫症和焦虑抑郁症。在治疗中,线圈的类型、它在大脑上的位置和磁脉冲的频率会导致不同的临床和神经环路效应。目前针对经颅磁刺激环路定位的研究在加速发展,最近的证据表明,通过成像技术如磁共振靶向 DLPFC 中与前扣带皮质(ACC)负连接最高的回路,可以增强治疗结果。未来可能通过进一步改进环路靶向来进行合理的治疗设计,其进展包括:发展可以到达更深部大脑结构的新线圈、开展脑电图同步治疗和多靶点 TMS 等,以提高疗效。

2. **经颅电刺激** 包括经颅直流电刺激(tDCS)和经颅交流电刺激(tACS),它们的独特优势之一是相对有利的安全性,因此近年来 tDCS 和 tACS 的研究出现了大规模增长,但安慰剂对照、双盲 tACS 临床试验的数量目前仍然非常有限。

(1) 经颅直流电刺激:tDCS 是一种新型的非侵入性脑刺激技术,它使用头皮电极将恒定的低振幅电流(1~2 mA)传递到选定的大脑皮质以调节大脑皮质神经元活动,具体来说,通过改变神经元静息电位的极性来调节神经元的兴奋性,阳极刺激时,引起静息电位去极化,增加神经元兴奋性;阴极刺激时,引起静息电位超极化,降低神经元兴奋性。多次重复的 tDCS 治疗可能导致类似于皮质长时程增强(long-term potentiation, LTP)和/或皮质长时程抑制(long-term depression, LTD)的神经可塑性效应。在操作时,将电极置于大脑表面,通过刺激器输出 1~2 mA 微弱电流,从阳极流动到阴极,形成一个环路,可以调节自发性神经网络的活性及双侧大脑半球兴奋性的平衡。

与其他神经调节方法相比,tDCS 由于其相对低成本、便携性、安全性和易用性而具有相当大的治疗潜力,目前主要应用于精神类疾病(抑郁症、精神分裂症等)、神经类疾病(脑卒中、癫痫、阿尔茨海默病等)及神经康复(脑损伤、脑中风后认知、言语、吞咽障碍、运动障碍等)等领域。在既往的随机对照研究中发现,单一使用作用于前额叶皮质 tDCS 有一定的抗抑郁疗效,并且在结合适量的舍曲林之后,其抗抑郁效应相较于单用舍曲林有增强作用,这也表明 tDCS 可能对抗抑郁药物的治疗有增效作用。

tDCS 优点包括易用、低成本、便携性和家庭使用潜力、与其他治疗方法联合使用的能力及低不良反应率,目前已成为研究的热点之一,并尝试用于更多的精神和神经的疾病治疗。大多数研究发现,tDCS 的耐受性较好,治疗不良反应较少,刺激部位的皮肤发红、瘙痒、灼热、发热和刺痛是目前常见的治疗不良反应,头痛、视物模糊、耳鸣、视力明亮、疲劳、恶心、轻度欣快感、注意力降低、定向障碍、失眠和焦虑也有报道,但通常较为轻微,不会造成长期影响。2016 年的 CANMAT 临床指南中指出,tDCS 可应用于抑郁症的治疗,目前作为三线的治疗方法以供选择。tDCS 目前已经取得一系列研究证据,B 级建议(可能疗效)适用于:①纤维肌痛中左初级运动皮质(M1)(右眶额阴极)的阳极 tDCS;②无耐药性的抑郁症发作时左侧 DLPFC(右眶额阴极)的阳极 tDCS;③成瘾中的右侧 DLPFC(带有左侧 DLPFC 阴极)的阳极 tDCS。然而要确定这种方法的全部潜力还有许多工作要做,如 tDCS 的治疗效果是否具有临床意义,以及如何在治疗环境中以最佳方式执行仍有待澄清。此外,尽管 tDCS 设备的易于管理和低成本允许患者在家中使用,但这可能会引起潜在的误用或过度使用相关的伦理和法律问题,必须小心避免这种技术不恰当的应用,并确保对专业人员的严格培训和对患者的正确教育。

(2) 经颅交流电刺激:也是一种非侵入性脑刺激形式,出现在 tDCS 之后,它将低振幅恒定节律电流应用于头皮以调节神经元兴奋性。目前有 tACS 研究使用双盲安慰剂对照研究设计,用于以下患者群体:MDD、精神分裂症患者的幻听、慢性腰痛、物质使用障碍(SUD)和帕金森病。一项综述回顾了精神分裂症中的 tACS,共纳入了 14 项研究(5 项随机对照治疗试验),所有研究都报告了良好的耐受性,只有短暂的轻度不良反应。据报道,使用 alpha tACS 可以减少幻觉和妄想,θ 和 γ tACS 可以改善阴性症状和认知缺陷,然而,其中一项针对幻觉的随机对照试验是阴性的,并且缺乏针对其他领域的严格大样本研究,未来需要更多的对照随机试验来评估 tACS 对各个领域的影响,以证实这些早期发现。基于目前的发现,预计闭环 tACS 可以通过响应刺激进一步提高目标参与度,并将在下一代研究中占据主要位置,如果能够提高试验质量(包括更大的样本量)和靶向性,那么这种低成本和安全的治疗方式未来将极有光明和希望。

3. 经颅超声刺激 经颅超声刺激即利用经颅超声波对脑部神经进行调制,具体来说,是将体外发射的超声波聚焦,使焦点作用于神经组织,可实现对脑部神经的高效调制。依据超声波强度大小,可将其分为高强度超声和低强度超声。高强度聚焦超声(high-intensity focused ultrasound, HIFU)峰值功率常超过 $1\,000\,W/cm^2$,通过将多束超声能量穿过颅骨汇聚于特定脑区,通过热消融和空化效应方式使特定脑区瞬时达到高温,导致目标组织凝固性坏死和蛋白变性,从而达到治疗目的,此项技术损毁性破坏脑组织结构,目前用于肿瘤热消融和脑神经核团毁损治疗。低强度聚焦超声(low-intensity focused ultrasound pulsations, LIFUP)有效声强小于 $3\,W/cm^2$,利用能量远低于 HIFU 的超声力学效应,在不引起生物组织温度显著升高的前提下,实现对神经元和神经环路的刺激和调控而进行治疗,由于采用低功率、瞬态刺激的工作方式,不产生显著的能量累积,具有对组织无损伤、分辨率高的优点。近年来还出现了经颅脉冲刺激(transcranial pulse stimulation, TPS),是基于单个超短超声脉冲的一种临床超声技术,局部脑刺激的深度最高可以达到 8 cm。

经颅超声刺激在临床上的应用还处在起步阶段,但已取得了一些成果:如超声刺激额颞皮质可显著改善患者精神状态及疼痛,近期还有关于该项技术在阿尔茨海默病及抑郁症治疗中的研究。Sanguinetti 等研究者应用经颅低强度聚焦超声刺激健康志愿者右侧额下回,通过视觉模拟情绪量表评估及功能磁共振成像发现,该强度的超声刺激可以调节情绪相关神经网络电活动,诱导积极的情绪。Reznik 等研究者表明,经颅低强度聚焦超声刺激轻、中度抑郁症患者右侧额颞区 5 天后,治疗组抑郁症患者的焦虑情绪得到了改善。目前的难题之一在于,聚焦超声穿过颅骨后会发生显著相位畸变和能量衰减,导致超声焦域出现形状扭曲和位置偏移,许多科学家正致力于获取足够优化高效的超声辐射力,使得超声能够穿透颅骨进入深部大脑核团。

4. 经颅光生物调节 经颅光生物调节是一种使得光子和生物组织之间发生相互作用的技术手段,通过向大脑的特定部位发射近红外光,达到刺激细胞功能、调节大脑认知的效果。经颅光生物调节或可作用于抑郁、焦虑等的治疗,目前光照治疗应用最多的仍然是季节性抑郁患者,在我国季节性抑郁较为少见,其主要还是应用于不同类型的抑郁患者中,有荟萃分析提出,在早晨光疗相较于晚上光疗对抑郁改善的效果最佳,且早晨少于 60 分钟的光照更能缓解患者的抑郁症状。光照治疗相较于其他类型的物理治疗来说安全性较高,对于孕产期的抑郁女性也有一定的疗效。但在治疗过程中,部分患者也会出现一些不良反应,最常见的主诉包括眼干、头痛、眩光、恶心、呕吐、眼疲劳、头晕和转躁的可能,但这些不良反应较轻微,大多可自行缓解。有研究认为,不良反应与光疗的相关参数有关,如光照剂量、波长和暴露方法(直接/间接及相对于眼睛的入射角度)等。目前临床上对于光疗的具体的治疗参数没有统一的定论,研究表明每日光照 30~120 分钟,持续 3~5 周治疗效果最好。

5. **神经反馈** 神经反馈技术通过采集与分析大脑信号来确定受试者的精神生理状态，并将这些信息以容易理解的视觉、听觉、触觉等形式展示出来。通过有选择性地增强或抑制某一种特征的神经信号，进而调节大脑功能，从而达到预防和治疗特定疾病的目的。神经反馈的训练往往针对特定频率的波段。1952 年，美国科学家 Joe Kamiya 发现可以通过学习反馈知道什么时候产生 α 波，并且通过简单的声音提示进入 α 状态；1968 年，Joe Kamiya 通过 α 训练课缓解压力和应激症状，成为首次发表的神经反馈研究。针对不同频率的波段的神经反馈训练会产生不同的效果，有研究表明，10 Hz 的 α 训练可引起肌肉放松、疼痛感降低、调节呼吸和心率；增强 15~18 Hz 的 β 波，可以治疗 ADHD、注意力障碍、抑郁症；7~8.5 Hz 的 α/θ 训练为清醒和睡眠的指示，常用于降低心理压力；30~80 Hz 的 γ 训练可用于提高认知功能、改善精神症状。

6. **电抽搐治疗** 电抽搐治疗（ECT）也称电休克治疗、电痉挛治疗，发展于 20 世纪 30 年代，是一种在全身麻醉的情况下，以一定量的微量电流通过大脑，通过一种安全和可控的方式触发短暂的癫痫发作而治疗疾病的方法。虽然其机制仍不完全清楚，但它可能会引起神经可塑性的变化使大脑形成新的连接，或脑内的神经递质代谢产生相应改变，从而迅速逆转某些精神疾病的症状。尽管它缺乏回路特异性，但它仍然是对严重抑郁症最有效的治疗方法，缓解率可大于 70%，而典型的抗抑郁药约为 40%，然而，不良反应和病耻感常限制了 ECT 的使用。目前多采用改良的电休克治疗（MECT），在使用静脉麻醉药和肌松剂使患者意识消失后，再以一定量的电流通过患者头部导致大脑皮质癫痫样放电，可明显减轻患者抽搐和恐惧感，由于其适应证广、安全性高、并发症少，因此目前已成为标准治疗，适应证包括严重抑郁，有强烈自伤、自杀企图及行为者，以及明显自责自罪者；极度兴奋躁动冲动伤人者；拒食、违拗和紧张性木僵者；精神药物治疗无效或对药物治疗不能耐受者。

（二）侵入式神经刺激技术

1. **脑深部电刺激（DBS）** DBS 是将电极植入脑内特定靶点，通过脉冲发生器释放特定的刺激信号从而刺激相应的疾病相关脑区并纠正异常的大脑神经环路，从而减轻神经精神症状的一种神经调控技术。

（1）发展：DBS 开始出现于 20 世纪 50—70 年代，尝试用于癫痫、痉挛等疾病并取得一定的效果，有部分学者也尝试用于精神病患者中，发现对精神症状也有一定的控制，但因当时定位手段落后等原因使得 DBS 的应用受到了限制。到了 20 世纪 90 年代，脑立体定向技术高速发展，让科学家们可以使电刺激靶点更深入精确，同时也让其有效性及安全性大幅度提高，不良反应发生率降低，这些都使得该治疗方法在精神治疗领域逐渐被认可，FDA 于 1997 年批准 DBS 用于治疗特发性震颤和 PD，2003 年批准用于治疗原发性肌张力障碍，2009 年批准用于治疗强迫症（OCD）。DBS 在我国的发展始于 1998 年，北京天坛医院神经外科实施了首例 DBS 治疗震颤型 PD，目前 DBS 技术在国内已大量应用于治疗以 PD、肌张力障碍为主的神经系统疾病，近年来我国学者尝试将 DBS 技术应用于不同的精神疾病，如强迫症、抑郁症、物质依赖、阿尔茨海默病等，也有一定的疗效。

(2) 治疗靶点与机制：目前应用较为广泛的治疗核团有丘脑底核（subthalamic nucleus, STN）、苍白球内侧核（globus pallidus interna, GPi）、丘脑腹中间核（ventralintermediate nucleus, Vim）。关于 DBS 的确切作用机制目前尚不清楚，提出了很多理论假设，其中较为流行的观点认为 DBS 可调节神经递质的释放，抑制异常的神经振荡活动，中断异常脑环路，调节异常脑网络，进而改善脑功能性疾病的症状。一项基于功能磁共振的最新纵向研究发现，STN-DBS 可以调节两条不同的神经环路，一个涉及苍白球内侧部（globus pallidus internus, GPi）、丘脑和小脑深部核团的 GPi 神经环路被显著激活，而另一个涉及初级运动皮质（M1）、壳核和小脑的 M1 环神经路则被显著抑制，其中 STN-DBS 对于 GPi 神经环路的激活具有刺激频率依赖性，而对 M1 环路的抑制具有时间依赖性，两条神经环路分别调节不同的运动症状。

(3) 临床应用：

1) 强迫症：1999 年，Nuttin 等首次以内囊前肢作为治疗靶点在难治性强迫症患者中植入 DBS，4 例接受手术的患者中 3 例患者症状得到了显著改善。随后多项的研究显示，多数经过 DBS 治疗难治性强迫患者其强迫症状能得到不同程度的改善。迄今为止，已有多项对难治性强迫症采用 DBS 治疗的研究报道，这些研究中电极植入靶点主要涉及内囊前肢、伏隔核、终纹床核、腹侧丘脑/腹侧纹状体、丘脑底核等多个脑区，其中研究最为广泛的脑区是内囊前肢和伏隔核。虽然 DBS 对于强迫治疗研究不断增多，但目前尚未发现针对强迫障碍患者特定的最有效的脑区，因此后续仍需要多中心、大样本的随机对照研究以验证 DBS 疗法的最优参数及治疗方案。

2) 抑郁症：难治性抑郁症患者（TRD）定义为对 2 种或 2 种以上抗抑郁药物治疗无效的重性抑郁症，是一种异质性的复杂疾病，既往研究的结果显示，其潜在的病理生理学为皮质-纹状体-丘脑-皮质环路调节障碍，因此，膝下扣带回（25 区）、腹侧内囊/腹侧纹状体（VC/VS）、伏隔核（NAc）及膝下扣带回成为 DBS 治疗的可能靶点，开放性研究显示这些靶点的治疗效果相当，应答率在 45%～53%；RCT 研究正在进行中。

(4) 发展趋势：DBS 目前出现了一些新的进展，并有望比传统 DBS 的疗效更为改进。一个是靶向连接组，即采用成像技术基于每个个体的解剖结构来识别正确的位置，应用白质束或它们的交叉点（而不是孤立的大脑区域）的电流刺激，以靶向与疾病相关的大脑环路。对于抑郁症，研究表明通过胼胝体白质束交叉的刺激可以产生最好的治疗反应；在强迫症中，从内囊前肢投射至皮质纹状体-丘脑皮质环路的多个靶点均显示出了疗效。

目前研究人员还设计了一种新的个性化 DBS 治疗系统，能够感知和记录神经活动，该系统通过使用一种能够感知神经活动和传递刺激信号的设备，连续记录神经活动，只有当检测到严重症状的脑电生物标记时，病灶刺激才会自动传递到 VC/VS，这种实时的、生物标志物驱动的治疗，被称为闭环 DBS，已在一个每天只有 30 分钟刺激的试验患者中观察到了快速缓解，但需要在更大的患者群体中开展进一步的工作，以确定个体间生物标志物的变异性和个性化闭环 DBS 的治疗效果。尽管如此，通过靶向由客观的大脑标志物定义的状态来治疗精神疾病是一个令人兴奋的进展，为精神疾病的环路靶向精确治疗提供了新的框架。

2. 脊髓电刺激(SCS) SCS是将电极植入紧邻脊髓后柱的硬脊膜外间隙,通过施加电刺激,以阻断疼痛信号传导的一种神经调控技术。目前临床广泛应用的传统低频高强度SCS技术(频率40～100 Hz,脉宽30～50 μs)成型于20世纪80年代,据2017年美国神经外科医师协会统计,全球每年约有50 000台SCS设备被植入患者体内。传统SCS疗法对于背部术后疼痛综合征、复杂性区域疼痛综合征、痛性糖尿病周围神经病变的疗效已得到广泛认可,对周围神经损伤性疼痛亦有效,但尚缺乏相关大型、长期随访的临床研究提供高质量证据。传统SCS镇痛的确切机制至今尚未完全阐明,目前认为可能参与的机制有:①激活Aβ纤维、兴奋抑制性中间神经元进而关闭脊髓后角神经元的"疼痛闸门";②调节抑制性神经递质γ-氨基丁酸(GABA)、乙酰胆碱(Ach)、5-羟色胺(5-HT)等的释放;③调节疼痛相关神经环路;④神经功能的重塑作用等。

鉴于临床上仍有相当部分患者接受传统SCS治疗无效,学者们在探索疼痛机制及SCS作用机制的同时,新型SCS刺激模式也不断出现,如高频SCS(频率10 kHz)、簇发脉冲式SCS(5个500 Hz尖波脉冲成簇与40 Hz脉冲交替释放)、背根神经节电刺激及闭环SCS等。相较于传统SCS,高频SCS和成簇SCS模式的镇痛效果更优,且不会引起感觉异常。背根神经节电刺激的优势在于受脑脊液影响较小、能量分散少,电极移位的风险小,电刺激作用范围更为局限和精确,如背根神经节电刺激对第10胸椎～第2骶椎之间的复杂区域疼痛综合征,在减轻疼痛和提高生活质量方面具有优势。SCS除用于慢性疼痛外,还被探索用于植物人促醒、胃部手术后胃瘫等的治疗,同时由于大脑和身体之间的联系对精神疾病至关重要,情绪障碍、进食障碍和焦虑症的许多症状都与大脑-身体相互作用的失调有关,目前正在探索在精神疾病中的应用,美国的一项临床试验发现脊髓电刺激显示出治疗抑郁症的潜力,且耐受性良好。

3. 迷走神经刺激 迷走神经是由20%的传出纤维和80%的传入纤维组成的混合神经,它是大脑和身体之间的双向通信器,参与调节自主神经、免疫、心血管、胃肠道、呼吸和内分泌系统。迷走神经刺激(VNS)是将电极缠绕于患者左侧迷走神经主干,通过电刺激迷走神经,以达到调控、治疗脑功能性疾病目的的神经调控技术。VNS应用于临床超过30年,1997年FDA批准了第一个用于治疗难治性癫痫的植入式VNS设备,之后研究发现,VNS对于抑郁症、偏头痛、丛集性头痛都有一定的疗效,2005年VNS也已经被FDA批准用于难治性抑郁症的辅助治疗。

VNS作用机制非常复杂,目前认为包括但不限于VNS对迷走神经组成的复杂神经-内分泌-免疫网络的急性刺激和长期慢性调节,包括神经活动的去同步化、调节神经递质、神经元重塑、抗炎作用等。近年来,VNS的适应范围不断拓宽,从抑郁症逐渐拓展至心力衰竭、偏头痛、意识障碍、脑卒中、肥胖症、AD等疾病。VNS对去甲肾上腺素能和5-羟色胺能神经元的影响可能是其作用机制的一部分。在迷走神经的刺激过程中,最常见的不良反应包括声嘶、咽喉痛,部分患者可能会出现咳嗽和呼吸困难,但上述这些不良反应会随时间延长而减轻,很少有患者因难以忍受这些不良反应而停止治疗。

总体上,神经刺激治疗近年来获得迅速发展,应用于精神疾病多个领域,表16-7归纳了美国FDA批准的相关神经刺激治疗适应证。

表 16-7 FDA 批准的神经刺激干预

时间	神经刺激	FDA 批准
侵入性		
1996	DBS	VIM-DBS 治疗 PD 特发性震颤和严重震颤
1997	VNS	辅助治疗降低耐药性癫痫发作频率
2002	DBS	DBS 治疗肌张力障碍和晚期 PD 的治疗
2005	VNS	VNS 治疗顽固性抑郁症
2024	DBS	DBS 治疗难治性抑郁症的评估
非侵入性		
1976	ECT	通过"上市前通知"作为中低风险设备进行监管
2008	rTMS	每日一次,作为单一治疗用于至少一个疗程且剂量和时间足够的抗抑郁治疗无效的成人重度抑郁症患者
2013	rTMS	慢性疼痛和偏头痛的治疗
2015	深部 TMS	难治性抑郁症
2018	ECT	ECT 设备的重新分类,用于治疗 13 岁及以上的治疗耐药性患者或因精神或医疗状况严重而需要快速反应的患者的紧张症或与重度抑郁症(MDD)或双相情感障碍(BPD)相关的严重重度抑郁发作(MDE)
2018	深部 TMS	强迫症的治疗
2018	TBS	TBS 用于治疗 MDD
2020	深部 TMS	吸烟成瘾的治疗
2022	iTBS	斯坦福加速智能神经调控疗法(SAINT™ 神经调控系统)治疗 MDD
2024	tDCS	定义基于家庭的 tDCS 治疗重度抑郁症的评估

四、神经调控技术的不足与发展趋势

神经调控技术日趋成熟,对精神疾病的疗效也已得到广泛认可,但同时仍存在一些问题亟待解决。首先,受限于疾病机制本身的复杂性及既往缺乏有效的研究手段,神经调控的作用机制至今仍处于探索阶段;其次,神经调控的最佳靶点(包括靶点核团的亚分区)仍存在争议,以抽动秽语综合征为例,目前除苍白球外,还有丘脑、尾状核、内囊前肢等 7 个靶点核团被报道刺激有效,但对于最优靶点核团尚无统一意见,且不同核团内部又可进一步分为不同的亚区,如何选择、准确定位核团亚区亦存有争议;再者,目前尚缺乏可靠的神经调控疗效的预测因素;此外,多种刺激技术当前程控的方式仍主要是依据经验,以不断"试错"的方式进行,患者需反复就诊进行程控,尤其是肌张力障碍、抑郁症和 AD 等需长期慢性刺激才能改善症状的疾病,较为耗时耗力。

神经调控疗效的临床证据仍需加强。虽然近几十年来神经调控临床证据的发展有了很大的改善,进行了许多随机对照试验,其中一些技术被批准和/或显示出 A 级证据,但每种神经调控干预措施和每种精神障碍的证据水平都不同。此外,尽管有几项针对特定人群的随机对照试验,但作者使用的选择标准因研究而异,且大多数研究的样本量较小。大多数神经调控干预,对于某些疾病的最佳刺激参数、累积剂量甚至靶点,都没有达

成共识。这些局限性引发了重要的概念问题,例如,临床效果的评估是否应基于临床量表的变化,以及变化应该有多大才能被认为具有临床意义?此外,神经调控干预的作用机制是改变神经元的可塑性、连接性和网络,因此,使用特定的症状(如幻觉、冲动、冷漠)可能比诊断类别更适合解决这些问题,目前已经使用了多种技术来评估神经调控干预措施的影响,例如功能性近红外光谱或机器学习,正在进行的研究重点是识别神经解剖基础以优化临床反应。

神经调控干预领域正在迅速扩展,包括对难治性症状的创新疗法,以及对某些干预措施的不良反应和经济负担的现实关注。未来潜在的研究趋势涉及神经调控的创新性应用,如在儿科人群中的应用、脊髓刺激和脑机接口。尽管这些干预措施的初步结果很有希望,但目前的证据基础仍然不足且存在争议。在临床实践中,FDA的批准程序仍然缺乏循证证据,并且需要警惕因误用或滥用带来潜在安全风险及伦理和法律问题。

第七节 工娱治疗与精神康复

一、工娱治疗

工娱治疗是临床上常见精神障碍的一种治疗方法,包括工作治疗(work therapy)和娱乐治疗(recreational therapy),广义上指通过组织患者参加适当的生产性或文艺娱乐活动以促进病情恢复的一种辅助治疗方法。

(一)工作治疗/职业康复

工作治疗简称工疗。传统的工作治疗是指组织患者在专人指导下参加适当的工作和生产劳动,以转移患者注意力,调整精神和心理状态及进行社会能力的训练,在精神康复领域得到广泛应用。随着国内康复事业的不断发展,以及社会对精神康复重要性认识的提升,以往传统的工作治疗模式慢慢开始向更为专业化、系统化的职业康复转变。

1. **职业康复的概念** 职业康复(vocational rehabilitation)的定义为利用现代康复的手段和技术,协助服务对象提升工作能力,投入(或重新投入)工作的一种系统性康复服务,旨在推动职业康复服务对象发挥个人潜能,建立个人优势、朋辈支援、学习自主抉择能力,促进他们参与或重新参与社会,为其带来复元的希望。职业康复根据服务性质分为医疗性的职业康复和社会性的职业康复。

(1)医疗性的职业康复:主要针对身心或肢体功能障碍者,在完成医疗康复、恢复一定的再就业能力后,患者将接受工作能力的评估和治疗,分析并明确其重返工作的障碍,并开始进行相应的职业康复。医疗性的职业康复目标在于改善患者的躯体及心理功能,增强患者的自信和人际技巧,同时推动工作单位与患者之间的联系,从而帮助患者重返工作岗位,主要服务内容包括工作能力评估、工作能力强化训练、适应性训练、工作准备及计划、工作安置及工作后跟进。

(2)社会性的职业康复:主要对象是社区的功能障碍人群。主要服务内容是为已经适应家居及社区生活并有就业意愿的功能障碍人群,提供就业辅导(分析学员能力、学历、兴趣、工作经验及就业市场情况)、简单工作能力评估(含身心功能、工作行为及基本职业技能评估)、职业技能训练、寻找工作及面试训练、工作安置及跟进服务等。

2. 职业康复的目标

(1) 鼓励康复者在多元化的工作训练中重新认识自己的能力,并积极学习新的工作技能,培养良好的工作习惯,实现个人成长与发展。

(2) 通过工作训练,发挥康复者潜能,提升自信及自我认同感。

(3) 营造良好的工作环境,推动康复者参与生产性工作活动,鼓励其选择、自主抉择,以其独立生活为目标。

(4) 推动康复者全人发展并建立健康生活模式。

3. 职业康复的主要内容　　职业康复的主要内容包括:职业评定、职业咨询、职业训练和就业指导。

(1) 职业评定:主要分为职业能力评估和职业适应性评估。主要内容包括对康复者的躯体功能、认知功能、社会心理、工作行为等方面进行基本功能评估,同时也会进行工作环境评估、工作分析及工作模拟评估等适应性评估。

(2) 职业咨询:是职业康复服务对象和职业康复工作者的初次会面,职业咨询过程中应遵循尊重服务对象及其愿望的原则,同时了解和掌握服务对象的情况,写出咨询印象,提出职业康复建议,制订职业选择计划,系统地评估具体工作对服务对象体能、智力、社交及心理的要求,研究分析所选择职业的可行性,同时安排后续的职业评定。完整的职业咨询应该包括初访、案例分析、咨询、二次咨询、跟踪指导。

(3) 职业训练:是围绕职业康复服务对象所希望的职业目标,在职业技术、工作方法、工作速度、产品质量、劳动保护、人际关系、工作适应能力等多方面进行训练。主要组成部分:基本职能恢复训练、职能强化训练、工作习惯训练、职前技能训练、表现能力训练、职业健康教育、求职技巧训练、工作适应能力训练及工作指导、对就业环境的适应、社会活动能力、人际关系训练。

(4) 就业指导:是指根据残障人士的职业技能和职业适应性,根据职业安置政策或市场需求情况,帮助他们获得并保持适当的职业。具体的就业指导工作内容,包括提供劳动市场信息、工作环境改造指导、职业性伤害预防指导、跟踪服务等。

4. 职业康复的基本模式　　传统的职业康复采取"先培训-后就业"的思路,先给予服务对象相关培训后再帮助其就业,服务中一般设有三种类型的服务单位,以配合服务对象的能力及兴趣,为其提供多元化及适合的工作环境。三种类型的职业康复服务单位包括:庇护工场、辅助就业服务、社会企业。整体的职业康复流程是一个流动的阶梯上升模式,即庇护工场的康复者在工作技能得以提升后,能转至辅助就业服务继续接受培训,最终能够任职社会企业或实现公开就业。

(1) 庇护工场:以培养及维持工作习惯为主,对服务对象的工作能力要求较低。庇护工场旨在通过提供规划性的工作训练环境,为不能在公开市场就业的职业康复服务对象提供适合并具有酬劳的工作训练,让他们可以尽量发展社交及劳动潜能,提升工作能力,让他们得以转往辅助就业服务或在公开市场就业。庇护工场能够提供邮件处理、桌面加工包装、货品分类清点等基本工作训练内容,以及手工艺品制作、车缝、木工、食品及饮品制作、烘焙、农务等简单专项工作训练内容。

(2) 辅助就业服务:偏重针对准备公开就业的服务对象,其对工作能力的要求亦较高。通过提供全面的就业支援,协助有一定工作能力的职业康复服务对象在公开市场中工作。旨在为服务对象提供社区融合的康复训练,让他们有能力、有抗逆力及有信心重新投入市场就业,重获有意义及有质量的生活。辅助就业服务以"先训练,后就业"的模式进行,即先根据服务对象的工作能力及兴趣需求,安排他们到不同场地接受真实环境下的职业技能训练,从而让其获取实际的工作经验,并加强工作技能及习惯培养。

(3) 社会企业:对服务对象的工作能力有最高的要求。通过成立自负盈亏的企业,把全部利润再投资于其业务,借助业务为职业康复服务对象提供工作训练及就业机会,从而实现长远的社会目标。社会企业涵盖各行各业,当中以零售业、服务业及餐饮业较为普遍。社会企业除了能够为服务对象提供工作训练机会,也能够配合市场及个人需求开拓工种,直接为服务对象提供职位,使他们获取与市场同水平的薪酬;同时还可以通过打造品牌形象,让公众了解机构的理念及使命,亲身与职业康复服务对象接触,减少大众对相关疾病人群的误解及歧视,从而提升他们的正面形象。

随着职业康复的不断实践,在传统职业康复的基础上,按照"先就业-后培训"的思路又发展出支持性就业的新模式,即先帮助出院患者积极就业,再提供在职培训。目前支持性就业最典型、运用最广泛的方式是个体支持性就业(individual placement and support, IPS),IPS遵循"引荐患者-和患者建立关系-职业测评-个体求职计划-获得工作-持续跟踪支持",能够显著提高精神障碍者的求职成功率。

(二) 娱乐治疗

1. 娱乐治疗的概念 娱乐治疗也称治疗性娱乐,通过有目的的业余活动使患者恢复、补救或康复的治疗方法。娱乐治疗的目标是改善功能和独立性,帮助减少或消除疾病或致残症状。干预措施主要从身体、心理和情感层面维护患者的健康。提供信息、提高现有技能和促进新技能是娱乐治疗的主要组成部分。

娱乐是一种"自由选择参与身体、社会、智力、创造性和精神追求的技能,可以提高个人和社区的福祉"。通过创意艺术、舞蹈、体育、冒险项目、谜题或逻辑游戏等,提高个体独立性和功能能力。娱乐可以增强许多认知领域,包括解决问题的能力、目标设定技能,以及遵循指示的能力、注意力、记忆力。它还提供各种社会化福利,如提高社交信心、沟通技能、互惠关系技能和其他人际关系技能。娱乐被认为是心理健康障碍客户心理社会康复的一项基本活动。进行娱乐活动的目的是吸引客户,改善他们的社会功能,促进康复。

2. 娱乐治疗的流程 娱乐治疗遵循一套系统的流程:评估(assessment)、制订计划(planning)、实施干预(intervention)、过渡计划(discharge planning)、评估(evaluation),以此来系统地记录其干预结果。

(1) 评估:是娱乐治疗的第一步,治疗初期的评估为"有目的的干预"设定了方向,使治疗师能够特别关注被服务者的优势、需求和健康问题。通过评估系统的收集和综合有关个人及其所处环境的信息,以确定最有效的干预方案。

(2) 制订计划:也称为"治疗规划""个性化项目规划"。根据环境、个人的优势、需求和目标,以及治疗师的专业知识,设计一个连贯的计划,最大限度地提高个人达到预期结果的机会。治疗师会制订与功能方面有关的目标,而目标可以通过参与娱乐实现。例如,对于正在经历焦虑症症状的个人来说,服务对象通过增加体育活动来降低感知到的压力水平是一个可能的目标。某些情况下,治疗师也可能会制订特定的娱乐目标。

(3) 实施干预:娱乐治疗的干预主要为有目的的活动。干预的形式可以是个人或团体。干预环境可以是相对隔离的环境,如教室或治疗中心,也可以是包容性环境,如餐厅或电影院。在娱乐治疗干预中,通常会依次在两种类型环境中进行干预,这样患者就可以在相对安全的情况下获得指导和练习机会,同时有机会在实际环境中掌握这些技能。这样的干预措施从支持开始,然后向提高独立性发展。

(4) 过渡计划:这一阶段也被称为"出院规划",它让个人和治疗师有机会审视已经取得的成就、未来会出现什么挑战,以及随着个人变得更加独立,需要什么支持。

(5) 评估:娱乐治疗过程的最后阶段是评估干预的有效性,包括确定目标的实现程度、干预的长期有效性、对患者和家庭服务的满意度及服务的成本效益。

3. 娱乐治疗活动类型　娱乐治疗包括但不限于使用各种技术为个人提供治疗服务和娱乐活动,包括艺术和手工艺、动物、体育、游戏、舞蹈、戏剧、音乐和郊游等。

(1) 创意艺术(creative arts):能够提供与艺术治疗类似的好处,治疗师使用基于艺术的干预措施来领导创意艺术活动,引导患者通过创造艺术来探索内在感受并解决情感冲突。将有助于培养自我意识和管理行为、发展社交技能,减少焦虑并增加自尊。

(2) 音乐节目(music programs):使用音乐来帮助患者实现减轻压力等目标。与音乐疗法类似,可以帮助改善患者的情绪,提升自我表达。

(3) 体育活动(physical activity):参加体育活动不仅有益于患者的身体健康,对患者的身心健康也有好处。体育活动能够触发大脑中的各种化学物质,这些物质可以直接影响人的幸福、自尊和压力。

(4) 游戏和拼图(games and puzzles):棋盘游戏和拼图游戏可以为患者提供欢笑和社交的机会。同时,也可以帮助患者学习与他人互动并培养健康的态度。

(5) 舞蹈和创意运动(dance and creative movement):通过舞蹈和运动,使患者面临身体移动的挑战。在参与舞蹈和创意运动时,患者会处于一个支持性、结构化的环境中。

(6) 戏剧(drama):参与戏剧活动能够为患者提供一个表达创造力的机会,帮助患者发展新技能,并可能发现新的兴趣。

(7) 烹饪(cooking):参加烹饪活动可以促进团队合作,同时可以帮助患者变得更加独立并学习新技能。

(8) 户外活动(outdoor activities):户外活动可以帮助患者获得独立,学习新技能,培养自尊。例如,游泳、徒步旅行和骑马。

4. 娱乐治疗的作用

(1) 躯体功能:增强肌力、提高灵活度,改善睡眠、调节血压。

(2) 认知功能:提升解决问题能力、记忆力、注意力、执行力。

(3) 心理健康:提高自我决策、增强情绪管理、改善消极认知、增强自尊自信。

(4) 社会功能:提高沟通技巧、发展人际交往技能、增强社交自信。

二、精神康复

(一) 概念

康复(rehabilitation)是指综合地、协调地应用医学的、教育的、社会的、职业的各种方法,使病、伤、残者(包括先天性残)已经丧失的功能尽快地、最大可能地得到恢复和重建,使他们在身体、精神、社会和经济能力上得到尽可能的恢复,能够重新走向生活、走上工作岗位,重返社会,提高生存质量。1981年,世界卫生组织将康复定义为"采取一切措施以减轻残疾带来的影响,并使残疾人重返社会",并指出"康复不仅是指残疾人适应周围环境,还包括调整周围环境和社会条件以利于残疾人重返社会"。

康复医学(rehabilitation medicine)与预防医学、保健医学、临床医学并称为"四大医学",共同组成全面医学(comprehensive medicine)。康复医学是具有独立的理论基础、功能评定方法、治疗技术和规范的医学应用学科,旨在促进人体伤病后的恢复进程,预防、减轻功能障碍,帮助功能障碍者回归社会。

精神康复(psychiatric rehabilitation)是康复医学中的一个重要组成部分,是通过生物、社会、心理的各种方法,使由于精神障碍所导致的社会功能缺损得以恢复。精神康复的目的是使个人能够预防、弥补或消除残疾造成的功能缺陷、人际障碍和环境障碍,并恢复独立生活、社会化和有效生活管理的能力。

复元(recovery)是一个非常个人化的、独特的过程,复元的过程将改变一个人的态度、价值观、感受、目标技能和/或角色;也是一种即使受限于疾病,仍能过着令人满意、充满希望和有贡献的生活方式,这能帮助人在生活中发展新的意义和目标,因为它超越了精神疾病的灾难性影响。复元概念的提出,代表着精神康复对于个人的独特性及精神康复终身性的进一步思考。2006年,药物滥用和精神健康服务管理局(Substance Abuse and Mental Health Service Administration, SAMHSA)提出了针对复元领域的共同声明,提出复元的十元素。

1. **自主决定** 个案能够主导、控制、行使选择权,并决定自己的康复历程。

2. **个性化** 根据个人的优势、能力、需求、偏好、经历和文化背景,确定康复途径。

3. **赋权** 个案有权从多种选项中进行选择,并参与所有影响其生活的决策,包括资源分配。

4. **全人发展** 康复涵盖个人的整个生命,包括思想、身体、精神和社会化。

5. **起伏中成长** 康复不是一个循序渐进的过程,而是一个基于持续成长、偶尔遇到挫折和从经验中学习的过程。

6. **重视个体优势** 重视和建立个人的多方面能力和内在价值。

7. **朋辈支持** 包括分享经验知识和技能及社会习得。

8. **尊重** 社区、系统和社会对个人的接受和赞赏，包括保护他们的权利、消除歧视和污名。

9. **责任感** 对自己的自我照顾和康复负有个人责任。

10. **希望** 提供一个关乎美好未来的重要的激励性信息，即能够克服所面临的障碍和困境。

（二）服务对象

康复精神医学服务的对象为各类精神障碍患者，包括高复发率、高致残率的，或者有康复需求的精神障碍患者。

（三）目标

精神康复主要关注在复元、社区融合（community integration）、生活质量（quality of life）三个方面的总目标。

1. **复元** 是精神康复的终极目标，让精神障碍者在与疾病症状共存的状态下，仍能够获得令人满意、充满希望、具有价值的生活状态。

2. **社区融合（community integration）** 是世界范围内对精神康复最一致、最认可的目标，社区融合侧重于帮助个人在自己选择的社区/社会环境中独立生活，是复元过程的外部具体表现形式。完整的社区融合包括物理融合、社会性融合及心理融合三部分。

3. **生活质量（quality of life）** 侧重于帮助精神障碍者获得尽可能高的生活质量，即帮助个人在各种生活活动中获得更多的主观幸福感。

（四）指导性原则

精神康复指导性原则包括一套可适用于具体情况的规则，这套指导性原则能够实现目标并反映精神康复领域的价值。在某种意义上，是治疗师在面临重要决策时可以参考的经验法则。这些原则是在临床情况下提供日常指导和系统化精神康复实践的重要工具。

1. **以人为本（person-centered approach）** 是指精神康复服务应以人为中心，而不是以专业人员或治疗项目为中心。应用这一原则意味着，目标制订策略、评估、康复干预和提供的任何其他服务都应满足精神康复计划中服务对象的个人需求和愿望。提供个性化精神康复服务及遵循以人为中心的方法是复元过程中非常重要的因素。

2. **建立治疗师与服务对象之间的合作关系（partnership between service provider and service user）** 是指为了帮助服务对象实现康复和复元，治疗师首先需要与服务对象建立一种以相互尊重和信任为特征的积极联系。合作关系的建立，能够使双方本着相同的目标共同努力，同时能够在选择最佳康复和治疗方案时帮助双方作出共同决定（shared decision-making）。

3. **建立与家庭成员和其他重要人士的合作关系（partnership with family members and significant others）** 是指治疗师应将服务对象的家庭成员及其他一些重要人员视为精神康复中的重要资源，与其建立起积极的联系和合作关系，使其参与精神康复过程，发挥其支持性作用。

4. 利用同伴支持（utilization of peer support） 是指帮助服务对象获取其他面临类似挑战的人的支持，这对于精神障碍者来说是十分重要的。

5. 利用自然支持（utilization of nature supports） 是指利用自然存在于我们的生活、工作、学习或社会环境中的人员和其他资源来帮助服务对象，减少对于以强调疾病和障碍为特点的专业资源的依赖。

6. 聚焦优势（strengths focus） 是指精神康复服务应当建立在服务对象个人的优势上，而不是过于关注他/她的弱点或不足。

7. 聚焦工作和职业发展（focus on work and career development） 是指治疗师应当关注如何帮助服务对象获得成功就业所需的技能、资源和支持，鼓励精神障碍者发展有意义的职业。

8. 与个人选择的目标和环境相关的评估（assessments related to person-chosen goals and environments） 是指精神康复应强调使用专注于特定技能的评估及特定环境的评估，来重新获得个人所需的资源，以实现选定的康复目标。

9. 目标相关技能培训、资源开发和环境改造（goal-related skills training, resource development, and environmental modifications） 是指治疗师应帮助服务对象获得实现目标所需的技能和资源，从而使他们在自己选择的环境中顺利完成相关活动，同时也应帮助精神障碍者积极争取更有利的资源和适应性的环境。

10. 治疗和康复服务一体化（integration of treatment and rehabilitation services） 是指精神疾病症状治疗与精神障碍的功能康复应该共同推进。

11. 持续、可获得的、可协调的服务（ongoing, accessible, and coordinated Services） 是指精神康复服务应当不受时间、环境及服务对象特点的限制。

12. 以实证为导向（empirical orientation） 是指精神康复是在科学循证指导下进行的。

（五）主要干预方法

运用于精神康复的干预方法多种多样，但不同的精神障碍适用的干预技术略有差异，以下基于循证证据对主要精神障碍的适用干预方法进行总结概括，包括精神分裂症、双相情感障碍、抑郁障碍、强迫症、阿尔茨海默病所致痴呆、孤独症谱系障碍。

1. 精神分裂症 针对精神分裂症，2020年美国精神病学协会（APA）《精神分裂症治疗指南》依据"GRADE"法推荐10种适用的干预方法：协调的专科护理项目（1B）、认知行为治疗（1B）、心理教育（1B）、支持性就业服务（1B）、主动式社区治疗（1B）、家庭干预（2B）、自我管理技能及聚焦复元的干预（2C）、认知矫正治疗（2C）、社交技能训练（2C）、支持性心理治疗（2C）（基于"GRADE"法确定推荐及强度）。

（1）协调的专科护理项目（coordinated specialty care program, CSC）：首次发作的精神分裂症患者应接受CSC治疗。CSC是将家庭教育及干预、个人心理韧性训练、就业及教育支持、个体化药物治疗等多种循证干预措施整合到一个综合治疗项目中。接受较长时间（如2年）CSC项目干预后患者可以获益，死亡率及复发率降低，而生活质量、总体功能及继续学业和工作的可能性提高。

(2) 针对精神病患者的认知行为疗法(cognitive behavioral therapy for psychosis, CBTp)：CBTp 主张建立合作的、非评价性的治疗关系，希望让患者学会自我反省思维、感觉、行为及与症状之间的关系，学会自己评估、自己管理，从而制订出良性应对策略，改善功能。CBTp 可以在任何治疗设置、疾病阶段(急性期、维持期或巩固期)开展；开展形式可以是团体或个体、面对面或网络等，来访者可以是患者或家庭成员或其他照料人员；推荐至少 16 次治疗。CBTp 在改善患者核心症状(如幻觉、妄想等)，短期生活质量，以及总体、社会、职业功能方面具有较好效果。

(3) 心理教育(psychoeducation)：通常提供诊断、症状、药物、压力及应对、自杀及复发预防等关键信息；同时也包括对患者及其家属进行家庭教育；心理教育通常为 12 次。

(4) 支持性就业服务(supported employment services)：强调主动支持性就业，即在帮助患者获得工作机会的同时，维持工作的竞争力，包括训练患者对抗压力、应激及舒缓情绪的能力。

(5) 主动式社区治疗(assertive community treatment, ACT)：主要针对曾因缺乏监管而反复发作或社会关系断裂[如无家可归、法律纠纷(包括监禁)]的精神障碍患者。ACT 是在非正式临床设置下(包括家、工作场所、社区等)，接受个体化照料的一种多学科、团队式(精神科医生、护士、社工、就业专家等)干预措施。ACT 具有避免患者病情反复或造成不良后果的特点。ACT 能避免患者流离失所，改善患者的独立性及工作能力，降低再住院可能性。

(6) 家庭干预(family interventions)：除了进行基础的疾病教育，还会教授患者及其家属解决问题的结构化方法，如应对疾病症状的培训、帮助改善家庭沟通、提供情感支持、减轻压力及增强社会支持网络的策略等。家庭干预的方法包括心理教育或其他综合治疗，如认知行为干预及行为家庭治疗等。家庭干预对于缓解疾病的核心症状和减少复发，改善家庭关系均有效果。

(7) 自我管理技能及聚焦复元的干预措施(self-management skills and recovery-focused interventions)：包括如何降低复发风险、识别复发迹象、应对危险症状时期(如命令性幻听、被害妄想)等方面的自我管理。一般以小组为单位进行干预，每次干预时间 45~90 分钟，干预次数为 7~48 次。聚焦复元的干预措施重点培养与患者的个人目标、需求和能力相关的自我决定能力。

(8) 认知矫正治疗(cognitive remediation therapy, CRT)：包括基于计算机程序的认知训练(改善患者基础认知)和基于小组讨论的认知提高训练(改善患者社会认知)。CRT 的目的是改善精神障碍患者的认知障碍，同时进行功能预后，提高患者生活质量。

(9) 社交技能训练(social skill training, SST)：主要针对人际交往和社交技能的改善，会对患者进行认知行为、社会认知、人际关系和功能适应技能等一系列的训练。训练内容包括四项基本技能(倾听他人、提出要求、表达积极的感受、表达不愉快的感受)、会谈技能、有主见的技能、冲突管理技能、公共生活技能、交友与约会技能、维护健康技能、职业/工作技能、毒品与酒精使用的应对技能。一般以 4~10 人规模的小组形式进行，每周至少进行 2 次，每次持续时间为 20 分钟到 1 小时及以上，具体取决于团体成员的功能受损程度。相对于常规治疗，SST 可以更有效地改善社会功能、核心疾病症状和阴性症状。

(10) 支持性心理治疗(supportive psychotherapy)：是指通过安抚、赞扬、鼓励、解释、澄清等技巧，使用对话式、非对抗性的沟通方式，以当下为中心，帮助患者提高适应技能，增强自尊。通常与药物管理通常一起进行，频率可以从每周到每隔几个月，主要取决于患者个人需要。

2. 双相情感障碍 适用于双相情感障碍的康复干预方法包括心理健康教育、CBT、人际社会节奏治疗等。

(1) 心理健康教育：主要针对患者及其家属，进行双相情感障碍疾病症状、识别、治疗等的理论知识讲解，以及疾病应对策略和问题解决技术。

(2) CBT：主要理论认为歪曲或功能障碍的想法影响患者的情绪和行为，现实的评价和矫正这种想法能产生情绪和行为的改变。CBT 通过协助制订每日活动计划表-促进愉快体验-进行转换法处理-采用认知重构的程序，帮助患者能够正确评价并矫正歪曲的功能障碍的想法，改善这些想法对患者情绪和行为的影响。

(3) 人际社会节奏治疗(interpersonal and social rhythm therapy, IPSRT)：是一种强调此时此地、围绕当前问题的短期心理治疗的方法。IPSRT 通过帮助患者学会监测日常生活规律、社会刺激水平等与情绪之间的内部联系和相互影响来改善双相情感障碍症状。

3. 抑郁障碍 适用于抑郁症的康复干预方法包括 CBT、人际心理治疗及正念认知疗法。

(1) 人际心理治疗：是一种侧重抑郁障碍患者目前的生活变故，如失落、角色困扰与转换、社会隔离和社交技巧缺乏，以及调整与抑郁发作有关人际因素的限时的心理治疗。

(2) 正念认知疗法：结合了正念练习和认知行为疗法的元素，通过引导冥想，帮助个人更好地认识和接受他们的想法、情绪和经历，以培养复原力，防止抑郁和焦虑复发。

4. 其他精神障碍 适用于强迫症的一线心理社会干预方法是 CBT 的暴露反应预防疗法(ERP)。对于阿尔茨海默病所致痴呆的患者适用的干预方法主要为认知功能训练。常见的孤独症谱系障碍康复干预方法主要包括应用行为分析疗法(applied behavior analysis，ABA)、感觉统合训练等。

(六) 形式

根据工作体系的不同，精神障碍康复分为医院康复和社区康复两种形式。世界卫生组织曾指出，以医院为基础的康复无法满足绝大部分精神障碍者的需求，而以社区为基础的精神康复则能够让更多的精神障碍患者获得基本的康复服务。两种形式的精神康复在服务范围、服务内容及康复训练方法上也有所区别。

1. 医院康复 主要提供的康复服务侧重于患者基本功能的康复，主要针对精神障碍患者的心理功能和社会功能方面的行为技能进行训练，包括生活行为的技能训练、学习行为的技能训练及就业行为的技能训练等。

2. 社区康复 服务内容主要包括服药训练、预防复发训练、躯体管理训练、生活技能训练、社交能力训练、职业康复训练、心理康复、同伴支持、家庭支持等，使有需求的精神障碍患者在社区生活中获得平等服务的机会，恢复生活自理能力和社会适应能力，最终回归社会。

（王惠玲　程宇琪　范　青）

主要参考文献

[1] 方贻儒,洪武. 精神病学[M]. 2版. 上海：上海交通大学出版社,2023.

[2] 艾伦·S·贝拉克,等. 精神分裂症社交技能训练：分步指导[M]. 2版. 范青,李春波,朱卓影,译. 北京：科学出版社,2021.

[3] 刘铁桥,司天梅,张朝辉,等. 苯二氮䓬类药物临床使用专家共识[J]. 中国药物滥用防治杂志,2017,23(01):4-6.

[4] 江海峰,赵敏,刘铁桥,等. 镇静催眠药合理使用专家意见[J]. 中国药物滥用防治杂志,2021,27(02):103-106.

[5] 李达,刘沙鑫. 社会心理作业治疗[M]. 北京：电子工业出版社,2019.

[6] 李凌江,马辛. 中国抑郁障碍防治指南[M]. 2版. 北京：中华医学电子音像出版社,2015.

[7] 郝伟,陆林. 精神病学[M]. 8版. 北京：人民卫生出版社,2018.

[8] 香港新生精神康复会. 精神疾病康复社会工作实务手册[M]. 广州：中山大学出版社,2018.

[9] American Psychiatric Association. The American Psychiatric Association practice guideline for the treatment of patients with schizophrenia [M]. 3rd Edition. Arlington: American Psychiatric Association, 2020.

[10] BANDELOW B, ALLGULANDER C, BALDWIN D S, et al. World Federation of Societies of Biological Psychiatry (WFSBP) guidelines for treatment of anxiety, obsessive-compulsive and posttraumatic stress disorders – Version 3. Part I: Anxiety disorders [J]. World J Biol Psychiatry, 2023, 24(2): 79-117.

[11] CORRIGAN P W, RÜSCH N, WATSON A C, et al. Principles and practice of psychiatric rehabilitation: promoting recovery and self-determination [M]. 3rd Edition. New York: The Guilford Press, 2016.

[12] HATTA K, HASEGAWA H, IMAI A, et al. Real-world effectiveness of antipsychotic monotherapy and polytherapy in 1543 patients with acute-phase schizophrenia [J]. Asian J. Psychiatr, 2019, 40: 82-87.

[13] PRATT C W, GILL K J, BARRETT N M, et al. Psychiatric rehabilitation [M]. 3rd Edition. London: Elsevier Academic Press, 2014.

[14] RYBAKOWSKI J K. Mood stabilizers of first and second generation [J]. Brain Sci, 2023, 13(5): 741.

第十七章　会诊联络精神医学

> **本章重要知识点：**
> （1）会诊联络精神医学是一门涉及探索和研究心理社会因素对躯体疾病的影响、躯体疾病患者的心理健康问题及躯体疾病中精神症状的识别和处理等一系列问题的医学学科，是精神科与其他各科联系最紧密的一个临床领域。
> （2）在具体临床实践中，会诊联络精神医学的任务涉及探究躯体疾病诊断和治疗过程中心理社会因素对患者躯体疾病的发生发展、治疗结果及预后转归等方面影响，以及躯体疾病所伴发精神障碍的识别和处理等问题。另外，精神科与其他专科合作，对一些心身相关障碍的疑难问题开展临床研究也是联络会诊工作的任务之一。

第一节　概　　述

一、概念与定义

由于文化观念及医学知识不足等因素，很多精神心理障碍患者一直在综合医院的非精神科就诊。但是，基层医疗保健及非精神科医护人员常常不具备足够的精神科知识，导致患者的精神心理问题没有获得早期诊断和及时有效的治疗，造成患者病情延误、医疗费用增加和医疗资源的浪费。随着医学模式向生物-心理-社会模式转变，综合医院的精神心理问题越来越被重视。心理社会因素对患者的治疗、预后、康复及生活质量均有非常重要的影响。为了解决这一临床问题，会诊联络精神医学（consultation liaison psychiatry，CLP）应运而生并逐步发展壮大。

CLP在国外也叫综合医院精神医学（general hospital psychiatry），指精神科医生在综合医院中开展精神科临床、教学和科研工作，重点探讨心理社会因素对躯体疾病发生、发展、疗效和预后等方面的影响，以及躯体疾病引起精神障碍或共病精神障碍的识别和处理，研究综合性医院中患者心理卫生、社会因素、躯体疾病及精神障碍之间的相互关系和相互影响。目前，CLP的概念和范围仍在不断发展完善中，很多学者建议将精神障碍的患者躯体问题也纳入CLP范畴。

自 20 世纪 80 年代以来,精神医学(psychiatry)的主要内容包括两个方面:一是研究精神疾病的发生、发展、诊断、治疗及预防,是传统范畴的扩大;二是研究心理、社会因素对人体健康和疾病的作用和影响,即广义精神卫生的范畴。传统的会诊工作内容是针对门诊、综合医院的住院患者,以及对其他疾病所伴发的精神障碍进行诊断和治疗,其特点是"会诊"多于"联络",重"治疗"而轻"服务"。其服务对象、研究内容的狭窄,限制了 CLP 的发展。在以"患者为中心"的整体医学模式中,CLP 的工作内容是要为疾病的预防、治疗提供全方位、全过程的综合服务,以满足个体对心理健康的需求。"合作性干预"的服务模式已被临床实践证明是行之有效的,其工作内容主要是协同其他医务人员为患者提供生物、心理和社会的综合医疗服务。除此之外,还要对其他医务人员提供精神卫生知识的教学和科研工作。综合服务已经成为 CLP 的重要工作内容之一。

从精神医学角度看,CLP 属于精神医学的重要分支或亚专科。但从大医学角度看,它是医学发展中的一门新型交叉学科,是联系精神医学与其他临床医学学科的一座桥梁。CLP 可为患者提供更加人性化的诊疗,更能体现"生物-心理-社会模式",也是减少医患矛盾、防范医疗事故的重要措施之一,近年来的研究显示,CLP 的积极开展可以缩短综合医院住院患者的住院时间,提高床位周转率和节省医疗费用。为了拓宽临床诊疗思路、提高临床诊疗水平,综合医院应该积极重视 CLP 的发展。

CLP 加强了精神科与其他临床各科之间的联合与协作,从心理、社会和生物多维度来诊断和治疗患者。CLP 是为临床专业各科室服务的,只要综合性医院门诊或住院患者在精神、心理、行为等层面出现问题,CLP 就可以应用精神科的知识和技术为临床各科患者的问题提供科学的评估及治疗。"会诊"是指内科医生通过书面提出申请,要求精神科医生对患者进行鉴别诊断和治疗。"联络"则强调的是精神科与临床各科间的信息交流与合作,如精神科医生定期参加其他科室查房、患者教育及医生教育等。

二、综合性医院的精神卫生问题

由于受到传统观念的影响,同时缺乏相应的心理卫生知识,人们经常对患有"精神疾病"感到羞耻。所以很多罹患精神心理疾病的患者或躯体疾病共病精神障碍的患者"不知道"或"不愿意"到精神科就医,而是喜欢就诊于综合医院的非精神科,导致在综合性医院门诊和病房的工作中,临床各科医生可以接触到很多的精神卫生问题。相关研究资料显示,综合性医院初诊患者中,约 1/3 患者是与精神心理因素有关的躯体疾病。综合性医院住院患者中,精神障碍患病率约 20%,绝大部分为焦虑障碍、抑郁障碍及器质性精神障碍。

当患者具有明显的精神行为异常且容易被识别时,非精神科医生会请精神专科医生进行会诊或建议患者转诊精神科诊治。但多数时候,患者的心理社会问题或精神障碍不能被及时发现或未给予恰当处理。其中,比较重要的原因是非精神专科医生对精神科知识不熟悉,把精神病理现象当作正常的心理反应,或按生物学模式对待患者,忽略患者的社会心理问题。而社会心理因素对于患者的治疗反应、疾病行为、躯体疾病的精神并发症发生,以及医患关系都至关重要。此外,社会心理因素和精神障碍会使患者预后不佳、住院时间延长、死亡率增加、卫生资源消耗增加。因此,通过CLP的工作,提高临床医生对精神卫生问题的识别与干预,意义极其重大。

在CLP的临床实践中,经常遇到的精神心理问题有以下几种类型。

(一) 躯体疾病所致精神障碍

躯体疾病导致的精神障碍是指患者脑部器质性疾病(如脑部感染、脑血管疾病等)直接影响脑的结构和功能导致精神障碍,或者是由于躯体疾病(如肝脏疾病、肾脏疾病等)及治疗药物影响,继发脑的功能异常,导致精神障碍。患者可表现为意识障碍、认知障碍、情绪障碍、精神病性障碍、睡眠障碍等。这类躯体疾病所致精神障碍是精神科医生会诊的一类常见状况。

(二) 躯体疾病伴发的心理反应

躯体疾病患者会伴发各种各样的心理反应,患者的健康行为、认知功能、社会状况或人格特质会影响疾病的治疗。躯体疾病患者,除了需要遭受躯体疾病本身所带来的痛苦外,还要承受各种心理上的压力或异常情绪反应。例如,有的癌症患者对治疗绝望,有的患者对治疗效果期望过高,期望不切实际的治疗方案。有的患者对疾病本身比较恐惧害怕,加之对诊疗环境和诊疗过程不熟悉,担心诊疗的经济负担,经常会出现焦虑、抑郁、烦躁、敏感、失眠等心理反应,甚至在就医过程中出现消极想法,企图自伤或伤害他人。因此,诊疗过程中患者的各种心理反应务必引起医护人员重视,及时申请CLP的干预。

(三) 抑郁障碍、焦虑障碍、疑病障碍、躯体症状障碍等患者的躯体化表现

这类患者常因存在的各种躯体化表现,如无力、消化不良、心悸、胸闷等,到综合医院非精神科反复就诊,试图解决其各种不适的感觉,或反复检查试图确认自己是否患有躯体疾病。其中,躯体症状障碍是综合性医院各科中经常遇到而又让临床医生感到非常棘手的问题。该障碍以各种躯体不适症状为主诉,这些躯体症状用生物医学理论无法解释,经各种医学检查证实无严重器质性损害,或即使有一定的器质性病理变化,但也不能完全解释患者的症状表现,难以打消患者的疑虑。单纯的生物学诊疗方法对这些患者通常收效甚微甚至无效,患者仍然担忧,躯体不适仍然持续存在或反复发生。CLP早期介入可显著改善这些患者的症状及预后,降低医疗成本。

(四) 心身疾病

心身疾病(psychosomatic disorder)亦称心理生理疾病(psychophysiological disease),是一组与精神心理因素密切相关的躯体疾病,它们具有器质性病变的表现或确定的病理生理过程,心理社会因素在疾病的发生、诊断、治疗和预后中有相对重要的作用。经典的心身疾病有原发性高血压、冠心病、消化性溃疡、支气管哮喘、神经性皮炎、糖尿病和甲状腺功能亢进症。这类躯体疾病的发生、发展中有明显的社会心理因素参与,通常涉及自主神经系统所支配的系统和器官。随着现代对心理生理反应机制的深入研究,心身疾病的范畴也扩展了,目前几乎涉及综合性医院的各个专科领域,包括消化系统、心血管系统、呼吸系统、皮肤、内分泌代谢系统、神经系统、泌尿和骨骼肌系统等。这些系统的许多疾病都和社会心理因素有非常密切的关系。临床医生除了要掌握疾病本身的资料和针对疾病所采取的诊疗手段外,还需要了解与疾病发生、发展、康复和转归相

关的社会心理因素、情绪状况及精神活动,把以往简单的对于疾病的关注扩展到对患者的关注,全面了解患者的状况,对其治疗提供帮助。具体内容参见《医学心理学》教材。

(五) 躯体疾病共病精神障碍

患者同时患有躯体疾病和精神障碍,导致治疗复杂化。一部分患者因为躯体症状较为严重,就诊于非精神科,通常由该专科医生提出会诊申请,由精神科医生到该专科会诊,协助诊疗。另一部分患者则因为精神症状严重,或有冲动、自伤或攻击行为,在非精神科难以管理,故在精神专科治疗,由精神科医生提出会诊申请,综合医院相应科室的专科医生到精神科会诊,或送患者到相应躯体疾病专科会诊。

三、会诊联络精神医学在不同级别医院的应用

医院按功能、任务不同划分为一级医院、二级医院和三级医院。一级医院是直接向一定人口的社区提供预防、医疗、保健、康复的基层医院、卫生院。二级医院是向多个社区提供综合医疗卫生服务,并承担一定教学、科研任务的地区性医院。三级医院是向几个地区提供高水平专科性医疗卫生服务,并执行高等教学、科研任务的区域性以上的医院。

一级医院、二级医院和三级医院按照《医院分级管理办法》标准进行评审,分别确定为甲、乙、丙三个等级,三级医院增设特等等级,共分三级十等。在卫生行政部门的规划与指导下,一、二、三级医院之间应建立与完善双向转诊制度和逐级技术指导关系。由于不同等级医院的医疗设备及医疗水平的不同,CLP工作在具体应用时,也有相应的区别。

目前,一级医院主要是社区卫生中心和乡村卫生院,他们是公共卫生服务的主力,但没有精神专科医生,精神卫生知识匮乏。因此,在一级医院,CLP工作应着重于对医务人员进行精神卫生知识培训,在乡村、社区进行精神卫生科普宣传,提高患者及医疗卫生服务对心理问题或精神障碍的早期识别与干预能力,力争使患者能及时获得精神专科服务。

通常县、区、市级医院都是二级以上医院。二级医院里有许多焦虑抑郁患者,随着我国精神卫生事业的发展,二级医院的医生一般了解一些精神卫生知识,对精神心理问题有一定认识,但缺乏应对处理能力。在二级医院,除了对医务人员及患者进行精神卫生知识教育外,还需要加强CLP工作,对二级医院的医生识别及处理患者心理问题和精神障碍给予指导协助,最好能常规定期随访。现在我国越来越多的二级医院开始设立精神科或心理科,在医院中配备专门的精神科医生或临床心理科医生,使得二级医院的CLP工作能更加及时深入地开展起来。

三级医院的医疗设备齐全,医务人员医疗水平较高,这里有CLP工作中的各种类型的患者。还有许多躯体症状的患者因在一级、二级医院治疗无效,或因患者的躯体症状伴发严重精神症状在一、二级医院无法得到相应的治疗措施,而转诊到三级医院。三级医院的科室划分较为详细,医务人员对其他科知识缺乏,对患者心理问题及精神障碍的识别能力仍然有限。在三级医院中,CLP服务应早期、全面、系统地介入,应推行以精神

医学专家为媒介的多学科团队协作模式，建立专门针对缓解医务人员职业压力的培训和研讨小组，如巴林特小组、正念减压小组等。现阶段，各级医院 CLP 的会诊申请、联络协作、教育培训尚缺乏标准的工作程序、指导方针和质量标准，这都是 CLP 工作需要发展完善的重要部分。

第二节　会诊联络精神医学与心身医学的关系

CLP 在发展上与心身医学之间有着非常密切的关系，许多地方把 CLP 与心身医学当成同义词看待，但两者并不是完全相同。心身医学（psychosomatic medicine，PM）是研究精神和躯体相互关系的一个医学科学分支，涉及医学、生物学、心理学、教育学、社会学等多学科，含义非常广泛。在概念、研究范围方面，迄今为止仍有很大分歧。精神与身体的关系在几千年前原始古老的社会已经开始涉及。现代医学界已公认患者的心理社会特征影响许多慢性疾病，如冠心病、糖尿病、癌症等的病理机制及预后。广义的心身医学是研究人类同疾病斗争中一切心身相关的现象。狭义的心身医学是指研究心身疾病的病因、病理、临床表现、诊断、治疗及预防的学科。

2011 年，欧洲 CLP 协会与美国心身医学科学院的共识表明，心身医学与 CLP 可以互换使用，但欧洲医学专家联盟推荐使用 CLP。2017 年 11 月 11 日，美国心身医学科学院（The Academy of Psychosomatic Medicine，APM）经过三轮投票，最终通过改名为美国会诊联络精神医学科学院（The Academy of Consultation-Liaison Psychiatry，ACLP）。之后，美国医学专科名称委员会（The American Board of Medical Specialties，ABMS）决定正式改名亚专科，将心身医学改名为 CLP，更加强调精神科医生与临床各科医生的共同工作重要性，以及精神医学与其他临床医学的密切联系。联络精神医学（liaison psychiatry）在许多国家目前更多用来表述整合医疗（integrative care），如英国经常用此名称来取代 CLP。不过，联络精神医学经常会遇到一些困惑，即使在一些工作开展很好的国家中也存在这样的问题。比如在美国，会诊与联络哪个更重要一直以来就是争论的主题。纵观该领域的历史发展，整合医疗的重要性在精神医学中日渐提升，使得联络的角色比过去任何时候更重要，事实上也反映了该领域未来的发展趋势。

第三节　会诊联络精神医学的历史、现状及未来

一、会诊联络精神医学的历史

20 世纪初，Benjamin Rush、A. M. Barrett、G. K. Pratt 等提出将医学与精神病学整合，他们认为精神病学是医学与社会问题之间的联络媒介。20 世纪 20—30 年代，美国许多综合性医院为了在诊疗、教学与科研方面加强与普通医学的联系，陆续建立了精神

科,或在普通病房配备精神科医生,为非精神科住院患者提供精神科会诊服务。早期综合性医院的精神科会诊可使患者的精神或社会心理问题得到快速识别和诊治,从而缩短住院时间,降低医疗费用。当时,精神科的职能只是为综合医院各科提供会诊和教学工作。

Adolph Meyer 的学生 G. W. Henry(1929—1930)发表了开创性的会诊-联络的学术论文。他报告了自己在综合性医院内外科几年会诊的经历,他注意到非精神科医生在他们不能诊断患者的躯体疾病时,就会把叫精神科会诊作为最后一个希望,捞救命稻草。他也观察到,精神科会诊医生在综合性医院常常觉得不安全,喜欢使用专用术语。Henry 强调,会诊医生必须深入访谈每个患者,用通俗的语言报告自己的发现,尊重事实。他认为:"在非精神科工作场合,受到精神科理论影响越少的精神科医生,他的观察可能是越精确。"他建议每个综合性医院至少有一个精神科医生能够执行会诊,参加内科医生的查房。他提出综合性医院应作为医学生进行精神医学的教学场所。Henry 的论文使得 CLP 在内科学和精神医学之间成为临床和教学的一个独立的领域。同时,Henry 指出,在精神科医生和临床各科医生之间建立定期接触或联络的优点及存在的困难,他主张在综合医院的精神科和临床各科配备医生,在精神科医生和临床各科医生之间建立常规联络。

1936 年,心身医学的先驱者 H. F. Dunbar 作为精神科医生在综合性医院内科工作,她和同事研究了 600 例心血管、糖尿病、骨折患者。她们报告在一部分患者中心理因素似乎影响疾病的病因和病程。这篇论文阐述了躯体疾病与精神因素的关系。她们指出,精神科医生将需要在所有内外科病房和门诊工作。虽然,她们的愿望至今没有实现,但是,她们的研究大大推动了美国会诊-联络的发展。Henry 和 Dunbar 被看作是 CLP 的开创者。但直到 1939 年 Bilings 才第一次提出"联络"的概念,并描述了科罗拉多大学综合医院第一个较标准的 CLP 服务的组织结构。但在 1945 年以前,联络的实际应用并不多。这一阶段是 CLP 的开始期。也有很多文献认为,CLP 的起源应该追溯到更早成立的纽约奥尔巴尼医院精神科,它由 J. M. Mosher 在 1902 年创立。J. M. Mosher 将其看作是精神病学家为非精神病学家提供教育培训和精神病学治疗的途径,以提高医疗服务质量。但更多时候,奥尔巴尼医院精神科被视作以后心身病房的前身。

20 世纪 40—60 年代,美国综合性医院精神科病房迅速增多。同时,CLP 服务也急速增多,两者都获得了政府的大力资助。会诊-联络早期历史中的一个重要事件是 1934—1935 年的洛克费勒基金帮助 5 个综合性医院建立了精神科,促进了精神科与其他医学学科的合作。美国很多教学医院都积极开展 CLP 服务,这些医院里的精神分析学家和心身医学家开始主持精神病学系。英、法、德等国也在这个时期开始在综合医院进行精神科会诊服务,但没有建立正式的 CLP 机构。1949 年,加拿大皇家维多利亚医院创建了世界上第一个 CLP 组织。CLP 最早、最简单的形式是精神科医生接受了非精神科医生的委托,对患者进行诊断性检查,并提出专业判断和处理建议。但鉴于非精神科医生精神卫生知识的局限性,只能使部分有明显精神行为问题的患者得到处理,导致不能及时发现和处理患者的精神病理症状或心理问题。随着生物-心理-社会医学模式概念的发展，CLP 工作中对 CLP 模式提出修正。修正后的模式强调关注患者与社会之间相互作用的重要性，重视请求会诊者的需要和态度，这种新的模式反映了发展的趋势。CLP 精神医学发展到对患者的人格特征和疾病进行精神动力学检查，开展以危机为中心的治疗性会诊和临床心理治疗。会诊涉及的工作范围不断扩大，不仅针对患者，还针对家属和医疗小组中的非精神科医务人员进行心理教育。在这个事情上，CLP 服务工作也相应地分成两种模式，即会诊模式（consultation model）和联络模式（liaison model）。CLP 的目的和工作方式逐渐发展完善。这一阶段是 CLP 精神医学的概念发展期。

20 世纪 70 年代以后，为促进和扩大 CLP 精神医学服务，美国国立精神卫生研究所（National Institution Mental Health, NIMH）在全美范围内开展了针对年轻精神科医生的联络培训。他们把重点放在基层医疗，因为心理社会和精神问题是基层实践中一个重要的方面，基层医生需要进行培训，从而有效处理这些问题。会诊-联络医生是他们最合适的老师。1975 年，NIMH 提供了 31 个会诊-联络项目，1979—1980 年又支持了 130 个项目。到 1984 年，全美国有 869 所医院有会诊-联络服务，1 358 所综合性医院有精神科。同时，那个时代随着人们对生活质量要求的提高，生物医学研究需要精神科医生的合作。在行为医学中，发展了慢性疼痛的治疗和改善治疗依从性的技术。会诊-联络研究的成长增加了会诊-联络的吸引力。此外，NIMH 还创立了两本专业杂志：《综合医院精神医学》(*General Hospital Psychiatry*) 和《国际内科精神医学杂志》(*International Journal of Psychiatry in Medicine*)。1987 年，欧洲经济共同体资助欧洲 14 个国家的精神科医生组成了欧洲 CLP 工作组（European Consultation-Liaison Workgroup, ECLW），使得 CLP 在欧洲得到了迅速发展。1997 年欧洲多国成立了欧洲 CLP 和心身医学组织（European Association for Consultation Liaison Psychiatry and Psychosomatics, EACLPP），对 CLP 的服务范围、医生角色和临床技能达成了共识，通过实施统一的培训计划来获取知识和临床技能，从而加强对综合医院临床中精神心理问题的管理。

二、会诊联络精神医学的现状

CLP 在世界各国的发展并不均衡，对于 CLP 的现状，将分为国外、国内两方面进行介绍。

(一) 会诊联络精神医学的国外现状

CLP 在北美和西欧地区发展较为成熟。发展较快的国家已经建立了比较系统的 CLP 服务网络，大型综合医院设立有独立的会诊联络精神科，专门负责医院里的精神科会诊和转诊服务，并开展系统的 CLP 医生培训和科研，同时作为精神科医生培训计划中的必修内容之一。但也有很多国家的 CLP 尚处于发展中。在德国，CLP 工作独立于精神医学之外，主要隶属于心身医学和医学心理学范畴。心身医学很大程度上倾向于精神动力学派，医学心理学则更多倾向于行为主义学派。

迄今为止，CLP 工作仍缺乏统一规划和相关发展模式的系统研究，即使有的国家或地区有统一规划，但实际运用中仍有很多局限性。关于 CLP 的长期随访和预后研究报道较少,科研和临床应用之间仍有鸿沟。有专家建议,今后多学科团队协作模式是将CLP发展作为重点方向。

(二) 会诊联络精神医学的国内现状

我国CLP开始得较晚,如果以新中国成立为界,中华人民共和国成立前(1949年以前):1906年及1923年分别在北京协和及上海红十字会第一医院设立了精神科病房,1914年在当时沈阳满洲医科大学设立精神科,但几乎没有联络精神医学文献报道。

中华人民共和国成立后(1949年至今):20世纪80年代初改革开放以来,国际学术交流逐步开展,我国也逐步开展了CLP工作,特别是相继在许多综合医院设立精神科或心理医学科。当时,世界卫生组织和我国卫生部在成都和北京举办了两次CLP讲习班,就全国综合性医院精神卫生保健问题和全国基层卫生保健中的社会心理问题进行讨论,这对我国CLP服务的建立和发展起到了促进作用。在80年代后期,许多医学院精神科都设立硕士研究生点,培养精神科硕士生,使CLP的理论知识得以提高,并进行了CLP的相关研究,在精神科专业杂志上相关文献报道逐年增多。2002年,我国卫生部组织制定了《中国精神卫生工作规划(2002—2010年)》,我国的精神卫生事业开始迅速发展,CLP工作也相应进入快速发展的道路。2003年北京市成立了联络会诊协作组,2006年中华医学会分会设立了联络会诊协作组。目前三级以上医院基本都设立了精神科或心理科。在"非典""汶川地震""武汉东方之星沉船事故""新冠疫情"等公共危机事件期间,CLP工作均起到了重要的作用。近年来,我国一些综合医院开始采用巴林特小组(balint groups)的形式来帮助医生解决医患关系的困惑。

与欧美国家相比,我国CLP工作尚处于起步阶段,无论在组织机构、会诊范围、联络方式、教育培训及科学研究等方面,都存在很大差距。在我国大多数综合医院,生物医学模式仍占较为主导地位,临床医生对精神症状和社会心理因素与躯体疾病之间的相互作用仍重视不足,对精神心理问题识别能力较低。临床上主要是传统的精神科会诊,而且会诊率较低。非精神科医生申请精神科会诊的目的主要是控制兴奋躁动、自杀企图或者不配合诊疗,以防止人身伤害。精神科医生在其他科会诊时,对患者的诊治时间短,会诊后缺少对患者的跟踪随访,治疗指导缺乏连续性。受多种社会心理因素制约,人们对精神或心理因素存在偏见,甚至患者或其家属也对精神科会诊抵触,也阻碍了CLP工作的开展。在管理上,精神卫生资源不足,很多医院未开设精神心理专科,综合医院没有独立的CLP精神科,缺乏系统开展CLP工作的专职医生制度,缺乏专职的CLP医生常规参与临床医疗工作。在临床实践中,精神科医生与其他科室的联络很少,医学生与非精神科医生缺乏系统的CLP的教育培训。

(三) 会诊联络精神医学的未来展望

CLP从上世纪后半叶开始在综合性医院发展并兴旺起来,但它的未来方向是适应治疗和初级保健的整合。当前,许多初级保健中的精神卫生问题是由初级保健医生处理,难以得到受过真正训练的精神科医生的专业处理。CLP在初级保健中的作用是发现疾病和解决问题。随着经济的发展,多数医疗进入到初级保健医疗,CLP的角色更为重要。CLP与初级保健队伍保证了患者的教育、支持和治疗。

CLP在综合性医院涉及内科、外科患者的评估和治疗。随着生物心理社会医疗模式的深入发展，精神科医生在综合性医院处在一个特别位置，CLP医生能够考虑患者的生物因素、心理因素和社会因素对疾病的作用。作为医学和精神病学的联系，精神科医生在生物-心理-社会医学模式的医疗照料中扮演主要的角色。在躯体疾病中识别精神疾病并进行治疗，CLP对降低医疗照料的费用具有积极的作用。

展望未来，随着国家对精神卫生的重视和相关政策的出台，随着生物-心理-社会医学模式的深入人心，随着人们对精神卫生服务需要的增加，随着综合性医院非精神科医生对精神卫生在躯体疾病诊疗中的地位日益重视，精神科医生与非精神科医生的联络会越来越多，CLP一定会在我国得到迅速发展。

CLP的发展方向包括：加强CLP服务，加强综合性医院的精神医学教育，积极开展CLP研究，综合应用心理学、社会学、药物学、生物医学等手段，与其他各科医生协同处理患者，促进多学科团队协作模式的发展。CLP服务机构将不断完善，人员将不断专业化，服务范围将更加宽广。CLP的发展必将推动医学教育和培训，使医务人员树立整体医疗观念，真正实现现代医学模式的转变。CLP的发展也将促进精神科与其他学科的交叉融合与交流，衍生出多个新兴交叉学科，如精神（心理）肿瘤学、精神（心理）妇产科学、行为心脏学等，推动医学各学科的发展。

（四）会诊联络精神医学与多学科团队协作模式的关系

随着现代医学的发展进步，各种检测技术及药物层出不穷，学科专业化越来越精细。医学的纵向发展更加深入，对疾病的本质认识更加透彻。医生的专业也越分越细，专科技术水平大幅度提高，诊疗也更加专业化。但在临床实际工作中，医生的专业范畴越来越狭窄，遇到涉及其他学科的疾病时就难以处理。有时甚至缺乏整体大局观，只处理自己专业的问题，而忽略了其他专业更重要的问题，给患者带来不利影响。面对这些问题，多学科团队协作模式应运而生。多学科团队协作模式（multi-disciplinary team，MDT）通常指来自两个以上相关学科，一般包括多个学科的专家，形成相对固定的专家组，针对某一器官或系统疾病，通过定期、定时、定址的会诊，提出诊疗意见的临床诊疗模式。在疾病诊疗过程中实行多学科（如外科、内科、病理科、介入治疗科、医学影像科、精神科等）协作治疗，使传统的个体经验性医疗模式转变为现代化的团队协作规范模式，并将对患者的关爱和人性的尊重融入诊疗过程中，使诊疗活动实现专业化、规范化及合理化，提升医疗整体水平和服务质量。

MDT的建立，可使医务人员在诊疗疾病和处理医患关系时，从整体入手寻求最优目标和方法，同时也注意抓住局部重点，集中精力处理好最关键的问题。会诊流程是MDT的重要流程环节，良好的CLP能有效地利用有限的资源，更好地为不同层次的人群服务。在满足不同需求的基础上，使医生更加专业化、专科疾病诊治流程更加优化，同时也促进学科的发展和诊疗措施的进步。MDT会诊模式具有专业、分级、互动、优化和快速五大特点。精神疾病和躯体疾病共病是综合医院和初级保健机构经常遇到的最麻烦的问题之一。多项研究显示，目前非精神科医生很难检测患者共存的精神疾病，尤其是抑郁症、人格障碍、器质性精神障碍等。此外，非精神科医生通常难以理解和面对患者的某些反应，如患者对诊疗不依从，从而产生"困难患者"的概念。临床医生越来越需要掌握心理学和心身医学知识，而精神科医生也越来越需要学会与内、外科医生合作诊疗。但是，在临床实践和科学研究中，这种意识尚未带来重大变化。这就提出了建立多学科团队的问题，该团队是以精神医学家作为媒介的CLP的整合系统。

第四节　会诊联络精神医学的工作内容

一、会诊联络精神医学的任务

CLP的服务范围不断扩大，其主要任务是精神科医生在综合性医院开展精神科的医疗工作。在综合性医院中，约有1/3的患者是躯体疾病；约1/3的患者是精神心理疾病（以躯体不适为主）；还有约1/3患者是心身疾病，即与心理因素密切相关的躯体疾病。因此，约2/3的患者会因为与精神心理因素相关的躯体不适或躯体疾病就诊于综合医院。CLP的任务主要涉及提供联络会诊、精神科知识和临床技能的培训、精神卫生相关知识的教育及科学研究。

1. *为非精神科专业的临床各科医生提供CLP服务*　综合医院各科患者中精神疾病的患病率很高，多数为焦虑障碍、抑郁障碍和器质性精神障碍。一些躯体疾病所致的心理症状，如恶性肿瘤患者的愤怒、焦虑、抑郁、绝望；甲状腺功能亢进症患者的急躁、易激惹；甲状腺功能低下患者抑郁、意志力减退等；严重躯体疾病手术治疗、放疗、化疗等都可以引起不同的心理反应，如焦虑、恐惧、易激惹等。这些精神心理症状往往被临床医生忽视。对于躯体疾病所致的精神障碍、诊治过程的心理问题、心身疾病等，由于非精神科专业的临床各科医生对精神医学知识了解有限，不能做出正确的诊断和治疗时，可以申请精神科会诊。精神科医生即介入该患者的查房，参与疗效观察及随访等诊疗过程中。CLP的另一职责是根据患者的躯体功能和心理健康状况，负责协调安排临床各科医生、物理治疗师等对患者进行全方位的康复治疗。

2. *对相关医务人员进行精神科知识和临床技能的培训*　要实现医学模式的转变，需要精神科医生的参与，对相关的医务人员进行精神科知识和临床技能的培训。参与医学院校中知识的教学，使医学生在本科学习阶段能掌握精神疾病的病因、病理生理机制、临床表现、诊断和治疗等知识。积极开展面对非精神科医生的精神卫生知识的继续医学教育。恢复或建立临床住院医生在精神科进行轮转学习的制度，学习临床病学检查的基本要求、操作规范及相关影响因素，了解检查的临床价值和应用范围。

二、会诊联络精神医学的工作内容

CLP主要包括临床医疗、教学培训和科学研究三方面的工作内容。

（一）临床医疗

精神科医生或心理工作者协同其他各科医生解决日常医疗实践中患者的精神心理

问题,从生物、心理、社会等多角度综合诊断和治疗患者,为内、外、妇、儿等非精神科的患者或医生提供会诊或联络服务,协助指导非精神科医生对患者伴发的社会心理或精神问题识别及处理。例如,烦躁不安、自杀等患者的紧急处理,企图放弃治疗的重病患者的干预都是 CLP 工作中经常要处理的问题。此外,当医生和患者之间沟通出现障碍时,CLP 可以帮助协调处理医患之间的僵局。

(二) 教学培训

对医学生及各专业医务人员进行心理社会及精神科知识的教育,提高他们对各科患者精神心理问题的识别及处理能力。

(三) 科学研究

研究患者对于疾病的心理反应、异常疾病行为、心理及行为治疗对躯体疾病的疗效,以及 CLP 医疗和教学工作的综合评估等。CLP 有两种工作模式,即会诊模式和联络模式。会诊模式是指精神科医生应其他科医生邀请,对患者的临床问题给予精神科专业的诊疗建议。在会诊模式中,会诊医生不是该患者医疗小组成员,一般不对邀请会诊的非精神科医生进行系统教学。联络模式是指精神科医生与非精神科医生进行定期接触,帮助非精神科医务人员识别、处理患者的精神心理问题,并开展精神医学教学与科研工作。在联络模式中,联络医生作为医疗小组的成员之一,与其他相关专业人员密切配合,对患者的问题提供诊疗建议,对家属及其他医务人员提供医疗教育,也对医务人员与患者之间的相互关系提供建议,预防和处理医患冲突。

CLP 融入常规临床工作之中,可及时识别处理患者的精神心理问题,提高医疗质量、缩短住院时间、降低医疗成本。CLP 在医学伦理学中也承担重要角色。新的药物和技术的发展,可延长患者的生命并提高患者的生活质量,但相关的心理社会问题也越来越多,如血液透析、心脏外科手术、癌症治疗、器官移植等都能引起精神心理问题及伦理问题,这些问题均需要 CLP 给予建议和干预方案。

三、会诊联络精神医学的主要组成人员

从事 CLP 工作的人员通常由精神医学专业内的一组医生组成,有处理重症患者的丰富知识和熟练的临床经验,在诊断和治疗躯体并发精神障碍的患者方面接受过特定的培训和有相应的专长。CLP 的专家通常具备医学专家、沟通者、合作者、管理者及健康倡导者的职能。

1. **医学专家** CLP 专家要为精神障碍、躯体疾病共病、心身疾病等患者提供符合伦理的、有效的诊断和治疗方案。对承认或提及有自伤、自杀、攻击行为或风险患者进行风险评估。推荐或执行治疗干预措施,如药物治疗、短程心理治疗、电休克治疗,以及协调一般医学和精神医学服务活动,尽力确保躯体疾病共病精神障碍患者、心身疾病患者的安全。开展科普宣传及继续医学教育,向患者、家属及其他医务人员普及精神卫生知识,使相关人员能获得 CLP 的充足信息。

2. **沟通者** CLP 专家和家属沟通,与其他医护人员及参与患者护理的人员沟通。沟通过程中需要注意文化和性别因素,将临床发现和医疗建议,同患者、家属和医疗团队

的其他人员进行有效简明的沟通,以增强患者对治疗建议的治疗依从性。当相应的道德和法医学问题出现时,作为专家参与沟通。在所有书面和口头沟通中需注意保密,遵守隐私法规。

3. 合作者　CLP 专家应该注意兼顾医疗团队中的每个成员的知识水平,整合治疗团队成员的建议,为医疗团队提供有效的教育和有效的互动。

4. 管理者　CLP 专家需有效利用各种资源,以平衡躯体和精神疾患共病患者或心身障碍患者医疗的各个方面,识别并管理医疗服务中可能导致的医患冲突。关注 CLP 临床服务的成本、效益及证据基础,促进对该领域的关注、教育和研究。

5. 健康倡导者　CLP 专家在工作实践中积极倡导根据生物-心理-社会模式识别和应对患者的社会心理问题,为有效改善各级卫生服务机构中患者的健康水平服务。组织服务、团队经验、干预的一致性和与其他科专家建立良好沟通的能力等许多变量都会影响 CLP 工作的效果。每一个 CLP 专家都只是擅长某个特殊领域,需承认自己在精神医学及其他医学学科的能力局限,将自己的角色恰当定位,以有效开展 CLP 工作。

四、会诊联络精神医学的模式

CLP 根植于综合医院,处在精神医学与内外各科的交界处。CLP 医生的工作是多学科团队(包括护理人员、社会工作者、职业治疗师、心理学家)的一部分,他们为需要会诊的患者提供咨询服务,同时也整合到内科、外科治疗小组中,与相关专业人员密切配合工作。目前在西方开展的综合医院精神医学服务大致有以下 5 种方式。

模式Ⅰ:以"行为学"理论为主导的行为医学科来承担,既可请 CLP 医生诊断和治疗,也可请行为医学专家处理。

模式Ⅱ:在内科或综合医院中成立一个行为医学小组,负责院内会诊或科内会诊,特殊情况请精神科医生或精神病院的 CLP 会诊服务。

模式Ⅲ:在综合医院内,有专人分别从事精神医学与行为医学工作,与精神医学及精神科无联系。

模式Ⅳ:美国的杜克大学模式,在精神科或精神病院中分别成立 CLP 和行为医学两个小组,负责综合医院中精神医学问题服务。

模式Ⅴ:美国耶鲁大学模式,在精神科或精神病院中成立一个由 CLP 医生和行为医学组成的专家组,前者负责住院患者精神科会诊和处理,后者负责门诊患者的处理。目前美国推崇耶鲁大学模式,能避免上述 4 种模式出现责任推诿的现象。

五、会诊联络精神医学处理的常见问题

综合医院住院患者可伴有各种精神疾病和心理问题,通过 CLP 医生,以生物-心理-社会医学模式为指导思想,对患者进行诊断和治疗。综合医院住院患者常见精神科会诊的问题如下。

1. 一般心理反应　如轻度的焦虑、抑郁、恐惧等症状,具有一定的情境性、短时性。但对于各科危重患者、慢性疾病患者、器官移植患者、癌症患者等,可能会出现严重的心

理反应或心理问题。

2. **与诊治过程相关的心理问题** 患者在医院就诊和治疗过程中,要接触医院的环境、医务人员的言谈举止、各种仪器检查、各种治疗(如药物治疗、手术治疗、放疗、化疗等),均可引起患者的各种心理反应,特别是各种治疗前的恐惧等情绪。

3. **心身疾病** 包括心理社会因素在疾病的发生、发展过程中起重要作用的躯体器质性疾病和躯体功能性障碍,如原发性高血压、冠心病、胃溃疡等。

4. **神经症性障碍** 如焦虑障碍、强迫障碍、恐惧障碍、躯体症状障碍等。

5. **不良生活方式与行为导致的精神障碍** 如服用阿片类物质、中枢神经系统兴奋剂、酒精等所致精神障碍。

6. **心理因素相关的生理障碍** 如失眠障碍、神经性厌食、性功能障碍、慢性疼痛等。

7. **人格障碍与性心理障碍** 如表演型人格障碍、偏执型人格障碍、性身份障碍等。

8. **器质性精神障碍** 包括脑和躯体疾病所引起精神障碍,如阿尔茨海默病、血管性痴呆等。

9. **其他精神障碍** 如精神发育迟滞儿童青少年期精神障碍(孤独障碍、注意缺陷与多动障碍等)。

综合医院临床各科室出现上述问题后,临床各科医生因诊治、转诊或鉴别等因素,需要精神科医生提出精神疾病的诊疗意见和建议,或对躯体疾病的手术治疗、药物治疗及护理措施的心理社会、神经精神效应提出咨询意见时,可申请精神科会诊。精神科医生会诊后,诊断的疾病常见的有:器质性精神障碍,焦虑障碍,抑郁障碍,精神疾病伴有躯体疾病,躯体疾病引起焦虑抑郁状态,精神活性物质所致的精神障碍,其他如手术恐惧、疼痛、医患关系等问题。

第五节 会诊联络精神医学的工作程序

CLP 的主要作用是为非精神科人员提供专业的建议,帮助进行诊疗,其次是给患者和家属提供心理支持,解释指导诊疗方案的实施。以患者为中心的 CLP 是最常见的类型,以此类型为例对 CLP 程序进行介绍。

(1) 主管医生申请会诊。考虑患者有需要处理的精神心理问题时,患者的主管医生向精神科医生申请会诊。会诊单可以是电子申请单或书面申请单。需紧急会诊时,患者主管医生在填写申请单的同时电话联系 CLP 医生,以便尽快安排。

(2) CLP 医生阅读会诊申请单,初步了解患者情况。由于请求会诊者为非精神科医生,可能缺乏精神科专业知识,会诊单上的信息常比较模糊,CLP 医生可向患者主管医生进一步核实和了解相关信息。

(3) CLP 医生到达患者所在科室,与医务人员及患者家属接触,进一步采集患者病史,了解患者既往及最近相关信息。浏览病程记录、护理记录和医嘱,了解最近是否有影响患者情绪及精神状态的药物,了解患者前期的检查治疗情况,查看实验室检查和影像学检查结果,寻找是否有导致精神症状的器质性因素。

(4) CLP医生面诊患者,结合病史材料,进行精神医学访谈。在访谈过程中进行系统的精神和体格检查,包括患者的外表、意识、定向力、言语交流、思维内容、情绪与情感及认知功能等。访谈时需尊重患者的隐私,必要时在单独的地方进行。对于冲动不合作等特殊情况,检查应有所侧重,如着重于患者对他人和/或自身的危险评估。在访谈过程中,医生可将支持性心理治疗融入面谈中。某些情况下,医生通过倾听和安慰即可消除患者的部分激越或焦虑症状。患者的病情及医疗条件允许时,可给予心理评定量表的检查,进一步明确患者的心理问题及其严重程度。

(5) 提出诊疗干预方案。获取患者的病史、症状、体征及实验室检查等,做出诊断及风险评估,提出进一步的诊疗干预方案。如果经评估,患者对他人或其本人具有高风险性,如伤人或自杀等,应建议转诊至精神专科病房治疗。

(6) 书写会诊记录。简要记录患者病史、特殊用药及阳性检查报告,书写诊疗建议。

(7) 向患者家属及管床医生交代风险与安全防护措施。若考虑为器质性精神障碍,建议首先对因处理,积极治疗原发性躯体疾病,精神科仅对症处理,酌情使用抗精神病药物,注意监测用药后的疗效及不良反应。根据药物使用情况及时调整剂量。若考虑为非器质性精神障碍,建议明确诊断后,按相关疾病治疗指南、共识或循证证据推荐予以处理,待躯体情况稳定后到精神专科门诊随访。

(8) 指导诊疗方案的实施并及时调整。在CLP过程中,CLP医生与患者的主管医生交流,指导诊疗方案的实施。会诊后与患者的主管医生保持联系,动态随访患者的病情变化,根据疗效及不良反应,对治疗方案及时给予调整。

第六节　精神科急诊

精神科急诊(emergency medicine of psychiatry)又称急诊精神医学(emergency psychiatry),是急诊医学的一门分支学科,也是临床精神医学的分支。精神科急诊的主要任务是对于各类急性精神障碍作出迅速、准确的评估,依据病史、体格检查、精神检查、实验室检查结果,尽快判断精神障碍的性质、严重程度及危险性,及时作出相应的处置。除精神障碍患者出现严重不良行为需要精神科紧急干预外,综合性医院的急诊患者也可能因精神症状影响躯体问题需要紧急处理。这就需要急诊科医生在进行诊断及治疗时,考虑精神疾病或心理障碍存在的可能性,以便于决定是否需要精神科医生会诊并进行相关处理。

一、精神科急诊医护人员的职责

1. 医生　精神科急诊医生应具备较丰富的精神科临床经验,以及内科、神经科的临床基本知识和基本技能。收治患者后尽快完成病史收集、查体与精神检查,迅速作出判断及处理。如需住院，应及时与病房的医生和护士联系，交代清楚病情及注意事项后将患者送至病房。

2. 护士　精神科急诊护士应训练有素、责任心强、具有良好的沟通及应变能力，配合医生在最短时间内做好患者登记、转诊及救治工作。

二、精神科急诊常见问题的处理

1. 自伤/自杀

（1）自杀：自杀（suicide）是自愿并主动结束自己生命的行为，结局是死亡。未死亡者称自杀未遂或自杀企图（attempted suicide），自杀意念（suicidal idea/thought）目前归于自杀企图。自杀的原因或影响因素众多，但精神障碍是自杀的主要因素之一，常见的自杀方法包括服毒、服药过量、自缢、煤气中毒、溺水或坠楼等，国外常用方法为枪杀或汽车尾气等。精神科自杀风险较高的精神障碍包括双相障碍抑郁发作或混合发作、抑郁症、精神分裂症、精神活性物质使用障碍（如酒依赖和吸毒）、急性应激反应或创伤后应激障碍，以及人格障碍等；另外，也须重视长期躯体疾病痛苦或晚期癌症或终末期疾病患者的自杀问题。对于自杀企图或未遂，应给予积极的危机干预并治疗原发性疾病，给予必要的家庭和社会支持；在详细评估后，应及时、积极地提供预防自杀的措施，包括精神药物治疗、无抽搐电休克治疗和心理治疗。除此以外，还需保证患者24小时有人陪护，保持周围环境安全，有条件者及时住院得到医疗监护及治疗。对于自杀，重在预防，即采取综合的三级预防：一级预防——宣传教育精神卫生相关知识；二级预防——针对高危人群早发现、早处理；三级预防——善后处理、预防复发。具体内容参见《医学心理学》教材相关章节。

（2）自伤：自伤（self-injury）是指没有死亡动机下的伤害自体的行为，近年来亦称非自杀性自伤。按照行为动机可分为蓄意性自伤和非蓄意性自伤两种。自伤的处理包括躯体治疗和精神治疗两方面，除处理自伤导致的外伤及躯体并发症外，还要针对不同的病因给予相应的精神科药物治疗，包括抗精神病药、抗抑郁药、抗癫痫药等。无抽搐电休克联合急诊药物也是治疗自伤的理想治疗手段。另外，对于有自杀企图的蓄意自伤，需要预防患者再次发生自杀行为，与家属做好沟通，严密看护患者。因为有研究显示，约10%的自伤者最终会自杀死亡。具体内容参见《医学心理学》教材相关章节。

2. 拒食

拒食（apastia）也属于本能行为的障碍，指有意拒绝进食，甚至拒绝饮水，常见于精神分裂症、抑郁症、进食障碍或谵妄等疾病。需要及时处理拒食导致的躯体衰竭、电解质紊乱或营养不良，补充营养以保证基本的身体需要。精神科治疗需治疗原发性躯体疾病或精神障碍。

3. 冲动和暴力行为

冲动行为（impulsive behavior）指突然产生、通常导致不良后果的行为；暴力行为（violent behavior）是指故意造成财物或他人身心伤害的行为，攻击对象可以是自己，也可以是他人或无生命的物体。常常导致致伤、致残的后果及经济损失等。精神科急诊医生接诊后，首先需要评估冲动和暴力行为发生的可能性、了解目前状况和既往精神疾病病史等。还要评估冲动和暴力行为可能导致的危害，以便于采取干预措施。非药物干预包括保持安全距离、避免直接的目光对视、保证安全逃离通道、避免过度刺激患者等,必要时进行入院约束保护。药物干预方面包括在较短时限内给予患者一定剂量的抗精神病药物,如氟哌啶醇肌内注射。还可以使用安全系数更高的苯二氮䓬类药物,如氯硝西泮、劳拉西泮等。无抽搐电休克治疗也可用于快速控制冲动和暴力行为。长期治疗主要是针对原发性疾病的治疗,根据患者的症状及境遇,辅助心理治疗、家庭治疗等。

4. 谵妄 谵妄(delirium)是由多种因素导致的急性脑器质性综合征,高龄、认知障碍、衰弱、视听障碍是谵妄常见的易患因素,中枢神经系统疾病、其他系统性疾病、环境因素及药物因素也均可诱发谵妄。对谵妄的患者,需积极查找并处理原发性疾病和触发因素。精神科处理主要为对症治疗,首选非药物治疗(如约束保护等);如谵妄伴行为及感知或情感等症状导致患者极度痛苦、危及患者或他人安全、干扰基本的检查及治疗,可适当使用抗精神病药物对症治疗(参见本书第十五章第一节"谵妄")。

5. 兴奋躁动状态 兴奋躁动状态又叫精神运动性兴奋,指患者动作、言语明显增加,患者常因缺乏自我保护导致外伤,或扰乱他人而被送至精神科急诊。当长时间处于兴奋状态,体力消耗过度,加之饮食和睡眠不足,容易脱水、电解质紊乱等,甚至继发感染。对于急性的兴奋躁动状态,可选用镇静作用较强的抗精神病药物,如氯丙嗪、氟哌啶醇、氯氮平等控制症状,初次剂量不宜过大。若需快速控制,还可选择注射给药。另外,可选择较安全的苯二氮䓬类药物如地西泮、氯硝西泮等口服或肌内注射。无抽搐电休克适用于控制躁狂症和精神分裂症的严重兴奋状态,对紧张性兴奋效果较好。另外,还需进行补液等营养支持治疗,保持安静,减少兴奋。具体内容参见本书第十六章"治疗学"。

6. 缄默/木僵状态 缄默是指患者在意识清晰状态下没有普遍的运动抑制,却始终沉默不语,或用表情、手势、书写表达自己的意见。木僵状态是指患者在意识清晰度相对完整时出现的普遍的精神运动性抑制,一般木僵状态需持续 24 小时才有诊断意义。临床中,根据病因,将木僵分为器质性木僵、抑郁性木僵、紧张性木僵及心因性木僵。缄默/木僵状态的处理,根据不同的病因采取不同的治疗措施,另外还需要补充体液,同时进行营养支持治疗。

7. 幻觉/妄想状态 急性幻觉状态是指患者突然出现大量持久的幻觉。幻觉以幻听及幻视为多见,也可出现幻触、幻嗅等。多数患者出现幻觉后可继发妄想,且多为被害妄想。患者常伴有恐惧、愤怒等情绪反应,还可出现逃避、自伤、自杀或暴力攻击行为。当患者出现兴奋或自伤、自杀等意外行为时,需要优先处理。之后则根据情况,选择合适的抗精神病药物治疗,必要时结合心理治疗。具体内容参见本书第五章第一节"精神分裂症"。

8. 戒断综合征 戒断综合征指停用或减少精神活性物质的使用后所致的综合征,临床表现为精神症状、躯体症状或社会功能受损。包括酒精、阿片类、大麻、镇静催眠药、抗焦虑药、中枢兴奋剂、致幻剂等。其中以阿片类物质的成瘾性最大,致幻剂的成瘾性最小。临床处理原则包括戒毒中心或病房治疗、替代治疗及对症处理,出现震颤、谵妄的患者应及时给予地西泮或劳拉西泮,出现癫痫发作者可予苯妥英钠治疗。必要时予支持疗法。具体内容参见本书第十二章"物质使用和成瘾行为所致障碍"。

9. **精神药物中毒** 精神药物所致的中毒反应,常常因药物种类不同而表现出不同的临床症状。常见的精神药物中毒包括苯二氮䓬类中毒、抗精神病药物中毒、三环类抗抑郁药物中毒、锂盐中毒、巴比妥类中毒等。一般处理包括催吐、洗胃、吸附、导泻、促排泄。深度昏迷且呼吸抑制的患者可使用中枢兴奋药,如美解眠、洛贝林等。严重中毒者进行透析治疗。另外,对症支持治疗也同样重要,包括纠正休克、治疗脑水肿、气管切开、抗感染等。具体内容参见《内科学》相关章节。

三、急诊常见精神药物的不良反应

精神药物所致不良反应因药物种类多样而表现各异,轻重程度不一,精神科急诊中需处理的常见不良反应如下。

1. **急性肌张力障碍** 急性肌张力障碍常发生于抗精神病药物治疗初始 24 小时内。男性和儿童比女性更常见。呈现不由自主的、奇特的表现,包括眼上翻、斜颈、颈后倾、面部怪相和扭曲、吐舌、张口困难、角弓反张和脊柱侧弯等。常去急诊就诊,易误诊为破伤风、癫痫、分离障碍等,服抗精神病药物史常有助于确立诊断。处理:肌注东莨菪碱 0.3 mg 或异丙嗪 25 mg 可即时缓解。有时需减少药物剂量,加服抗胆碱能药如盐酸苯海索,或换服锥体外系反应低的药物。

2. **静坐不能** 在治疗 1~2 周后最为常见。表现为无法控制的激越不安、不能静坐、反复走动或原地踏步。易误诊为精神病性激越或精神病加剧,故而错误地增加抗精神病药剂量,而使症状进一步恶化。处理:苯二氮䓬类药和 β 受体阻滞剂如普萘洛尔等有效,而抗胆碱能药通常无效。有时需减少抗精神病药剂量,或选用锥体外系反应低的药物。

3. **药源性帕金森综合征** 女性和老年患者更易发生,多于服药 2 周后出现,表现为肌肉僵直、肢体肌张力呈齿轮样增高、动作减少或减慢、小步态、静止性震颤、面具脸、流涎、构音困难、吞咽困难等,常伴有焦虑、抑郁情绪。处理:安坦 2~4 mg 或苯甲托品 1~2 mg,每天 2~3 次。重症肌无力和青光眼患者则加用苯海拉明或异丙嗪 25~30 mg,每天 2~3 次。

4. **排尿困难** 抗胆碱能作用强的药物如三环类抗抑郁药可以引起排尿困难,男性比女性多见。处理:肌注新斯的明 0.5~1 mg 或毒扁豆碱 2 mg 可暂时解决患者的排尿困难。反复发生者应减少药物剂量或调整药物。

5. **麻痹性肠梗阻** 抗精神病药物、三环类抗抑郁药可因其较强的抗胆碱能作用抑制肠壁平滑肌的收缩而发生麻痹性肠梗阻。表现为腹胀、停止排气、排便、肠鸣音消失、腹痛不明显。应排除其他原因导致的机械性肠梗阻。治疗包括停药或换药,同时对症处理,支持治疗。

6. **直立性低血压** 直立性低血压主要因精神药物阻断了外周的肾上腺素受体而发生。基础血压偏低或年老体弱者易发生。多发生于治疗初期,常在体位突然转换,如由卧位转为直立式时发生。处理:①让患者即刻平卧,取头低足高位。②若血压持久不升,可予苯肾上腺素 10 mg 肌注,或去甲肾上腺素 0.5～2 mg 加入 5％葡萄糖溶液或生理盐水 100 mL 内静滴,但不宜用肾上腺素,因其可使血压降得更低。③预防:可嘱患者改变体位时动作放缓,必要时换药治疗。

7. 皮疹　皮疹多见于吩噻嗪类抗精神病药物,也见于心境稳定剂如卡马西平。常见的皮疹有两类:一类为过敏反应,于治疗的第 1～4 周在颜面、躯干、四肢处;另一类为光敏性皮炎,即经日晒后在暴露部位出现红斑、红肿或丘疹。处理:①过敏性皮疹,即刻停药或换药,并予扑尔敏 4 mg,每天 2～3 次,出现剥脱性皮炎者除停药外,可加用皮质激素。②光敏性皮炎可自行消失,但应避免暴晒。

8. 恶性综合征　恶性综合征(neuroleptic malignant syndrome, NMS)又称 Malin 综合征,是一种罕见但可致命的不良反应,几乎所有抗精神病药物都可引起,常见于剂量过大或加药过快者,其中以氟哌啶醇最常见。多发生于治疗初期,患者表现持续高热、肌肉僵硬、吞咽困难及明显的自主神经症状(如心动过速、出汗、排尿困难和血压升高等);严重者出现意识障碍、大汗虚脱、呼吸困难,甚至死亡。实验室检查可发现白细胞增高、肌酸磷酸激酶升高。处理:①即刻停用所有抗精神病药物。②支持对症治疗,继发感染者使用抗生素治疗。③使用多巴胺激动剂。

9. 粒细胞缺乏症　粒细胞缺乏是指外周血象的粒细胞少于 $2.0\times10^9/L$,且中性粒细胞<50％。这是一种严重的不良反应,多见于应用抗精神病药物时,其中氯氮平发生粒细胞缺乏的比例最高。处理:①立即停药。②给予升白细胞药物,必要时予皮质激素或输入白细胞。③预防并控制感染。

10. 药源性癫痫　抗精神病药物如氯丙嗪、氟哌啶醇、氯氮平、三环类抗抑郁药及锂盐均可引起癫痫。临床表现为癫痫大发作或局限性发作、癫痫持续状态。处理:①发作次数少者,可加用抗癫痫药。②发作次数频繁或发生癫痫持续状态者,则停药并使用地西泮等苯二氮䓬类药物,或请神经科会诊处理。

11. 5-HT 综合征　MAOI 与其他 5-HT 阻断药物如 SSRI 等合用时易出现。临床表现为高热、坐立不安、肌强直或抽动等,严重者可昏迷。处理:①立即停用所有精神药物。②支持及对症治疗,预防感染。③选择 5-HT 拮抗剂,如普萘洛尔或赛庚啶。

(邵春红　宇淑涵)

主要参考文献

[1] 于德华. 我国会诊-联络精神病学现状及对策[J]. 临床精神医学杂志,2003,(1):52-53.

[2] 王高华. 会诊联络精神病学[M]. 北京:人民卫生出版社,2016.

[3] 江开达. 精神病学[M]. 北京:人民卫生出版社,2009.

[4] 许秀峰,白燕,张丽玲. 综合医院中精神科会诊病例的临床分析[J]. 中华精神科杂志,2004,(1):64.

[5] 许毅. 麻省总医院手册[M]. 6 版. 北京:人民卫生出版社,2016.

[6] 李凌江. 精神科即时会诊[M]. 湖南:湖南科学技术出版社,2005.

[7] 吴文源,季建林.综合医院精神卫生[M].上海:上海科学技术文献出版社,2001.

[8] 陆林.沈渔邨精神病学[M].6版.北京:人民卫生出版社,2018.

[9] 季建林,叶尘宇.中国会诊-联络精神医学现状[J].上海精神医学,2012,24(3):124-130.

[10] 季建林,吴文源.精神医学[M].2版.上海:复旦大学出版社,2009.

[11] 郭慧荣,任玉民,李幼辉.会诊联络精神病学的现状与发展[J].临床心身疾病杂志,2007,(6):570-571.

[12] 黄永兰,陈振华,白雪光,等.综合医院会诊-联络精神病学10年变迁[J].武汉大学学报(医学版),2006,(5):671-673.

[13] 魏镜.联络会诊——让精神医学助一臂之力[J].心理与健康,2016,(2):2.

[14] BOLAND R J, RUNDELL J, EPSTEIN S, et al. Consultation-liaison psychiatry vs psychosomatic medicine: what's in a name?[J]. Psychosomatics, 2018, 59(3): 207-210.

[15] LEENTJENS A F, RUNDELL J R, DIEFENBACHER A, et al. Psychosomatic medicine and consultation-liaison psychiatry: scope of practice, processes, and competencies for psychiatrists or psychosomatic medicine specialists: a consensus statement of the European Association of Consultation-liaison Psychiatry and the Academy of Psychosomatic Medicine[J]. Psychosomatics, 2011, 52(1): 19-25.

[16] SHARFSTEIN S S. The American psychiatric publishing textbook of consultation-liaison psychiatry: psychiatry in the medically Ⅲ, 2nd ed[J]. Am J Psychiat, 2002, 159(10): 1796.

[17] STERN T A, FRICCHIONE G L, CASEM N H, et al. Massachusetts general hospital handbook of general hospital psychiatry[M]. Amsterdam: Elsevier Health Sciences, 2010.

第十八章　社区精神卫生服务

> 本章重要知识点：
> (1) 社区精神卫生服务是以社区为单元开展的精神障碍预防、治疗和康复等管理工作，进而满足社区居民精神卫生与心理健康需求的综合性服务。
> (2) 理想的社区精神卫生服务应具备综合性、连续性、可及性、多学科团队、多部门协作、可计算性等特点。
> (3) 20世纪60年代，英国、美国等西方发达国家兴起了一场影响深远的精神卫生服务"去机构化"运动，精神卫生服务开始体现出社区化发展趋势。
> (4) 我国的精神卫生服务逐步从以精神病院为主体的医疗服务模式向医院社区一体化的服务模式进行转变，未经历欧美等发达国家的"去机构化"时期。
> (5) 2004年，卫生部疾病预防控制局正式在全国范围内启动"重性精神疾病管理治疗项目"（"686项目"），由此，我国建立了堪称全世界最大的精神专科疾病服务网络。
> (6) 社区精神卫生服务的基本内容包括疾病监测、精神障碍的分级预防、精神卫生康复服务、精神卫生知识的健康教育、心理危机干预、基层精神卫生社会服务与社区管理等。
> (7) 社区精神卫生服务需要卫生、教育、民政、公安、残联和政法等多部门之间的协同合作。

多个国际组织倡议，将基层医疗卫生服务与精神卫生服务相结合，是改善精神障碍患者综合服务的最可行选择之一。发展社区精神卫生服务是应对全球精神卫生挑战的迫切需求，全球范围内对于社区精神卫生服务的重视也在逐步增强。2013年，世界卫生大会批准了《2013—2020年精神卫生综合行动计划》，提出加强和促进精神卫生的四大目标：加强精神卫生的有效领导和管理；在以社区为基础的环境中提供全面、综合并符合需求的精神卫生与社会关护服务；落实精神卫生促进和预防战略；加强精神卫生信息系统、证据和研究。这一行动计划凸显了以社区为基础的保健所具有的核心地位。

我国自20世纪50年代末开始了社区精神卫生服务的初步尝试。2004年12月，"中央补助地方重性精神疾病管理治疗项目"（因第一年获得中央财政专款项目经费686万元被简称为"686项目"）的启动，标志着我国精神卫生服务开始由精神专科医院迈向社区。2009年，严重精神障碍患者服务管理纳入国家基本公共卫生服务项目。我国医院-

社区一体化的精神卫生服务体系框架已初步形成。近年来，我国基于《2013—2020年精神卫生综合行动计划》，大力加强精神卫生服务体系建设，在政策层面对社区精神卫生服务有了明确规划和部署，精神卫生多部门协作格局基本形成，实践层面为世界范围内的社区精神卫生服务提供了有益的经验与启示，同时也面临着进一步完善和提升社区精神卫生服务质量的挑战。

第一节 概　　述

世界卫生组织（WHO）提出，没有一种单一的服务环境能够满足所有人群的精神卫生需求，进而提出了理想情况下最优的精神卫生服务架构——"金字塔模型"（WHO service organization pyramid for an optimal mix of services for mental health）（图18-1）。该模型包括5个层面，从底层到顶层依次为：自我照料、（非卫生系统的）社区服务、初级卫生保健中的精神卫生服务、综合医院精神科服务和社区精神卫生服务、长期照料机构和专科服务。较高的3个层级属于由卫生系统提供的正规服务，其中处于顶层的两级属于"精神专科服务"。其中，第三、四级服务，即初级卫生保健、综合医院及社区中的精神卫生服务，具有更好的可及性、连续性，是这一金字塔模型的核心。由此可见，社区精神卫生服务在整个精神卫生服务体系中处于关键的地位。

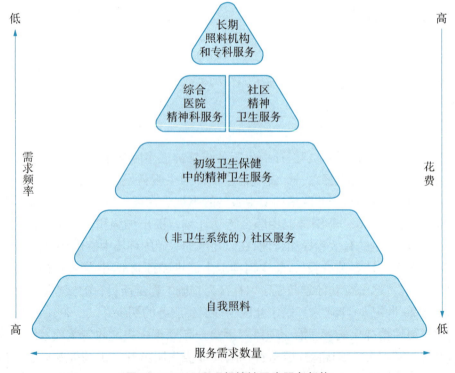

图18-1　WHO理想精神卫生服务架构

一、社区精神卫生服务的内涵与范围

社区(community)是一个由人群、家庭或社会组织(机关、团体)聚集在一定地理区域所构成的社会集合体。社区精神卫生服务(community mental health service)又称社区精神卫生工作,是以社区为单元开展的精神障碍预防、治疗和康复等管理工作,进而满足社区居民精神卫生需求的综合性服务。

社区精神卫生服务的范畴可以分为广义和狭义两种。广义范畴下,是依托社区、以社区全体居民为服务对象,其中也就不仅面向精神障碍患者提供服务,还注重面向一般人群心理健康的促进工作,以减少和预防各种心理或行为问题的发生,是"大卫生、大健康"的理念体现,需要政府及各部门与全社会的共同参与。而狭义范畴下,社区精神卫生服务主要是以社区中的精神障碍患者为服务对象,由卫生部门承担主要任务,同时也需要其他部门的协作和配合,为社区精神障碍患者提供就近治疗、居家康复指导等一系列持续性服务。我国专业工作者通常将后者称为"精神疾病的社区防治"。当前我国各类精神障碍的患者数量较高,精神卫生资源相对短缺,精神专科医院数量、床位数、专业人员配比等方面都存在不足,且缺乏高质量的、经过合格训练的医生、护士、心理治疗师、社会工作者等人才,难以满足精神障碍患者的需要。基于社区的精神卫生服务有利于精神障碍的早发现、早治疗、早干预,是促进精神健康的重要途径。

二、社区精神卫生服务与精神专科医疗服务

社区精神卫生服务是当代精神病学发展的必然趋势,充分利用现有社区卫生服务机构的资源,为更多患者提供诊疗和支持,是对精神专科医疗服务的延展和重要补充。社区精神卫生服务与精神专科医疗服务有着密切的联系,但两者在服务范围、目标和模式上都有不同。

1. 服务范围　精神专科医疗服务主要由精神专科医院、综合性医院或诊所提供服务,开设精神心理门诊、病房,对精神障碍患者进行诊断、治疗、管理等。而社区精神卫生服务更侧重于在社区中由多学科团队(社区医生、家庭医生、精神科医生、精神科护士、心理治疗师、康复师、社会工作者等)合作提供服务,包括家庭访视、精神卫生知识宣传、心理危机干预、社区康复指导及实施等服务,服务范围更广。

2. 服务目标　精神专科医疗服务聚焦于精神障碍的诊断、治疗和管理,通常需要专业医疗团队的全程参与,提供药物治疗、心理治疗、物理治疗、健康教育等服务。社区精神卫生服务的形式更为多元,更注重促进精神障碍的预防、早期识别、早期干预和康复,以及提升社区居民的整体心理健康水平。

3. 服务模式　精神专科医疗服务往往是"被动式"的,主要在患者或其家属主动求医后开展服务,关注患者个体的精神健康情况、较少顾及社会群体的动态趋势。而社区精神卫生服务更加"主动式",是在社区群体层面上提供包括心理咨询、支持小组、社区活动等多种形式在内的服务,更强调覆盖全人群全生命周期,旨在为社区居民提供更广泛的精神卫生支持和资源。

精神专科医疗服务侧重专业治疗和管理,而社区精神卫生服务则注重预防、干预和康复,提高社区居民整体的精神健康水平,两者相辅相成,是精神卫生服务体系和网络的重要组成部分。健全完善与经济社会发展水平相适应的精神卫生预防、治疗、康复服务体系,离不开医院的专业支持,也离不开"家门口"触手可及的社区精神卫生服务,加强精神专科医院、综合性医院、基层医疗卫生机构等不同级别类别医疗机构间分工协作、有机结合,是为精神障碍患者提供连续性诊疗服务的重要保障,也是健康中国建设和卫生事业发展的重要内容。

第二节 社区精神卫生服务的发展

随着科学技术的进步、人们对精神疾病与行为问题发生发展规律认识的深化及社会对精神卫生服务需求的增加,精神卫生服务的模式也在不断发展。第二次世界大战结束后,为恢复社会秩序、维护社会稳定、安置由于战后创伤导致的精神病患者,许多国家开始兴建大型公立精神病院。然而,单一的专科医院诊治模式存在着局限性,随着医院及患者数量的增多,医院居住环境恶劣、医疗卫生服务质量低下、患者权益受到严重侵犯等问题日益凸显,此外,对于精神疾病患者本人而言,传统的监管式精神病院及其导致的社会隔离对患者康复具有较大的负面影响,这一群体由于长期住院、脱离社会生活,往往趋于进一步的精神衰退和社会适应能力降低。随着传统生物医学模式向生物-心理-社会医学模式的转变,世界各国对精神疾病的管理模式也相继改革,欧美国家开始流行"去机构化(deinstitutionalization)"或"去住院化(dehospitalization)"运动,从传统的医院为主的集中封闭式管理模式转向了以社区为基础的精神卫生服务模式,自此,社区精神卫生服务开始逐渐发展成为一种全新的、不可或缺的精神疾病服务模式。从全球范围来看,对精神障碍患者的治疗和管理经历了以下3个主要阶段(表18-1)。

表18-1 精神卫生服务发展的3个阶段

阶段	时期	主要治疗管理模式
第一阶段	工业化前期,即18世纪中叶以前	这一时期并未设立精神病专科,精神病诊疗机构也寥寥无几,患者主要分散在社会各个角落
第二阶段	工业化发展时期,即20世纪50年代以前	各国陆续建立了许多精神病院,精神疾病患者主要被集中关押在精神病院中,并接受机械化的治疗(如拘束等)。患者被视为社会的边缘人群,在社会中被隔离和排斥
第三阶段	第二次世界大战以后,尤其自20世纪50年代起	随着精神卫生观念的演变和精神疾病治疗方法的改进,涌现了许多精神卫生改革运动。20世纪60年代以来,以减少精神病院的规模并提倡社区精神卫生服务为核心的"去机构化"运动的兴起,将众多精神病患者从医院环境中解放出来,使患者摆脱锁链、重返社会,在社区中就近接受预防治疗及康复管理服务

一、国外社区精神卫生服务的发展

18世纪末,诸多国家普遍关注到一个重要问题,即私人和公立机构对精神疾病患者医疗保健的标准普遍过低。经过公众舆论的推动,面向精神疾病患者的保健逐步得以改善。1793年,现代精神医学之父菲利普·皮内尔(Philippe Pinel,1745—1826)在启蒙运动思想的启发下,在巴黎领导了将精神障碍患者从拘禁的枷锁中解放出来的重要活动,并结合哲学思想凝结出了"道德疗法"(moral treatment)。19世纪初,随着工业革命的蓬勃发展,精神疾病患者的数量日益增多,许多患者如同流浪者或是在劳动教养院和监狱中生活,这引发了社会对精神疾病群体医疗保健的广泛关注。在此背景下,许多慈善家和医生开始倡导将精神疾病患者从枷锁中解救出来,并致力于改善精神疾病群体的医疗保健状况。1808年,英国颁布的《郡精神病院法》(County Asylum Act)提出,在英国的每个郡建立精神病医院,但该法案的执行效果并不理想;1845年颁布的《精神病人法》(Lunatics Act)再次强调了这一要求,随后各个精神病医院逐步建立,并为患者提供了相较于之前更为良好的治疗环境,精神卫生服务开始主要依赖于大型精神疗养院或专业精神科医院。

在第二次世界大战结束后,为了妥善安置因战后创伤而导致精神疾病的患者,多个国家纷纷开始兴建大型公立精神病院。在20世纪40—50年代,精神病医院的数量达到了顶峰。然而,由于这些精神病医院过度拥挤,精神疾病患者的权益仍然难以得到充分保障。因此,社会上要求解放精神病患者的呼声越来越高。

20世纪60年代,英国、美国等西方发达国家兴起了一场影响深远的精神卫生服务"去机构化"运动,精神卫生服务开始体现出"社区化"的发展趋势。"去机构化运动"主张将患者由精神病院转到社区中去,这一运动的兴起,解放了众多精神病患者,使他们摆脱了锁链,在社区就近接受服务,极大程度上推进了精神卫生服务的发展进程。

20世纪50年代中期之前,美国政府曾大力推动精神科住院服务的发展,全美精神科床位数曾达55.8万张。1963年,美国通过并实施了《社区精神卫生中心法案》(Community Mental Health Centers Act)等社区导向的政策,由各州负责建立专业化的社区精神卫生中心,开始推行了著名的"去机构化"运动,撤除了大量的精神病院。该法案是美国精神病患者照护方式改革过程中的里程碑,大量长期住院的精神疾病患者因此从隔离性的医院转移到社区中,社区精神卫生及其他院外服务形式得到了迅猛发展,而精神病院的病床数则急剧下降。到了1980年,全美精神科床位数已缩减到13.8万张,仅为1955年的1/4。

与美国不同,英国有着一套全国统一的医疗卫生服务体系——国家医疗服务体系(National Health Service,NHS),负责全民公费医疗保健。英国的"去机构化"开始于1955年,主要目标是解散大型精神病院,提倡精神病患者回归社区,回到他们的家庭和社会中。社区精神卫生服务作为社区卫生服务的重要组成部分,在20世纪60年代即被纳入到NHS体系中,由政府统一主导,通过制定新的政策和法律实现"去机构化",如1975年发表的《更好地为精神患者服务》白皮书,提倡精神障碍患者的服务应该从大型隔离性医院转移到社区,1981年的卫生法将促进社区精神卫生服务列为优先考虑项目。此外,英国的社区中还建立了供精神病患者居住的寓所治疗中心,如工疗中心、职疗中心、福利工厂等。

相较于英美等国家,意大利的"去机构化"运动采取了更为彻底、全面的措施。1966年,意大利精神卫生改革领袖人物弗朗哥·巴萨利亚(Franco Basaglia)意识到国家为精神病患者建造的庇护所犹如一个"金笼子",剥夺了患者自由生存的权利,因而开始带领医护人员们一同呼吁取消精神病患的庇护所,回归社区康复,恢复患者权利,并最终于1978年推动了"180号法案"的制定,这一法案禁止将精神疾病患者收治于精神病院,标志着意大利在精神疾病治疗领域的重大变革。三年后,意大利禁止曾住院治疗的精神疾病患者再次入院治疗,进一步推动了意大利精神疾病治疗模式的转变。最终,在1988年,意大利结束了公立精神病院系统,标志着意大利在精神疾病患者的治疗和管理方面迈出了重要的一步。

与其他国家先立法再开展"去机构化"运动不同,澳大利亚先开展"去机构化"运动,以运动的方式推动精神卫生法案的实施。以昆士兰州为例,澳大利亚的"去机构化"运动在早期(1953—1963年)鼓励强化对住院患者的转移,即"打开后门"(opening the back door),对于适合到社区的精神疾病患者,提倡通过中途宿舍、日间医院、治疗性旅馆等方式实现出院过渡管理;在后期(1964—1998年)施行准入政策,通过加强患者的入院管理,即"关闭前门"(closing the front door),加强患者的入院管理,鼓励对非急性病患尽量避免入院治疗。

总体来看,"去机构化"运动在许多国家都得到了广泛开展,这一举措是精神病患权益保障的一大进步,但也带来了一些新的社会问题。大量的精神障碍患者出院后在社区又得不到有效治疗而频繁反复住院,这一现象被称为"旋转门综合征"。20世纪80年代,"去机构化"运动落幕,人们意识到单纯的"去机构化"、减少患者的住院并不能解决精神卫生领域的所有问题,而提高服务质量和发展完善的社区服务才是实现精神卫生服务可持续发展的关键。

由此,各国政府和社会各界重新审视精神卫生服务的角色和定位,逐步建立以社区为基础的精神卫生服务网络,为精神障碍患者提供更为全面、个性化的治疗和支持,以更好地满足患者的需求,帮助精神障碍患者融入社会,提高生活质量。截至目前,美国已有超过2 300多家社区精神卫生服务中心,由精神科医生、心理治疗师、心理咨询师、职业治疗师、社会工作者、个案管理员、成瘾咨询师和精神科护士组成服务团队,向有需要的社区居民提供团体、家庭和个体服务。英国也已经建立起全科和专科社区服务功能相结合的精神卫生服务网络,明确了精神专科和康复医疗机构、社区精神卫生服务机构的定位与职责。

此外,许多国家和地区也在积极探索新的精神卫生服务模式,健全社区精神卫生服务网络,通过为社区配置多层次的精神卫生服务,如过渡性医院设施(日间医院)、过渡性居住设施(中途宿舍)、过渡性就业设施(农疗基地、福利工厂、工疗站)等,更好地满足了精神障碍患者的多元化需求。在专科医院经过短暂的急性期住院治疗后,患者得以很快回到各类社区精神卫生服务机构或居家接受进一步的康复治疗。目前,许多发达国家已经建立了相对完善的精神卫生服务体系,形成了专科医院-社区一体化的服务模式,通过有效整合专科医院和社区服务资源,充分发挥一体化、无缝隙的优势,实现了社区及专科医院的资源共享,从而为精神障碍患者提供全方位的精神卫生服务。

二、中国社区精神卫生服务的发展

与国外相比,我国精神卫生服务的发展历程存在一定的滞后性。在改革开放之前,我国的精神卫生服务主要依赖于精神病院和综合性医院的神经科,提供的服务相对单一,难以满足社会对精神卫生服务的需求。在这一时期,精神卫生服务的资源有限,服务质量和效率也存在较大的提升空间。

自1898年美国医生嘉·约翰(John Kerr)在广州建立了第一所精神专科医院起,我国的精神卫生服务开始逐渐发展起来,这一时期的精神专科医院数量非常有限,直到1949年,全国只有9家精神专科医院。然而,中华人民共和国以后,我国精神专科医院的数量开始快速发展,截至1964年,全国民政系统精神专科医院已达203所,医院数量和服务覆盖面都有了很大的提升。但由于服务需求的不断增长,我国的精神卫生服务仍然面临着较大挑战,亟须向国际化背景下的"社区化"发展方向转型。

(一) 起步阶段(20世纪50—70年代末)

我国社区精神卫生工作起步于新中国成立初期的全国第一次精神卫生工作会议。1958年,国家卫生部在南京召开了第一次全国精神疾病防治工作会议,针对当时国内广大地区缺医少药,精神病患者"看病难、住院难"的状况,大会制定了1958—1962年精神卫生工作的5年计划,提出了"积极防治,就地管理,重点收容,开放治疗"的精神卫生工作指导原则,推动了我国精神疾病社区工作的开展。各地在专业机构内建立了防治科(组),开展以精神病防治为主要内容的基础性社区精神卫生服务,部分地区逐步建立起社区精神病防治管理的初步框架。这一阶段工作的重心主要集中在"普查、普治、培训、宣传"等环节,虽然主要是为基础建设打基础,但大规模的社区调查对于掌握精神疾病的分布情况、推动精神卫生机构的建设及引起政府对精神卫生事业的重视起到了重要作用。

20世纪70年代,我国建立了由卫生、民政、公安联合的精神疾病防治领导小组,开始建立精神病三级防治网。此后,全国逐步开展了社区防治,比较成功的有北京模式、上海模式、山东烟台模式等。

(二) 转变阶段(20世纪80—90年代)

1980年及1986年,在国家政府的重视下,卫生、民政、公安三部联合在上海召开了2次全国性的会议,即全国精神病防治管理工作经验交流会和全国第二次精神卫生工作会议。在会上,主要介绍和交流了上海等地社区精神卫生工作的经验和方法。以此为起点,全国各地社区精神卫生服务全面展开。1985年,国家卫生部开始组织有关医学、法学专家对精神卫生立法工作进行调研论证,起草精神卫生法(草案)。1991年,卫生、民政、公安三部及中国残联根据国务院"中国残疾人事业八五计划纲要"制定了全国精神病防治康复的"八五"实施方案。依靠初级卫生保健组织，在城乡建立了精神病三级防治网。根据不同条件建立了不同类型的社区精神卫生服务模式，其中城市三级精神卫生防治康复网采用上海模式，农村精神病防治康复也涌现了烟台、沈阳及四川等地的模式。

1996年的"九五规划"提出，在全国200个市县、2亿人口、200多万精神病患者中，对120万重性精神疾病患者进行社会化、开放式、综合性的社区防治康复工作。目标是在社区施行开放式管理和综合性的康复措施，建立起全国性的精神病防治工作社会化体系。社区精神卫生服务工作在广度和深度上有了进展，如进行心理保健知识教育，开设心理咨询服务，对社区康复精神疾病患者及慢性精神疾病患者进行治疗、管理、预防复发及康复的全方位服务。

（三）加快发展阶段（21世纪初至今）

21世纪以来，我国社区精神卫生服务工作进入了新的发展时期。2001年，卫生部、公安部、民政部、中国残疾人联合会等部门联合召开了"第三次全国精神卫生工作会议"，提出了"预防为主，防治结合，重点干预，广泛覆盖，依法管理"的新时期我国精神卫生工作指导原则。

2004年，中国疾病预防控制中心（CDC）和北京大学组织考察了墨尔本社区精神卫生工作，决定借鉴维多利亚模式开展我国的新型社区精神卫生服务。卫生部疾病预防控制局正式在全国范围内启动"中央补助地方重性精神疾病管理治疗项目"（简称"686项目"）。2004年9月30日，精神卫生项目作为唯一的非传染病项目正式进入国家公共卫生项目。由此，我国建立了堪称全世界最大的精神专科疾病服务网络，这为新时期我国社区精神卫生服务的高速发展提供了有力保障。

2008年，17个部门联合印发《全国精神卫生工作体系发展指导纲要（2008—2015年）》，就我国精神卫生工作中还存在预防、识别和处理精神疾病与心理行为问题的力度不够、总体服务资源不足且管理分散、地区差异明显、防治机构和人员队伍缺乏、尚未建立有效的机构间工作衔接机制、精神疾病社区管理和康复薄弱等问题，将第三次全国精神卫生工作会议制定的工作指导原则进行了细化，强调了要推进精神卫生工作体系建设，并提出了具体目标。

2013年，在上海、宁波、深圳、北京、杭州、无锡、武汉的精神卫生地方性法规先后颁布实施的基础上，从1985年提出立法议题，到2012年10月获全国人大常委会通过，《中华人民共和国精神卫生法》历时27年正式立法，并于2013年5月起正式实施，明确了精神卫生工作实行政府组织领导、部门各负其责、家庭和单位尽力尽责、全社会共同参与的综合管理机制，共同维护和促进心理健康。

2015年，《全国精神卫生工作规划（2015—2020年）》的总目标设定为普遍形成政府组织领导、各部门齐抓共管、社会组织广泛参与、家庭和单位尽力尽责的精神卫生综合服务管理机制。健全完善与经济社会发展水平相适应的精神卫生预防、治疗、康复服务体系，基本满足人民群众的精神卫生服务需求。健全精神障碍患者救治救助保障制度，显著减少患者重大肇事肇祸案（事）件发生。积极营造理解、接纳、关爱精神障碍患者的社会氛围，提高全社会对精神卫生重要性的认识，促进公众心理健康，推动社会和谐发展。

2017年10月，民政部等四部门联合印发《关于加快精神障碍社区康复服务发展的意见》，明确提出到2025年，80%以上的县（市、区）广泛开展精神障碍社区康复服务；在开展精神障碍社区康复的县（市、区），60%以上的居家患者接受社区康复服务，基本建立家庭为基础、机构为支撑、"社会化、综合性、开放式"的精神障碍社区康复服务体系。

2017—2018年期间，国家卫生健康委员会相继修订了《国家基本公共卫生服务规范》《严重精神障碍管理治疗工作规范》，进一步加强了严重精神障碍患者发现、治疗、管理、服务，明确了有关部门、机构的职责、任务和工作流程。

2018年11月，国家卫生健康委员会、中央政法委等10部门印发《全国社会心理服务体系建设试点工作方案》，以试点为抓手，探索社会心理服务模式和工作机制，搭建基于社区的社会心理服务网络，为在全国范围内社会心理服务体系（public psychological services system）的建设积累经验。社会心理服务开展的主战场是在最基层的社区，方案提出"坚持预防为主、突出重点、问题导向、注重实效的原则，强化党委政府领导和部门协作，建立健全服务网络，加强重点人群心理健康服务"，旨在社会各个方面、各类人群铺设一张覆盖全社会的心理服务网络。主要任务包括搭建基层心理服务平台，依托县、乡、村三级综治中心或城乡社区综合服务设施、乡镇卫生院或社区卫生服务中心等普遍建立心理咨询室或社会工作室，为辖区居民提供健康教育等服务；提升医疗机构心理健康服务能力，由卫生健康部门整合资源，在综合医院、精神卫生医疗机构、妇幼保健机构、中医医疗机构、基层医疗卫生机构等开展心理健康服务；建立健全心理援助服务平台、心理危机干预队伍，健全心理健康科普宣传网络，广泛宣传"每个人是自己心理健康第一责任人"等健康意识和科普知识；完善严重精神障碍患者服务工作机制，各乡镇（街道）建立由综治、卫生健康、公安、民政、残联等单位组成的综合管理小组，开展患者随访管理、心理支持和疏导等服务。

2020年12月，为了促进精神障碍社区康复服务健康规范发展，民政部、卫生健康委员会、中国残联联合制定了《精神障碍社区康复服务工作规范》，对部门职责、服务内容和流程、人员培训、评估等做了明确规定。2022年12月，民政部会同财政部、国家卫生健康委员会、中国残联印发了《关于开展"精康融合行动"的通知》，对今后三年全面推动精神障碍社区康复服务做出部署。针对当前面临的重点、难点问题，明确了分年度任务目标，提出了六大行动19项重点任务，进一步指明了精神障碍社区康复服务发展的目标、重点、方法和内容，进而逐步推动形成布局健全合理、服务主体多元、形式方法多样灵活、转介衔接顺畅有序、管理机制专业规范的精神障碍社区康复服务体系。

2023年12月，《国务院关于精神卫生工作情况的报告》发布，报告介绍了全国精神卫生工作的主要进展和成效。在国家重大公共卫生服务项目和基本公共卫生服务项目支持下，经过十余年探索，我国形成了严重精神障碍管理治疗工作规范等一系列较为成熟的工作制度，顶层设计和制度建设基本完成。卫生、综治、公安、民政、人社、残联等部门按照《精神卫生法》等有关要求，积极履行部门职责，加强协调配合，多部门齐抓共管的局面初步形成。加强精神障碍人员综合服务管理，建立严重精神障碍人员全流程服务管理体系，截至2018年，"686项目"共登记建档了超过600万例严重精神障碍患者，随访超过400万例次,超过70%严重精神障碍患者可以得到基本的药物治疗,有效地降低了患者的肇事肇祸风险。推进心理健康促进和精神障碍预防,各地开展社会心理服务体系建设试点,通过试点地区先行先试,探索社会心理服务模式。持续提升精神卫生医疗服务能力,设置国家精神疾病医学中心,推动优质医疗资源扩容和区域均衡布局,各地加大精神专科医院、综合医院精神(心理)科建设。推进精神障碍社区康复服务发展,全国31个省份已出台"精康融合行动"实施方案,7个省份实现区、县、社区康复服务全覆盖,8个省份区、县服务覆盖率超过或接近70%。当前我国精神卫生工作的理念正从"以精神疾病防治为中心"向"以心理健康为中心"转变,社区精神卫生工作今后的发展不仅应关注严重精神障碍的防治,也需将心理健康融合到大健康的服务之中。构建齐抓共管的工作格局、推进社会心理服务体系建设、大力推进精神卫生服务体系建设、完善支撑保障政策、加大科普宣传力度是我国持续深入推进心理健康和精神卫生工作、提升服务能力,进而增进人民健康福祉的下一步重要举措。

纵观多年发展,我国的精神卫生服务逐步从以精神病院为主体的医疗服务模式向医院社区一体化的服务模式进行转变,未经历欧美等发达国家的"去机构化"时期。随着"686项目"的不断扩大,我国政府大力推动精神卫生专业机构转变服务理念与服务模式,下到基层医疗卫生机构,直接或间接(为基层提供技术指导)的为严重精神障碍患者提供服务,逐步建立以精神专科医院和综合医院精神科等精神卫生专业机构为主、一般综合医院为辅、基层医疗卫生机构和精神障碍康复机构等为基础、疾病预防控制机构为补充的精神卫生服务体系和网络。

三、当前我国社区精神卫生服务发展面临的挑战

在当前的发展进程中,我国社区精神卫生服务也面临诸多挑战,主要包括以下方面。

1. *精神卫生服务体系仍不健全* 当前我国精神卫生专业技术人员、精神卫生福利机构、社区康复机构等精神卫生资源的总量相对不足,相关经费保障力度不足,且地区间精神卫生资源分布不均衡,导致服务覆盖范围不广,难以满足社区居民的需求。

2. *社会心理服务体系建设存在短板和不足* 当前我国尚未设置统一的心理援助热线。社会心理服务体系建设进度、工作成效的区域差异较大。

3. *多部门协同的工作力度有待加强* 当前我国基层多部门协作机制尚未普遍建立,部分地方和部门协同落实心理健康和精神卫生的力度有待进一步加大。

4. *服务政策和制度有待完善* 服务覆盖面不足,卫生体系不连续,尚未建立良好的转诊机制,患者医疗保障、社会福利、就业机会等方面的服务政策和制度尚需要进一步完善。当前我国社区精神卫生服务主要关注严重精神障碍,焦虑、抑郁等常见精神障碍患者的服务仍主要由精神卫生专业机构负责,相较WHO所倡导的金字塔模型仍有较大差距。

5. *服务质量有待提高* 部分社区精神卫生服务提供者并非专业,欠缺精神卫生知识,服务的专业性和规范性存在不足,质量有待提高。

6. *公众对精神疾病的污名化* 社会心理健康素养有待进一步提高,对心理健康和

精神卫生问题的认识有待进一步加强。部分社会公众对精神疾病存在误解和偏见,对患者缺乏理解和支持,导致患者难以获得社会认可,不愿或不敢寻求帮助,也增加了社区精神卫生服务在实际工作中推广和普及的难度。

未来我国社区精神卫生服务的发展前景广阔。要促进我国社区精神卫生服务的进一步发展,政府需要增加经济和财政支持,在国家级项目及服务中将精神卫生服务扩展至非精神病性障碍人群;完善社区精神卫生服务的政策和制度,为患者提供更好的医疗保障和社会福利;加强基层服务网络建设,优化社区精神卫生服务网络,建立更为完善、科学的服务体系;加强社区精神卫生层面的专业培训,提高专业人员的技能和素质;加强科普宣传和健康教育,减少社会对精神障碍患者的污名化,提升公众健康意识及对精神卫生工作的支持力度;以信息化建设为抓手,促进精神卫生工作快速发展;引入科技创新、应用于社区精神卫生服务中,满足患者的个性化需求等。

第三节　社区精神卫生服务的特点及基本内容

一、社区精神卫生服务的特点

理想的社区精神卫生服务应具备以下特点。

1. 综合性(comprehensive care)　社区精神卫生服务的对象是社区全体居民,是"全人群"的概念,包括健康人群、亚健康人群、患病高危人群和患病人群等各类人群。根据不同人群的多元化需求,应综合预防、保健、医疗、康复、健康教育等多方面,从生物、心理及社会等层面提供全方位的社区精神卫生服务,从外展服务到门诊服务,从日间治疗到住院治疗,以及心理治疗(个人、家庭和团体)、社会技能训练、职业康复计划等,都在社区精神卫生服务的范畴之中。

2. 连续性(continuity)　其一是社区精神卫生服务应覆盖"全生命周期",始于生命的准备阶段,直至生命结束的全过程。根据生命各周期及疾病各阶段的特点及需求,提供针对性的服务,社区精神卫生服务覆盖生命的各个周期及疾病发生、发展的全过程,不因某一健康问题的解决而结束,故具有连续性。其二是社区精神卫生服务应覆盖"全程",是指让患者在不同的医疗组成部分(如专科医院、社区、家庭)之间可以"自由流动",从基层社区卫生站到专业精神卫生机构,服务层层递进、衔接互动,避免患者在多种服务项目中陷入无人照顾的缝隙之中,从而保证服务的连续性。

3. 可及性(accessibility)　社区精神卫生服务应在时间、地点、内容及价格等各方面满足服务对象的各种需求。服务时间应尽可能灵活便利,服务地点应设置在居家、工作场所等尽可能接近社区居民的地方,满足患者在社区就近康复和照料的需求,帮助他们通过社区康复回归社会,平等参与社会生活;服务方式应多元化,如电话咨询、网络咨询、自助心理服务等;服务的价格设置也应该合理,确保居民能够负担得起,从而真正达到促进和维护社区居民精神健康的目的。

4. 多学科团队 多学科社区精神卫生服务团队应由精神科执业医师、护士、家庭医生团队、精神卫生防治人员(可能为社区医生、护士、公卫医生等)、心理治疗师、心理咨询师、社会工作者等成员组成,不断接受最新知识和技能的培训,以提供高质量的专业服务。

5. 多部门协作(collaboration) 多部门协作是确保社区精神卫生服务顺利开展的关键。我国当前在跨学科专业团队的架构基础上,还结合了民警、民政和残联专干、居村委会工作人员等力量,组成社区关爱帮扶小组,以全方位的视角为患者提供服务。其中卫生、教育、民政、公安、残联和政法等部门的协同合作机制发挥了重要作用。

6. 可计算性(accountability) 社区精神卫生服务往往基于国家服务项目,需要制定明确的指标和标准,以便对服务的效果和效率进行量化和衡量,在资源有限的情况下进行合理的分配和有效的评估,可计算性是社区精神卫生服务长期可持续发展的重要保障之一。

二、社区精神卫生服务的基本内容

(一)疾病监测

疾病监测是社区精神卫生工作开展的第一步,通过基于社区开展的心理问题、精神障碍监测和现况调查,获取关于精神心理疾病及其影响因素的构成和分布等的最基本数据,进而为社区各阶段精神卫生决策的制定和工作开展奠基。定期和不定期地开展社区精神疾病的流行病学调查,可以为社区精神卫生服务提供以下基本信息。

1. 精神障碍的流行病学特征 包括在不同时间、人群和地区中的发病率、患病率、就诊率、误诊率、监护率、治疗率及伤残率等。

2. 精神障碍对个人、家庭和社会的影响 包括生存质量、自伤自杀、滋事和肇事肇祸等。

3. 精神障碍患者及其家庭的需求 包括疾病诊断、治疗、康复、生活、学习和工作等方面。

4. 精神障碍的危险因素 通过探索相关危险因素,为精神障碍的三级预防提供信息。

5. 精神障碍所致疾病负担 包括伤残调整寿命年(disability adjusted life year, DALY)和经济负担等。

6. 社区精神卫生服务项目效果 评价一定时期已经开展的某项社区精神卫生服务项目的防治效果,为进一步优化项目提供数据支持。

7. 建立社区精神卫生服务信息网络体系 动态监测精神障碍随时间、地点和人群变化的流行特征。

通过疾病监测获取的信息,能够进一步了解社区居民的精神健康状况,为制订有效的预防和治疗措施提供依据;评估社区精神卫生服务的效果,也为不断改进社区精神卫生服务的质量提供参考。

(二)精神障碍的分级预防

社区精神卫生服务的主要内容是进行精神障碍的"三级预防",通过开展心理健康教育、提供心理咨询和支持、进行早期筛查和诊断、提供治疗和康复服务等措施,防止或减少精神障碍的发生、防止或减少由精神障碍导致的功能残疾,提高患者的生活质量。

1. **精神障碍的一级预防(primary prevention)** 为病因预防,主要关注的是整体社会层面的干预,旨在通过消除、减少病因或致病因素来防止、减少各种精神疾病的发生,从而降低精神健康问题的发生率。通过开展精神健康教育和形式多样的文体活动,普及精神卫生知识,创造健康的生活环境,提高社区居民的心理健康水平。

2. **精神障碍的二级预防(secondary prevention)** 也称为"三早预防",对精神障碍患者进行早发现、早诊断和早治疗,对重点人群,如妇女、儿童、青少年、老年人、精神疾病患者家属、从事高风险职业的人群等定期进行心理测查和心理干预,促进早发现,对精神障碍患者进行定期的随访和监测,评估治疗效果和不良反应情况,确保他们的病情得到有效的控制和治疗,以便及时调整治疗方案。结合居民的需求提供评估、心理咨询、心理辅导、情绪纾解、家庭关系调适及转介等心理健康和精神卫生促进服务,以早日控制精神疾病进展、促进恢复健康、防止复发。

3. **精神障碍的三级预防(tertiary prevention)** 是指对已经确诊患有精神障碍的个体进行专业的临床治疗与管理。做好精神障碍患者包括残疾者在内的康复训练,最大限度地促进患者社会功能的恢复,减少疾病复发,减少功能残疾,延缓疾病衰退的进程,提高患者生活质量,以促进其康复并早日回归社会。

(三) 精神卫生康复服务

精神障碍的康复形式包括相互联系的医院康复(hospital based rehabilitation, HBR)和社区康复(community based rehabilitation, CBR)两部分。WHO 提出,以医院为基础的康复,不可能满足绝大多数病残者的需要,而以社区为基础的康复才能使大部分病残者得到基本的康复服务。社区精神卫生康复已成为当前精神卫生,特别是精神障碍康复服务发展的重要趋势。基于社区的精神卫生康复服务是综合运用精神医学、康复治疗、社会心理、社会工作、社区支持、志愿服务等专业技术和方法,开展全生命周期关怀帮助、健康教育、功能训练、社会支持,以提高患者健康水平的专业社会服务,以期达到精神障碍患者躯体功能、心理功能、社会功能和职业功能的全面康复,促进精神障碍患者回归和融入社会。精神卫生康复服务涵盖住院康复、门诊康复、日间康复等多种形式,康复内容包括问题解决技能训练、社交技能训练、认知训练、心理治疗、作业治疗、职业康复等。

(四) 精神卫生知识的健康教育

在社区人群中,精神卫生知识的健康教育主要包括精神卫生知识及精神障碍的病因、危险因素、临床表现、防治方法和康复经历等多方面,可借助的载体丰富多样,如个别或集体交谈、科普书籍、版画、广播、电视、网络和新媒体等。科学普及精神卫生知识有利于社区居民正确对待精神障碍患者,促进精神障碍的早期发现、早期诊断和早期治疗,防止疾病复发并预防精神残疾的发生,进而改善患者的预后。此外,通过普及精神卫生知识,强化社区成员的心理健康意识和自我心理保健能力,以预防各类精神疾病的发生,营造有益于身心健康的社区环境,进而促进个体心理-生理-社会功能及群体健康-环境-社会的和谐发展。

(五) 心理危机干预

心理危机干预也是社区精神卫生服务的重要组成部分,通过完善心理危机干预机制,建立健全的专业化心理危机干预队伍(包括精神科医生、心理治疗师、心理咨询师、社会工作者等),确保在重大传染病、自然灾害等突发事件发生时,能够快速响应、有效应对,组织开展心理疏导和心理干预工作,缓解受灾人群紧张、焦虑和恐惧等情绪,及时处理急性应激反应,识别高危人群,并预防和减少极端行为的发生。

(六) 基层精神卫生社会服务与社区管理

基层精神卫生社会服务倡导在交通设施、信息获得、文娱设施、法律保障、政治活动、受教育及就业等方面提供公共服务,为保障精神障碍患者的正常生活提供帮助,旨在为社区中的精神障碍患者提供全面的疾病监护与管理。在具体的服务内容方面,基层精神卫生社会服务通过为患者的家庭提供心理支持、信息咨询等多方面资源支持,增强家庭成员对精神障碍的理解和接纳程度,缓解患者家庭成员的照料压力。基层精神卫生社会服务也包括促进社会对精神障碍患者的包容与理解,在社区群体中营造减少对精神障碍患者歧视和偏见的氛围。此外,基层精神卫生社会服务也包括参与精神卫生有关的社区行政决策、规划、评价及组织管理,共同推动精神卫生资源的整合与优化,从而为社区中的精神障碍患者提供更加全面、有效的支持。

第四节 我国社区精神卫生服务的特色实践

近年来,我国政府对社区精神卫生服务工作给予了高度重视,通过加大经费投入、政策保障和满足百姓健康需求等举措,极大地促进了社区精神卫生领域的发展。在各地区的积极探索和实践方面,我国已经积累了一些成功的经验,以下是部分举例。

一、北京市社区精神卫生服务的特色实践

(一) 精神健康同伴支持及社区精神健康服务能力提升项目

由北京大学第六医院率先引入国内的"精神健康同伴支持及社区精神健康服务能力提升项目",作为基于社区基础的一种针对严重精神障碍患者的康复服务模式,这一公益性社区精神康复服务项目,由经过筛选、评估和培训的康复良好的严重精神障碍患者(辅导员)在社区为其他病友(同伴)提供服务。2013年以来,该服务先在北京市进行实践和摸索,目前已扩展并应用在全国多个省份及地区,如重庆、浙江宁波、江苏苏州、四川成都等地,经过多年的探索和发展,项目已帮助众多患者重返社会,并培养了一批优秀的辅导员(精神康复者)。

(二) 医院-社区全程自助化精神康复链

北京市推行多元化全程精神康复工作模式,构建了以社区、家庭康复为主体,由残

联、民政建立的社区康复机构为补充,精神卫生服务机构提供专业技术指导的精神障碍康复体系。以海淀区为例,医院-社区全程自助化精神康复链的模式打通了从患者入院到回归家庭的各个环节,包括封闭式院内康复-开放式院内康复-家庭式居住康复-自助式社区康复,实现从医院到社区、从封闭到开放的全程链条式康复,使患者得到全程康复。

二、上海市社区精神卫生服务的特色实践

(一) 严重精神障碍综合风险评估和分级分类管理模式

上海市精神卫生中心团队在国内率先尝试将综合风险评估融入严重精神障碍社区服务管理,基于本市基本公共卫生服务项目中患者的社会人口学特征、病情严重程度和潜在暴力攻击行为指标3个维度、14项指标建立了综合风险量化简易评估工具,运用信息化手段,实现风险自动监测、快速识别和预警,综合风险由高至低依次分为红、橙、黄、绿四个等级。由家庭医生、精防医生、基层政法人员和社区民警组成的基层服务团队,根据不同综合风险等级,动态落实社区服务管理,低风险患者(黄色、绿色)由家庭医生+精防医生组成的团队开展服务管理,高风险患者(红色、橙色)由责任部门共同落实日常随访管理。该模式的建立加强了市-区-社区三级管理、卫生-政法-公安-街镇四方联动的工作机制,极大地提升了基层精神障碍防治能力。

(二) 非接触式社区随访服务模式

非接触式社区随访服务模式,又称为"云随访"。主要依托上海市互联网+医疗健康公共服务的统一服务入口——健康云,通过在居民端、医生端、管理端布局非接触式社区随访服务模式,实现患者管理、随访提醒、随访邀请、视频随访、视频记录、随访管理、角色管理等功能,目前主要为严重精神障碍患者提供高效、有序、便捷、安全的标准化视频随访服务。

三、广东省社区精神卫生服务的特色实践

2018年,广州市建立了国内首个利用信息化系统进行建档+随访+看护+康复的工作机制。广州市政法委建设了"广州市严重精神障碍患者社会化服务系统",在全市推广使用"守护APP",实现了政法委、卫健委、公安、民政、社保等多部门间严重精神障碍患者相关数据整合,开展社会化、信息化、智能化、精准化服务,对患者走访、服药、康复、帮扶工作流程实现了网络化、数据化。这一服务系统加强了对严重精神障碍患者的档案管理、服药管理、监管团队管理、监护团队评估和风险研判。患者监护人可以通过该系统记录患者服药情况,反馈患者日常表现;社区精防医生可以通过该系统记录患者病情确诊评估,村居干部、网格员专职社工、志愿者可以通过该系统定期走访、了解患者情况、给予帮扶救助;公安民警可以通过该系统应急处置、记录肇事肇祸、掌握患者情况。

总体上,各地区根据自身的地理、文化、经济和社会条件,因地制宜,在打造服务特色、拓展服务内涵、创新服务模式等方面进行了积极探索和尝试,推动了社区精神卫生事

业的发展。

（蔡　军）

主要参考文献

[1] 王丽华,肖泽萍. 精神卫生服务的国际发展趋势及中国探索:专科医院-社区一体化、以复元为目标、重视家庭参与[J]. 中国卫生资源,2019,22(4):315-320+325.

[2] 方贻儒,洪武. 精神病学[M]. 2版. 上海:上海交通大学出版社,2023.

[3] 乔若杨,李响. 精神卫生领域"去机构化"运动的实践路径与反思[J]. 残疾人发展理论研究,2018,2(1):29-34.

[4] 沈渔邨. 精神病学[M]. 5版. 北京:人民卫生出版社,2009.

[5] 张五芳,马宁,王勋,等. 2020年全国严重精神障碍患者管理治疗现状分析[J]. 中华精神科杂志,2022,55(2):122-128.

[6] 陆林,李涛,王高华. 牛津精神病学[M]. 7版. 北京:北京大学医学出版社,2022.

[7] 陆林. 中国精神卫生学科发展的回顾与展望[J]. 北京大学学报(医学版),2019,51(3):379-383.

[8] 陆林. 沈渔邨精神病学[M]. 6版. 北京:人民卫生出版社,2018.

[9] 季建林,吴文源. 精神医学[M]. 2版. 上海:复旦大学出版社,2009.

[10] 栗克清,孙秀丽,张勇,等. 中国精神卫生服务及其政策:对1949—2009年的回顾与未来10年的展望[J]. 中国心理卫生杂志,2012,26(5):321-326.

[11] FERRARI A J, NORMAN R E, FREEDMAN G, et al. The burden attributable to mental and substance use disorders as risk factors for suicide: findings from the Global Burden of Disease Study 2010 [J]. PLoS One, 2014, 9(4): e91936.

[12] LIANG D, MAYS V M, HWANG W C. Integrated mental health services in China: challenges and planning for the future[J]. Health Policy Plan, 2018, 33(1): 107-122.

[13] MA H. Integration of hospital and community services-the '686 Project'— is a crucial component in the reform of China's mental health services [J]. Shanghai Arch Psychiatry, 2012, 24(3): 172-174.

[14] SAXENA S, SETOYA Y. World Health Organization's comprehensive mental health action plan 2013-2020 [J]. Psychiatry Clin Neurosci, 2014, 68(8): 585-586.

[15] World Health Organization. Improving health systems and services for mental health [EB/OL]. Geneva: WHO Press, 2009: 21-23[2023-12-08]. https://iris.who.int/handle/10665/44219.

[16] ZHANG W, MA N. China's national comprehensive management pilot project for mental health [J]. BJPsych Int, 2017, 14(2): 44-46.

第十九章 精神医学的伦理与法律问题

本章重要知识点：

(1) 精神医学中的核心伦理原则包括不伤害、有益（行善）、尊重（自主）、公正、诚信及隐私保密。

(2) 精神医学专业人员有义务为患者提供限制程度尽可能小的服务，尊重患方的知情同意权，注意保护患方隐私，并与患方保持必要的界限，避免给患者带来伤害。

(3) 面对临床工作中的伦理冲突，专业人员需要保持敏感性，主动收集信息和向外界寻求帮助，做出合理的伦理决策。

(4)《精神卫生法》对精神障碍患者的"送""诊""治""出"四个关键环节进行了具体规定，强调了"自愿原则"，各类非自愿措施只有在特定的情况下才能实施。

(5) 精神障碍患者并不必然伴随法律能力的丧失，其法律能力的判定，需要通过专门的司法鉴定程序来确定。

第一节 精神医学与伦理

伦理（ethics）一词源自希腊语"ethos"，意思是理解对错，是指人内在的道德标准和价值观。精神障碍的诊治，不仅具有治病的医学目的，还带有行为控制的社会目的和功能，这使得精神卫生服务过程中的许多问题需要专门的伦理思考和论证。掌握精神医学的相关伦理原则有助于专业人员避免伦理冲突，通过对伦理困境的思考，更好地处理和平衡不同群体和个人间的关系和利益。

一、基本伦理原则与国际公约

（一）基本伦理原则

医学伦理学领域中的核心原则包括不伤害、有益（行善）、尊重（自主）、公正、诚信及隐私保密等。其中，不伤害、有益、自主、公正是医学伦理的四大基石。

1. **不伤害** 指医务人员在诊治、护理过程中避免患者受到不应有的伤害。这里的伤害包括对生命的威胁、躯体或精神情感的伤害、其他重大利益的损失。不伤害作为医学伦理的基本原则并不是绝对的,其真正意义在于权衡利害之后的"利大于弊"。

2. **有益** 指将患者的福祉放在首位并切实为患者谋利益,保证从其提供的专业服务中获益。这要求医务人员应保障患者的权利,努力使其得到适当的服务及最小的伤害。

3. **尊重(自主)** 主要表现为医务人员尊重患者的自主性,保证患者自主、理性地选择诊疗方案,并帮助患者提高这种自主决定的能力。但尊重(自主)并不是放弃医务人员的责任,尊重患者包括帮助、劝导,甚至在一定的情况下限制患者进行不利的选择。

4. **公正** 指为人们提供一视同仁的治疗,而不带有偏见,公平、正直地对待每一位患者。在医疗实践中,每个人都具有平等合理享受卫生资源或享有公正分配的权利,这种公正不仅指形式上的公正,更强调公正的内容。

5. **诚信** 指言语上的诚实态度,不说谎和避免错误的表达或错误描述(如通过掩盖真相或掩盖部分真相误导他人)。医务人员表现出忠诚是其作为医者的踏实表现,不应抛弃或利用患者,不应将自己或第三方的利益置于患者之上。

6. **隐私保密** 通常指身心和个人信息不受他人侵犯的权利。患者在接受诊疗过程中向医务人员披露的任何信息,以及医务人员通过诊断和治疗获得的有关患者的任何信息应受到保护,在未经患者许可的情况下不得泄露。

(二) 伦理标准

对于精神医学伦理而言,其目的不仅在于保证服务使用者得到合理、有效的治疗,还在于保障其在使用服务过程中的合法权利不受损害。这主要包括人身自由、享有高质量的躯体和心理健康服务、隐私保护、独立自主与融入社会等权利。一系列国际公约、宣言和原则及国内伦理规范,构成了保护精神障碍患者权利的伦理标准。

1. **国际性公约** 1948年联合国批准的《世界人权宣言》与之后的《公民与政治权利国际公约》(1966)和《经济、社会与文化权利国际公约》(1966),共同组成了"国际性人权标准"的基础。主要是针对全体公民的基本人权,如保护免受歧视、人格尊严、个人自由与安全、健康权、融入社区、获取合理食宿等。2006年,联合国通过《残疾人权利公约》,其核心是确保残疾人(包括精神残疾人士)享有与健全人相同的权利,并以正式公民的身份生活。这些国际公约对签约国均具有法律约束力。

2. **国际性宣言** 1971年联合国大会通过《精神发育迟滞者权利宣言》,1991年又通过了《联合国保护精神障碍患者与改善精神卫生保健的原则》(简称《MI原则》)。前者要求"精神发育迟滞者所享有的权利,在最大可能范围内,与其他人相同";后者则确定了精神卫生领域实践的基本人权标准和精神卫生机构中治疗和生活条件标准,成为各国制定精神卫生政策的指南。这些文件虽然没有法律约束力,但因为代表了国际共识,也成为诸多国家制定维护精神障碍患者权益的法律与政策的准则。

3. **国际组织宣言** 世界精神病学会(WPA)于1977年通过的《夏威夷宣言》制定了精神科工作的伦理标准,提出精神科医生作为社会中的一员必须依据社会公正和人人平等的原则对待精神障碍患者。1996年,WPA通过新的《马德里宣言》,要求精神科治疗必须在精神障碍者本人自愿参与的情况下才能进行,只有在例外情况下才能够进行强制性非自愿治疗;2012年,WHO发布了WHO有质量的权利工具包(WHO QualityRights Tool Kit),旨在协助各国评定和提高其精神卫生和社会医疗机构的服务质量和人权。

4. 国内伦理守则与共识　　国内的一些学会组织也发布了一系列精神卫生服务相关伦理规范。2007年,《中国心理学会临床与咨询心理学工作伦理守则》出台,并在2018年更新了第二版。该守则规定了心理治疗与心理咨询工作专业伦理的核心理念和专业责任,作为中国心理学会临床与咨询心理学注册心理师的专业伦理规范及处理有关临床与咨询心理学专业伦理投诉的主要依据和工作基础。2019年的《远程心理服务管理规范和伦理指导原则专家共识》则强调远程服务方式并不适用所有的心理问题或精神障碍,且涉及人员(精神科医生、心理咨询与治疗师等)认证、资质和知情同意等法律和伦理挑战,需要进行管理和规范。2021年发布的《心理热线伦理规范实施细则》《社会心理服务工作伦理规范》为各类心理服务提供了最基本的实践伦理标准,适用于参与这些服务的专业人员,如精神科专业人员、心理咨询与心理治疗专业人员、社会工作者,以及其他相关人员等。

二、精神医学中的伦理决策

(一) 关键伦理问题

1. 最低程度的限制　　精神障碍患者由于病情影响,有时很难配合必要的治疗。某些情况下,需要采取强制措施,如违背患者意愿将其送入专科机构接受住院诊治、为防止意外对其进行约束隔离等。这些措施在本质上是对患者人身自由的一种限制,如果不恰当地使用就会侵犯患者的人身自由权。因此,基于不伤害原则,需要对精神障碍患者非自愿医疗措施的使用设置必要的标准和程序性保护措施。

《MI原则》强调任何患者都有权在限制性最小的环境下接受治疗,且适合患者健康需要和保护他人人身安全需要的治疗措施要具有最少的限制和侵入性(限制最小化原则)。因此,各种限制措施的使用需要局限于精神障碍患者由于症状可能会即将给自身或他人造成伤害,或者患者"判断力受到损害,不接受入院或留医可能导致其病情的严重恶化,或……只有住入精神病院才可给予治疗"这些情形。同时,这种人身限制必须是暂时的,一旦无此必要,应立即解除。

2. 知情同意　　知情同意是指个人在知情的情况下,自由决定是否接受拟定的评估和/或治疗计划的过程,反映并促进了尊重患者自主权的伦理原则。知情同意也是整体治疗关系的一部分,医患双方就诊断治疗的目的、方法、可能的疗程、预期疗效及可选择的替代方案进行讨论,以确保患者能够对这些建议作出有效的知情同意,有助于促进医患关系,增强患者依从性。

精神障碍患者因为疾病对自身问题的自知力受到一定损害,有些时候需要其近亲属或者其他人替代作出知情同意。对于服药不依从的患者,有时家属也会采用偷偷给药或者长效针剂的方式。但这并不意味着精神障碍患者对自身的治疗选择就一定没有知情同意的能力。研究表明,即便是精神分裂症、双相情感障碍等严重精神障碍患者,完全缺乏决策能力的只有20%~30%,大部分在症状不严重的时候都有能力来理解所要接受的治疗并参与决定。比如,患者因为妄想认为处方药物是"毒药"固然是缺乏决策能力的表现,但如果仅仅是担心不良反应(发胖、嗜睡等)而抗拒服药,那么这种诉求就有其合理性,需要专业人员关注并与其进行讨论。即便在患者病情严重期间由其他人替代决定接受了非自愿的医疗措施(如无抽搐电休克治疗、约束隔离),也需要在患者症状缓解后向其进行必要的解释,说明这些治疗措施的意义,并讨论今后遇到类似情况时可选择的措施,这些都是践行尊重自主原则的必要途径。

3. 隐私保护 精神障碍的诊断、治疗和预防,在很大程度上取决于患者是否向专业人员披露了自己真正的内心世界,而要达到这一点,就要使患者相信其披露的信息是安全的,不会被泄露。专业人员有责任防止患者的信息泄露,不论这些信息是否与病情有关。机构也应该从制度上确保患者的隐私得到保护,比如建立有效的系统(如电子数据库)来保证只有授权人才可以使用患者的临床记录或其他数据记录等。

隐私保护也存在例外情况,这通常涉及未成年人遭受虐待、性侵或患者威胁使用暴力伤害自己或他人。这种情况下,专业人员需要在保护患者隐私权与维护他人及社会的安全利益之间谋求平衡,承担起"保护"公众免受患者暴力意图伤害的义务,向患者家属或者政府安全部门报告。但在这种情况下,专业人员仍需要尽最大可能保护患者隐私,仅向相关部门提供与虐待、性侵或者暴力危险直接相关的信息,而不应公开患者的全部医学记录。

患者隐私还包括身体隐私、通信隐私和空间隐私。《MI原则》指出精神障碍患者在住院期间拥有"与其他人交往;收发不受查阅的私人信函;在合理时间内单独会见来访者;使用电话及看报、收听电台和收看电视"等方面的自由。当然,也存在限制患者通信的例外情况。如果有适当的理由认为通信会客会损害患者的健康或隐私,或者通信会侵犯他人的权利和自由,那么限制通信是合理的。

4. 维持治疗界限 专业人员在临床环境需要与患者保持适当的界限,以确保其不会剥削或利用患者。与患者发生性关系,利用患者为自己谋取经济利益在任何情况下都是禁止的。在正常工作时间以外和非临床场合接触患者及其家人,与他们建立社会或商业关系等行为都有可能剥削患者或损害治疗关系。接受患方的礼物,以及与患者发生诊疗工作需要之外的身体接触(非性接触),也必须在治疗关系、治疗类型和其他因素(如文化习俗)的背景下进行评估。

(二) 伦理冲突与决策

在临床工作中,前文所述的各项伦理原则存在相互冲突的可能。比如当患者流露出明确的自杀念头时,专业人员就须在保护患者隐私和维护人身安全(有益)之间进行权衡,同时又要确保后续的处置措施不会给患者造成伤害(不伤害)。表19-1列出了一些精神科临床工作中常见的伦理冲突与涉及的伦理准则。

表 19-1　临床工作中常见伦理冲突

临床状况	相关伦理准则	伦理冲突
有严重消极倾向的患者拒绝无抽搐电休克治疗	有益、不伤害、尊重（自主）	患者的自主决定权和医生治病救人的医疗职责发生冲突
患者告诉医护意图伤害他人	有益、不伤害、保密	医生必须在保护患者隐私和受威胁的第三方两种职责、义务之间权衡利弊
医生的友人要求为其开具安眠药处方	不伤害	帮助朋友的意愿和医生避免伤害他人的职责发生冲突，按照医疗职责，医生不能在未进行医疗评估的情况下出具处方
患者配偶要求医生提供患者婚前诊疗信息	有益、不伤害、保密	医生保护患者隐私的义务可能同医生为家属提供健康教育的善意发生冲突
患者要求医生在诊断时给出歧视性更小的诊断	诚信、不伤害	医生如实记录的义务同使患者避免伤害的意愿发生冲突，后者在患者诊断被外界获悉的情况下可能发生

临床工作中，专业人员需要保持伦理敏感性，及时发现可能的冲突。当专业人员感到内心不安或"两难"时，可能是存在伦理冲突的一个信号，提醒专业人员需要对后续的决策进行伦理上的思考。

在处理这些伦理冲突或困境时，专业人员首先要认识到个人的知识和技能是有限的，并且愿意在接受这些不足的基础上开展工作；其次要理解个人价值观、信仰和自我感知会影响到自己的临床决策，并对患者的治疗产生影响；最后，专业人员要主动收集信息和向外界寻求帮助，并且利用这些资源来指导自己的工作，以便在自身工作中构建合理的伦理保护伞。

针对具体决策过程，学者们提出了许多医学伦理决策模式。综合起来，大多涉及以下 7 个步骤。

1. 界定问题　确定是否为伦理问题，还是法律或者临床专业问题。

2. 识别受决策影响的参与者　需要认识到，受到决策影响的人并不仅限于患者与专业人员。患者的家属、其他患者，甚至专业人员的同行都可能直接或间接受到伦理决策的影响。

3. 确认伦理原则　确定当前的问题适用哪些伦理原则，并确定在这种情况下哪个原则是优先的。

4. 列出行动的选项　运用头脑风暴，列出各种可能可行的方案，并基于环境、专业及伦理法律等因素的考虑评估各种方案的利益与风险。

5. 寻求外界帮助　与同事、伦理与法律方面的专家进行商讨，向机构的伦理委员会寻求帮助；如有必要，也应当邀请患方参与决策讨论。

6. 实施　确定最可行的方案，记录决策过程，依据所做的伦理决策采取行动。

7. 评价决策结果　跟踪情况以评估行动是否具有预期的效果。如果结果不如预期，就需要思考一下，还可以做些什么去改变，以及以后遇到类似情景，选择是否会有不同。

三、医学研究的伦理问题

精神障碍造成的持续痛苦和残疾需要更新的治疗方法,以及对精神病学领域不断的研究探索。过去100年间形成的用于监督涉及人类志愿者参加的科研伦理学准则,也适用于精神医学领域的科研活动。

(一)科研伦理准则

与医学科研最密切相关的伦理准则是1947年的《纽伦堡法典》,该准则源于第二次世界大战后对纳粹实施的人体实验的审判。《纽伦堡法典》明确提出了人体实验的十项声明,主要目的是保护参加研究的志愿者,强调自愿同意、退出研究的权利及禁止对患者造成伤害的研究,其中最为人熟悉的是第一句话,"受试者的自愿同意绝对必要"。

世界医学协会于1964年通过了《赫尔辛基宣言》,其中包括32条原则,重点关注知情同意、保密、弱势群体及研究方案的要求,说明研究的科学原理需要由伦理委员会审查。赫尔辛基宣言大大拓展了之前的《纽伦堡法典》,包括研究中对受试者的入组施加不当影响或强制入组、受试者潜在的弱势地位,以及代行同意等问题。

1979年,美国国立生物医学和行为研究受试者保护委员会起草了《Belmont报告——保护人类研究对象的伦理原则和指南》,包含针对人类受试者的科学试验的三个核心原则——尊重受试者、保护其利益和兼顾公平,该报告还对违反上述原则的可能状况进行了讨论、对符合这些原则的特定执行标准(如知情同意)进行了描述。

由于制药公司在不发达国家和发展中国家进行的研究不断增加,国际医学科学组织理事会与WHO于1982年制定了《涉及人类受试者的生物医学研究国际伦理指南》。而随着脑机接口、人工智能等一系列新技术被应用于精神障碍的诊断治疗,国内于2023年发布了《精神疾病脑机接口研究伦理治理中国专家共识》。提出精神疾病脑机接口相关临床研究伦理治理的基本原则与伦理审查要点,指出该领域伦理治理体系构建需包括临床医学、工程技术、大数据与人工智能、哲学社会科学等多学科主体参与,强调研究应当至少遵循科学性、有利、自主、最小伤害和公平公正原则,满足一系列伦理审查实践要点。

目前,在临床研究论文投稿与发表过程中,大部分杂志都明确要求论文应对研究的伦理审查和知情同意过程有专门描述。

(二)精神卫生研究的伦理问题

由于精神障碍本身的性质(疾病可导致患者的决策能力受损、对治疗需要及其可能的获益的认知水平下降),以及受制于非自愿治疗也引发了有关严重精神障碍患者的入组和纳入标准等伦理问题。因此,相关研究在设计与实施中需要额外的伦理关注,设置专门保护措施。

迄今为止,精神障碍的诊断主要基于症状学和临床观察,相对缺乏精确诊断的实验室标志物和检验项目,面对同一名患者,不同的临床医生有时会给出不同甚至错误的诊断。精神障碍标签会给个人带来一系列心理和社会后果,如羞耻、责备、保密、排斥、危险、歧视等,导致其在生活的各个方面受到孤立和拒绝,因此,在对研究中的招募人员进行精神障碍诊断时，必须牢记该诊断对个体的心理和社会后果，如诊断有任何疑问，患者个人的利益必须优先于研究的利益。

精神障碍本身会影响个体的认知功能、情绪和行为，导致决策能力、移情和反移情的问题。通常研究人员受到患者和照护者的高度尊重并拥有权威，但这可能会导致精神障碍患者权利的剥夺。由于这种关系的存在，研究人员可能会出现在一些问题上占据优势，如知情同意、提供错误信息、不必要和过长时间的调查、暴露于与调查相关的伤害等。与治疗决策一样，严重精神障碍患者并不必然没有能力对参与研究作出知情同意，重视知情同意过程有利于提高他们对研究的理解，使得他们参加研究的动机与其他躯体疾病的患者相似，进一步强化患者的自主性。

研究者和参与者之间的关系应基于诚实、信任和尊重。任何希望对精神障碍患者进行研究的研究小组，都必须有至少一名有能力且经过培训后熟悉精神障碍患者权利的研究人员。注重对精神卫生科研中的伦理学要求并进行详细审查至关重要，这不仅是对患者-志愿者的保护，对于提高和加强公众对科研的信任态度也很重要。

第二节 精神卫生立法

精神障碍患者作为特殊的弱势群体，一系列国际公约和宣言为其权利保护提出了要求，但具体到各个国家和地区，则需要将这些国际标准转化为现实可操作的守则，其中一个最重要且有效的措施便是开展精神卫生立法。

一、精神卫生立法的基本原则及演变

我国周朝时期即对精神障碍患者有相关法律规定，主要集中于精神障碍患者犯罪应减轻罪责；600年后，古罗马时期的《十二铜表法》做出了对精神障碍患者进行监护的规定；其后相当长的历史时期，各国精神卫生法律法规涉及的主要是对违法的精神障碍者刑事责任的判定；到1890年英国公布的《精神病法》强调，要保护精神障碍患者的权利和财产，不得非法拘禁精神障碍患者。但在20世纪70年代之前，制定精神卫生法的目的更多是保护公众不受精神障碍者"危害性"的影响，并将这些患者同公众隔离开来，而不是保护其作为普通公民的权益，如以英国1959年《精神卫生法》为蓝本的几乎所有英联邦国家法律，其主要篇幅都是关于精神障碍患者的关押、限制自由等的条件和程序的详细规定。WHO的专家委员会在1955年对精神卫生立法提出的基本要求也旨在提高对患者的医疗和监管水平，对保护患者权益几乎只字未提。

随着20世纪60年代西方人权运动的兴起及同时期一系列国际人权标准的颁布，20世纪70年代后的精神卫生立法更强调患者个人权利保护，通过限制非自愿医疗、鼓励社区服务，设立以人为本的措施来推进精神卫生服务的"去机构化"。例如，美国自20世纪60年代以来将非自愿医疗标准逐步缩窄为"已经或马上将要发生对自身或他人的危险"，即所谓的"危险性标准"，同时设置了完全司法化的实施程序。相应的，1996年

WHO 制定的《精神卫生保健法：十项基本原则》中主要内容均是涉及对非自愿住院的限制使用。在这一时期，西方国家纷纷关闭大型封闭式的精神病医院，转向以社区为主的服务。但这些保护个人权益的措施也带来了一定的副作用：以美国为例，一些急需住院的患者由于不符合"危险性标准"而难以入住得到及时治疗，结果反而造成患者肇事肇祸的增加，这些患者在医院、法庭和监狱之间不断穿梭，使监狱成为"最大的精神病院"——全美国监狱中的精神障碍患者人数由 1998 年的 28.3 万增加到了 2004 年的 125 万。

面对新的问题，2000 年以后的精神卫生立法更强调保护公众和患者利益之间的平衡，一方面，从普遍意义上强调患者权益保护，给患者最大限度的最少限制待遇；另一方面，在对有危险性的严重精神障碍的管理和约束上，采取十分严格的、操作性很强的具体措施和手段。2003 年，WHO 将精神卫生立法的重点建议调整为：在社区获得精神卫生保健服务；精神卫生服务使用者与其家庭成员和其他照料者的合法权益；精神障碍患者的法律能力问题；精神障碍患者的监护问题；自愿和非自愿治疗程序和保障措施；非自愿住院/治疗的监督机制；精神卫生服务专业人员和设施的认证；精神障碍患者的执法与其他司法体系问题；以及精神卫生法规实施的保障机制。

二、我国的精神卫生立法

我国的精神卫生法自 1985 年起开始起草，在相关政府部门组织下，诸多法律学者、医学专家、医疗机构及社会组织参与了立法过程。2002 年后，上海等 7 个城市先后出台了地方性精神卫生条例。在这些前期工作的基础上，《中华人民共和国精神卫生法》于 2013 年 5 月起正式实施。2015 年后，上海等地又通过地方立法的形式对国家法进行补充和细化。截至 2023 年，有 10 个省市出台了新的地方性精神卫生条例。

（一）精神卫生工作的方针原则和权益责任划分

精神卫生法明确指出，立法的目的是"发展精神卫生事业，规范精神卫生服务，维护精神障碍患者的合法权益"。为了实现这一目标，该法提出了"预防为主的方针，坚持预防、治疗和康复相结合"的工作原则和"政府组织领导、部门各负其责、家庭和单位尽力尽责、全社会共同参与"的综合管理机制，保障"精神障碍患者的人格尊严、人身和财产安全不受侵犯。精神障碍患者的教育、劳动、医疗以及从国家和社会获得物质帮助等方面的合法权益受法律保护"，同时"监护人应当履行监护职责，维护精神障碍患者的合法权益"，对于监护人的监护职责，《中华人民共和国民法典》和最高人民法院的司法解释做出了相关规定。除了家庭及单位的责任，精神卫生法还明确了社会团体、基层群众性自治组织的职责，并鼓励社会力量参与精神卫生事业的建设。

在部门职责划分上，国务院卫生行政部门主管全国的精神卫生工作；县级以上地方人民政府卫生行政部门主管本行政区域的精神卫生工作。但除了卫生行政部门，精神卫生工作涉及社会工作的诸多方面，精神卫生法提出了县级以上人民政府司法行政、民政、公安、教育、人力资源和社会保障等部门在各自职责范围内负责有关的精神卫生工作，乡镇人民政府和街道办事处根据本地区的实际情况开展预防及康复工作。

(二)促进心理健康和精神障碍的预防

精神卫生概念的内涵和外延已经远远超出传统精神医学的范围,包括心理健康的促进和精神障碍的预防两大方面,精神卫生法用整个第二章对这两方面做出规定。

首先,要求用人单位、学校、社区、家庭都要关注精神卫生问题,共同维护和促进心理健康,并规定了监护人对患者督促用药和促进康复训练的法定职责。

其次,将心理援助纳入应急预案,要求各级人民政府和县级以上人民政府有关部门在针对突发事件制定应急预案时,应当包括心理援助的内容,并根据突发事件的具体情况,组织开展心理援助工作。

再者,对服务于社会人群的心理咨询与医疗机构内针对精神障碍患者的心理治疗又做出了区分,规定心理咨询人员不得从事心理治疗或者精神障碍的诊断、治疗,如发现接受咨询的人员可能患有精神障碍的,应当建议其到符合条件的医疗机构就诊。

最后,要求国务院卫生行政部门建立精神卫生监测网络,制定精神卫生监测和严重精神障碍发病报告管理办法。一方面,可以保证严重精神障碍患者急性发病期得到优先救治,另一方面,对已经发生危害他人安全的行为或有危害他人安全危险的严重精神障碍患者,可最大限度减少此类患者对他人及社会的危害,保障公共安全。

(三)精神障碍的诊断、治疗和康复

精神卫生法从精神障碍患者的"送""诊""治""出"四个关键环节全面体现了"自愿原则":①除法律另有规定外,不得违背本人意志进行确定其是否患有精神障碍的医学检查;②除个人自行到医疗机构进行精神障碍诊断外,疑似精神障碍患者的近亲属可以将其送往医疗机构进行精神障碍诊断;③精神障碍的住院治疗实行自愿原则;④自愿住院治疗的精神障碍患者可以随时要求出院,医疗机构应当同意。

关于谁有权把患者送至精神病院,精神卫生法规定疑似精神障碍者送诊主体只限于他们的近亲属、所在单位和公安机关、民政等有关部门。另外,对于送来的疑似精神障碍者,医疗机构应当将其留院,立即指派精神科执业医师进行诊断,并及时出具诊断结论。

对于在什么情况下可以启动非自愿医疗,精神卫生法与以往地方性精神卫生条例之间最大的改变就是将标准从"治疗需要"改为"存在危险性",非自愿医疗只适用于"发生伤害自身、危害他人安全的行为,或者有伤害自身、危害他人安全的危险的"疑似患者和严重精神障碍患者。从表述上看,在这种"危险性"标准中,"即将发生"和"后果严重"是两个必要的限制条件。非自愿住院治疗患者的送诊人是近亲属、单位、公安机关和民政部门;非自愿住院治疗的决定权交给监护人,而当患者存在"危害他人安全的行为或危险"时,患者所在单位、村民委员会或者居民委员会也有权在监护人不办理手续的情况下作为替代办理住院手续;同时,精神卫生法还为接受非自愿医疗的精神障碍患者及其监护人提供一系列救济程序。

"存在危险性"原则也适用于约束隔离措施的使用,精神卫生法禁止利用约束、隔离等保护性医疗措施惩罚精神障碍患者。只有当患者"在医疗机构内发生或者将要发生伤害自身、危害他人安全、扰乱医疗秩序的行为",且"没有其他可替代措施的情况下"才可以实施约束、隔离等保护性措施,并应在实施后告知患者的监护人。

康复治疗,特别是社区康复是严重精神障碍患者回归社会的重要措施。精神卫生法明确了社区康复机构、医疗机构、基层群众性自治组织、残疾人组织、用人单位、监护人在精神障碍患者康复活动中的义务。

作为对"非自愿住院"的补充,部分地方条例中还要求"严重精神障碍"患者在出院后接受定期社区门诊与随访,以确保治疗的延续性。

(四) 维护精神障碍患者的合法权益

为了有效地保护精神障碍患者的人身权利和财产权利,精神卫生法明确了精神障碍患者的人格尊严、人身安全等宪法规定的公民基本权利不受侵犯;任何组织或者个人不得歧视、侮辱、虐待精神障碍患者,不得非法限制精神障碍患者的人身自由;新闻报道和文学艺术作品等不得含有歧视、侮辱精神障碍患者的内容。

同时,精神障碍患者劳动就业权、受教育权、婚育权受法律保护,这在其他法规中都有相应规定。

第三节　精神障碍的司法鉴定

一、司法精神病学鉴定

司法精神病学鉴定又称法医精神病学鉴定,是指有资格的司法精神病学专业人员应用精神医学知识、技术和经验依法对被鉴定人在某个特定时间段的精神状态和法律能力作出的评定。被鉴定人一般包括刑事被告人、被害人、在押罪犯、民事案件当事人及证人等。涉及的法律能力通常包括刑事责任能力、民事行为能力、受审能力、服刑能力、性自我防卫能力、诉讼能力等。

虽然大多数精神障碍患者具有对外界事物作出合理选择与决定的能力,但部分罹患严重精神障碍或处于疾病某一阶段的患者,可能受到精神症状的影响,而导致其行使法律权利、承担法律责任或法律义务的能力受损,如精神病性障碍患者可能受到幻觉、妄想等症状的直接支配而出现暴力、凶杀等危害行为,却并不能理智地理解和判断该行为的性质及后果。为保障患者和公众的利益,我国的《中华人民共和国刑法》《刑事诉讼法》《中华人民共和国民法典》《民事诉讼法》《精神卫生法》等法律对精神障碍患者有关的法律能力均作了明确规定。

在司法精神病学鉴定中,鉴定人必须严格按照公认的现行国际与国内精神与行为障碍分类诊断标准,即《国际疾病分类—精神与行为障碍》第 10 版(ICD-10)或《中国精神障碍分类与诊断标准(第 3 版)》(CCMD-3)对被鉴定人的精神状况进行专业检查和诊断,以确认精神病理状态之类型、性质和程度(即医学要件)。同时,鉴定人必须严格遵循我国法律规定,当有确凿证据证明某种精神病理状态导致行为人对自己行为的辨认能力或者控制能力造成丧失或者削弱时(即法学要件),才能考虑法律能力及其等级的评定。

针对司法鉴定中使用的技术及标准,我国司法部及各省市司法鉴定协会等部门已发布一系列技术规范文件,如《精神障碍者司法鉴定精神检查规范》(SF/Z JD0104001-2011)、《精神障碍者刑事责任能力评定指南》(SF/Z JD0104002-2016)、《精神障碍者民事行为能力评定指南》(SF/Z JD0104004-2018)、《精神障碍者受审能力评定指南》(SF/Z JD0104005-2018)、《精神障碍者服刑能力评定指南》(SF/Z JD0104003-2016)、《精神障碍者性自我防卫能力评定指南》(SF/T 0071-2020)、《精神障碍者诉讼能力评定》(SF/T 0101-2021)、《法医精神病学行为能力评定规范》(T/SHSFJD0001-2018)等,供鉴定人员参照执行。以下将结合相应的技术规范文件,介绍法医精神病学鉴定中常见的鉴定类型。

二、刑事责任能力

刑事责任能力也称责任能力,是指行为人认识自己行为的性质、意义、作用和后果,并能根据这种认识自觉地选择和控制自己的行为,从而达到对自己所实施的刑法所禁止的危害社会行为承担刑事责任的能力,即对刑法所禁止的危害社会行为具有辨认和控制能力。

刑法第18条规定:"精神病人在不能辨认或者不能控制自己行为的时候造成危害结果,经法定程序鉴定确认的,不负刑事责任,但是应当责令他的家属或者监护人严加看管和医疗;在必要的时候,由政府强制医疗。间歇性的精神病人在精神正常的时候犯罪,应当负刑事责任。尚未完全丧失辨认或者控制自己行为能力的精神病人犯罪的,应当负刑事责任,但是可以从轻或者减轻处罚。醉酒的人犯罪,应当负刑事责任。"因此,精神障碍患者的责任能力分为三级,即完全刑事责任能力、限定(限制)刑事责任能力和无刑事责任能力。

刑事责任能力判定的医学要件为存在某种精神障碍;法学要件为该精神障碍是否影响其危害行为的辨认能力或控制能力及影响程度。辨认与控制能力损害程度的判断应从以下方面进行评估:作案动机、作案前先兆、作案的诱因、作案时间选择性、地点选择性、对象选择性、工具选择性、作案当时情绪反应、作案后逃避责任、审讯或检查时对犯罪事实掩盖、审讯或检查时有无伪装、对作案行为的罪错性认识、对作案后果的估计、生活自理能力、工作或学习能力、自知力、现实检验能力、自我控制能力。

三、民事行为能力

民事行为能力是指自然人能够以自己的行为,按照法律关系行使权利和承担义务,从而具有法律关系上的发生、变更、终止的能力或资格,具有辨认本人行为的性质和后果及理智、审慎地处理本人事务的能力。

根据《中华人民共和国民法典》的有关规定,民事行为能力分为完全民事行为能力、限制民事行为能力和无民事行为能力。由于精神障碍而导致的无民事行为能力,应经过司法精神病学鉴定,法律上予以认定和宣告,并依法为之指定监护人(即法定代理人)。无民事行为能力人没有独立进行民事活动的资格,其所完成的民事行为,如处理自己的财产、清偿债务、订立遗嘱、进行买卖、订立合同(或契约)或签订法定文件等法律行为均无法律效力。其本人的某种权利将无权获得或被免除,如不能参加投票选举和被选举、提出结婚或离婚、担任公职、参与诉讼、驾驶车辆、从事某些特殊工作等。他们需要进行的民事活动，必须由他们的法定代理人代为进行。但此时，并不排除他们在不侵犯他人利益的情况下，进行获取正常受益的民事活动，如接受赠予和继承遗产等。

民事行为能力评定的医学要件为存在某种精神障碍；法学要件为该精神障碍是否影响其对民事行为的辨认能力及影响程度。辨认能力损害程度的判断应从以下方面进行评估：能否认识此次民事活动的起因、在民事活动中所处地位、双方权利义务的指向对象、双方各自主张、影响各自主张的主客观因素、可能的解决方案及方案利弊、可能后果的预见程度，综合分析各种因素最终确定解决方案的能力，是否具有明确的自我保护意识并在行动中体现，与相关人员进行联系、讨论、协商的能力，为事务的处理主动采取合理行动的能力，在民事活动过程中的情绪变化、现实检验能力，以及在民事活动中对自己言行的控制能力。

四、受审能力

受审能力是指犯罪嫌疑人、被告人在刑事诉讼活动中对自己面临的诉讼及其可能带来的后果合理恰当的理解能力、对诉讼程序及自我权利的认识能力，以及与辩护人配合进行合理辩护能力的有机结合。

受审能力分为有受审能力、无受审能力两个等级。受审能力评定的医学要件为存在某种精神障碍及严重程度；法学要件为该精神障碍是否影响行为人对自身面临的刑事诉讼的性质及其可能后果、自己在刑事诉讼的权利和义务的辨认能力，以及与辩护人有效配合进行合理辩护的能力。

辨认能力可从以下方面评估：理解对其刑事起诉的目的和性质；理解诉讼相关的司法程序；理解诉讼相关人员的职责及作用；理解自己在刑事诉讼活动中的法律地位与这场诉讼的关系；理解自己、其他诉讼参与人证词的能力；理解自己当前被控告的罪名及可能的后果。

辩护能力可从以下方面评估：与其他诉讼参与人保持有效交流；对其证词做出陈述或辩解；理解自己、其他诉讼参与人（被害人及证人等）的证词，并对其他诉讼参与人的提问做出合理的回答；与辩护人进行有效配合或独立为自己完成合理的辩护。

五、服刑能力

服刑能力是指服刑人员能够合理承受对其剥夺部分权益的惩罚，清楚地辨认自己犯罪行为的性质、后果，合理地理解刑罚的性质、目的和意义，并合理地控制自己言行以有效接受劳动、教育和改造的能力。

服刑能力分为有服刑能力、无服刑能力两个等级。服刑能力评定的医学要件为存在精神障碍；法学要件为对刑罚的辨认能力及对自己应当遵循的行为规范的适应能力。

六、性自我防卫能力

性自我防卫能力是指女性被鉴定人对自身性不可侵犯权利的认识与维护能力。在性侵害案件的处理中,当女性被害人患有或怀疑患有精神病时,需进行司法精神病学鉴定,以确定其精神状态和性自我防卫能力,其结果会影响对犯罪分子的定罪量刑。如果侵害方知道被害人有精神障碍而与其发生性行为的,就应以强奸罪论处。

性自我防卫能力分为三个等级:有性自我防卫能力、性自我防卫能力削弱和无性自我防卫能力。性自我防卫能力评定的医学要件为存在某种精神障碍;法学要件为该精神障碍是否影响其对自身性不可侵犯权利的认识与维护及影响程度。辨认能力损害程度的判断可以从以下方面进行评估:①能否理解何为发生性关系、何为正当的性关系、何为强奸;②是否知道女性发生性关系后的生理变化、月经与生育之间的关系;③如何知道自己是否怀孕,是否知道如何防止怀孕;④是否知道发生性行为的责任归属,是否主动告发;⑤能否理解他人与其发生性关系的动机,是否向对方索要财物;⑥发生性行为时是否有反抗或不愿意表示;⑦能否理解与他人发生性关系后对自己的影响;⑧对案件处理的要求。

七、诉讼能力

诉讼能力也称诉讼行为能力,指的是被鉴定人可以亲自实施诉讼行为,行使民事诉讼权利、承担民事诉讼义务的能力。

诉讼能力的评估一般针对年满18周岁者实施。因为不足14周岁者,可认为无诉讼能力,如果其受到严重侵害(包括人身与民事权益),可委托诉讼代理人或指定诉讼代理人代为诉讼;满14周岁但不满18周岁的精神正常者,一般也需要由其监护人或代理人代为诉讼,不能单独进行诉讼。

诉讼能力分为两个等级:有诉讼能力和无诉讼能力。诉讼能力判定的医学要件为是否存在某种精神障碍;法学要件为该精神障碍是否影响被鉴定人在民事诉讼活动中对诉讼性质的认识、对权利和义务的理解,以及对自己行为的控制。

第四节 精神障碍与刑事案件

一、精神障碍与暴力和犯罪的关联

精神障碍患者的暴力风险及与犯罪之间的关系在临床上有着重要意义。现有的人口调查和队列样本都提示,无论是严重精神障碍还是抑郁症、焦虑症和进食障碍,出现暴力行为的风险都是普通人群的2~4倍,药物使用障碍患者的暴力发生率是普通人群的10倍,而有多重精神障碍诊断的患者的暴力发生率则更高。这些人群也更容易卷入法律困境。美国的数据显示,与普通人群相比,精神障碍患者入狱的风险是4倍,物质滥用患者是6.7倍,人格障碍患者是9.1倍。

监狱罪犯中精神障碍的患病率也高于普通人群。Fazel等回顾了62项关于监狱罪犯精神障碍的研究,发现1/7的监狱罪犯患有可治疗的精神障碍,大部分可以诊断为反社会型人格障碍。Hassan等调查了3 000多名监狱罪犯入狱时的精神状态,发现17%的监狱罪犯患有精神障碍,超过一半的罪犯患有物质滥用或酒精滥用,10%的罪犯患有精神病性障碍。

需要注意的是,精神障碍患者在监狱中的比例较高,这不一定意味着是他们的精神异常导致了犯罪;无论违法行为本身多么令人发指或怪异,这并不代表罪犯就一定患有精神障碍。在所有实施暴力行为的人中,只有一小部分人患有严重的精神障碍。瑞典的研究发现,只有5%的犯罪是由严重精神障碍患者所致。绝大多数精神障碍患者并不比普通人更危险。精神分裂症谱系障碍患者杀人的绝对终生风险非常低,其所犯的凶杀罪通常也只占全部凶杀案的不到10%。也没有证据表明杀人行为在精神障碍患者中变得越来越普遍——事实上,自20世纪70年代初以来,精神障碍者的杀人行为似乎一直在下降。大多数精神障碍患者的犯罪行为是轻微的;当暴力行为发生时,目标很可能是某位家庭成员。

二、特定精神障碍与犯罪

(一) 物质滥用与犯罪

物质滥用与犯罪之间有着密切的关系,这对立法和国家政策产生了重大影响。

使用酒精和犯罪以三种重要的方式相关联:①醉酒会导致与违章驾驶有关的起诉。② 醉酒会降低控制能力,并与包括谋杀在内的暴力犯罪密切相关。③慢性酒精中毒所伴发的神经精神症状也可能与犯罪有关。

犯罪行为可能发生在酒精性记忆缺失期。记忆缺失可以持续几小时或几天,大量饮酒者可能无法回忆,尽管当时他们在其他人看来意识清醒,并且能够做出复杂行为。然而,酒精和犯罪之间的联系是复杂的,与饮酒有关的社会因素可能和酒精本身一样重要。

急性醉酒的分类,有的采用二分法,即普通醉酒和病理性醉酒;有的采用三分法,即普通醉酒、复杂性醉酒和病理性醉酒,但目前ICD-10中并没有复杂性醉酒的分类名称。急性普通醉酒,按照《中华人民共和国刑法》的规定,属于完全责任能力。复杂性醉酒者,实施危害行为时处于辨认或控制能力丧失或明显削弱状态的,评定为限定刑事责任能力,再次发生复杂性醉酒者,评定为完全责任能力。病理性醉酒者,实施危害行为时处于辨认或控制能力丧失的,评定为无刑事责任能力,再次发生病理性醉酒的,对自愿摄入者,评定为完全责任能力。

物质滥用可能导致犯罪行为,包括暴力犯罪。吸毒者,特别是那些海洛因和可卡因依赖者,为了获得购买毒品的毒资,会反复出现针对财产和人的犯罪,其中一些犯罪涉及暴力。监狱中滥用毒品的比率在上升,许多人在监狱里仍能获得毒品。参与犯罪活动或与其他罪犯交往可能会导致毒品的使用。

对毒品所致精神障碍者,如果是自愿摄入,在精神症状影响其辨认或控制能力时,不宜评定其刑事责任能力,可进行医学诊断并说明其作案时的精神状态。如果为非自愿摄入,则参照其他精神障碍的评定标准进行责任能力的评定。

(二) 智力发育障碍

没有证据表明大多数罪犯智力明显低下。然而，智力低下却是犯罪的一个独立预测因子。有智力障碍的人可能会因为不理解自己行为的意义和后果，或者容易受到他人的利用而犯罪。财产犯罪是最常见的，但性犯罪的比例也很高。国内报道以偷窃、性犯罪、凶杀及伤害案最多见。性犯罪多为强奸、猥亵幼女。智力障碍者也会涉及纵火案。

根据智商测验及结合社会适应能力作出智力发育障碍（精神发育迟滞）的诊断等级是评定责任能力的医学要件。轻度和中度障碍患者需结合其对作案行为的辨认和控制能力进行评定，轻度大致评定为完全或限定责任能力，中度者大致评定为无或限定责任能力。重度和极重度患者在刑事案件中比较少见，一般属于无责任能力。本症患者一般能理解盗窃行为的性质和后果，而对伪造文书、政治性案件及签订合同等并不一定能充分理解其性质和后果。就作案次数而言，单次作案和多次同一案型作案在责任能力的评定中应有所区别。

智力障碍者常需进行民事行为能力的评定，需根据其智力水平及对自身民事事务的辨认能力进行评定。一般而言，部分轻度患者有民事行为能力，部分轻度及中度患者为限制民事行为能力，重度及极重度患者无民事行为能力。特定民事行为能力，如诉讼能力、合同能力等，要根据实际情况，谨慎对待。尤其要注意，轻度患者会在威胁、利诱等情况下签订不利于自己的合同或契约，需仔细甄别。

(三) 心境障碍

除自杀、自伤行为外，与抑郁障碍有关的常见案型有凶杀、盗窃、纵火等。抑郁障碍患者有时也会入店行窃。重度抑郁发作患者可能会受精神症状影响，例如，认为这个世界糟糕透顶，没法活了，出于慈悲心理，怜惜亲人而杀死自己的家人来拯救他们，往往在杀害家人后自杀。患有产后抑郁的母亲有时可能会杀死她的新生儿或年长一点的孩子。伴精神病性症状的抑郁发作患者也会因为被害妄想而杀人，但比较罕见。有时，内疚和无价值感会使抑郁障碍患者承认他们没有犯下的罪行。

躁狂发作的患者情感高涨、自控能力削弱，会出现行为轻率、道德观念薄弱、行为不计后果、性本能亢进等。他们可能会把大量的钱花在购买超出他们支付能力的昂贵物品上。他们可能因诈骗、盗窃、伤人、妨碍公共秩序、性犯罪等被起诉，凶杀案少见。他们易激惹和具有攻击性，这可能导致暴力犯罪，但通常不严重。

(四) 精神分裂症和其他原发性精神病性障碍

精神病性障碍可能与暴力行为有关，尤其当存在妄想症状，或者合并物质滥用时。暴力行为的发生可能是因为施暴者受到惊吓，而精神症状又削弱了自我控制能力所致。伴有被迫害妄想特征的患者会增加暴力风险。引发精神分裂症患者暴力行为的临床风险因素包括：①与非系统性妄想相关的恐惧和自我控制的丧失；②难以抑制的冲动性；③来自幻听的指示（命令性幻听）；④共病物质滥用；⑤一种强烈的负性情感（如抑郁、愤怒、激越）。英国的一项研究发现，32种妄想中有6种会让患者产生愤怒，其中3种（迫害、被监视和密谋）导致暴力风险增加。来自精神病性障碍患者的暴力威胁应该非常谨慎地对待（特别是那些有暴力史的人），很多严重的暴力发生在已被精神科医生知道的情况下,尤其是有明确的威胁对象的时候。

此类患者多数涉及刑事案件,如凶杀、伤害、纵火、盗窃、强奸、危害国家安全等,也有妨碍社会治安管理的案件。此类患者的危害行为常常缺乏正常的、可理解的行为动机,患者受到幻觉、妄想等精神病性症状的支配,对妄想的对象采取暴力攻击行为。危害行为可突然发生,缺乏预谋过程,为了达到对妄想对象的有效攻击,有时也会在时间、地点、方式上有一定的选择,但与普通犯罪相比,其预谋并不严密。有时会在众目睽睽下作案,作案后也不逃跑,一般不破坏现场,对法律处置显得无所谓,有时还理直气壮。

(五)应激相关障碍

创伤后应激障碍(PTSD)可能以3种方式与犯罪相关联:①PTSD患者可能滥用药物和酒精。②PTSD与激惹性增加和情绪控制能力减弱有关。③创伤后应激障碍患者会出现分离性症状,并发生暴力行为,尤其在和他们原先经历的创伤类似的情境下,但这很少见,也很难回顾性地判断。

应激相关障碍发生的刑事案件多与现实冲突有关,受害者和施害者之间常常有恩怨,特别是发生在家庭成员之间的案件,例如,夫妻中受虐一方对配偶的报复。此类案件中,嫌疑人可能会以经历长期虐待创伤导致PTSD为由进行精神病辩护。与严重精神障碍相比,对应激相关障碍的法律能力的评定宜从严,评定无责任能力需谨慎。

(六)神经认知障碍

谵妄较少与犯罪行为相关,通常是在与之相关的意识模糊或脱抑制状态下才会出现犯罪行为。如果混乱的精神状态在医生为其检查前已有好转,可能会出现诊断困难的问题。

尽管在老年人中犯罪并不常见,暴力犯罪更少见,但痴呆有时与犯罪行为有关。暴力和脱抑制行为也会在脑外伤后出现,并且很难与PTSD区分开。

(七)癫痫

癫痫与犯罪之间的关系很复杂。有观点认为,囚犯患癫痫的风险高于一般人群,但现有的荟萃分析并未得出这个结论。一项纵向研究发现,在调整了家族混杂因素后,癫痫与暴力犯罪风险增加无关。与脑电图异常相关的暴力行为,在没有临床癫痫征象的情况下,不太可能表明两者之间存在因果关系。癫痫性自动症可能与暴力行为有关,但很罕见。暴力行为更常见于癫痫发作后而不是发作时。

癫痫引发的危害行为大多为癫痫性人格改变所致,由于这类患者情绪控制能力差,遇到挫折容易发生情绪爆发,造成死伤或者财物的损失。此外,尚有偷窃、性犯罪等。癫痫性智能障碍的女性可能会被性侵而需要进行性自我防卫能力的鉴定。

癫痫性朦胧发作、自动症、病理性心境恶劣等都会导致危害行为的发生,作案类型有凶杀、伤害、纵火、性犯罪等。

癫痫性朦胧发作和自动症,如果存在严重意识障碍,丧失对侵害行为的辨认和控制能力,评定为无责任能力,如果意识障碍程度较轻,作案行为具有一定的现实性,与周围环境保持联系,可评定为限定责任能力。对于癫痫性人格改变,责任能力的评定要结合人格改变的程度、案型、一贯品质、前科等综合考虑,属于限定责任能力或完全责任能力。

癫痫性智能障碍与精神发育迟滞的评定原则相同。

（八）冲动控制障碍

DSM-5包含"破坏性、冲动控制及品行障碍"的类别，其中包括与司法精神病学相关的风险性疾病——间歇性暴怒障碍、纵火狂和偷窃狂等。在ICD-10中，这些情况被归类为成人人格与行为异常，称为"习惯与冲动障碍"。在ICD-11中，冲动控制障碍成为独立的诊断单元，以反复屈从采取某些行为的强烈冲动、驱动或渴望为特征，这些行为使个体在短期内获益，但会对自身或他人造成长期危害。冲动控制障碍涉及各种不同的具体行为，包括纵火、偷窃、性行为和间歇性暴怒。

冲动控制障碍作案主要属于控制能力损害，大多属于控制能力削弱。偷窃狂和纵火狂作案时虽然动机显得不切实际，但却能理解行为的性质和后果，因此辨认能力完整。如果病理特点典型、偏离常态明显、确认存在控制能力明显损害，可评定为限定责任能力。如果作案既受到病理性冲动的支配，又存在实际的需求或现实冲突，宜严格责任能力的评定，一般评定为完全责任能力。

1. 间歇性暴怒障碍　这个诊断名称用来描述与诱发事件不相称的暴怒反复发作，表现为言语攻击行为或躯体攻击行为，并且不能更好地用其他精神障碍（如反社会人格障碍、药物滥用、精神分裂症、孤独症谱系障碍、注意缺陷多动障碍等）来解释。攻击行为发作前常有一些先兆症状，如震颤或胸闷，或较为常见的紧张感或情绪唤起的感觉。在暴怒发作后，个体常常会感到情绪低落或者疲乏，或者出现其他负性情绪，如后悔、遗憾、内疚及羞愧等。这种情况很罕见，许多精神病学家怀疑它是否是一种确切的精神障碍。

2. 纵火狂　纵火狂是指反复的、故意的纵火行为，这类纵火行为并无明确的原因，如为了获得钱财、掩盖犯罪事实或者报复他人，也并非幻觉、妄想等精神病理症状支配下所为。纵火狂需排除由于中毒、痴呆或者精神发育迟滞引发的判断力受损所致的纵火行为，也需要与反社会型人格障碍、躁狂发作及品行障碍鉴别。有时候纵火行为之前会出现紧张或兴奋感，纵火后感到放松，但这很少见。患有纵火狂的人对着火和灭火十分专注，对观看火焰乐在其中。他们可能会事先计划好犯罪行为，而不考虑对他人的危险。

3. 偷窃狂　偷窃狂指的是反复努力控制偷窃物品的冲动，但不断失败。缺乏明显的偷窃动机，如获得该物品不是为了个人使用或获得金钱利益。这些冲动与妄想、幻觉、愤怒或复仇的动机无关。在偷窃之前，有不断增加的紧张感或情绪唤起，在偷盗行为的过程中及行为后即刻感到愉悦、兴奋、放松或满足。被偷的物品可能没有什么价值，可能被囤积起来、扔掉或者后来归还给失主。患者知道偷窃是非法的，在偷窃行为后可能会感到内疚和沮丧。偷窃狂多见于女性。偷窃狂与焦虑和进食障碍存在一些关联。偷窃行为可能是偶尔发生，或者持续多年。诊断完全依赖于犯罪嫌疑人对自己动机的描述，因此会受到一些怀疑。需排除反社会型人格障碍、躁狂发作、（儿童或青少年）品行障碍、恋物癖。

（马华舰　何建锋　乔　屹　邵　阳）

主要参考文献

[1] 中华人民共和国精神卫生法医务人员培训教材编写组. 中华人民共和国精神卫生法医务人员培训教材[M]. 北京:中国法制出版社,2013.

[2] 中国心理学会临床心理学注册工作委员会. 心理热线伦理规范实施细则[J]. 心理学通讯,2021,4(2):76-77.

[3] 中国心理学会临床心理学注册工作委员会. 社会心理服务工作伦理规范[J]. 心理学通讯,2021,4(2):81.

[4] 中国心理学会临床心理学注册工作委员会标准制定工作组. 中国心理学会临床与咨询心理学工作伦理守则(第二版)[J]. 心理学报,2018,50(11):1314-1322.

[5] 中国医疗保健国际交流促进会精神健康医学分会,中国医疗保健国际交流促进会神经外科分会,中华医学会精神医学分会生物精神病学组,等. 精神疾病脑机接口研究伦理治理多学科专家共识[J]. 中华精神科杂志,2023,56(5):336-341.

[6] 全国人大常委会法制工作委员会. 中华人民共和国精神卫生法释义[M]. 北京:法律出版社,2012.

[7] 关健,王明旭. 远程心理服务管理规范和伦理指导原则专家共识[J]. 中国医学伦理学,2019,32(5):9.

[8] BUCHANAN A, MOORE K E, PITTMAN B, et al. Psychosocial function, legal involvement and violence in mental disorder[J]. Eur Psychiatry, 2021, 64(1):e75.

[9] GEDDES J R, NANCY C A, GUY M G. New oxford textbook of psychiatry[M]. 3rd Edition. Oxford:Oxford Academic, 2020.

[10] ROBERTS L W. Textbook of psychiatry[M]. 7th Edition. Washington, DC:The American Psychiatric Association Publishing, 2019.

[11] World Health Organization. WHO resource book on mental health human rights and legislation[M]. WHO, 2005.

图书在版编目(CIP)数据

精神医学/季建林,刘登堂主编.--3 版.--上海:复旦大学出版社,2025.5.--(复旦博学).--ISBN 978-7-309-17970-5

Ⅰ.R749

中国国家版本馆 CIP 数据核字第 2025SOW659 号

精神医学(第三版)
季建林　刘登堂　主编
责任编辑/王　瀛

复旦大学出版社有限公司出版发行
上海市国权路 579 号　邮编:200433
网址:fupnet@fudanpress.com　http://www.fudanpress.com
门市零售:86-21-65102580　团体订购:86-21-65104505
出版部电话:86-21-65642845
上海四维数字图文有限公司

开本 787 毫米×1092 毫米　1/16　印张 31.25　字数 685 千字
2025 年 5 月第 3 版第 1 次印刷

ISBN 978-7-309-17970-5/R·2175
定价:98.00 元

如有印装质量问题,请向复旦大学出版社有限公司出版部调换。
版权所有　侵权必究